COMMENTAIRES

DE LA

Faculté de Médecine de Paris

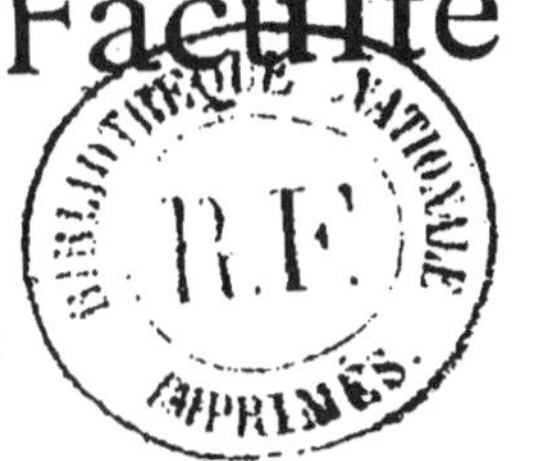

1777 à 1786

Publiés sous les Auspices du Conseil de l'Université

COMITÉ DE PUBLICATION :

Professeur A. PINARD
Membre du Conseil de l'Université

H. VARNIER   H. HARTMANN   F. WIDAL
Agrégé d'Obstétrique   Agrégé de Chirurgie   Agrégé de Médecine

G. STEINHEIL
Membre fondateur de la Société des Amis de l'Université

INTRODUCTION — NOTES — TABLES

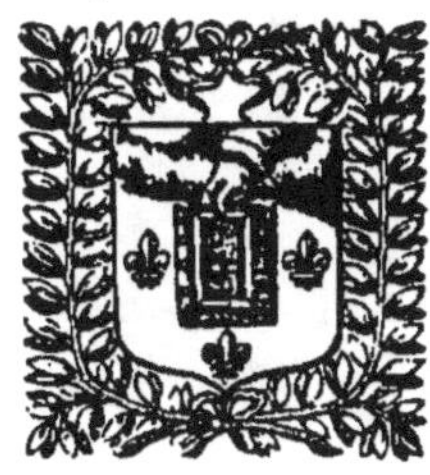

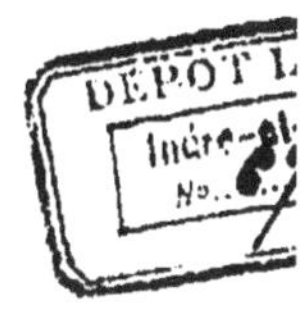

PARIS

G. STEINHEIL, ÉDITEUR

MCMIII

INTRODUCTION

NOTES — DOCUMENTS ANNEXES

TABLE ANALYTIQUE — TABLE ALPHABÉTIQUE

TABLE DES FIGURES

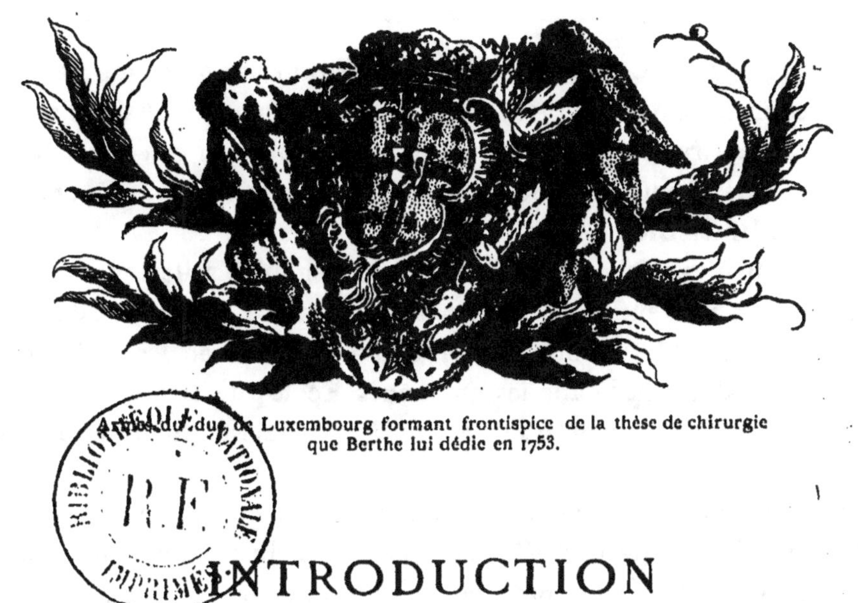

Armes du duc de Luxembourg formant frontispice de la thèse de chirurgie
que Berthe lui dédie en 1753.

INTRODUCTION

I

A l'époque où nous la prenons, à la rentrée de novembre 1777, sous le 2e décanat de Mo *J.-C. Des Essartz*, son 231e Doyen connu (1), la Faculté de Médecine en l'Université de Paris, de toute puissante et un peu persécutrice qu'elle fut aux siècles précédents et dans la première moitié du XVIIIe siècle, est devenue pauvre (2) et persécutée.

Tandis que leurs rivaux séculaires, les Chirurgiens, qu'ils croyaient avoir enfin terrassés vers 1740, sont royalement dotés (1769-1776) du palais des Écoles et de l'Académie de Chirurgie (noyau ar-

---

(1) Pajon de Moncets, Docteur Régent de la Faculté, de la promotion de 1752 (Voir p. 8), a publié la liste des doyens dans le *Calendrier de la Faculté* pour 1772 : « *Series chronologica Decanorum Saluberrimæ Facultatis in Academiâ Parisiensi, tum ex commentariis ejusdem, tum ex instrumentis publicis aucta et recognita.* » (P. 57 à 72, n° 90458 de la B. F. M. P.)

(2) « La Faculté de Paris ne rougira point de l'aveu qu'elle est obligée de faire : elle est hors d'état de fournir à ces frais (de la Correspon-

dance). N'ayant jamais été dotée, elle n'a de fixe que 1.200 livres, montant de sa portion de patrimoine de l'Université (a), et 1.800 livres que votre auguste ayeul lui a accordées sur le revenu des postes, lors de l'établissement de l'instruction gratuite (b). »

(a) Contrats des 10 mars 1654, 7 mai 1708 et 1726, portant successivement cette portion à 800, 1.000 et 1.200 livres.

(b) Lettres patentes de Louis XV, 13 janvier 1720.

chitectural de la Faculté actuelle reconstruite), les Médecins se sont vus, depuis la rentrée de 1775, « dans l'indispensable nécessité d'abandonner », « à raison de leur vétusté », les Écoles par eux construites et entretenues depuis plus de quatre siècles, en la rue de la Bûcherie, derrière l'Hôtel-Dieu.

Les pouvoirs publics, à qui la Faculté a demandé asile dans l'espoir que l'État voudra enfin faire pour la Médecine ce qu'il vient de faire pour la Faculté des Droits, ne se sont point mis en frais. Ils l'ont autorisée à s'installer dans les anciennes Écoles de Droit, rue Jean-de-Beauvais, « bâtiment qu'il a plu à Sa Majesté lui accorder *en attendant* » (1).

Heureusement, la vétusté de l'antique chef-lieu de la Faculté de Médecine n'était que partielle; elle portait exclusivement sur le bâtiment gothique des Écoles proprement dites, que les réparations faites un siècle auparavant (1678), sous le décanat d'*Antoine Le Moine*, avec la donation du chanoine *Lemasle*, avaient tout juste empêchées de crouler.

Quant à l'amphithéâtre contigu, inauguré par *Winslow* et flanqué du logement des appariteurs, il n'avait encore qu'une trentaine d'années d'existence (1743). Aussi resta-t-il en service jusqu'à la Révolution. Il est encore debout, au coin des rues de la Bûcherie et des Rats (ou de l'Hôtel-Colbert), et assez solide pour qu'on songe à le restaurer.

Ainsi en 1777 la Faculté de Médecine occupe deux groupes de bâtiments : un, rue Jean-de-Beauvais, le chef-lieu nouveau; un, rue de la Bûcherie, l'annexe de l'ancien chef-lieu.

Elle fait ses démonstrations anatomiques, chirurgicales, pharmaceutiques et chimiques à l'amphithéâtre de l'annexe (2), y loge son deuxième appariteur (3) et met en location le bâtiment gothique et ruiné des Écoles, qu'occupaient naguère les Écoles inférieures (rez-de-chaussée ou salle basse), la chapelle et les Écoles supérieures (1er étage).

(1) Lettres patentes du 15 septembre 1775. (Voyez plus loin, p. 58.)

(2) Voyez C., p. 21.
(3) *Almanach Royal.*

C'est ce bâtiment des « Écoles » (1) que remplacent, durant la période ici étudiée, « les anciennes Écoles de Droit ».

« L'espèce de masure », comme l'appelle un document contemporain, que venait d'abandonner (novembre 1772) la Faculté des Droits pour le palais de la place de la nouvelle église Sainte-Geneviève, ne le cédait guère, au point de vue de l'ancienneté et de ses conséquences, à celle que quittait la Faculté de Médecine.

Sur le plan de Tapisserie et sur le plan dit de Bâle (les plus anciens — xvi⁰ siècle — qu'on puisse consulter avec fruit pour la topographie du vieux Paris) *le Grand Décret* occupe déjà la rive orientale de la rue Jean-de-Beauvais, à mi-chemin entre la chapelle de ce nom (2) et le puits Certain (3), face à Saint-Jean-de-Latran et à la maison de *Robert-Estienne*, en prolongement de la rue du Clos-Bruneau ou de Judas (4), à quelques mètres de la place de Cambrai et du Collège Royal de France, à cinq minutes à peine de la rue des Rats (5) et de la Bûcherie par celle des Anglais.

C'est là que *Du Breul* (1612) signale établies depuis 1415, réparées en 1464, aux frais des docteurs, « de bonnes murailles à 16 sols la toise » et agrandies en 1475 de deux masures et jardins (6) voisins, prises à bail des chanoines de Saint-Benoit le bien tourné, « les grandes Escholes de Décret pour l'exercice de la Faculté de droit canon » (7).

L'abbé Delagrive nous en donne, en 1757, le premier plan géométral permettant d'en préciser la disposition d'ensemble et la situation. Un siècle plus tard (comme trois siècles plus tôt) on les retrouve au

---

(1) La salle basse de ce bâtiment des Écoles se voit encore, étayée, près de l'amphithéâtre de la rue de la Bûcherie. Les photographies de la page 1148 en montrent l'état au 30 juin 1901.

(2) Actuellement, et après restauration sur place, Chapelle roumaine.

(3) Au confluent des rues Jean-de-Beauvais, Saint-Hilaire, Charretière, Fromentel et de Latran ; un hôtel s'appelle encore « du puits Certain ».

(4) Dont un tronçon existe encore, aboutissant rue des Carmes, au-dessous du Collège des Lombards.

(5) Actuellement rue de l'Hôtel-Colbert.

(6) « En décadence ruineuse et inhabitables depuis quarante ans et mieux, pleines de gravois et immondices », et sur la place desquelles s'élevaient en 1542 « maisons, escholes et logis de la dite Faculté de Décret » (in *Du Breul*).

(7) Ce n'est que depuis 1679 qu'ont été officiellement rétablies, à Paris, les Études *utriusque juris*. L'enseignement du droit civil avait été interdit à Paris et lieux proches vers 1216, par le pape Honorius III, « n'y ayant presque aucune controverse qui ne puisse être décidée par le droict canon ».

même point sur le plan de percement de la rue des Écoles (n°⁵ 17 et 19) qui a fait place nette.

Dans le *Guide des Amateurs et des Étrangers voyageurs à Paris* pour 1787, *Thiéry* nous a laissé quelques renseignements sur l'adaptation des anciennes Écoles de Droit de la rue Jean-de-Beauvais aux besoins de la Faculté de Médecine.

La salle du rez-de-chaussée, salle basse, est « destinée aux Écoles proprement dites », *Scholas inferiores* des *Commentaires*. (Cours et actes de scolarité, thèses ; séances et discours de rentrée, etc.)

« Les Assemblées » des docteurs régents, c'est-à-dire de la Faculté, « se tiennent dans une salle du premier étage décorée des portraits des doyens et du buste en terre cuite de *M. Pourfour du Petit*, l'un d'eux » (1). Cette salle correspond aux *Scholas superiores* des *Commentaires* et sert également aux réunions dites *prima mensis* et aux consultations gratuites, que six docteurs et le doyen donnent aux pauvres tous les samedis matin.

« Une seconde salle, de plain pied avec celle des Écoles supérieures, sert de chapelle et n'a nulle décoration. » C'est là que se dit la messe qui précède les assemblées ; là que se font, en présence de la Compagnie, les services solennels pour la fête de saint Luc (18 octobre), patron des médecins orthodoxes ; là qu'on prie, le 19 octobre, pour les docteurs défunts, etc. ; c'est là, enfin, que les électeurs désignés par le sort délibèrent en novembre sur le choix du doyen, du censeur et des professeurs annuels.

« Les autres pièces du premier étage servent de dépôt pour les habillements des docteurs régents » (au nombre de 150 environ).

« Dans deux pièces du second étage, qui sont le dessus de la chapelle et de la salle d'assemblée, se trouve la bibliothèque (12 à 15.000 volumes), ouverte au public les jeudis après midi. »

« La chambre des Archives de la Faculté est auprès. »

___

(1) Voir, plus loin : *Nomina Doctorum quorum effigies Scholas superiores condecorant*, dans l'inventaire comparé du mobilier artistique de l'ancienne Faculté et de la Faculté actuelle.

Le premier appariteur est seul logé (1).

Si, en déménageant à grand bruit (2), la Faculté de Médecine avait espéré forcer la main aux pouvoirs publics et se faire construire par eux de nouvelles Écoles, elle ne put tarder à s'apercevoir qu'elle avait manqué son but.

Non seulement le local octroyé par Turgot, et que nous venons de décrire, ne vaut pas l'ancien, mais encore elle y est sous la perpétuelle menace d'une expulsion « pour cause de vente »; et on le lui rappelle à chaque tentative qu'elle fait de résister aux empiètements du premier médecin en survivance de Louis XVI, retranché derrière l'autorité royale (3).

Durant la période à laquelle se rapporte le présent volume des *Commentaires*, la Faculté apparaît, de ce fait, en révolte ouverte contre le roi. Rien n'est plus passionnant et plus propre à nous faire connaître le fort et le faible de la vieille Compagnie, que cette lutte pour la vie d'une corporation organisée en république depuis plusieurs siècles contre l'appétit de domination d'un médecin de cour, a idé disent les uns, poussé, disent les autres, par quelques jeunes ambitieux.

Elle vaut d'être ici résumée en guise d'introduction.

II

Dès longtemps les chirurgiens jurés de Paris ont reconnu l'autorité du premier chirurgien du roi, « chef de la chirurgie française ». Son lieutenant est de droit leur prévôt perpétuel. C'est cette dépendance qui a valu aux maîtres chirurgiens d'avoir l'oreille et la faveur du

---

(1) Au temps de la Faculté des Droits, on faisait des leçons publiques et on soutenait des thèses dans la *salle basse*, qu'on nommait également *Écoles inférieures*. Les assemblées des professeurs se tenaient dans la *salle haute*, ou *Écoles supérieures*, où se faisaient également les examens des candidats pour le baccalauréat et la licence. Comme il n'y avoit pas de lieu commode pour le service divin, les messes, services, assemblées avoient de toute ancienneté accou

tumées d'être faites *en face*, en l'Église de Saint-Jean-de-Latran (J. Du Breul, p. 585).

Il y avait enfin des logements occupés par des professeurs, trois au moins. (*Almanach Royal, passim.*)

(2) Des affiches signées du doyen avaient annoncé l'abandon, « pour cause de vétusté », des Écoles de la rue de la Bûcherie.

(3) Voir, plus loin, p. 81.

souverain, de pouvoir lutter souvent avec avantage contre les résistances et les poursuites des médecins soutenus par tout le corps universitaire, de se constituer en Écoles et Académie royales de chirurgie, de se faire loger princièrement, etc. (1).

Cependant la Faculté de Médecine n'a cessé de fronder les premiers médecins du roi et de résister, avec l'aide de l'Université et du Parlement, aux tentatives réitérées faites par ces médecins de cour, le plus souvent originaires de Montpellier, pour se faire reconnaître « chefs de la médecine française ».

La lutte a commencé sérieusement sous Louis XIII, lorsque son premier médecin, *Héroard*, docteur de Montpellier, surprit des lettres patentes qui lui attribuaient en fait la surintendance de la médecine dans la capitale et dans le royaume. La Faculté obtint dès l'année 1611 un arrêt du Conseil dépossédant le surintendant.

En 1673, *Antoine Daquin*, premier médecin de Louis XIV, obtient des lettres patentes portant établissement, sous sa présidence, d'une *Chambre de médecine*, composée des médecins étrangers à la Faculté de Paris (c'était le cas d'un grand nombre de médecins de la cour). Six semaines ne s'étaient pas écoulées depuis son établissement que cette Chambre disparaissait devant les réclamations de la Faculté, appuyées par *Colbert* (arrêt du Conseil du 17 juin 1673).

Dix ans plus tard *Daquin* est redevenu assez puissant pour obtenir du Grand Conseil le rétablissement de la *Chambre royale de médecine* et la maintenir dix ans contre la Faculté.

Celle-ci n'obtient gain de cause que le 3 mai 1694 où « Louis, par la grâce de Dieu, etc., ayant été informé des contestations qui survenaient tous les jours entre les doyen et docteurs régens de la Faculté de Médecine de l'Université de Paris et les médecins de la *Chambre royale des Universités provinciales*, ce qui ne pouvait être que préjudiciable aux sujets de sa bonne ville de Paris », supprima la dite Chambre d'un trait de plume. C'est à l'intervention de *Fagon*, docteur régent

____

(1) *Histoire de l'Origine et des Progrès de la chirurgie en France*, Paris, in-4, 1749, *passim*.

de la Faculté de Paris, nommé premier médecin de Louis XIV le 3 novembre 1693, en remplacement de Daquin disgracié, que fut généralement rapportée la décision royale.

Après quoi ce fut au tour de *Chirac*, premier médecin de Louis XV, d'essayer d'établir une *Académie de médecine expérimentale et pratique*.

Devant les véhémentes représentations de la Faculté et de l'Université, « le sieur Chirac demanda lui-même la révocation des ordres qu'il avait surpris à l'autorité ».

La nouvelle tentative, à laquelle nous font assister les *Commentaires de Des Essartz* et de ses successeurs, se présente dès l'abord avec de plus sérieuses chances de succès.

Elle est lancée non pas par des médecins d'universités provinciales, mais par deux docteurs régents de la Faculté de Paris ayant charge à la cour, qui ont su à la fois endoctriner Louis XVI, impatient de marcher sur les traces de son aïeul (1), et endormir les défiances de leurs collègues au point d'obtenir d'abord leur approbation (2).

La Faculté ne pouvait soupçonner, en effet, qu'une modeste commission de 8 médecins, tous pris d'elle, spécialement chargée par arrêt du Conseil d'État du roi du 29 avril 1776 « de s'occuper, une fois la semaine, de l'étude et de l'histoire des épidémies connues, de se ménager des correspondances avec les meilleurs médecins de provinces et même des pays étrangers, de recueillir et de comparer leurs observations, de les rassembler en un seul corps, enfin de se transporter, toutes les fois qu'il leur serait ordonné, dans toutes les parties du royaume où des maladies épidémiques requéreraient le secours de leur art »... « pour le soulagement des hommes et des bestiaux », n'était que la première assise d'une Académie de Médecine (3), projetée par *Vicq d'Azyr*, médecin du comte d'Artois, « commissaire général et premier correspondant », sous le couvert de *Delassone*, premier médecin du roi en survivance et de la reine, « inspecteur-directeur général des travaux de la correspondance ».

---

(1) Fondateur de l'Académie royale de Chirurgie en 1748.

(2) Voyez plus loin, p. 107.
(3) Voyez page 123.

Aussi, ne fut-ce que pour le principe que la Faculté nomma, au mois d'octobre 1776, quatre commissaires, chargés de conférer avec *Delassone* et de veiller à ce qu'elle ne reçût aucun préjudice de la nouvelle institution (1).

Or, tandis qu'un gros procès contre un de ses membres révolté (2) détourne l'attention de la Faculté durant l'année 1777, *Delassone* et *Vicq d'Azyr* avancent leurs affaires en silence. Et brusquement, aux premiers jours de l'année 1778, on apprend que, sans l'intervention d'aucun arrêt, déclaration, lettres patentes, la « Commission de médecins, instituée à Paris en 1776 pour tenir une correspondance avec les médecins de provinces sur les maladies épidémiques et épizootiques», s'est attribué le titre de « Société royale de médecine ». Elle apparaît constituée dans un tableau imprimé à Paris en janvier (C., p. 201) :

1° De 4 officiers, savoir : deux présidents : *Lieutaud* et *Delassone*, D. M. F. P. premiers médecins du roi, le dernier en survivance ; un directeur annuel, non désigné ; un secrétaire perpétuel, *Vicq d'Azyr* ;

2° De 24 associés ordinaires, dont 23 membres de la Faculté ;

3° De l'Université de Médecine de Montpellier, de 11 Facultés et de 22 Collèges de médecine associés;

4° De 60 associés régnicoles ;

5° De 60 associés étrangers.

Une séance publique, tenue par ladite Société dans la grande salle du Collège Royal de France, à deux pas des Écoles, le 27 janvier (3), permit de s'assurer qu'elle « s'occupait de tous les objets de médecine pratique et s'attribuait par là les droits les plus précieux de la Faculté».

S'apercevant un peu tard qu'elle est jouée, celle-ci essaie d'abord de la conciliation. Ses quatre commissaires, restés platoniques depuis 1776, sont invités à remplir enfin leur mandat, *ut jura et munera Facultatis servarentur illibata.*

Le jour même, et par l'intermédiaire du doyen, ils tentent de

---

(1) Voyez C., p. 45.
(2) Guilbert de Préval.

(3) Voir *Gazette de Santé* n° 5, 29 janvier 1778.

joindre *Delassone,* « pour conférer avec lui et aviser de concert aux moyens les plus convenables d'établir avec la Commission une fraternité et une union telle que les droits de la Faculté n'en souffrissent aucune atteinte ». *Delassone* se dérobe. Pris d'assaut par les commissaires, qui vont le chercher à Versailles et le pressent deux heures durant, il cherche à gagner du temps, en réclamant des propositions écrites. Elles lui sont immédiatement envoyées. En voici la partie essentielle (1) :

« En se décorant du nom de Société Royale de médecine et en se chargeant, de son propre mouvement, de remplir les obligations qu'il impose, l'ancienne Commission établie pour les épidémies envahit tout ce qui a trait à la médecine et vient dévorer le patrimoine de la Faculté.

« Or, celle-ci se regarde *avec raison* comme le seul tribunal qui puisse juger en dernier ressort tout ce qui a trait à la médecine.

« L'avilissement de la Faculté par la Société Royale de médecine est d'autant plus assuré que celle-ci a su prendre pour membres honoraires les ministres, qui disposent tout et qui lui enverront tous les objets de médecine.

« La Faculté, ne voyant dans le nouvel établissement qu'un corps qui doit un jour la détruire, en devrait donc demander l'anéantissement, comme elle a demandé et obtenu jadis la proscription de la *Chambre royale, de l'Académie médicinale,* etc.

« Elle le fera si on l'y oblige.

« Mais, avant d'en arriver là, elle veut tenter la conciliation.

« Et, puisque la nouvelle Société est prise de la Faculté, il faut qu'elle paroisse estre fondée dans la Faculté et n'estre que la Faculté même représentée par un petit nombre de médecins d'élite », ce qui peut, à son avis, être obtenu par quelques mesures très simples :

« Nomination des sociétaires par la Faculté, d'après une liste de 3 docteurs régens présentée par la Société ;

« Attribution au doyen de la vice-présidence au défaut du président et du directeur ;

______

(1) Voyez C., p. 106 à 111.

« Nomination par la Faculté de deux membres résidens, chargés plus spécialement de la représenter aux séances de la Société et de lui rendre compte des travaux de celle-ci tous les 6 mois au *prima mensis*, tandis que le secrétaire du *prima mensis* sera chargé de rendre compte à la Société de tout ce qui aura été fait et lu dans les *prima mensis* de la Faculté ;

« Rattachement à la Faculté du cours d'anatomie humaine et comparée, que Vicq d'Azyr a été chargé de faire à la Société.

« Désignation *de nécessité* des deux résidens de la Faculté et de deux autres de ses membres, choisis par la Société, pour faire partie des Commissions chargées par le Gouvernement d'étudier des objets relatifs à l'ordre et au bien public ;

« Une fois l'an, assemblée générale de la Faculté et de la Société réunies, pour rendre au public, par les deux secrétaires, le compte des travaux que les deux Compagnies se seront déjà rendu mutuellement dans leurs assemblées particulières, etc. (1). »

Delassone répond évasivement (13 février) : Bien qu'il trouve « les prétentions un peu fortes », « ses sentiments et son respect pour la Faculté de Médecine dirigeront toujours sa conduite et son opinion ».

Les commissaires en réclament vainement la preuve à trois reprises (18 et 24 février, 4 mars).

Delassone, qui a tout intérêt, pour la réussite de ses intrigues de cour, à ne pas se laisser entraîner sur le terrain où la Faculté voudrait l'amener, à fuir la position de la question et la discussion, pense se tirer d'affaire en rompant brutalement les négociations (17 mars). Dans sa lettre d'avis au doyen, il prend prétexte « de discours peu mesurés, peu honnêtes, on pourrait dire indécens, que plusieurs médecins de la Faculté, quelques-uns même de MM. les Commissaires se sont permis de tenir hautement, dans les assemblées tumultueuses de cette Compagnie, contre la Société royale de médecine et tous ceux qui la composent » (2).

---

(1) Voyez C., p. 106 à 111.

(2) Les libelles anonymes contre la Société Royale, qu'on se passait sous le manteau au cours des années 1778 à 1780, et que mon ami Noël Hallé a tirés pour moi de la bibliothèque de son arrière-grand-père (étroitement mêlé avec son

Notifiée aux commissaires le 4 avril seulement, la rupture est officiellement enregistrée le 11 par la Faculté assemblée, qui décrète de faire présenter au roi une requête, rédigée par Moreau de Vormes, célèbre avocat
aux Conseils, « contre les entreprises et les empiètements de la Commission créée, le 27 avril 1776, pour les épidémies et les épizooties ».

La discussion va s'ouvrir malgré *Delassone*, lorsque d'ordre du roi
le Garde des sceaux, *Miromesnil*, fait le 20 avril défense à la Faculté
d'imprimer la requête annoncée contre la Société Royale de médecine
ou tout autre document sur cette question.

Entre temps, le doyen avait, à tout événement, habilement sauve-
gardé les droits de défense de sa Compagnie, en faisant dès le 13 avril,
sept jours avant la défense du roi, entre les mains du Procureur général, *Joly de Fleury*, opposition à l'enregistrement par le Parlement,
« avant que la Faculté ait été entendue », des lettres patentes « qu'on
dit obtenues depuis quelques jours par les personnes qui composent la
prétendue Société ».

oncle Lorry à ces luttes, qui lui coûtèrent la régence), nous disent assez ce que pouvaient être
« les discours peu honnêtes, on pourrait dire
indécens », auxquels Delassone fait allusion. Le
président et le secrétaire perpétuel y étaient les
moins ménagés.

« Ce cadédis de Carpentras, disait-on de Delassone. couvé par un abbé, éclos dans le giron
de la dévotion, libertin berné par la Pingenet,
gendre après essai de M. Jolibois, tambour de
son métier, avare, rognant 37.000 livres à son
usage sur les 55.000 que le roi lui attribue pour la
fourniture des boîtes de médicament, trafiquant
des charges et des drogues, défenseur d'apothicaires prévaricateurs et de charlatans poursuivis
par la Faculté, n'est dans l'affaire qu'un soli-
veau, une machine, qu'un malin fait agir à son
gré, en lui montrant au but la médecine entière
soumise à sa loi.

« Le malin, c'est ce bas Normand de Vicq, que
son père, médecin à Valognes. a eu grand tort
de disputer à la prêtrise. D'une ambition démesurée, profondément hypocrite, adroit politique,
hardi et souple pendant l'action, fier et méprisant
quand il est à ses fins, il va, couvert d'un
masque impénétrable, s'aidant de l'intrigue et
de la calomnie. Son but ? Abattre la Compagnie
qui a osé refuser à ses 26 ans (il en a mainte-

nant 30 à peine) une chaire perpétuelle d'anatomie que va lui donner, avec 10.000 livres de
pension, la Société nouvelle. C'est le vrai chef, le
renard de la fable. Les autres sont de simples
pantins, dont il tire les fils et dont la réputation
lui sert, comme les cornes du bouc au renard,
à sortir d'embarras. »

Tels sont les portraits peu flatteurs que j'ex-
trais des « écrits clandestins » ci-dessous :

1° Lettre du signor Miracoloso Fiorentini à
M. Paulet, docteur Vindebonien, membre de la
Société Royale de médecine, auteur de l'admirable
et inimitable *Gazette de Santé*, du 18 nov. 1778.

2° *Dialogue entre Pasquin et Marforio*, in-8,
16 pages, mardi 12 janvier 1779.

3° *Lassone ou la Séance de la Société royale de
médecine*, comédie en 3 actes et en vers, in-8,
de 55 pages, 1779.

4° *Lettre de M. Andry à M. le Vacher de la
Feutrie, doyen de la Faculté de Médecine de
Paris*, in-8, 1er décembre 1779.

5° *Nouveau Dialogue des morts ou Critique
de la comédie intitulée : Lassone ou la séance de
la Société Royale de médecine*, in-8, Paris, 21 décembre 1779.

6° *Dialogue entre un citoyen et un docteur
régent de la Faculté de Médecine de Paris sur
la Société Royale de médecine*, décembre 1780.

Des Essartȝ put se flatter pendant quelque temps d'avoir enrayé, par cette opposition légale à l'octroi de l'autorisation royale, les progrès des Sociétaires.

La trêve ne fut pas de longue durée : deux mois plus tard, le 21 juin, les hostilités sont rouvertes par l'envoi officiel à *Des Essartȝ* du « projet des lettres patentes », avec ordre du Garde des sceaux de communiquer ce projet à la Faculté assemblée et de provoquer ses observations.

Or en même temps, et par conséquent sans attendre les dites observations ni la signature des lettres patentes projetées, Messieurs de la Société Royale de médecine faisaient distribuer dans Paris des lettres imprimées invitant le public à la séance solennelle qu'ils devaient tenir le 3o juin au Collège royal de France, pour la distribution solennelle de leurs prix. S'ils s'étaient proposés par là « d'échauffer les esprits de la Faculté et de l'animer » au point de lui faire prendre quelque mesure violente capable de prévenir le roi contre les observations au projet de lettres patentes, ils réussirent au delà de leurs espérances.

Ab irato, « pour répondre à cette injure très grave faite à l'Ordre tout entier et à l'Université » la Faculté, convoquée d'urgence le 22 juin à 5 heures du soir, après avoir expulsé *totâ potestate* deux de ses membres appartenant à la prétendue Société Royale, rend trois décrets :

1º Sept jours sont accordés aux 28 docteurs régents qui se disent membres de la prétendue Société Royale de médecine pour quitter cette Société, « que l'on ne veut établir que pour détruire la Faculté » — à peine de se voir dépouillés de tous leurs droits, privilèges et honneurs (1).

2º Une requête sera immédiatement adressée au Premier président et au Procureur général, les priant de s'opposer à la tenue illégale de la séance publique annoncée pour le 3o juin par Messieurs de la Société.

(1) Voyez p. 140.

3° Le titre de membre de la prétendue Société Royale sera rayé de toutes thèses, programmes, calendriers et autres publications faites au nom et sous l'autorité de la Faculté.

Ces décrets eurent des fortunes diverses.

Tandis que par l'intervention officieuse du Procureur général était contremandée la séance prématurée de la Société, annoncée pour le 3o, Delassone obtenait du roi, en date du 26 juin, un arrêt du Conseil cassant et annulant comme « *attentatoire à l'autorité royale* qui a établi la dite Société, injurieux pour les membres qui la composent, indécent et inexcusable », le premier décret du 22 juin, faisant défense à la Faculté de lui donner aucune suite et d'en rendre à l'avenir de semblables, « comme aussi, jusqu'à ce qu'il ait été statué définitivement sur le projet de lettres patentes et sur les observations de la Faculté de Médecine, faisant défense à la dite Faculté de prendre aucune délibération, conclusion et de faire directement ou indirectement aucune démarche ni acte de procédure tendant à troubler, suspendre ou empêcher les assemblées soit publiques ou particulières de la dite Société, à peine de désobéissance ».

Et le 27 au soir, l'huissier chargé de la signification et de l'exécution de l'arrêt rayait et biffait le dit décret sur le plumitif de la séance du 22, écrit de la main du doyen (1).

La volonté dès lors bien arrêtée de Louis XVI de ratifier ce que l'on avait pu considérer jusque-là comme des empiétements (ignorés de lui) de l'ancienne Commission des épidémies, se manifestait officiellement. La Faculté ne pouvait plus se faire illusion sur le sort réservé aux observations sur le projet de lettres patentes, que l'arrêt lui « enjoignait de donner incessamment dans une assemblée générale convoquée au moins deux jours à l'avance, et à laquelle devaient être invités même ceux qui sont membres de la dite Société ».

Elle décida néanmoins, le 3o juin, qu'elle s'en remettait à ses avocats-conseils du soin de faire en son nom tout ce qu'ils jugeraient

____

(1) Voyez C., p. 148 et suiv.

utile pour concilier l'obéissance au roi avec la sauvegarde de ses droits et devoirs et de rédiger les dites observations.

Celles-ci furent approuvées en assemblée le 13 juillet, après adjonction de cette remarque, « que la Faculté avait à ses frais construit ses Écoles et son amphithéâtre (1) et institué gratuitement des cours d'accouchements (2), un professeur et un cours fort dispendieux de chimie (3) et plusieurs autres en vue de l'intérêt public ».

Ce mémoire fut solennellement remis au Garde des sceaux par le doyen, escorté d'un grand nombre de docteurs, et..... le 18 septembre, la Faculté recevait en réponse, « dûment enregistrées, les lettres patentes portant établissement de la Société Royale de médecine » (4), avec exhortation de « revenir des préjugés qu'on lui avait inspirés contre cette Société, de mettre fin aux divisions » et invitation au doyen et à l'ancien « de donner, en assistant aux séances, des preuves de leur zèle pour le bien public et de leur soumission aux volontés du roi ».

La Faculté semble abattue; elle est endettée de 37.000 livres avancées par *Des Essartz* pour les frais de la guerre; les apothicaires dénoncent le contrat qu'ils lui avaient naguère consenti; les chirurgiens s'abstiennent de l'hommage annuel à l'assemblée solennelle du lendemain de la Saint-Luc. Loin cependant de s'abandonner, elle se prépare à une nouvelle campagne, en prorogeant une troisième fois *Des Essartz*

---

(1) L'acquisition de l'emplacement des Écoles de la rue de la Bûcherie (1369, 1469, 1520, 1568); la construction du bâtiment des Écoles proprement dites (1472 à 1481); de la Chapelle (1499-1511); du premier amphithéâtre, en bois (1604); du deuxième amphithéâtre, dit de Riolan (1617-1620); la restauration du bâtiment gothique des Écoles proprement dites (1678); la construction du troisième amphithéâtre, dit de Winslow (1742-1745), avaient été faites aux frais des docteurs régents.

Voir *passim* les *Commentaires*, la *Synopsis rerum memorabilium* de 1324 à 167(, manuscrit in-fᵒ Biblioth. Fac. Méd. (nᵒ 325); et Hazon : *Éloge historique de la Fac. de méd. de Paris*, in-4, 1773.

(2) Le 17 mai 1745, à la suite d'une supplique de trente-trois sages-femmes jurées, la Faculté désigna Bertin et Astruc pour enseigner aux sages-femmes l'ostéologie, l'anatomie et l'art des accouchements. Ces cours, commencés au nouvel amphithéâtre le 18 mai et le 14 juin 1745, furent maintenus par la Faculté jusqu'à la Révolution.

(3) Le cours de chimie, fondé en 1770 et inauguré en 1771 par Mᵉ Aug. Roux (jeton), a coûté, pour l'exercice 1777-78, 1.224 livres sans compter le traitement du professeur. (Voyez C., p. 492 et la note.)

(4) Les articles 10, 11 et 12 de ces lettres patentes suppriment la « Commission royale de médecine », établie par la déclaration du mois d'avril 1772, et reportent ses attributions (examen des nouveaux remèdes et administration des eaux minérales) à la Société Royale de médecine, transformation de la « Commission pour les épidémies et épizooties », instituée le 29 avril 1776.

dans ses fonctions de doyen (7 novembre 1778) et en organisant dans ses *prima mensis* une sérieuse concurrence à la Société Royale.

C'est sur ce terrain que va se livrer la dernière grande bataille.

Au reçu des lettres patentes consacrant « l'usurpation », la Faculté, sur la proposition de *Des Essartz*, avait décidé la création d'un comité de 24 membres, à la fois chargé de la défense de ses droits et du développement de l'institution des *prima mensis*.

On nommait ainsi les assemblées spéciales tenues, depuis fort longtemps, le premier jour de chaque mois et consacrées à l'étude des maladies épidémiques et régnantes.

Ouvertes à tous les docteurs, elles comprenaient réglementairement, outre le doyen, le scribe et quatre commissaires rapporteurs, douze docteurs désignés suivant l'ordre du catalogue. En séance même, les observations des assistants étaient rédigées par le doyen, qui les consignait dans l'histoire écrite de son décanat. La coutume en remontait au moins à 300 ans, comme le montrent les *Commentaires* (1).

Déjà en mars 1777, et sur le rapport d'une commission nommée le 22 février pour réformer cette vieille institution un peu somnolente, il avait été décidé qu'aux assemblées de *prima mensis*, dorénavant tenues à 5 heures du soir à partir du 18 juillet, on traiterait « non seulement des maladies épidémiques, mais aussi des sporadiques, des cas dignes d'être notés, des autopsies, des remèdes déjà connus, à mieux connaître ou inconnus, de leur analyse, de leur expérimentation prudente, en un mot de tout ce qui intéresse le progrès de la médecine. Chaque docteur, ajoutait le décret, sera prié d'apporter écrites ses dissertations et ses observations ».

Après la célèbre assemblée du 1er octobre 1777, où *Sigault* mit ses collègues au courant de la symphyséotomie qu'il venait de pratiquer pour la première fois la nuit précédente (2), il fut décidé, à la demande

---

(1) *Calendarium medicum ad usum Saluberrimæ Facultatis*, 1778, p. 44.

(2) Voyez C., p. 26 et suiv.

d'un grand nombre de docteurs, que les réunions auraient lieu dorénavant tous les quinze jours.

Un an plus tard, au moment même où les lettres patentes de Louis XVI semblaient assurer à la Société Royale de médecine le monopole des attributions académiques, le doyen propose à la Faculté de porter à quatre par mois le nombre des assemblées dites de *prima mensis*. La raison de couverture invoquée par *Des Essartz* en faveur de sa motion était que, durant toute l'année, le nombre des observations et des mémoires communiqués avait été tel que, malgré deux séances par mois, de trois heures chacune, les quatre commissaires rapporteurs avaient été impuissants à les lire et à les examiner. Les 24 membres de la commission proposée et nommée le 19 octobre 1778 devaient se réunir chaque semaine pour se communiquer les observations de leur pratique, rassembler les mémoires envoyés sur tout sujet de médecine pratique et rapporter, une fois par mois, sur le tout à la Faculté assemblée *ad hoc*.

Au fond il s'agissait d'élever académie contre académie. Les protagonistes de la Société Royale ne pouvaient s'y tromper ; le danger était pressant. Malgré l'annulation royale, le décret du 22 juin, rappelant les égarés au bercail, avait porté ses fruits : la séance d'inauguration avait été assombrie par l'absence préméditée ou la démission motivée de quelques membres et non des moindres (1), qu'on ne pouvait espérer remplacer de sitôt (2). Si la Faculté tenait séance « académique » heb-

---

(1) Cette séance fut tenue le 20 octobre 1778, au Collège royal de France.

Lieutaud, le premier médecin en titre du roi, que Delassone s'était, par politique, fait associer comme président, s'abstint d'y paraître, en même temps qu'il acceptait une place dans le Comité de la Faculté et protestait de son estime et de son attachement pour ses « vrais confrères ».

Bouvard, membre de l'Académie des sciences, ancien professeur au Collège royal, envoya sa démission, qu'il maintint malgré les prières du Directeur Lorry, le suppliant « de vouloir bien permettre, puisqu'il voulait absolument quitter la Société, que son nom continuât à figurer sur le tableau ».

Maloet, médecin ordinaire des enfants de France, et d'Arcet, professeur au Collège royal, l'imitèrent, bientôt suivis de Guenet, de Desbois de Rochefort, de Lafisse, de Saillant, de Paulet.

Cependant, le Comité des 24 de la Faculté recueillait Lieutaud, Bouvard, Maloet et d'Arcet qu'il joignait aux De l'Epine, Cochu, Belletête, Majault, Borie, « blanchis sous le harnais et connus pour des services de 40 ans ».

(2) Lorsque la Société voulut, en 1779, remplacer les déserteurs, elle ne trouva pour accepter, parmi les membres de la Faculté, que Varnier, docteur régent de 1772, et elle dut s'adresser :

A Fourcroy, à Laguérenne et à Chambon, pas encore docteurs, et à qui leur acceptation coûta la régence ;

A Carrère, professeur émérite de la Faculté de Médecine de Perpignan ;

domadaire, elle pouvait, par sa Commission des 24 tirée de son élite, annihiler rapidement la Société Royale, « composée en majorité de jeunes gens sans notoriété ».

C'est pourquoi s'étant fait rendre compte, à la rentrée de novembre, des différents décrets portés par la Faculté depuis la publication des lettres patentes, le roi sut en extraire, pour le frapper d'opposition, le décret dit du Comité des 24, ou *Comité de doctrine.*

Cette fois, c'est la révolte. La Faculté décide de répondre par là grève à cet abus de pouvoir.

Les Écoles fermées par décret de la Faculté « restèrent silencieuses » du 15 décembre 1778 au 13 janvier 1779. Il ne fallut pas moins d'un mois au Gouvernement pour trouver une solution à cette situation sans précédent, déjà révolutionnaire.

Rappelée à délibérer le 13 janvier *jubente rege,* la Faculté, se considérant par là même comme « remise en possession de tous les droits et privilèges » dont elle jouissait avant la prohibition royale, ordonne l'exécution de tous ses décrets antérieurs.

Pour commencer, et sans s'illusionner sur l'efficacité de la démarche, elle fait présenter au roi une nouvelle requête contre l'institution de la Société Royale et la prétention qu'on vient de laisser voir de l'empêcher de s'occuper des questions de médecine théorique et pratique et de la confiner dans l'enseignement scolastique. Et cette fois l'atteinte aux privilèges universitaires est si criante que *Des Essartz* obtient l'appui du tribunal académique (19 janvier 1779). Une supplique fut rédigée par les avocats-conseils dudit tribunal, lue et approuvée en séance le 24 avril ; et il fut décidé que le Recteur demanderait au Garde des sceaux de lui fixer le jour et l'heure où l'Université pourrait présenter « au roi en personne » ses respectueuses remontrances contre les empiétements de la Société Royale de médecine.

A Cornette, docteur en médecine en l'Université de Montpellier, « habitant l'appartement de M. Lassone aux Tuileries » ;

A Dehorne, docteur en médecine, premier médecin consultant de la comtesse d'Artois et de Monseigneur le duc d'Orléans ;

A Michel, docteur en médecine à l'Université de Montpellier, médecin ordinaire du roi par quartier ;

A Barthés, docteur-médecin de Montpellier (futur premier médecin du duc d'Orléans).

L'audience ayant été refusée, et l'ordre notifié au représentant de l'Université d'avoir à déposer le mémoire annoncé aux mains du Garde des sceaux, le Recteur, accompagné des doyens des Facultés et des Procureurs des nations, se rendit à la convocation de *Miromesnil* et lui remit, en l'accompagnant d'observations orales « courtes mais énergiques » un exemplaire *imprimé* du mémoire de l'Université.

Le Garde des sceaux, qui n'avait pas pensé à faire communiquer au tribunal académique « la défense d'imprimer », naguère notifiée à la Faculté, se plaignit amèrement que ses ordres eussent été tournés et défendit, au nom du roi, qu'un seul exemplaire du mémoire fût distribué. Ce fut sa seule réponse.

Quant à celle du roi, on n'en entendit jamais parler. Rien ne fut changé, il est vrai, à la Société Royale ; mais d'une part la commission des 24 continua à tenir séance aux Écoles toutes les semaines ; et d'autre part la Faculté avait réussi à rendre, malgré la défense royale, sa protestation publique, en la faisant contresigner par tous les ordres de l'Université, imprimer et distribuer.

« *Hic scriptum libellum legant nepotes* », conclut *Des Essartz*, et qu'ils nous jugent!

Sur cet échec de l'abus de pouvoir aux prises avec la grève se termine la période aiguë de la lutte entre la Faculté et cette première incarnation de l'Académie qu'est la Société Royale de médecine. La rivalité va rester chronique jusqu'à la Révolution, qui supprimera les deux Compagnies presque du même trait de plume. (8 août-15 septembre 1793.)

Lorsque, sous le titre d'*École de santé*, le décret de la Convention eut rétabli, en les fusionnant, les anciennes sœurs ennemies (1) : *Faculté de Médecine et Écoles de chirurgie* (Loi du 14 frimaire an III, dé-

---

(1) Le Ministre de l'Intérieur de l'an VI, ayant à donner son avis sur les prix de l'École pratique, décida que « le bronze offrirait réunies les images d'un médecin et d'un chirurgien français ; que cette médaille, destinée à attester à la postérité l'heureuse époque du rapprochement et de la réconciliation désormais inaltérables de deux sœurs qu'on n'aurait jamais dû voir désunies, serait donnée à ceux des élèves, etc., etc. ».

cembre 1794), sans relever de leurs ruines les fondations royales académiques correspondantes (Société royale de médecine et Académie royale de chirurgie), le moment parut favorable aux partisans de la suprématie du corps chargé de l'enseignement et de la collation des grades, pour réaliser le rêve de l'ancienne Faculté de Médecine, « que l'Académie paroisse estre fondée dans la Faculté » afin que celle-ci soit « le seul tribunal qui puisse juger en dernier ressort tout ce qui a trait à la médecine ».

De là cette « Société fondée dans le sein de l'École de médecine » (1), qui jusqu'à la Restauration retint aux mains de la Faculté les attributions académiques (épidémies, eaux minérales, remèdes secrets, consultations médico-administratives) en même temps que les attributions universitaires.

La substitution à cette « Société fondée dans le sein de l'École » de « l'Académie de Médecine » (1820-21) ne fut que le retour à l'état antérieur à la « période troublée » qui précéda l'avènement de Louis XVIII.

La prétendue création de l'Académie fut en vérité la « Restauration » de la Société royale de médecine. Rien ne le montre mieux que le choix, pour la présider d'honneur à titre perpétuel, du *premier médecin du roi*, le baron Antoine Portal (2), contemporain de Delassone, de Vicq d'Azyr et de Des Essartz.

Après avoir essayé de montrer par l'exemple de la fondation de la Société royale ce qu'on peut tirer de l'étude des *Commentaires* au point de vue de l'*histoire des institutions médicales*, nous pourrions faire la même démonstration au point de vue de l'histoire de la médecine proprement dite, en groupant les documents qu'ils renferment, pour la période considérée, *sur la découverte et les premiers résultats de la*

---

(1) 12 fructidor an VIII.

(2) 1789 l'avait connu à 47 ans médecin consultant de Monsieur frère du roi, professeur en anatomie au Collège royal de France, associé ordinaire (depuis 1769) de l'Académie royale des sciences, professeur d'anatomie et de chirurgie au Jardin du Roi, etc. Louis XVIII en fit son premier médecin à 73 ans et le Président d'honneur « perpétuel » de l'Académie royale de médecine à 78 ans. Il vécut encore assez pour pouvoir comparer la façon de gouverner de Louis-Philippe à celle de Louis XV et des dix régimes intermédiaires. On se prend à regretter qu'il ne nous ait laissé qu'une histoire de l'anatomie.

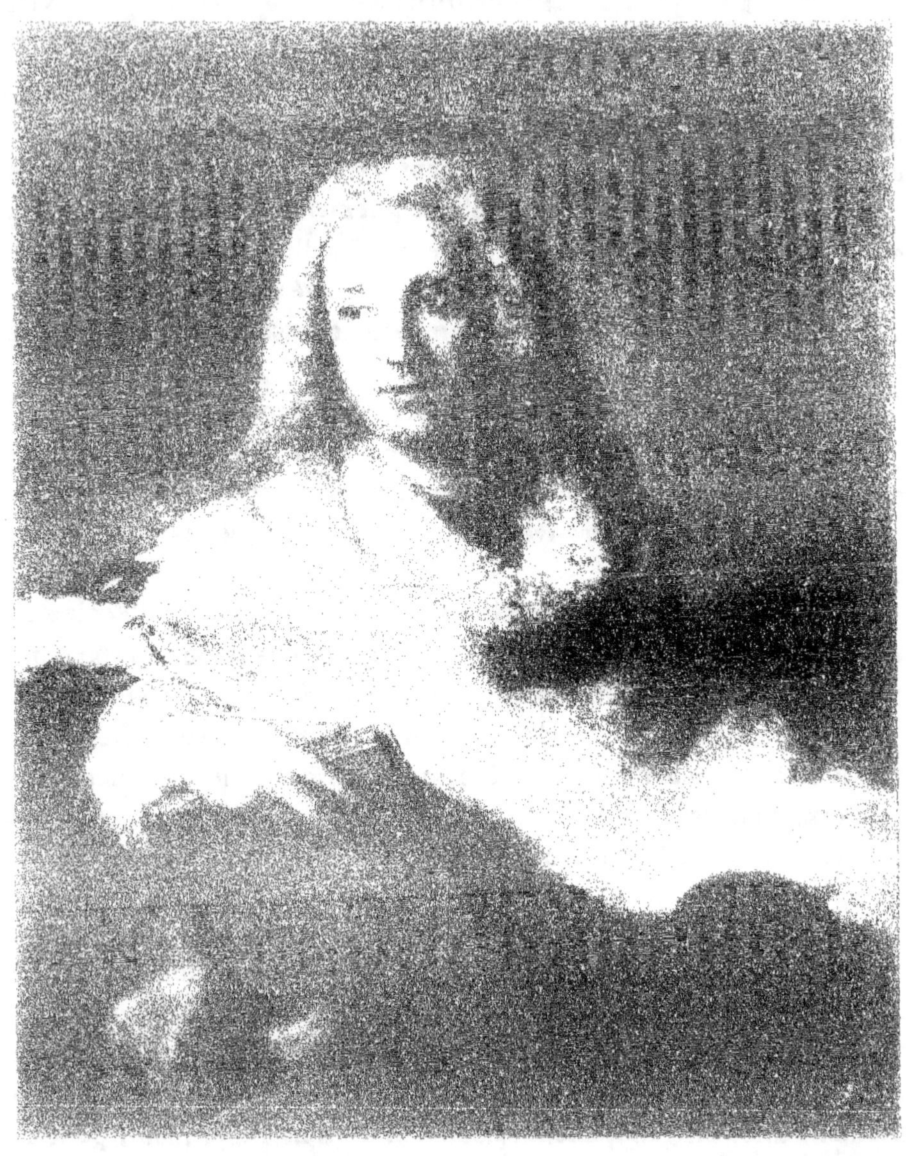

G.-F. DE L'ÉPINE, doyen de la Faculté.

D'après le portrait de Jean-Marie Nattier, peint en 1755. (Cliché de C. Braun.)

section de la symphyse des os pubis : sur les observations du Sr Mesmer, etc., etc.

Ce qui précède nous paraît suffisant pour inspirer au lecteur le désir de faire lui-même cette mise au point.

Et nous préférons, pour terminer cette introduction, dresser, à l'aide des renseignements tirés des *Commentaires* et des résultats de recherches parallèles auxquels ils nous ont conduit, l'inventaire comparé de ce qu'on appelle le « mobilier artistique » de l'ancienne et de la nouvelle Faculté de Médecine de l'Université de Paris.

III

Les services signalés rendus à la Faculté par celui qui de 1777 à 1783 fut son doyen d'âge, Guillaume-Joseph de l'Épine, — « qui presque octogénaire, mais jouissant d'une verte vieillesse, sut défendre avec vigueur devant le Parlement les droits de la Faculté et l'honneur de l'art médical, et ne désespéra jamais du salut de la République », — décidèrent la Compagnie à faire exécuter à ses frais, en signe de reconnaissance, un portrait gravé destiné à la salle de ses assemblées. (Décret du 2 septembre 1777.)

Ce portrait gravé, exécuté par Aug. de Saint-Aubin, se trouve assez aisément encore chez les marchands d'estampes ; c'est lui que nous avons fait reproduire page 377.

Mais qu'était devenu le portrait à l'huile peint par Nattier avant 1766 et dont de l'Épine, à cette occasion, fit don à ses collègues (1)? Il doit être à la Faculté actuelle; puisque celle-ci est l'héritière de l'ancienne Faculté.

---

(1) A. Chéreau, parlant en 1869 de ces portraits, écrit : « Guillaume-Joseph de l'Épine, ancien doyen (1744-1746), etc. Le 18 juillet 1777, la Faculté décidait qu'elle ferait faire le portrait de Guillaume de l'Épine. Ce portrait, peint par Nattier, était terminé le 27 septembre suivant. On le fit aussi graver sur cuivre. » Nattier étant mort en 1766, et Saint-Aubin ayant gravé *ad vivum* en 1777, on comprendra par cette citation que nous n'ayons pas voulu tabler sur l'inventaire qu'a fait imprimer en 1869 l'auteur, qui arrive à réunir tant d'inexactitudes sous un si petit volume.

✳✳✳✳

Or il n'y est point inventorié; nous n'avons pu l'identifier qu'en février 1902.

Et les recherches que nous avons été, à ce sujet, amené à faire nous ont conduit à des constatations douloureuses.

Les voici :

1° Disparition ou impossibilité d'identification de la plus grande partie des portraits qui décoraient en 1778 et 1794 la salle des assemblées de l'ancienne Faculté.

2° Disparition du buste de Winslow, qui ornait l'amphithéâtre de la rue de la Bûcherie, et de celui de Falconet.

3° Disparition des portraits d'un certain nombre de chirurgiens (Levret, Mauriceau, Morand, Jean-Louis Petit, Mareschal, etc.).

4° Disparition des archives proprement dites (dont il ne reste que les *Commentaires*) de la Faculté.

5° Disparition complète des Archives des *Écoles de chirurgie* dont les Archives dites « de Saint-Côme ».

L'inventaire que nous allons dresser ci-dessous, en nous aidant des *Commentaires* pour la partie « héritage de l'Ancienne Faculté », nous permettra de juger de l'importance de ces pertes et nous aidera peut-être à les réparer dans une certaine mesure.

A. — *Portraits de l'ancienne Faculté.*

Le *Calendrier médical* pour l'année 1778, édité par Théodore-Pierre Cruchot, premier appariteur et greffier, à l'usage de la Faculté (à Paris, chez Quillau, in-32 de 118 pages), contient l'inventaire en ordre dispersé des portraits qui ornaient alors les Écoles supérieures, rue Jean-de-Beauvais (1).

En voici la traduction littérale : nous avons laissé sur la droite une colonne pour lui comparer l'inventaire actuel de la Faculté.

---

(1) *Nomina Doctorum quorum effigies Scholas superiores condecorant*, p. 99 à 105.

Cet état est la reproduction de la liste qui figure au *Calendrier* de 1772 et dont la rédaction était due à Pajon de Moncets d'après Hazon, mais à cette date il n'y avait que 34 numéros, et le 34ᵉ était un don de Hazon représentant un inconnu. (G. S.)

Inventaire du Calendrier de 1778.	*Collection de la Faculté en 1902*
1. *Jean des Gorris*, Parisien, deuxième du nom, médecin ordinaire du roi, à ce qu'on croit. Mort en 1660 (1).	*Présent* à la réserve (2). (Déclaré perdu en 1869 par Chéreau.)
2. *Quirin le Vignon*, de Clermont-en-Argonne, doyen de 1614 à 1615, mort le 19 avril 1649.	?
3. *François le Vignon*, Parisien, doyen de 1664 à 1665, médecin ordinaire du prince de Lorraine; mort le 2 août 1675, enterré dans l'église du couvent de la Sainte-Croix, dit *de la Bretonnerie.*	?
4. *Pierre Legier*, Parisien, deuxième du nom, doyen de 1688 à 1689, professeur royal. Mort le 15 décembre 1690, enterré à Saint-Eustache (3).	?
5. *Guy Patin*, de Beauvais, doyen de 1650 à 1651, professeur royal, mort en 1672. Portrait donné par Mᵉ Gui Erasme Emmerés (4), son petit-fils.	*Présent* Salle des Actes, au-dessus de la porte d'entrée.
6. *Germain Préaux*, deuxième du nom, docteur de la Faculté en 1675, professeur royal (5).	*Présent* Signalé en 1869 au grenier par Chéreau.

(1) Il doit y avoir erreur. Ce doit être le doyen de 1548 à 1550, mort à soixante-douze ans en 1577, dessiné et gravé par Thomas de Leu, graveur du temps.

(2) C'est-à-dire en tas dans un étroit et humide placard du vestibule Saint-Germain.

(3) Il fit présent à la Faculté d'une somme de mille livres, au lieu du repas que le doyen avait coutume de donner à l'entrée de son décanat. La Compagnie, en reconnaissance, lui attribua 200 livres au lieu de 150, octroyées ordinairement aux doyens à la fin de leur décanat, et elle fit faire son portrait à son insu par M. Duvignon, peintre du Roi (Hazon, *El. hist.*, p. 75).

(4) Doyen de 1720 à 1722.

(5) S'il s'agit du professeur royal, il était docteur de 1632. Si c'est le portrait du fils, celui-ci n'était pas professeur royal. (G. S.)

7. *Denis Dodart*, Parisien, médecin ordinaire de la princesse douairière de Conty, de l'Académie des sciences. Mort le 5 novembre 1707, enterré à Saint-Germain-l'Auxerrois.	?
8. *Michel Marescot*, de Lisieux, Recteur de l'Université en 1564. (*Cal. méd.* 1778, p. 93 : *Nomina et cognomina Baccalaureorum Saluberrimæ Facultatis qui ad amplissimam Rectoris dignitatem promoti fuere.*) Voir in G. EMOND, *Histoire du collège Louis-le-Grand.* C'est le recteur de la lutte avec les Jésuites; doyen de 1588 à 1589, médecin ordinaire du Roi, mort en octobre 1605. Peinture donnée par M⁰ Claude Quartier (1) 1692.	? Signalé à l'inventaire de l'an XII et en 1869 par Chéreau.
9. *François du Port*, de Crespy-en-Valois, doyen de 1604 à 1605. Mort le 4 décembre 1624. Don de M⁰ Claude Quartier, 1692.	?
9. A. *Nicolas Ellain*, Parisien, doyen de 1584 à 1585 et, une seconde fois, de 1597 à 1599, mort le 30 mars 1621 étant doyen d'âge. Don de M⁰ Claude Quartier, 1692.	?
9. B. *Jean Merlet du Jardin*, chevalier, de Coutances, doyen de 1644 à 1645, mort le 11 février 1663, étant doyen d'âge.	*Présent* Salle de réflexion
10. *Gilbert Puylon* le père, Auvergnat, mort en 1672, et *Denis Puylon* le fils, Parisien, doyen de 1670 à 1671, mort le 16 novembre 1696, enterré à Saint-Eustache.	? Signalé (un) à l'inventaire de l'an XII parmi les bons.
11. *Pierre Bonnet-Bourdelot*, Parisien, peint à quarante-six ans, premier médecin consultant ordinaire du Roi, premier médecin de la duchesse de Bourgogne, homme très lettré, qui dota la Faculté d'une très nombreuse bibliothèque ouverte au public. Mort à Versailles le 19 décembre 1708, enterré dans l'église paroissiale royale.	? Signalé à l'inventaire de l'an XII parmi les bons, et en 1869 au grenier par Chéreau.
12. *Claude Perrault*, Parisien, célèbre par son érudition peu commune, immortalisé par la colonnade du Louvre. (Don de son frère en 1692.) Mort le 10 octobre 1688, enterré à Saint-Benoît.	*Présent* Salle des Actes au-dessus de la porte du vestiaire.

(1) Doyen de 1678 à 1680.

13. *Raymond Finot*, de Béziers, docteur en médecine parisien en 1667, très versé dans la pratique médicale, jouissant d'une renommée peu commune, enterré le 29 septembre 1709 à Saint-Germain-l'Auxerrois.	**?** Un portrait de M. Finot, médecin, a été exposé par Jouvenet au Salon de 1704.
14. *Philippe Hecquet*, d'Abbeville, docteur en médecine de Reims, agrégé au collège des médecins d'Abbeville, doyen de la Faculté de Paris de 1712 à 1713.	*Présent* Vestiaire, sous Ambroise Paré. (Déclaré perdu en 1869 par Chéreau.)
15. *Étienne-François Geoffroy*, Parisien, doyen de 1726 à 1729, lecteur royal et professeur de chimie au jardin du roi, membre de l'Académie des sciences et de la Société royale de Londres.	
16. *Nicolas Andry*, de Lyon, conseiller et lecteur royal, censeur royal des livres, doyen de 1724 à 1725.	**?** Signalé en 1869 dans les salles de la Faculté par Chéreau.
17. *Bertin Dieuxevoye*, du Mans, lettré célèbre, doyen de 1682 à 1683, mort le 2 mai 1709, enterré à Saint-Paul.	**?** Signalé à l'inventaire de l'an XII et en 1869 dans les salles de la Faculté par Chéreau.
18. *Martin Akakia*, c'est-à-dire *sans malice*, Chalonnais, père de Jean Akakia, doyen de la Faculté, médecin ordinaire de François Ier, roi de France, professeur royal en chirurgie, mort le 21 novembre 1577 et enterré à Saint-Eustache en présence de la Faculté.	*Présent* Salle de réflexion
19. *Thomas-Bernard Bertrand*, Parisien, médecin ordinaire de l'Hôtel-Dieu de Paris, mort à 69 ans le 19 avril 1751.	**?**

20. *François Guénault*, premier médecin de la reine Marie-Thérèse et du prince de Condé, mort subitement le 16 mai 1667 au faubourg Saint-Germain, enterré à Saint-Germain-des-Prés. Plusieurs membres de cette famille ont illustré la Faculté.

Présent Vestiaire, à gauche de la porte de la galerie. (Déclaré perdu en 1869 par Chéreau.)

21. *Antoine le Moine*, Parisien, doyen de 1676 à 1677, mort le 10 janvier 1714, enterré à Saint-Étienne-du-Mont.

?

22. *Hyacinthe-Théodore Baron* le vieux, Parisien, doyen de 1730 à 1733, enterré à Saint-Louis-en-l'Ile.

Présent Vestiaire, près d'Ambroise Paré. Le nom peint sur la toile ne se voit que la toile en main.
Signalé en 1869 dans les salles par Chéreau.

23. *Jean Fernel*, de Montdidier, professeur royal, premier médecin des rois Henri II et François II, lumière de nos Écoles, honneur de la France, l'Hippocrate français, mort le 26 avril 1558.
Don de messire de Troyes, procureur du roi au Châtelet, arrière-petit-fils de Fernel par sa mère.

Présent Salle de thèses n° 2.

24. *Jean Riolan* le fils, Parisien, professeur royal, professeur des Écoles de 1612 à 1613, premier médecin de la reine mère Marie de Médicis, 1635 ; mort le 9 février 1657, étant doyen d'âge et doyen des professeurs royaux. Enterré à Saint-Germain-l'Auxerrois.

Présent Salle de thèses n° 3.

25. *Jean-Claude-Adrien Helvétius*, Parisien, conseiller du roi en ses conseils, médecin ordinaire du roi, premier médecin de la reine, membre de l'Académie royale des sciences et de la Société royale de Berlin. Mort le 17 juillet 1755, enterré à Saint-Louis de Versailles.

?

26. *Jean-Baptiste Sylva*, de Bordeaux, conseiller du roi et médecin ordinaire du prince de Condé.

Présent Vestiaire.

27. *Guy-Crescent Fagon*, Parisien, conseiller du roi en ses conseils, premier médecin de Louis XIV, directeur du jardin du roi et membre honoraire de l'Académie royale des sciences. Mort le 11 mars 1718, enterré à Saint-Médard.	*Présent* Salle de réflexion Jouvenet-Louvre (photographie Braun).
28. *Barthélemy Perdulcis* (Perdoulx), de Vienne, célèbre par sa pratique et ses écrits, mort en 1611.	?
29.	
3o. *Jean Hamon*, de Cherbourg, célèbre par son austère piété et la pureté de ses mœurs. Se retira à Port-Royal, où il mourut le 7 mars 1687.	*Présent* Vestiaire Déplacé par le doyen dans son cabinet.
31. *François Pijart*, Parisien, praticien célèbre, mort à 95 ans et sans aucune infirmité. Donné par sa famille en 1692, année de sa mort (2 février). Il avait été reçu docteur en 1622. Enterré à Saint-Germain-l'Auxerrois.	*Présent* Salle de réflexion
32. *Guillaume de Baillou*, Parisien, doyen de 1580 à 1581, médecin consultant ordinaire du roi, mort en 1616. Don de M. Thévart, son neveu, héritier de ses livres et de ses manuscrits, d'après Hazon, *Tableau de la Faculté*, p. 73. (G. S.)	*Présent* Vestiaire
33. *Pierre le Tonnelier*, de Nogent.	? Signalé en 1869 au grenier et irréparable par Chéreau.
34. Inconnu et le sera peut-être toujours. Don de M⁰ Albert Hazon.	
35. *Claude Berger*, Parisien, doyen de 1671 à 1673, médecin ordinaire du roi, professeur de chimie au jardin royal. Mort à Passy le 22 mai 1712, enterré dans l'église du couvent des Minimes. Don de M⁰ Philip.	?
36. *Joseph Thomasseau de Cursay*, d'Angers, médecin consultant ordinaire de Louis XIV, qui le combla de bienfaits. Mort le 8 mars 1710. Don de Jean-Marie-Joseph Thomasseau de Cursay, sous-diacre à Paris et son fils unique. Don accepté avec reconnaissance par la Faculté.	?

Pour la période postérieure à 1777, j'ai pu, à l'aide des *Commentaires* et des procès-verbaux de l'École de santé, dresser l'inventaire suivant des portraits de membres de l'ancienne Faculté qui sont venus s'adjoindre aux précédents, soit avant 1794, soit après 1795.

Inventaire postérieur à 1777 (d'après les Commentaires).

Collection de la Faculté en 1902

---

37. *Guillaume-Joseph de l'Épine*, Parisien, fils unique de Guillaume de l'Épine, 1er chirurgien d'Anne-Marie-Louise d'Orléans; docteur régent de 1724; ancien doyen (1744-1746), suppléant en 1777 de Des Essartz, provisoirement suspendu par arrêt du Parlement au cours du procès Guilbert de Préval, censeur en 1778, doyen d'âge de 1777 à 1783. Mort le 11 avril 1783 et enterré au cimetière public de Saint-Eustache. A laissé à la Faculté sa bibliothèque et une partie de sa fortune pour créer un cours de chimie.

Portrait à l'huile par Nattier (mort en 1766), offert par de l'Épine à la Faculté, qui décréta, 2 septembre 1777, qu'il serait placé *in loco superiorum Scholarum excelsiori*.

Collection de la Faculté en 1902: ? Retrouvé par moi en février 1902. Vestiaire à droite de l'Hippocrate de Girodet. Je l'ai fait photographier par Braun. Voyez *Bulletins de la Société obst. gyn. et pæd.* Avril 1902. (H. V.)

38. *Le même* gravé par Aug. de Saint-Aubin aux frais de la Faculté reconnaissante (Décret du 2 septembre 1777), avec une inscription de H.-Th. Baron fils rappelant les services rendus. (Voyez plus loin.)

La gravure et les épreuves destinées à tous les docteurs régents ont coûté 794 livres. Le premier exemplaire fut remis à de l'Épine, le 6 novembre 1779, par des Essartz au moment où il déposait le décanat, avant l'élection de Levacher de la Feutrie. Un exemplaire devait être conservé aux Écoles (Décret du 2 septembre).

Collection de la Faculté en 1902: ? Facile à remplacer.

39. *François-Joseph Hunauld*, docteur de Reims de 1722, docteur régent de 1730, professeur en anatomie et en chirurgie au Jardin du roi, médecin de l'Hôtel-Dieu, de l'Académie royale des sciences et de la Société royale de Londres, mort le 10 décembre 1742.

« Donné par M. Cochu, le 13 mars 1779 », lit-on au dos de la toile signée Nonotte, exposée au Salon de 1743 (1).

Collection de la Faculté en 1902: Présent Salle des thèses n° 3.

---

(1) Chéreau a lu Novelles, 1748.

40. *Philippe Douté*, doyen de 1710 à 1712, ou *Amand Douté*, doyen de 1716 à 1720, lequel a joué un rôle bien plus important à la Faculté que Philippe. Offert à la Faculté dans la séance du 22 mars 1783 par Dumangin.

41. *Louis-Claude Bourdelin*, de Paris, ancien doyen (1736-1737), premier médecin de Madame, professeur de chimie au Jardin royal, de l'Académie royale des sciences (1725), de celle de Berlin et des .Curieux de la nature, mort doyen d'âge le 27 octobre 1777 et enterré à Saint-Sulpice.

    Offert le 18 octobre 1783 par Mᵉ Bellot de Bussy.

    Le portrait de Bourdelin a été peint et exposé en 1738, par M. Geuslain, de l'Académie royale de peinture et de sculpture. Il est fort probable que c'est la toile qui nous occupe.

Présent
Vestiaire au-dessus de la porte d'entrée.

42. *François Pourfour du Petit*, le père, docteur de Montpellier, de l'Académie des sciences ; né en 1664, mort en 1741.

    Peint en 1737 par Restout, élève du célèbre Jouvenet ; offert le 18 octobre 1783 par son fils, Étienne Pourfour du Petit, alors doyen (de ce portrait de Restout, il existe une belle gravure de Beaumont avec la date 1741).

?
L'inventaire de l'an XII signale comme « excellent » un Pourfour du Petit. Si c'était le père il a disparu. (Au Musée de Versailles, n° 4411.)

43. *Guillaume* (alias *Dominique*) *de Farcy*, Parisien, ancien doyen (1700-1701), dont le jeton n'a pas été frappé, ce qui augmenterait la valeur du portrait.

    Mort en 1721, enterré à Saint-Nicolas-du-Chardonnet.

    Offert le 1ᵉʳ juin 1784 par le doyen Pourfour du Petit.

?
Signalé à l'inventaire de l'an XII et au grenier en 1869, par Chéreau.

44. *Jean-Baptiste Boyer*, né à Marseille le 5 août 1693, ancien doyen (1756-1759), médecin ordinaire du roi, inspecteur des hôpitaux, camps et armées du roi, censeur royal.

    Mort à Paris le 2 avril 1768.

    Offert le 23 messidor an XII, par M. Rua, ancien trésorier de France, son neveu.

Présent
Au vestiaire.

*****

45. *Joseph-Marie de Lassone*, de Carpentras, conseiller d'État, premier médecin du roi et de la reine, de l'Académie royale des sciences, censeur royal, président perpétuel de la Société royale de médecine.

> Mort le 8 octobre 1788. (Don de sa fille.)

Présent
Au vestiaire.

46. *Claude-François Grandclas*, né à Pont-à-Mousson le 24 octobre 1725, docteur régent de 1750, médecin de Stanislas, roi de Pologne, commissaire de la Faculté pour la première opération de Sigault.

> Mort vers 1790 (1). (Date d'entrée inconnue.)

Présent
Au vestiaire.

Ainsi présentés, probablement (pour ceux de l'inventaire de 1778) dans l'ordre où l'appariteur les avait relevés sur les murs de la salle des Écoles supérieures, ordre tout aussi illogique que celui qui a présidé au placement des survivants dans les salles de la Faculté actuelle, ces portraits dispersés ne comportent aucun enseignement.

Il en est tout de suite autrement si nous classons par époques et par fonctions les personnages qu'ils représentent.

(1) S'il fallait en croire Chéreau, si souvent en défaut, il faudrait ajouter à la liste des portraits de membres de l'ancienne Faculté entrés après 1778 et vus par lui à la Faculté en 1869, Hyacinthe-Théodore Baron, le fils, 2ᵉ du nom, ancien doyen (1750-1753), premier médecin du roi en Allemagne et en Italie, deux fois proclamé doyen à l'unanimité 1750 à 1754, professeur de pharmacie en 1758, mort le 27 mars 1787.

Je n'en ai pas trouvé trace sur l'inventaire de l'an XII. D'autre part, aucun des personnages de l'ancienne Faculté qui restent indéterminés dans la galerie de portraits de la Faculté actuelle ne rappelle le Hyacinthe-Théodore Baron, fils de Hyacinthe-Théodore et frère de Théodore, dont Littret de Montigny nous a laissé in-f° et *ad vivum* un très beau portrait gravé. La perte, si perte il y a, est donc réparable. (Voir C., p. 1418.)

Enfin la Faculté actuelle possède les portraits peints de *Thouret, Fourcroy, Corvisart, Petit-Radel* et *Jeanroy* et un portrait gravé de *Doublet*. Bien que docteurs régents de l'ancienne Faculté, c'est à titre de membres de l'École de Santé qu'ils se trouvent dans la galerie :

Thouret (*a*), docteur régent de 1776, comme directeur de l'an III à 1810;

Fourcroy, docteur (non régent) de 1779, comme professeur de chimie médicale et de pharmacie, de 1795 à 1809.

Corvisart, docteur régent de 1782, comme professeur de clinique médicale de 1795 à 1805;

Petit-Radel, docteur régent de 1782, comme professeur de clinique de perfectionnement de 1798 à 1815;

Dieudonné Jeanroy (*b*), docteur régent de 1776, comme membre de la Société de l'École en 1815.

François Doublet (*c*), docteur régent de 1778, ancien professeur des Ecoles, comme professeur de pathologie médicale du 31 janvier au 5 juin 1795.

(*a*) 9 messidor an XII. Le Comité propose et l'assemblée arrête unanimement d'orner le lieu de ses séances des portraits du ministre de l'Intérieur et de plusieurs de ses membres qui ont rendu des services signalés aux sciences médicales, à l'enseignement, aux institutions relatives à l'exercice de l'art et à l'École de médecine de Paris.

En conséquence, les portraits de MM. Chaptal, Sabatier, *Fourcroy, Thouret* et *Corvisart* seront peints par M. Lemonnier, artiste attaché à l'École et placés dans la salle d'assemblée.

(*b*) Peint par Bonnemaison, a été dessiné et gravé par Frémy.

(*c*) Dessiné par Ch. Cochin fils en 1787, gravé par B. Roger en 1809 par les soins de L.-A. Mongenot, médecin de l'hôpital de Mme Necker et des Enfants Malades, son beau-fils et son élève. (Voir C., p. 794.)

Nous voyons alors que le plus grand nombre sont là à titre d'anciens doyens :

I. — *Les Doyens*

XVI⁰ SIÈCLE

* Jean de Gorris (1)	Doy. de 1548 à 1550 + 1577	
* Guillaume de Baillou	— 1556 à 1581 + 1616	(?)
Nicolas Ellain	— 1584 à 1585 1597 à 1599 + 1621	
? *Michel Marescot*	— 1588 à 1589 + 1605	Don de Claude Quartier (doy. de 1678 à 1689), en 1692.

XVII⁰ SIÈCLE

François du Port	Doy. de 1604 à 1605 + 1624	
Quirin le Vignon	— 1614 à 1615 + 1649	
* Jean Merlet du Jardin	— 1644 à 1645 + 1663	
* Guy Patin	— 1650 à 1651 + 1672	Don d'Emmerez, son petit-fils doy. 1720-22.
Fr. le Vignon	— 1664 à 1665 + 1675	
? *Denis Puylon*	— 1670 à 1671 + 1696	
Cl. Berger	— 1672 à 1673 + 1712	Don de M. Philip.
Antoine Lemoine	— 1676 à 1677 + 1714	
? *Bertin Dieuxevoye*	— 1682 à 1683 + 1709	
Pierre Légier	— 1688 à 1689 + 1690	Peint par ordre de la Faculté par Duvignon, peintre du roi.

XVIII⁰ SIÈCLE

? *Guillaume* ou *Dominique de Farcy*	1700 à 1701	Don de Pourfour du Petit
* Ph. Hecquet	Doy. de 1712 à 1713	Peint par Le Belle.
Nicolas Andry	— 1724 à 1725	
Et.-Fr. Geoffroy	— 1726 à 1729 + 1731	Peint par A. Largillière
Hyac.-Théod. Baron le vieux	— 1730 à 1733	

(1) L'astérisque indique les portraits qui se retrouvent actuellement à la Faculté. Le point d'interrogation, précédant le nom en italique, indique les portraits signalés à l'inventaire de l'an XII et qu'il est actuellement impossible d'identifier parmi les 17 toiles « sans nom » qui se trouvent dans les salles de la Faculté ou dans ce que nous avons appelé « la réserve ».

* L.-Cl. Bourdelin   Doy. de 1736 à 1737   Don de Bellot de Bussy.
Guillaume-Joseph de l'Épine   —   1744 à 1746   Peint par Nattier.
Jean-Baptiste Boyer   —   1756 à 1759   Don de son neveu.

Une deuxième catégorie comprend les Docteurs Régents qui, sans avoir été doyens, ont fait honneur à la Faculté, comme :

2. — *Professeurs au Collège royal de France*

XVIe SIÈCLE

* Martin Akakia   + 1577   M^{in} ordin. de François Ier
* Jean Fernel   + 1558   1er Médecin d'Henri II
                                                et Fr. II (don de la famille)

XVIIe SIÈCLE

* Jean Riolan (le fils)   + 1657   1er Médecin
                                                de Marie de Médicis

Germain Préaux II.

3. — *Membres de l'Académie royale des Sciences*

XVIIe SIÈCLE

Denis Dodart   + 1707   Médecin ord. de la princesse
                                                douairière de Conti
* Fagon   + 1708   1er Médecin de Louis XIV
                                                Copie du portrait de Jouvenet.

XVIIIe SIÈCLE

François Pourfour du Petit   + 1741   Peint par Restout.
                                                (Don de son fils.)
* Fr.-J. Hunauld   + 1742   Prof. d'anat. au Jardin du Roi.
                                                Peint par Nonotte.
J.-C.-A. Helvétius (le père) + 1755   Médecin ordinaire du Roi et
                                                1er Médecin de la Reine.
* J.-M. de Lassone   + 1788   1er Médecin du Roi.

Une troisième catégorie comprend les Docteurs Régents qui, sans avoir été doyens, professeurs royaux ni académiciens, ont été jugés dignes à des titres divers, soit par la Faculté, soit par leurs descendants, de figurer dans la galerie.

Presque tous sont du dix-septième siècle.

Nous rencontrons successivement :

Perdulcis, mort en 1611 après avoir été censeur de 1605 à 1607.

˙ François Guénault, mort en 1699, 1ᵉʳ Médecin de la reine Marie-Thérèse.

˙ Hamon, mort en 1687, « célèbre par sa piété et la pureté de ses mœurs », et en qui nous admirons surtout aujourd'hui le coup de pinceau *attribué* à Philippe de Champagne.

˙ Cl. Perrault, mort en 1688 après avoir fait de médiocre médecine rachetée par la colonnade du Louvre (don de son frère).

˙ Pijart, mort en 1692, à 95 ans, « sans infirmités ».

˘ *Pierre Bonnet-Bourdelot*, mort en 1708, *fondateur de la Bibliothèque.*

Raymond Finot, mort en 1709, praticien célèbre.

Thomasseau de Cursay, mort en 1740, que son fils unique, sous-diacre à Paris, a jugé digne de la cimaise comme médecin ordinaire et familier de Louis XIV.

Th.-Bernard Bertrand, mort en 1751, ancien professeur des Écoles, médecin de l'Hôtel-Dieu.

˙ Sylva, mort en 1742, médecin du Roy et ordin. du prince de Condé, portrait que nous rend aujourd'hui précieux la touche de Hyacinthe Rigaud, 1740.

* Cl.-Fr. Grandclas, médecin de Stanislas, roi de Pologne.

Il serait désirable que les portraits identifiables de l'ancienne Faculté dont nous venons de relever la présence à la nouvelle, fussent pourvus, au dos de la toile, de numéros indélébiles, correspondant à ceux de l'inventaire de 1778 continué par nous, et de cartels indiquant le nom, les dates de naissance et de mort, la principale fonction de chacun des personnages représentés.

Cela fait, la collection verrait immédiatement décupler sa valeur documentaire si les portraits étaient répartis, par catégories, dans un certain nombre de salles, actuellement désignées fort prosaïquement par les nᵒˢ 1, 2, 3, etc.

On pourrait ainsi avoir les salles des Doyens, des Prévôts de chirurgie, des Professeurs royaux, de l'Académie des Sciences, de l'Académie de chirurgie, des Démonstrateurs de chirurgie, etc., résumant aux yeux des étudiants les six siècles d'histoire de la Faculté, à laquelle ils ont l'honneur d'appartenir, et que, d'après les inscriptions officielles des architectes contemporains, ils peuvent croire « fondée en 1769 ».

H. Varnier.

Une note de Varnier, attachée aux épreuves, dit : « Il manque la fin de l'Introduction, c'est-à-dire :

A. — Pour la première partie, *Portraits de l'Ancienne Faculté* :

a) Un paragraphe qui traite des moyens qui permettent actuellement, en dehors des traditions suspectes parce que contradictoires, l'identification des portraits de celle de leurs signataires ;

b) Une note relative à l'inventaire de la collection des Membres du Collège et de l'Académie de chirurgie, que la Faculté actuelle laisse se perdre dans un placard.

B. — Les Bustes de l'Ancienne Faculté ;

C. — Les Tapisseries et le Mobilier d'Art ;

D. — Les Archives ;

E. — Le Médaillier ;

Inventaire comparé avec notes sur l'apport des chirurgiens au fond commun. »

1ᵉʳ janvier 1885, 10 heures du matin. — J'arrive à l'hôpital Lariboisière et monte à la salle Sainte-Anne. J'entre et tiens encore le bouton de la porte, lorsqu'une voix impérieuse m'arrête : « Qui êtes-vous, monsieur, et que désirez-vous ? » J'examine l'interpellateur. C'est un grand garçon blond. La moustache est naissante, les cheveux en brosse ; les sourcils froncés donnent à sa physionomie, pendant qu'il m'interroge, une expression plus énergique que bienveillante. Une minuscule calotte de velours gris se tient sur l'occiput en équilibre instable ; c'est cette calotte que je viens chercher. « Monsieur, je suis l'éditeur de M. Pinard. Il m'a conseillé de venir faire la connaissance de son nouvel interne dès le jour de son entrée en fonctions. Me voici. »

Ma réponse n'est pas achevée, que les sourcils se sont détendus. « Monsieur, vous êtes chez vous. » Le regard prend en même temps une expression affectueuse qu'il n'a plus quittée pendant les dix-huit années que nous avons vécu côte à côte, Varnier et moi.

Tel a été le début d'une amitié qui, grandissant chaque jour, a duré jusqu'à l'heure de la mort. Basée sur la communauté d'idées et de sentiments la plus complète qui se puisse rêver, cette affection n'a jamais été troublée par le moindre nuage pendant nos dix-huit ans d'existence commune ; ses joies ont été mes joies ; il a souffert de toutes mes peines. Aussi, après la sensation de déchirement que m'a causée cette séparation, n'ai-je trouvé d'adoucissement à mon chagrin que dans l'achèvement de cette œuvre à laquelle il avait consacré avec passion ses dernières années, à laquelle il s'est accroché désespérément jusqu'à son dernier souffle. Varnier est mort le 31 décembre 1902, après une crise d'asystolie qui le torturait depuis trois mois ; le 26 décembre au soir il corrigeait encore des épreuves !

L'origine de cet ouvrage est la suivante :

Lorsque Varnier fut chargé pour la deuxième fois de faire, comme agrégé, un cours d'accouchements à la Faculté, il choisit pour sujet de ce cours ce qui devait faire la matière de son deuxième ouvrage personnel : *l'Obstétrique d'exception.*

Les ombres qui voilaient la naissance du forceps irritèrent sa passion de tout savoir, et de tout savoir avec précision. Il se lança dans l'étude des origines de cette invention ; il reconstitua pièce à pièce l'histoire de la part prépondérante que Jean Palfyn avait eue dans la construction du merveilleux instrument. N'ayant en mains que des documents très incomplets, il fit restituer un modèle par son ami M. Collin, et je le vois encore rayonnant de joie le jour où il reçut d'Allemagne, plusieurs mois après cette restitution, le dessin en vraie grandeur de l'exemplaire qui subsiste au Musée de Leipzig, et dont il devait la communication à l'amitié du professeur Zweifel. Il avait conduit sa reconstitution avec la même précision que s'il avait eu le modèle allemand sous les yeux.

Cette étude du forceps, entrecoupée de recherches historiques sur Palfyn lui-même, l'avait passionné. Il se livra avec la même ardeur à l'étude du forceps de Levret. Lorsqu'il tenait un sujet, il ne le quittait pas qu'il ne l'eût creusé en tous sens. L'étude de l'instrument l'entraîna à l'étude de l'homme, puis à celle de son époque, et c'est ainsi qu'il fut amené à parcourir les ouvrages des accoucheurs et des chirurgiens du dix-huitième siècle ; les deux titres étaient, à cette date, équivalents, presque synonymes.

Il ne put aller bien loin dans cette voie sans être frappé de la place tout à fait prépondérante que tenaient alors les chirurgiens dans la Société parisienne, malgré la persévérante opposition de la puissante

Faculté de Médecine, et il se proposa d'amasser des documents pour écrire à la fois l'histoire de l'enseignement obstétrical d'État et celle des Écoles de chirurgie. Il parcourut les précieux manuscrits qui demeurent encore, après tant de déplorables pertes, à la Bibliothèque de la Faculté de Médecine, et il explora curieusement ce trésor : *les Commentaires.*

Dès ce moment son parti fut pris. Effrayé de son audace, j'opposai d'abord quelque résistance, mais il sut combattre toutes les objections, et bientôt je me laissai entraîner par lui à collaborer à cette œuvre, entreprise à la gloire de notre mère, l'Université.

Après nous être assurés de l'adhésion et de l'appui de nos fidèles amis communs, son maître Pinard, ses collègues Hartmann et F. Widal, nous décidâmes de commencer la publication par le dernier volume. Logiquement nous devions commencer par le premier ou par le dernier. Le début du travail était ainsi moins ardu, et puis, ce 24ᵉ et dernier volume traitait de sujets plus voisins de nous, dont certains sont intéressants encore à l'heure actuelle, par exemple celui qui lui tenait à cœur entre tous, l'origine de la symphyséotomie.

Notre travail fut ainsi réglé : photographie à dimensions réduites des 920 feuillets grand in-folio du registre ; agrandissement des clichés ; collation et bien souvent, hélas ! copie à nouveau du texte latin en suivant l'original mot à mot sur l'agrandissement photographique toujours médiocre, parfois presque indéchiffrable ; composition typographique ; recherche et exécution de l'illustration ; préparation des notes qui devaient commenter l'aridité du texte.

A peine avais-je pu collaborer quelques semaines à la mise en train de ce travail, commencer avec Varnier la recherche des portraits, des gravures, des ouvrages spéciaux du dix-huitième siècle dont nous avions besoin que, vers le mois de janvier 1901, j'étais pris d'une façon complète par la préparation des Fêtes du Centenaire de l'Internat des hôpitaux, dont le Comité m'avait fait le grand honneur de me nommer trésorier.

* * * * * *

Donc, pendant deux années pleines, c'est Varnier qui a supporté seul la charge de cette publication.

Quand il mourut, le 31 décembre 1902, voici quel était l'état d'avancement du travail.

L'avant-propos et l'introduction étaient composés (1). Sur 920 feuillets de copie, 750 avaient été revus par lui, 170 restaient vierges de tout examen et de toute retouche. Les 750 premiers feuillets étaient composés, la plupart corrigés, et le tirage effectué jusque vers la page 1000.

S'il ne s'était agi que de terminer l'impression du manuscrit, la besogne, menée tranquillement, eût été assez mince, encore que le latin du doyen Jean-Charles-Henri Sallin soit parfois d'une obscurité un peu déconcertante pour qui n'a pas lu Virgile depuis quelque 35 ans, ce qui était mon cas ; cette obscurité se compliquait d'omissions, de fautes de copie, de l'absence de ponctuation, de l'emploi inconsidéré de majuscules : tous défauts beaucoup plus marqués à la fin du registre que dans les années du début. L'écriture, très médiocre, dénonçait d'ailleurs un scribe fatigué d'une besogne qui ne présentait pour lui aucun intérêt.

La question était par malheur beaucoup plus complexe.

Jamais Varnier n'avait espéré tenter la curiosité par l'impression toute sèche des *Commentaires* ; pour encourager le lecteur, s'il devait s'en trouver quelqu'un, à poursuivre cette besogne intéressante mais ardue, il avait senti la nécessité d'*illustrer* et d'*annoter*.

---

(1) Je n'ai apporté à cette introduction d'autres changements que ceux qui ont été nécessités par l'identification, postérieure à la composition des épreuves, du portrait de De l'Épine, peint par Nattier. (Voir la publication faite par Varnier dans le *Bulletin de la Société d'obstétrique, de gynécologie et de pédiatrie*, avril 1902.) Sans me livrer à aucune recherche personnelle au sujet de l'inventaire des portraits existant à la Faculté (p. XXVII à XXXV), j'ai pu, au courant de mes lectures, rectifier ou compléter quelques indications. L'inventaire, établi à grand peine par Varnier, perd d'ailleurs aujourd'hui presque tout son intérêt, M. le Doyen Debove ayant décidé, au courant de 1902, de faire procéder à un inventaire officiel des tableaux, bustes, etc.). Le premier acte de cet inventaire a été le déplacement de tous les portraits. Les indications données par Varnier ne peuvent donc plus être repérées sans un nouveau travail d'identification.

Les notes que Varnier a laissées pour l'inventaire des bustes, tapisseries, objets d'arts, médailles et des Archives sont trop sommaires pour qu'il soit possible de les publier actuellement.

Pour l'illustration, j'avais en mains les documents amassés d'avance en commun ; il me restait à les compléter, et cette chasse au document ne pouvait être qu'une source de joies pour le vieil amateur d'antiquités qui n'a jamais qu'à demi sommeillé en moi. Je me suis décidé immédiatement à utiliser le plus grand nombre possible de documents contemporains des faits exposés. Au lieu d'employer les ornements typographiques modernes, qui, bien qu'imités le plus souvent des anciens, sont loin de présenter leur caractère gracieux à cause de la perfection même de leur gravure, j'ai emprunté des en-tête, des culs-de-lampe, des filets ornés aux volumes du dix-huitième siècle que j'avais à consulter.

Restaient les notes.

Comme il l'a dit dans son *Avant-propos*, Varnier avait fixé par une astérisque placée entre parenthèses tous les points sur lesquels il se proposait de rédiger une note. Ces astérisques étaient placées jusqu'à la fin du premier décanat de Philip, vers la page 1000.

Pour les 160 premières pages, Varnier avait indiqué sommairement ces notes, en premier jet, sur les marges d'une série d'épreuves ; j'ai eu à les refondre, à les compléter, à les rectifier parfois sur certains points, comme il l'eût fait lui-même avec la connaissance des documents rencontrés par la suite. Après la page 160, les projets de note manquaient complètement, ou étaient très exceptionnels.

Le travail auquel j'ai dû me livrer ressemble donc un peu à la solution d'une série d'énigmes, et quelques-unes m'ont retenu bien des semaines. Mais je ne puis espérer que l'œuvre se présente aujourd'hui telle que l'aurait réalisée l'ami disparu. Tous ceux qui l'ont connu, ont apprécié sa haute et claire intelligence, et savent bien qu'il traitait toutes les questions avec un tour d'esprit, une conscience scientifique inégalables.

Il y aurait ingratitude de ma part à ne pas signaler les concours bien dévoués qui m'ont été prêtés.

M. A. Couvelaire, professeur au collège de Vendôme, a eu la bonté de revoir après moi les épreuves de quelques discours latins de Sallin, pour lesquels les fautes de copie rendaient la correction particulièrement pénible.

Mon cousin, M. Georges Leloir, substitut du Procureur général, m'a fait bénéficier de sa parfaite connaissance des hommes et des choses du dix-huitième siècle pour la rédaction de quelques notes se rapportant à des personnages non médicaux.

Je dois enfin des remerciements bien sincères à tout le personnel de la Bibliothèque de la Faculté de Médecine, car j'ai mis sa complaisance à de rudes épreuves pendant six longs mois.

G. STEINHEIL.
Octobre 1903.

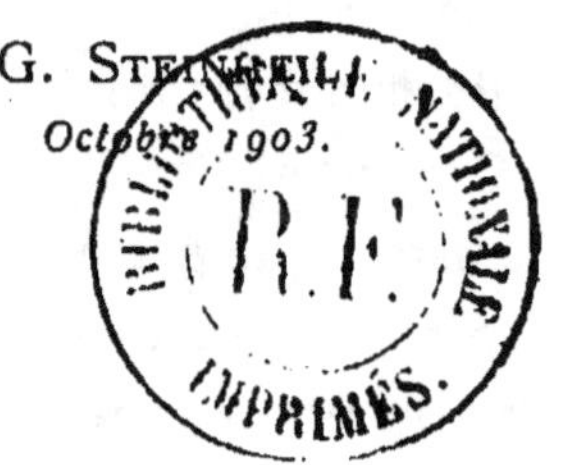

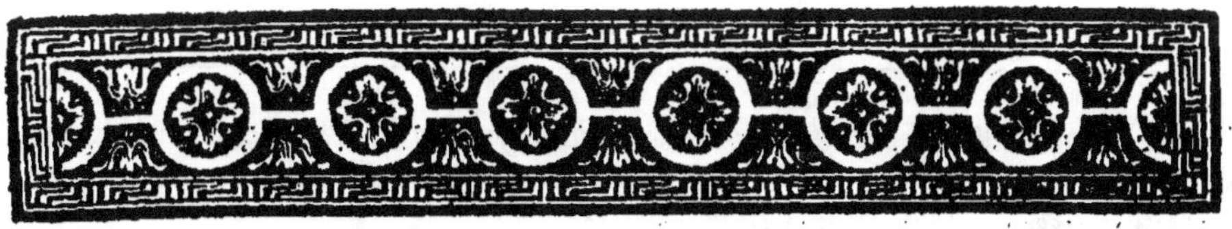

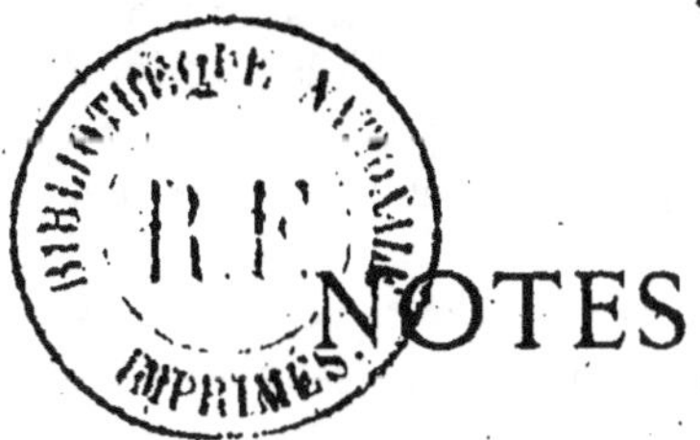

NOTES

Indications sommaires sur les ouvrages consultés. Abréviations employées pour les désigner dans les indications bibliographiques.

Je n'aurais pu trouver une meilleure source de renseignements que la collection des volumes des *Commentaires* antérieurs au tome XXIV, principalement les tomes XXII (1756-1764) et XXIII (1764-1777), qui mettent en scène les personnages les plus importants de la période qui nous occupe.

Mais poursuivre des investigations dans ce sens m'eût entraîné à faire pour ces deux tomes le travail qui a exigé près de trois ans du temps de Varnier et du mien. Je laisse cette besogne aux continuateurs de l'œuvre, s'il s'en rencontre.

Les renvois au volume imprimé du tome XXIV des *Commentaires* sont désignés par la simple initiale C.

1° *Sources manuscrites.*

A. — Le manuscrit n° 337 de la Bibliothèque se rapporte aux temps héroïques de la Faculté ; il débute en 1311. C'est la copie, exécutée par les soins de Pajon de Moncets, de vieilles chartes signalées par Nicolas Ellain dans les *Commentaires* de 1597, comme existant à la Bibliothèque de la Faculté. Avec une grande perspicacité, Pajon réussit à découvrir ces chartes dans le vieux coffre de la sacristie fermé à quatre serrures, et il en fit prendre copie par un scribe excellent, mais probablement peu au courant de ce qu'il transcrivait. Ce registre ne m'a paru fournir que des renseignements sans importance pour le sujet qui nous intéresse.

B. — Les *Annales Medici* de Bertrand (manuscrit n° 325) sont une source précieuse de renseignements sommaires. Leur utilisation perdra beaucoup de son intérêt si la publication intégrale des *Commentaires* est poursuivie. — Abréviation (*Ann. Med.*).

C. — La *Synopsis anonyme*, que Franklin attribue d'une façon ferme à Pa-

jon de Moncets (*Recherches sur la Bibliothèque de la Faculté de Médecine,*
p. 133), ne m'a été d'aucune utilité, car l'écriture est trop ancienne pour qu'un
profane puisse la déchiffrer à livre ouvert.

Cette explication m'amène à discuter l'affirmation ferme de M. Franklin
sur l'auteur de ce manuscrit. Il est catalogué à la Bibliothèque sous le nom
de Dieuxevoye. Cette attribution a été faite, je crois, par M. Corlieu ; je ne
sais s'il a fait connaître les raisons qui l'ont déterminé. En voici qui méritent
quelque considération :

Franklin s'appuie uniquement sur le fait que Hazon parle, à trois reprises,
dans ses œuvres d'un abrégé des *Commentaires* que Pajon aurait rédigé. Un
seul point l'embarrasse ; d'après Hazon le manuscrit de Pajon est in-4. Or le
manuscrit de la *Synopsis* est in-folio. Puisque l'autorité de Hazon, très importante en l'espèce, est invoquée, il suffit de constater que dans la *Notice
historique,* qu'il a publiée d'après les documents de Bertrand, Hazon parle
du relevé des registres qu'a rédigé Bertin Dieuxevoye, comme d'un gros
in-folio.

La *Synopsis* s'arrête en 1676 ; or, Dieuxevoye eut le bonnet en 1648 et fut
nommé Doyen par acclamation en 1682. Rien d'étonnant à ce que les soucis
du décanat l'aient éloigné du pénible travail de rédaction qu'il avait tenu à
jour jusqu'au moment de son élection, car la transcription sur les registres
ne se faisait parfois que longtemps après la sortie de charge du Doyen.
Combien il serait singulier, au contraire, que Pajon, qui vivait un siècle
plus tard, se fût arrêté en 1676 ! D'ailleurs un autre argument me paraît
peut-être plus décisif et je suis surpris que M. Franklin ne l'ait pas au moins
discuté.

L'écrivain de la *Synopsis,* s'il avait écrit au dix-huitième siècle, aurait
appris à écrire au dix-septième. Et c'est le caractère même de l'écriture
qui m'a arrêté dans l'examen détaillé de la *Synopsis.*

D. — Varnier avait commencé à préparer l'analyse du recueil de pièces
manuscrites et imprimées formant le registre n° 330. Une note restée jointe à
cette analyse donne son opinion sur l'auteur des plus importants documents
de cette série ; après lui j'attribuerai à Chirac les divers projets anonymes de
règlements, qui nous donnent des renseignements précieux sur les rapports
de la Faculté avec le premier Médecin du Roi et sur l'exploitation des Eaux
minérales, apanage, à cette date, de ce premier Médecin. — Abréviation
(Ms 330).

E. — *Codex inscriptionum medicinæ studiosorum in Saluberrimâ Facultate Parisiensi, à Remigialibus anni R. S. H.* 1753. Ce registre va jusqu'en
1774, et il m'a donné par conséquent l'origine scolaire d'une grande partie
des docteurs qui jouent un rôle dans le tome XXIV des *Commentaires.*
Abréviation (Ms 328). J'ai publié dans la *Revue française de médecine et de
chirurgie* (1903, n° 41) une étude sommaire de ce *Codex.*

F. — Varnier avait laissé dans ses notes une analyse du registre des délibérations du Collège de pharmacie si complète et si soigneuse, que je n'ai pas eu besoin de pénétrer une seule fois, pour consulter ce registre, à la Bibliothèque de l'École de pharmacie, où j'étais assuré d'ailleurs du plus bienveillant accueil. — ABRÉVIATION (*Reg. Dél.*).

2° *Ouvrages du* XVIIe *siècle.*

A. -- JACQUES DUBREUL, *le Théâtre des antiquités de Paris*, Paris, in-4, 1612. Cet ouvrage célèbre a servi de thème à tous ceux qui ont écrit depuis le dix-septième siècle sur l'Histoire de Paris.

B. — *Privilèges de l'Université de Paris*, à Paris, chez Antoine de la Perrière, 1629. (Ouvrage de ma bibliothèque.)

C. — *Réformation de l'Université de Paris*, chez Claude Thiboust, 1667. Ce petit volume contient les Statuts des quatre Facultés. (Ouvrage de ma bibliothèque.)

D. — JEAN RIOLAN, *Curieuses Recherches sur les Escholes en médecine de Paris et de Montpellier*, Paris, G. Meturas, 1651, in-8, 294 pages (n° 32594, B. F. M. P.). — ABRÉVIATION (RIOLAN, *Cur. Rech.*).

Ce petit volume, plaidoyer acerbe contre la Faculté de Montpellier, contient beaucoup de redites et présente moins d'intérêt qu'on n'aurait pu l'espérer d'après la notoriété de son auteur. Il me paraît cependant établir que la véritable physionomie de la lutte entamée par la Faculté contre Théophraste Renaudot n'a pas été bien comprise par certains auteurs. On a attribué à la Faculté des motifs de pure jalousie contre l'inventeur de la consultation des pauvres. Les indigents n'étaient pas alors plus qu'aujourd'hui une source de profits pour le médecin, et la Faculté aurait eu peu de raisons de disputer à Renaudot le privilège des consultations charitables. En réalité, la question était plus grave ; il s'agissait pour la Faculté de lutter pour la vie. Les docteurs de Montpellier et, à leur suite, ceux de toutes les autres Universités provinciales pourraient-ils ou non, avec la protection de Richelieu et de la Cour, venir former à Paris un collège de docteurs étrangers à la Faculté, affranchis de toutes les obligations des docteurs parisiens, et jouir cependant de tous les droits de ceux-ci pour la pratique, sinon pour l'enseignement de la médecine ? On comprend que la lutte ait été âpre. Elle renaît d'ailleurs à chaque nouvelle tentative dans le même sens des Universités provinciales.

Imaginons qu'aujourd'hui l'Administration de l'Assistance décide qu'elle attribuera à sa fantaisie, sans concours, la moitié des postes de chefs de service ou d'internes des hôpitaux ; on peut supposer que la résistance de ceux qui doivent leur situation à un travail acharné serait énergique, sans qu'on eût le droit de la taxer de pure jalousie.

E. — *Statuta Facultatis Medicinæ Parisiensis*. Parisiis, Fr. Muguet,
1696. (Ouvrage de ma bibliothèque.) — Abréviation (*Stat. F. M.*, 1696).

3° *Ouvrages du* xviii° *siècle*.

A. — *Almanach Royal présenté pour la première fois à Sa Majesté en
1699, par d'Houry*. J'avais pu procurer à Varnier les années 1734, 1744, 1754,
1764, 1785. J'ai depuis complété pour moi-même la collection de 1770 à 1792,
et avais ainsi toujours sous la main un instrument de travail presque indispensable. — Abréviation (*A. R.*).

B. — *Journal de Médecine, chirurgie, pharmacie*, etc. Ce recueil, que
la Bibliothèque de la Faculté possède complet, sous le n° 90145, en 94 volumes, m'a été extrêmement précieux. — Abréviation (*J. de Méd.*).

C. — *Histoire et Mémoires de la Société Royale de Médecine*, 10 volumes
in-4, de l'année 1776 à l'année 1789. Cette collection existe complète à la
Bibliothèque de la Faculté sous le n° 20656. Ces volumes ont été publiés
avec beaucoup de retard, ce qui trouble un peu les recherches, car les volumes qui forment le compte rendu d'une année contiennent parfois des
faits postérieurs à cette année. Le dernier volume, se rapportant à l'année
1789, n'a été publié qu'en l'an VI par l'École de Santé.

Chaque volume est divisé en deux parties, foliotées separément : 1° *l'Histoire ;* 2° *les Mémoires.* — Abréviation (*Hist.* ou *Mém. Soc. Roy.*).

D. — *Ritus, Usus et laudabiles Facultatis Medicinæ Parisiensis consue-
tudines authoritate totius ejusdem Ordinis excusa, M° Hyacintho Theodoro
Baron, Decano.* Parisiis, Quillau, 1751 (n° 32716, B. F. M. P.). — Abréviation
(*Ritus et Usus*).

*Statuta Facultatis Medicinæ Parisiensis Supremi Senatûs authoritate
confirmata, anno MDCCLI.* Parisiis, Quillau, 1751, même numéro du
catalogue de la B. F. M. P. — Abréviation (*Stat. F. M. P.*, 1751).

Ce petit volume, qui existe en exemplaire unique à la Bibliothèque de la
Faculté, a été mon véritable bréviaire pour le travail des dernières semaines.
Il donne une peinture si lumineuse de la vie de la Faculté que je me suis
laissé entraîner peu à peu à le traduire en entier; je le joins à la traduction
des Statuts de 1751 et en fais un complément de mes notes (1).

E. — *Calendarium medicum ad usum Saluberrimæ Facultatis Parisiensis.* Huit de ces petits almanachs, in-32, édités par Cruchot, l'appariteur,
existent à la Bibliothèque de la Faculté sous le n° 90458. Ceux des années

---

(1) Certaines pages de l'*Ancienne Faculté* de M. Corlieu (les pages 84, 85 par exemple) sont presque
une traduction des *Ritus et Usus* de Baron, sans que l'indication de la source apparaisse. Ceux qui
en témoigneraient de l'étonnement donneraient la preuve qu'ils ne se sont pas souvent livrés à un
travail historique. L'oubli de l'indication de la source au bas d'une fiche, au moment où elle est prise,
occasionne forcément des omissions de cette nature quand on l'utilise quelques mois ou même quelques
années après.

1768, 1772 et 1778 nous ont fourni des renseignements très précieux. La rédaction de celui de 1778, tout au moins, était due à Pajon de Moncets. — Abréviation (*Cal. Méd.*).

F. — *Défense de la Faculté de Médecine de Paris pour servir à l'instruction de la cause pendante à la Grand' Chambre du Parlement au sujet de la place de Médecin de l'hôpital général, suivie de l'éloge historique de l'Université et de la Faculté de Médecine de Paris.* Sans nom d'auteur, Quillau, 1762. (Ouvrage de ma bibliothèque.)

Je crois avoir établi dans mes notes que la *Défense de la Faculté* est l'œuvre de Combalusier. — Abréviation (*Déf. de la Fac.*).

Ce petit volume contient aussi : *Lettre sur les Paranymphes de la Faculté de Médecine.* Cette lettre non datée, sans nom d'imprimeur, sans lieu de publication, est simplement signée P.... de M......, ce qui dénonce assez clairement Pajon de Moncets. — Abréviation (*Paranymphes*).

G. — *Éloge historique de la Faculté de Médecine de Paris pour les lauriers académiques, traduit du latin, prononcé aux Écoles de Médecine le 16 octobre 1770.* Paris, imprimerie Butard (la date est indiquée par erreur d'impression M DCC LLXIII), in-4, 82 pages. Cet éloge, document inappréciable pour l'étude de cette époque, est dû à Hazon ; il est relié dans le volume n° 20721 de la B. F. M. P. — Abréviation (Hazon, *El. hist.*).

Sous la même reliure est contenue : *Notice des hommes célèbres de la Faculté de Médecine en l'Université de Paris depuis 1110 jusqu'en 1750 inclusivement. Extraite en plus grande partie du manuscrit de feu M. Thomas-Bernard Bertrand, communiquée par M. son fils, rédigée par M. Jacques-Albert Hazon, docteur régent de la même Faculté.* In-4° de 272 pages, chez Morin, Paris, 1778. Ce travail est, lui aussi, d'un très grand intérêt. Il porte comme titre courant : Tableau de la Faculté. — Abréviation (Hazon, *Tabl.*).

Le volume n° 20721 contient encore des documents dûs à Hyacinthe-Théodore Baron, le fils ; ce sont le catalogue des thèses médicales soutenues à la Faculté de Médecine depuis 1539 jusqu'à 1763 et celui des Doyens depuis 1239 et des docteurs régents depuis 1395 jusqu'à 1752.

H. — *Dictionnaire historique de la Médecine ancienne et moderne par M. F.-J. Eloy, conseiller, médecin ordinaire du duc de Lorraine.* A Mons, chez Hoyois, 1778, 4 vol. in-4 (n° 7306, B. F. M. P.).

Ce recueil, qui a servi de base à toutes les biographies médicales qui l'ont suivi, est rempli de renseignements de grande valeur. La date à laquelle il a paru n'a pas permis que la plupart des personnages qui nous intéressent y aient trouvé place. — Abréviation (*Dict. d'Eloy*).

I. — *Dictionnaire historique de la Ville de Paris et de ses environs par Hurtaut, maître ès arts et de pension de l'Université, et Magny, ancien premier commis des fermes du Roi.* A Paris, 1779, 4 vol. in-8. Ces 4 volumes sont de ceux qui fournissent le plus d'éclaircissements sur les questions intéressant les bâtiments parisiens ou les usages de l'Université. — ABRÉVIATION (*Dict. Hist.*).

K. — *Guide des amateurs et des étrangers voyageurs à Paris par M. Thiéry*, 2 vol., in-8, Paris, 1787. A été surtout utile à Varnier pour l'identification des portraits et objets d'art de la Faculté. — ABRÉVIATION (THIÉRY, *Guide*).

L. — *Nouvelles Instructives bibliographiques, historiques et critiques de médecine, chirurgie et pharmacie*, 4 vol. 1785-1786 et 3 vol. 1789-1791. Ce recueil, rédigé par Retz de Rochefort, présente un intérêt spécial du fait que Retz n'est pas régent de la Faculté de Paris, mais tout à fait indépendant. — ABRÉVIATION (*Nouv. Inst.*).

M. — *Theses medicæ Parisienses*. La Bibliothèque de la Faculté possède, sous le n° 90970, une série de volumes reliés contenant les thèses rassemblées par le Doyen H.-Th. Baron, et offerts par lui à la Bibliothèque. Les derniers volumes vont jusqu'en 1778 et m'ont fourni de précieux renseignements.

N. — J'ai enfin utilisé des séries de découpures des *Mémoires* de Bachaumont, qui intéressaient l'histoire du Mesmérisme, et une certaine quantité de documents du dix-huitième siècle que je n'aurais pu guère consulter qu'à la Bibliothèque Nationale. Je citerai l'exemplaire des *Lettres Patentes transférant l'École de Médecine de la rue de la Bucherie à la rue Saint-Jean-de-Beauvais* (septembre 1775).

Mémoire pour les Doyens et docteurs régents des Facultés de Médecine contre les docteurs régents de la même Faculté opposans aux décrets des 15 octobre et 20 novembre 1749, en présence du sieur François de Paule Combalusier, in-4, 25 pages.

Réponse de la Faculté de Médecine en l'Université de Paris à la requête du sieur de Préval en date du 8 avril 1777, signée de L'Épine, Borie, Lorry, Maloet, Lézurier, Coquereau, in-4, 15 pages.

Mémoire pour M. Jean-Charles Des Essartz, docteur régent et Doyen de la Faculté de Médecine en l'Université de Paris, MM. Barthélemi-Toussaint Leclerc, Jean-Baptiste-Eugène Dumangin, Cosme-Augustin Lézurier et Philippe-Alexandre Bacher, tous docteurs régents de la même Faculté, accusés, contre le sieur Guilbert de Préval, accusateur, in-4, 48 pages.

Arrêt de la Cour du Parlement qui confirme les décrets de la Faculté de Médecine de Paris par lesquels il est ordonné que le nom du sieur Claude-Thomas-Guillaume Guilbert de Préval sera rayé du catalogue, etc., in-4, 23 pages.

Mémoire par les Doyens et docteurs régents de la Faculté de Médecine de Paris, défendeurs, contre M. le Procureur Général, demandeur, signé Joly de Fleury, avocat général, Debonnières, Louault le jeune, approuvé par Maultrot, Aubry, Mey, Gervaise, Debonnières, et par Target d'autre part, mars 1781, in 4, 12 pages.

4° *Ouvrages du XIX*ᵉ *siècle.*

A. — *La Nouvelle Biographie générale de Didot-Hœfer*, 46 volumes in-8, Paris, 1852-1866. Cette collection m'a été très utile pour la recherche des dates de naissance et de mort d'un certain nombre de personnages postérieurs au *Dictionnaire d'Eloy*. — ABRÉVIATION (*Biog. gén.*).

B. — *Dictionnaire historique de la Médecine par Deʒeimeris*. Paris et Bruxelles, 1834, 4 vol. J'ai peu utilisé ce recueil, car la *Biographie générale*, que j'avais dans une bibliothèque, en avait extrait tout ce qui m'intéressait pour les médecins de la fin du dix-huitième siècle. — ABRÉVIATION (*Deʒeimeris*).

C. — *Dictionnaire historique des institutions, mœurs et coutumes de la France*, par Chéruel, 2 vol. in-8, Paris, 1865. Cet excellent ouvrage m'a rendu de grands services pour les notes touchant l'organisation politique ou judiciaire, objets sur lesquels j'avais les notions les plus vagues. — ABRÉVIATION (*Chéruel*).

D. — *Du Magnétisme animal en France*, par A. Bertrand. Paris, 1826, in-8, 539 pages (n° 33138, B. F. M. P.). J'avais terminé ma longue note sur Mesmer et le Mesmérisme lorsque j'ai eu connaissance de l'ouvrage de Bertrand, ce qui témoigne, je l'avoue, d'une certaine inexpérience bibliographique. Il m'eût évité de longues recherches, mais m'aurait privé du plaisir de faire quelques petites trouvailles personnelles sur ce sujet très intéressant.

E. — *Recherches sur la Bibliothèque de la Faculté de Médecine de Paris*, etc., par Alfred Franklin. Paris, chez Auguste Aubry, 1864. — ABRÉVIATION (FRANKLIN, *Rech.*).

F. — *L'Ancienne Faculté de Médecine de Paris*, par A. Corlieu. Paris, 1873. La note dans laquelle Varnier apprécie sévèrement, dans l'introduction, la valeur générale des travaux de Chéreau m'a éloigné, en principe, de l'étude des travaux modernes. Les volumes de MM. Franklin et Corlieu ont cependant une réputation si bien établie que je dois me justifier de ne pas leur avoir fait plus d'emprunts.

Varnier avait déjà constaté une erreur grave dans chacun de ces volumes.

M. Franklin dit (p. 71) que le boulevard Saint-Germain a fait disparaître presque toute la rue Jean-de-Beauvais. Or, il n'y a pas touché, la rue Jean-de-Beauvais commence à la rue des Noyers ; c'est la rue des Écoles qui a enlevé les nᵒˢ 17 et 19 ; le côté oriental de la rue est presque intact.

M. Corlieu désigne l'avant-dernier Doyen de sa liste générale sous le nom *Charles Henri*. J'ai donné dans la note de la page 1212 l'explication de cette erreur singulière.

Je n'insisterai pas sur certaines inexactitudes de M. Franklin touchant les usages et règlements de la Faculté ; il n'est pas là sur son terrain personnel. Je rappellerai seulement l'attribution inexacte, à mon avis, qu'il a faite du manuscrit 326. Les erreurs que je pourrais signaler à la charge de M. Corlieu sont de moindre importance. Je n'ai pu les constater que grâce à la fréquentation prolongée des *Commentaires* et des *Ritus et Usus* de Baron. Je dois cependant me féliciter de n'avoir pas dès le principe entamé la lecture attrayante de son volume ; il m'eût séduit et empêché sans doute de contrôler ce qu'il présente sous une forme si agréable et si élégante.

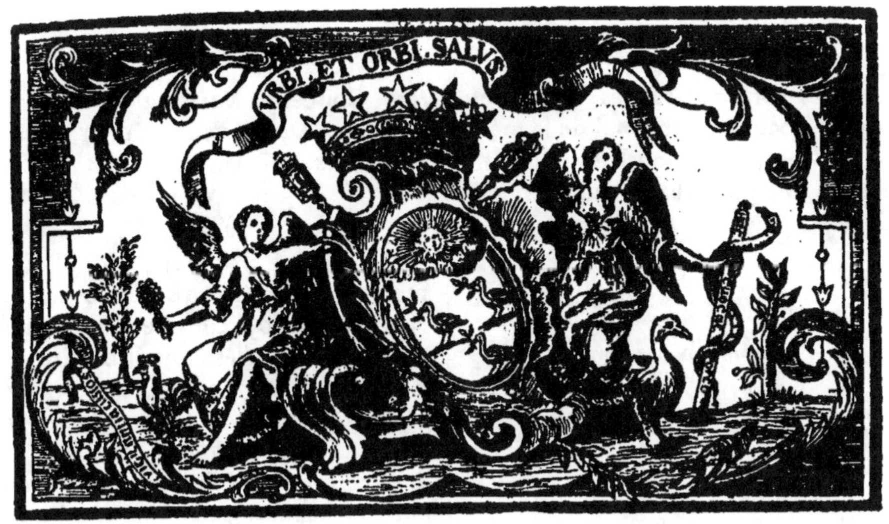

Frontispice aux armes de la Faculté employé fréquemment pour les thèses de médecine vers 1760.

DEUXIÈME DÉCANAT DE J.-C. DES ESSARTZ

Des Essartz (*Jean-Charles*), né à Bragelogne, près de Bar-sur-Seine, en 1729, mort le 13 avril 1811. Docteur de Reims, il commença ses études médicales à Paris en 1750, les abandonna pour pratiquer à Noyon et ne fut docteur régent à Paris qu'en 1769. Il fut professeur de chirurgie en 1770, de pharmacie en 1775. Doyen en 1776-1778, il fut réélu par acclamation en novembre 1778.

———

Droit de Rotule. — Le paragraphe 14 des *Ritus et Usus* dit :

« Dans la même assemblée (celle qui est convoquée pour l'examen de pratique) est déterminé le droit de Rotule, c'est-à-dire le droit d'établir le *rôle des Licentiés* (en français dans le texte). Ce droit est attribué seulement aux docteurs qui ont prouvé par l'apposition de leur signature qu'ils ont assisté à la plus grande partie des thèses, soit quodlibétaires, soit cardinales, soutenues par les candidats pendant leurs deux ans d'études de licence. Lorsqu'un docteur ne remplit pas ces conditions, il peut obtenir le droit de Rotule par une délibération spéciale de la Faculté. Le droit de Rotule appartient aux Médecins du Roi en activité de service, car, d'après l'article 62 des Statuts, ils sont toujours censés présents. » (*Ritus et Usus*, p. 77.)

D'après une pièce manuscrite du dossier Monteil-Chasles (t. XXV des *Commentaires*), ce nombre de présences était d'ailleurs variable : il faut, en 1785, avoir donné huit signatures pour jouir du droit de Rotule ; avec sept le Régent est *ad æqualia*. La note ajoute : « La Faculté est dans l'usage d'accorder le droit de prétendre aux chaires aux docteurs qui sont *ad æqualia*. » En 1788, treize signatures sont nécessaires, si l'on en croit le document original de la main de Cruchot, que nous reproduisons d'après une pièce du dossier Monteil-Chasles.

Liste

Document du dossier Monteil-Chasles.

L'article 82 des Statuts de 1751 prévoit la privation du droit de Rotule pour quiconque s'est servi de la langue française en argumentant, ou pour quiconque coupe la parole à un collègue dans une argumentation.

———

Professeurs à la Faculté. — Tous ces professeurs sont désignés pour l'année scolaire 1779. Les professeurs pour l'année actuelle, novembre 1777 à novembre 1778, sont (*Cal. méd.*, 1778): *Anatomie et Physiologie*, Coquereau; *Pathologie*, Dupuy; *Pharmacie*, Philip; *Matière médicale*, Coutavoz; *Chirurgie la-* tine, Goubelly; *Chirurgie française*, Guénet; *Obstétrique*, Solier de la Romillais (voir C., p. 21 et 22).

— PAGE 4 —

Dieudonné Jeanroy, de Toul, mort le 27 mars 1816. Neveu de Nicolas Jeanroy, comme le prouve la dédicace de sa thèse quodlibétaire du 7 décembre 1775 : *Quod me, ut Magister Discipulum, Amicus Amicum, Pater Filium, studio, consiliis et amore prosecutus fueris; tibi, optime patrue, hoc leve grati animi pignus, publicumque reverentiæ monumentum, libentissimus voveo et consacro.* Bibliothécaire de la Faculté, membre honoraire du Collège des Médecins de Nancy.

La Faculté a son portrait. Chéreau dit que ce portrait est celui de *Dieudonné* (!!).

La guerre avec la Société Royale n'est pas encore déclarée; Jeanroy fait partie de la première fournée de 6 Régents nommés médecins ordinaires en 1766, et cependant on le nomme bibliothécaire, poste que son oncle avait déjà occupé. Plus tard, la querelle injustifiée qui lui est faite pour le désordre dans lequel il tient la Bibliothèque, n'a peut-être d'autre motif que sa qualité de membre de la Société Royale.

Jeanroy a publié : *Réflexions sur l'allaitement artificiel des enfants nouveaux-nés*, rapport lu le 7 mars 1783 à la Société Royale de Médecine (*Mém. Soc. Roy.* 1786, p. 114). Il conclut à la possibilité de cet allaitement, mais il blâme l'élevage en commun et recommande de confier un ou deux enfants à des femmes de la campagne, d'un âge suffisant, et de récompenser par des primes celles qui auront réussi le plus d'élevages. Il cite la consultation des administrateurs de l'hôpital des Enfants trouvés d'Aix et le rapport que Duhaume a lu à la Faculté le 9 novembre 1779.

— PAGE 5 —

De l'Épine, (*Guillaume-Joseph*) né à Paris, mort le 23 avril 1783 (voir p. 1054). Docteur régent en 1724. L'Ancien en droit depuis le 25 mars 1777, où, à la place et avec le consentement de l'Ancien, Louis-Claude Bourdelin, il fut nommé, faisant fonctions de doyen au cours du procès pendant devant la Cour suprême (voir p. 133); l'Ancien, en fait, depuis le 27 septembre 1777, date de la mort de Bourdelin, enterré à Saint-Sulpice. Fils unique de Guillaume De l'Épine, d'abord premier chirurgien d'Anne-Marie-Louise d'Orléans, puis chirurgien à Paris; mort à 65 ans, le 16 mars 1725.

De l'Épine a fait une opposition violente à l'inoculation. Il lut en assemblée de la Faculté un *Rapport sur le fait de l'inoculation de la petite vérole* qui fut imprimé (Quillau, in-4, Paris, 1765).

Il offrit à la Faculté, en 1777, son portrait à l'huile peint par Nattier; la Faculté décréta qu'il serait placé *in loco excelsiori*. Ce portrait était perdu dans la masse de ceux qu'on ne pouvait reconnaître. Grâce à son intelligente persévérance, Varnier a réussi à l'identifier, et on en trouvera dans l'Introduction une reproduction d'après la photographie faite par Braun, à l'instigation de Varnier.

Le portrait gravé par Saint-Aubin, offert à De l'Épine par Des Essartz, doyen sortant, le 6 novembre 1779, a coûté 794 livres (voir C. p. 377).

L'Ancien ne peut ursurper ni le titre ni la fonction de doyen (Arrêt du Parlement du 2 septembre 1595); mais il a le droit de convoquer la Faculté, si le doyen refuse de le faire, à la demande de l'un des Régents, et au cas où l'Ancien serait malade, absent, ou refuserait de faire la convocation, ce droit passerait au Régent qui le suit sur la liste d'ancienneté.

Lorsque l'Ancien arrive aux Écoles inférieures, les appariteurs le précèdent avec leur masse; il occupe la petite chaire, placée à côté de la grande. Pour tous les actes rémunérés il reçoit le double de ce qui est attribué à un Régent. (*Ritus et Usus*, p. 27.)

— PAGE 14 —

Thèse sur la symphyséotomie. (*An sectio symphyseos ossium pubis admittenda ?*) — C'est dans cette thèse que Roussel de Vauzesme, *baccalaureus emeritus, theseos autor*, se prononce le premier, en France, sur la légitimité de l'accouchement prématuré. (*Septimo aut octavo mense promoveri posse partum.*) (Voir SIEBOLD, *Hist. de l'obst.*, trad. HERRGOTT, p. 347.) Dans les notes, dit Siebold, l'auteur, « médecin à Paris », s'appuie sur l'autorité de son collègue, Le Vacher de la Feutrie, dont les idées sur ce sujet devaient être exposées dans une thèse (celle de Lasservolle), présidée par

Le Vacher, et que le doyen refusa
d'approuver et d'envoyer à l'impression ; mesure ratifiée par la Faculté,
dans l'intention de ne pas faciliter
aux profanes la pratique des avorte-
ments (voir C. page 137 ; séance du
22 juin 1778). La thèse de Roussel de
Vauzesme, une des dernières de la
collection que possède la Faculté,
comporte 15 pages, ce qui est exceptionnel à cette époque.

— PAGE 18 —

Voyez C., p. 85, le projet de règlement pour les examens et les thèses.

— PAGE 19 (*) —

Bourdois de la Motte (*Edmond-
Joachim*), né, en 1754, à Joigny, où

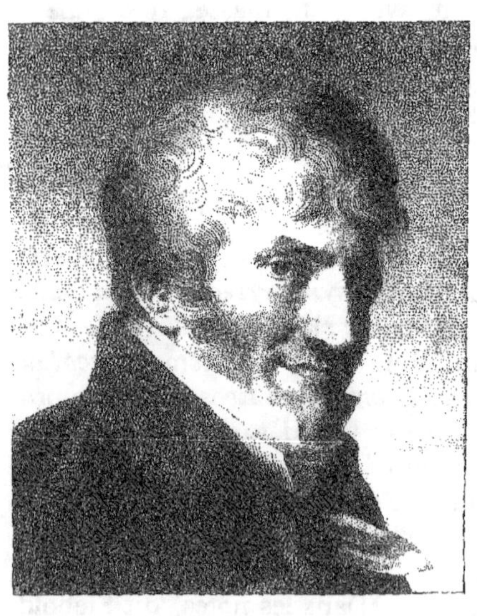

Bourdois de la Motte.
(Gravure de Mecon, d'après Isabey.)

exerçait son père. Docteur régent en
1778, le 4ᵉ de sa promotion (voir C.

p. 211). Presque aussitôt il fut nommé
médecin de la Charité ; après la Révolution, il fut très longtemps médecin
à l'armée d'Italie ; sous l'Empire, médecin des Épidémies pour le département de la Seine et médecin du Roi
de Rome. Sous la Restauration,
médecin de Louis XVIII. Hirsch
(*Biogr. Lexicon*) l'indique, à tort,
comme médecin de Monsieur, comte
de Provence, avant la Révolution.

Son père, né à Joigny en 1720, et y
exerçant, fut membre de la Société
Royale dès février 1777.

— PAGE 20 (*) —

Chambon de Montaux (*Nicolas*), né
en 1748, à Brévannes (Champagne),
mort à Paris en 1826. Docteur *non
régent* en 1780, membre de la Société
Royale de Médecine en 1779, avant
même d'être docteur ; fut élu maire
de Paris en 1792, en remplacement
de Pétion ; il démissionna, le 2 février 1793. Il a publié : *Traité de
l'anthrax*, in-12 de 230 pages (1781) ;
Maladies des femmes (1784) ; *Maladies des filles* (1785) ; *Maladies de la
grossesse* (1785). Ces trois ouvrages
sont traités très durement dans l'analyse qu'en publie Retz dans ses *Nouvelles Instructives*. Chambon publia
ensuite un *Traité de la fièvre maligne
simple*, 4 volumes in-12, 1787, analysé in *J. de Méd.* (t. LXXI, p. 319),
et *Moyen de rendre les hôpitaux plus
utiles à la Nation*, également analysé in *J. de Méd.* (t. LXXIII, p. 117).

En 1789, il est médecin de l'Hôpital général et demeure à la Salpêtrière.

Le nᵒ 231 des Manuscrits de la

B. F. M. P. est composé des papiers scientifiques de Chambon de Montaux.

———

Thèse cardinale. — Après les agitations du début du quinzième siècle, l'ordre s'étant rétabli, il parut nécessaire de réformer le corps enseignant. En 1452, le pape en chargea le cardinal d'Estouteville, à qui Charles VII adjoignit plusieurs membres du Parlement. La réforme principale relative-

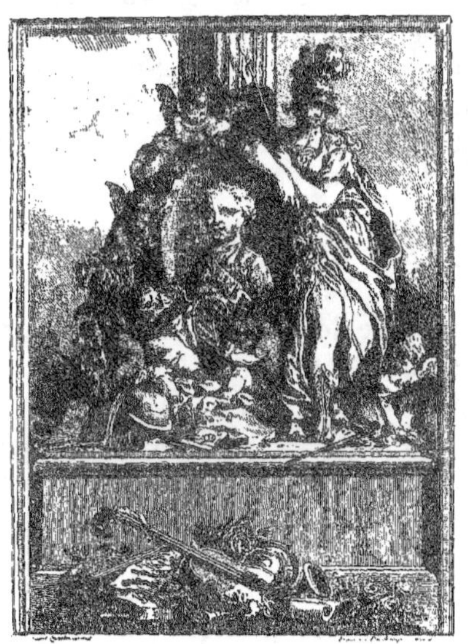

Frontispice de la thèse cardinale du bachelier Claude-François-Gaspard Humbert, dédiée par lui au duc de Bourgogne. — Les attributs sont en rapport avec le titre de la thèse : *An sanitati choreæ ?*

ment à la Faculté de Médecine consista en la permission donnée aux docteurs de se marier et en l'institution de la thèse d'hygiène, dite *cardinale*. Cette thèse était le troisième acte de la deuxième année de licence, elle se sou-

tenait en hiver, à 5 heures précises du matin.

Thèse pour l'incorporation (Thesis pro cooptatione). — Une déclaration Royale du 19 juillet 1696, interprétant celles de mai 1694 et de mars 1696 exigeant actes et examens réglementaires pour être autorisé à pratiquer à Paris, a confirmé la Faculté de Médecine de Paris dans les droit et possession où elle était d'approuver quelques médecins de réputation par les services rendus au public au moins pendant 20 ans, à la charge qu'ils subissent deux examens et soutiennent une thèse en habit de bachelier (*Dict. Hist.*, t. IV, p. 751).

Les examens pour cooptation sont toujours un événement à la Faculté. Le *Calendrier médical pour* 1778 rapporte en détail tous les actes successifs de l'agrégation de Le Roi. Tout d'abord, on répond au postulant qu'il sera fait pour lui ce qui a été fait jadis pour le célèbre Astruc (décision du 22 février 1777), ce qui est d'ailleurs inexact, car Astruc ne soutint pas de thèse, mais eut seulement à faire une leçon publique sans président, sans argumentation. Supplication et admission le 19 mars, après rapport des examinateurs des lettres. Le 21, examen de théorie; le 25, examen de pratique.

En avril 1777, Le Roi est élu associé libre de la Société Royale de médecine.

Il est inscrit sur le tableau de la Société Royale qui accompagne les lettres patentes du mois d'août 1778, avec la mention : Docteur-Régent de la Faculté de Paris, ancien professeur émérite à l'Université de Montpellier.

Le 12 août 1778, il demande par lettre qu'on fixe le jour de sa thèse. Elle est fixée au 21 août, et après la soutenance le doyen le déclara docteur avec faculté d'exercer à Paris.

Le 11 novembre, il écrit à la Faculté pour demander à présider une thèse quodlibétaire hors tour, afin d'acquérir la Régence. Mais, à l'unanimité, on lui répond qu'on lui a accordé tout ce qu'indique la déclaration Royale du 29 mars 1696 (les *Commentaires* portent 1695 par faute du copiste) et qu'il n'obtiendra rien au delà. (Voir la Déclaration du Roi in *Statuta Fac. Med. Parisiensis*, 1696, p. 159.)

C'est lui qui, à quatre reprises, a été l'examinateur de Solayrès. (Voir *Nægele*, p. 119.)

———

Le Roi (*Charles*), né à Paris, le 12 février 1726, était fils du célèbre horloger Julien Le Roi ; la mauvaise santé qu'il annonçait le décida à étudier la médecine. A 21 ans, il se trouvait si faible que son père l'envoya continuer ses études à Montpellier : il fit le voyage à cheval et se trouva mieux portant peu de temps après son arrivée. Au commencement de 1750, il fit un voyage en Italie et, passant à Pouzzoles, découvrit la cause de l'asphyxie produite sur les petits animaux à la Grotte du Chien ; le mémoire qu'il rédigea sur ce sujet fut présenté à l'Académie des sciences. En 1751, il donna un nouveau mémoire sur la rosée, sujet sur lequel il se rencontra avec le célèbre Franklin. En 1752, il prit le bonnet de docteur à Montpellier, où il fut nommé professeur en 1759. En 1766, il publia son *Traité sur les fièvres*, puis, en 1771, un *Traité du pronostic dans les maladies aiguës*. Une 2ᵉ édition parut en 1784 (in-8 de 235 pages), et elle est analysée in *J. de Méd.* (t. LXII, p. 192). En 1777, il se résolut à revenir à Paris, où il passa sa thèse, comme l'indique le début de cette note. En 1779, il devint sujet à de fréquents vomissements, s'affaiblit de plus en plus et mourut le 12 décembre d'un cancer du pylore. Son éloge fut fait à Montpellier par Ratte, et à Paris, à la Société Royale, par Vicq d'Azyr (*Hist. de la Soc. Royale pour* 1779, p. 33).

Il était agrégé honoraire du Collège Royal de Nancy, de l'Académie impériale des Curieux de la Nature, de celles de Hesse et de Mayence (A. R. 1776, p. 514).

Son frère, le physicien Jean-Baptiste Le Roy, était depuis 1751 membre de l'Académie des Sciences pour la Mécanique. Il fut nommé par le Gouvernement commissaire pour l'examen des pratiques de Mesmer (Voir C., p. 1249).

— Page 22 (*) —

Cours de *Solier de la Romillais*, avec Goubelly comme préparateur ; c'est celui qui est destiné aux sages-femmes. Par un décret du 17 mai 1745, la Faculté a nommé deux professeurs pour l'enseignement des sages-femmes. Les docteurs et bacheliers pouvaient assister à ce cours, pourvu qu'il fussent en robe longue, bonnet carré et rabat (HAZON, *Tabl.*, p. 31).

DIEU AIDANT.
M. JOSEPH-EXUPERE BERTIN,
DOCTEUR-REGENT
DE LA FACULTÉ DE MEDECINE
EN L'UNIVERSITÉ DE PARIS,
PROFESSEUR EN CHIRURGIE,
DE L'ACADEMIE ROYALE DES SCIENCES.
PAR DECRET DE LADITE FACULTÉ.

FERA gratuitement, & en Langue Françoise, en faveur des Matrônes & Sages-Femmes, leurs Aspirantes & Eléves, un Cours de Leçons Anatomiques, relatif à l'Art des Accouchemens, & traitera particuliérement des Accouchemens qui ont le plus de rapport à l'Anatomie.

Il commencera Samedi 18 Mars 1747, à quatre heures précises après midi, & continuera les autres jours à la même heure.

Ce Cours, ainsi que les suivans sur la même matiére, se fera dans l'Amphithéâtre des Ecoles de Médecine, rue de la Bucherie.

L'Entrée n'en sera permise qu'aux seules Sages-Femmes, & à leurs Aspirantes ou Eléves.

DIEU AIDANT
M. JEAN ASTRUC,
DOCTEUR-REGENT
DE LA FACULTÉ DE MEDECINE
EN L'UNIVERSITÉ DE PARIS,
MÉDECIN CONSULTANT DU ROY,
PROFESSEUR ROYAL EN MEDECINE, &c.

FERA gratuitement, & en François, en faveur des Matrônes & Sages-Femmes, leurs Aspirantes & Eléves, des Leçons sur l'Art d'accoucher, & sur les accidens qui arrivent dans les Accouchemens, conformément au Decret de la Faculté.

Il commencera Lundi prochain 5 Juin 1747, à onze heures précises, & continuera les jours suivans à la même heure.

DANS L'AMPHITHEATRE DES ECOLES DE MEDECINE

L'Entrée n'en sera permise qu'aux seules Sages-Femmes, & à leurs Aspirantes ou Eléves.

Affiches des deux cours pour les sages-femmes en 1747.

— PAGE 23 —

Arrêt du Parlement. — Le Parlement accède, à titre provisoire, à la requête de Alleaume, sous réserve des droits de la Faculté ; cette requête fut lue en Conseil le 15 novembre (*Cal. méd.*, 1778, p. 36 et 69). Voir l'arrêt définitif de la Cour du 5 mars 1778, déboutant Alleaume (C., p. 58).

— PAGE 24 —

Consultation des pauvres. — En

1644, la Faculté avait décrété que six docteurs se joindraient au doyen, une fois la semaine, pour consulter aux Écoles supérieures les pauvres malades, ainsi que la coutume s'était depuis longtemps établie de le faire. Décret confirmé par le Parlement le 13 janvier 1644, affiché par son ordre dans les carrefours et annoncé en chaire.

« Autrefois, dit Riolan (*Curieuses Recherches*, p. 31), la consultation des pauvres avait lieu le mercredy et le samedy. Les drogues simples ou composées étaient payées par la Faculté, qui n'en était pas quitte à moins de 2.000 livres par an.. »

En 1751, sous le décanat de Hyacinthe-Théodore Baron, la Faculté, appréciant l'utilité de cet antique usage, confirma ses dispositions antérieures, fixa le jour et les heures de ces assemblées et contraignit chaque docteur à y prendre son tour et les bacheliers à rédiger de leur main les ordonnances prescrites par les maîtres : précieux exercice de pratique médicale (*Cal. méd.*, 1778, p. 42).

— PAGE 25 —

Seguy, docteur en médecine, médecin du Roi n'ayant quartier, rue d'Artois (A. R. 1778, p. 513).

« La création des charges de médecins ordinaires du Roi et de la Reine, des huit médecins par quartier, du médecin de Madame la Dauphine, de celui des Enfants de France, des quatre médecins du Premier prince du sang et des deux médecins des écuries du Roi est très récente. La Faculté ne reconnaît point d'autres charges qui confèrent le droit d'exercer à Paris, et peut-être pourrait-elle le contester aux deux dernières ».

« Les places de médecins consultants, que Monseigneur le Duc d'Orléans, Régent, établit comme un objet d'émulation pour la médecine française, et dont il forma le Conseil de santé du Roi, supposent un droit antérieur. Jamais elles n'ont été remplies que par des nationaux, qui doivent tous être membres de la Faculté ou revêtus de quelque charge à la Cour. » (*Déf. de la Fac.*, p. 55).

La Faculté soutient que la possession de ces charges n'autorise ceux qui en sont revêtus qu'à la seule pratique de la médecine chez les particuliers (p. 55). Le Statut qui interdit aux docteurs de la Faculté de pratiquer avec les médecins étrangers comprenait, pendant plusieurs siècles, les médecins de la Cour dans cette défense. Le 26 février 1494, elle autorisa, à titre exceptionnel, Ellain et Michel de Colonia à consulter jusqu'à Pâques avec le médecin italien de Madame l'Amirale. En 1504, la Faculté, convoquée à cet effet, trouve bon de pratiquer avec les médecins fameux de la Cour tant que le Roi ou la Reine seront en résidence à Paris ou dans les environs; elle autorise même la consultation en province dans le cas où le traitement aura été commencé à Paris avant le départ de la Cour.

Les dernières charges de la Cour n'autorisaient, autrefois, que la pratique et non les consultations, et dans celles-ci les médecins de la Faculté avaient toujours la préséance sur les médecins en charge, usage qui n'a été abandonné qu'en faveur de quelques praticiens illustres (*Déf. de la Fac.*, p. 53).

— PAGE 26 —

In Comitiis prima mensis dictis. — Par décret du 8 mars 1777 et sur le rapport des Commissaires élus le 22 février pour la réforme des *prima mensis*, ces Conseils se tinrent à 5 heures du soir, à partir du 18 juillet 1777; deux fois par mois en 1778.

Les *Prima mensis* existaient déjà en 1675 sous le décanat de Morand, on y traitait des intérêts de la Faculté; de Farcy les rétablit en 1701, puis Philippe Douté en 1712, enfin Etienne-Fr. Geoffroy les confirma après une interruption de quelques années, et il fut décidé que les assemblées seraient tenues tous les 1er du mois, ou le lendemain si le 1er tombait un jour de fête, à 10 heures et demie du matin, et qu'on y traiterait des maladies régnantes et de toutes les questions intéressant la Faculté. Douze docteurs, six de chaque ordre, dûment convoqués d'après l'ordre du Catalogue, doivent toujours y assister; ils reçoivent chacun un jeton d'argent, l'ancien et le doyen chacun deux. Ces docteurs désignés ne peuvent se faire remplacer. Les autres régents peuvent assister à la séance, mais sans recevoir de jeton.

Ils doivent rapporter des épidémies et des maladies régnantes. Tout ce qu'ils rapportent, comme tout ce qui est dit par les docteurs au sujet de la médecine, est immédiatement transcrit par le doyen dans les *Commentaires* de la Faculté au compte rendu de son décanat : usage qui est régulièrement observé depuis près de 3oo ans, comme en témoignent les *Commentaires*.

A cette date la formule était :

Doctor sapientissime,

Aderis si placet mentruis Comitiis prima mensis dictis die...
in Scholis superioribus, de morbis grassantibus, nec non de rebus ad Facultatem pertinentibus deliberaturus.

Cette formule donne lieu (C., p. 1o59) à de graves difficultés sous le décanat de Pourfour du Petit. (Voyez *Ritus et Usus*, p. 9, et *Cal. méd.*, 1772, p. 38.)

« Cet établissement, si utile au public et à tous les docteurs, l'est encore plus particulièrement aux médecins des hôpitaux et des charités. S'il leur survient des cas imprévus, graves et urgents, ils ont le droit d'invoquer le concours de toute la Compagnie et de demander au doyen une assemblée générale qui les écoute, les éclaire et leur donne le nombre de coopérateurs nécessaire. C'est la Faculté en corps qui traite tous les citoyens indigents dispersés dans les paroisses ou enfermés dans les hôpitaux. » (*Déf. la Fac.*, p. 1o9.)

Le *Journal de Médecine* suit avec attention les comptes rendus des séances. La rédaction en est confiée en 1781 et pour le 1ᵉʳ semestre 1782 à Des Essartz, puis à Le Roux des Tillets. (Voir aussi C., note de la page 11o.)

— PAGE 27 —

Rapport sur la symphyséotomie (*sumptibus Facultatis typis mandanda*). — *Récit de ce qui s'est passé à la Faculté de Médecine de Paris,*
au sujet de la section de la symphyse des os du pubis pratiquée sur la femme Souchot. Mémoire latin, avec la traduction à côté. Il y en a deux éditions : la première sans gravure ; la seconde avec la gravure de la médaille frappée à cette occasion, tirées, dit Sue (p. 298) en 1779 à un « nombre immense d'exemplaires qui ont été répandus à Paris et en province avec une profusion qui, peutêtre, n'a jamais eu d'exemple ». (Voir, un peu plus loin, l'observation de Bonnard, chirurgien à Hesdin.)

Trois parties la composent :

1° Un extrait des registres de la Faculté de Médecine de Paris (*prima mensis* du 1ᵉʳ octobre et du 3 décembre 1777) ;

2° Le mémoire de M. Sigault ;

3° Le journal, le rapport et la conclusion des commissaires.

En parcourant la collection du *Journal de médecine* pour la période qui correspond au tome XXIV des *Commentaires*, nous avons noté au passage les publications relatives à la symphyséotomie citées ou analysées par les rédacteurs de ce journal, presque tous sympathiques à la cause de Sigault. Nous en donnons l'énumération, pour permettre au lecteur de juger de l'importance attribuée par les contemporains à l'opération *Sigaultienne*, comme l'appelaient les Allemands. Cette énumération, il n'est pas besoin de le dire, n'a aucune prétention à donner la bibliographie complète de la question, elle en forme un simple élément.

1° *Extrait des registres de la Faculté de Médecine* reproduisant le récit fait par Sigault (t. XLIX, p. 127 et 136).

2° *Le Mémoire de M. Sigault*, Docteur-Régent de la Faculté de Médecine de Paris, lu aux assemblées des 3 et 6 décembre 1777 (t. XLIX, p. 136 à 150).

3° *Le Rapport de MM. Granclas et Descemet au sujet de la section des os de la symphyse faite par M. Sigault* (t. XLIX, p. 151 à 164), rapport contresigné par Des Essartz.

4° *Réflexions sur la section de la symphyse du pubis, présentées et dédiées à M. Le Noir, lieutenant général de police*, par M. Piet, accoucheur, chargé par le Gouvernement de secourir les femmes indigentes dans les accouchements difficultueux. Paris, 1778.

Ces réflexions, très hostiles à l'opération et à Sigault, sont combattues vigoureusement par le rédacteur du *Journal de Médecine* (1778, t. XLIX, p. 283), qui les fait suivre de la lettre de félicitations adressée à Sigault par Petrus Camper, professeur aux États de Frise, à qui Ant. Louis s'était empressé d'adresser le mémoire de Sigault.

5° *Lettre de Sigault aux auteurs du Journal de Paris*. Cette lettre transmet aux auteurs du Journal la lettre que Sigault vient de recevoir de Desprès de Menmeur, maître en chirurgie à Saint-Pol-de-Léon, au sujet d'une opération heureuse de symphyséotomie pratiquée sur la femme Mauricette Le Gallon. Une note dit que Sigault doit publier incessamment un *Traité sur la section de la symphyse* (t. XLIX, p. 428).

6° *Remarques sur la section de la symphyse et sur l'opération césarienne*, par M. Bonnard, ancien chirurgien d'armée, maître en chirurgie à Hesdin.

Observation de symphyséotomie commencée par le chirurgien et abandonnée sous prétexte que l'ossification du cartilage rendait la section impossible au bistouri. Le chirurgien pratiqua immédiatement l'opération césarienne ; la femme mourut d'infection le 8° jour après l'opération. Mais, fait curieux à noter, l'accouchement avait lieu le 12 février 1778 dans un très petit village isolé, et *la patiente* avait, dit le chirurgien, connaissance de l'opération de la femme Souchot (t. XLIV, p. 433).

7° *Recherches historiques et pratiques sur la section de la symphyse du pubis pratiquée pour suppléer à l'opération césarienne le 2 octobre 1777 sur la femme Souchot*, par M. Alphonse Le Roi, Docteur-Régent, professeur des maladies des femmes et des accouchements. A Paris, chez Leclerc, 1778. Ce mémoire paraît avec cette épigraphe : « Flétrir et déshonorer le travail des autres sans le redresser, c'est moins un effet de la science qu'un aveu manifeste de son ignorance et de son mauvais naturel. » (HIPP., *De Arte*).

C'était le prélude de l'attaque d'Alphonse Le Roi contre Sigault, parue dans le *Journal de Paris* en août 1779, attaque qui fut l'objet d'une plainte de Sigault. La Faculté convoqua Alphonse Le Roi et après discussion décida l'insertion dans le *Journal de Paris* de la déclaration

qui se trouve page 362 des *Commentaires* (t. XLIX, p. 563).

8° *Examen des faits relatifs à l'opération de la symphyse pratiquée à
Arras par M. Retz, docteur en médecine, et L. Lescardé, maître en chirurgie ; ou réponse faite par nous,
médecins et chirurgiens de cette ville,
au détail de cette opération publiée
dans les Affiches de Picardie*, n° 19,
p. 74 et 75.

Cet examen est une critique in-
juste, que Retz réfuta dans une
brochure de 66 pages, in-8, 1778, intitulée : *Observations intéressantes
en faveur de la section de la symphyse du pubis.*

Le *Journal de Médecine* (août 1778,
t. L, p. 180), qui rend compte de cette
brochure, ajoute des renseignements
intéressants sur l'état de la question à
l'étranger à cette date. Il signale l'opération faite heureusement par Siebold
à Wurzbourg le 4 février 1778, la
brochure de Lader (de Göttingen),
dans laquelle l'auteur démontre l'utilité de la section *Sigaultienne (Syn-
chondroseos ossium pubis sectionem
in partu difficili instituendam)*. Il
signale enfin une brochure de Lep-
pentin (de Hambourg), qui apprécie
favorablement l'opération de Sigault,
mais tend à reporter le mérite de l'invention à Camper.

9° *De sectione symphyseos ossium
pubis admittendâ. Quæstio medico-
chirurgica, Parisiis discussa in Scholis medicorum die jovis septimâ mensis maii 1778. Nova editio, aucta et
emendata*, Autore Augusto Roussel
de Vauzesme, Sal. Fac. Par. med.,
Lutet. Paris, in medic. Schol. apud

autorem, in-8, Diss. 114 et XXII pag.

C'est une seconde édition, dédiée
à Le Noir, de la thèse de l'auteur.
Il y affirme que l'opération a été faite
dix fois depuis le succès obtenu sur
la femme Souchot, et que le succès
s'est constamment maintenu (t. L,
p. 471).

10° *Discours sur les avantages de
la section de la symphyse dans les
accouchements laborieux et contre
nature*, par M. Jean-René Sigault,
pensionnaire du Roi, 1779, in-8 de
26 pages, suivi de procès-verbaux et
de réflexions. Paris, chez Méquignon
(t. LI, p. 560).

11° *Examen d'une brochure qui
a pour titre : Procès-verbaux et réflexions à l'occasion de la section de
la symphyse*, par M. Lauverjat, maître
en chirurgie de Paris, professeur en
l'art et science des accouchements,
in-8 de 83 pages, Amsterdam et à
Paris chez l'auteur (t. LII, p. 376).

12° *Lettre à M. de Branvilla,
écuyer, premier chirurgien de L. M.
I. R. et de leurs armées, sur trois
opérations de la symphyse*, par M. de
Cambon. A Mons et à Paris, 1780, in-8
de 25 pages. Compte rendu de trois
opérations heureuses : une femme fut
opérée deux fois, mère et enfant vivants (t. LIII, p. 83).

13° *Compte rendu d'une opération
faite en Andalousie*, par François
Canivell, chirurgien de marine. Extrait de la *Gazette de Madrid* du
24 novembre 1780. L'enfant vint
en état d'asphyxie, mais on *le souf-
fla* et il revint à la vie (t. LV,
p. 73).

14° *Lettre de M. Delaplanche aux*

auteurs du Journal de Médecine sur l'origine de la section du pubis. Delaplanche fait l'historique de la question. Il cite une observation de Lacourvée, médecin de la Reine de Pologne, publiée dans un volume intitulé : *De Nutritione fœtus in utero paradoxâ,* 1 vol. in-4, Dantzig, 1655, part. III, cap. XII, et montre que cette observation isolée n'a eu aucune conséquence pratique. Le fait de Lacourvée fut recueilli par Bartholin, qui n'en tira, lui non plus, aucune conséquence pour la suite. Delaplanche examine le rôle de Camper et cite les pièces qui attribuent à Sigault l'honneur de la mise en œuvre de la symphyséotomie d'après Camper lui-même. Cette lettre contient une erreur bibliographique de Delaplanche, qui est corrigée à la main sur l'exemplaire du tome LVI, appartenant à la Bibliothèque de la Faculté, et qu'il est intéressant de signaler. Delaplanche dit : « Bartholin, qui écrit *près d'un siècle* après Lacourvée », et il ajoute en note : Thomas Bartholin, *De insolitis partus humani viis.* Hagæ Comitum, 1740, in-8, 194 pages. Le correcteur remplace *près d'un siècle* par *quelque temps* et signale dans la note que l'édition de Bartholin de 1740 est une réimpression, et que l'ouvrage a été d'abord publié en 1664, peu de temps par conséquent après celui de Lacourvée. Cette constatation prend quelque piquant, au point de vue des personnages qui jouent un rôle dans ces *Commentaires,* quand on lit dans une note ultérieure de Delaplanche « qu'il doit les observations de Lacourvée et de Bartholin à un confrère

très versé dans la connaissance des Anciens, *M. Sallin,* qui lui a dit n'avoir rien vu de plus positif dans les lectures nombreuses et assidues qu'il a faites ». La bibliographie de la question était donc ici reprise d'après le travail du futur doyen J.-Charles-Henri Sallin.

15° *Extrait du n° 16, 1781, des observations sur les maladies régnantes à Lyon,* par MM. Vitet et Petetin. Réflexions sur les avantages qu'aurait offerts la symphyséotomie sur l'opération césarienne chez une femme morte après cette dernière opération (t. LVI, p. 49).

16° *Réflexions sur la section de la symphyse des os pubis,* par M. Desgranges, membre du Collège de chirurgie de Lyon, 59 pages, Lyon, 1781. Compte rendu de la même opération césarienne, discuté par le rédacteur du *Journal de Médecine* qui conclut en faveur de la symphyséotomie.

17° *Description de l'opération de la section de la symphyse pratiquée par M. Demattris* (t. LXIII, p. 540).

18° *Remarques critiques et observations sur la section de la symphyse des os pubis,* par M. Desgranges, chirurgien gradué, Lyon (t. LXVII, p. 481 à 510). L'auteur rapporte et analyse les quatre observations qu'il connaît à cette date.

Cette note peut se terminer par l'énumération des thèses de Sigault :

14 mars 1776, Thèse médico-chirurgicale : *An placentæ solutio naturæ committenda ?* Président, Casamajor ;

18 janvier 1776, Quæstio medica : *An in puerperarum torminibus di-*

versa curatio ? Président. Hazon ;

6 février 1775, Quæstio quodlibetaria : *An a conceptu ad puerperium genus nervosum sensibilius ?* Président, Le Tenneur. Thèse dédiée à Joseph Lieutaud : *In perpetuum grati animi et reverentiæ monumentum offert, dicat et consecrat J.-R. Sigault.* Cette thèse porte en frontispice les armes de Lieutaud (voir C. p. 702) ;

6 avril 1775, *An prægnantibus, parturientibus et puerperis diæta sæpius temperans, quandoque tonica ?* Président, Garnier.

— PAGE 28 —

Grandclas (Claude-François), né à Pont-à-Mousson, ancien médecin-consultant du Roi de Pologne et des armées, demeurant rue Neuve-Saint-Eustache, a soutenu trois thèses :

1º *Pro baccalaureatu medico*, sous la présidence de Joseph Jadelot, à la Faculté de Médecine de l'Université de Pont-à-Mousson, le 12 juin 1743. Sujet : *De sanguine ejusque quantitate debitâ et vitiatâ ;*

2º *Pro licentiatu medico*, sous la même présidence et à la même Faculté, le 27 janvier 1744. Sujet : *De chilificatione vitiatâ ;*

3º *Pro doctoratu medico*, sous la même présidence et à la même Faculté, le 18 août 1744. Sujet : *De affectibus soporosis in genere.*

Ces trois thèses se trouvent à la Bibliothèque municipale de Nancy. (Communication de M. J. Favier, conservateur de la Bibliothèque municipale de Nancy.)

Grandclas était un des aides habi-

tuels de Frère Cosme (*J. de Méd.*, t. LVII, p. 281).

———

Descemet (Jean), né à Paris le 20 avril 1732, mort le 17 octobre 1810. Censeur royal ; rue du Faubourg-Saint-Jacques, vis-à-vis celle de Saint-Dominique. En 1783, au collège de Louis-le-Grand, dont il était le médecin résidant. On a de lui : *Catalogue des plantes du Jardin de MM. les Apothicaires de Paris, suivant la méthode de M. Tournefort.* Paris, 1759, in-8. On lui doit en anatomie de l'œil la découverte de la membrane qui porte son nom.

— PAGE 30 —

Alphonse Le Roy (de Rouen), Docteur-Régent de 1776, comme Sigault, Thouret, Desbois de Rochefort et Munier. Pastillaire, 2 novembre 1776. Première présidence, le 21 novembre 1776 pour la thèse physiologique de Simonnet. Professeur désigné de chirurgie française pour 1779. Il mourut dans la nuit du 14 au 15 janvier 1816, assassiné par un domestique congédié.

Dans l'hiver 1778 il faisait un cours particulier des maladies des femmes pendant et après l'accouchement à l'Amphithéâtre de la rue de la Bucherie. En été, un cours de maladies des jeunes filles et de matière médicale ; en hiver, un cours d'obstétrique à son amphithéâtre particulier rue des Anglois (*Cal. méd.*, 1778, p. 107).

Il publia d'abord *Recherches historiques et pratiques sur la section de la symphyse du pubis pour suppléer à l'opération césarienne le 2 octobre 1777 sur la femme Souchot. A Paris, chez Leclerc, 1778 (J. de Méd., 1778, t. XLIX, p. 563), dans lesquelles*

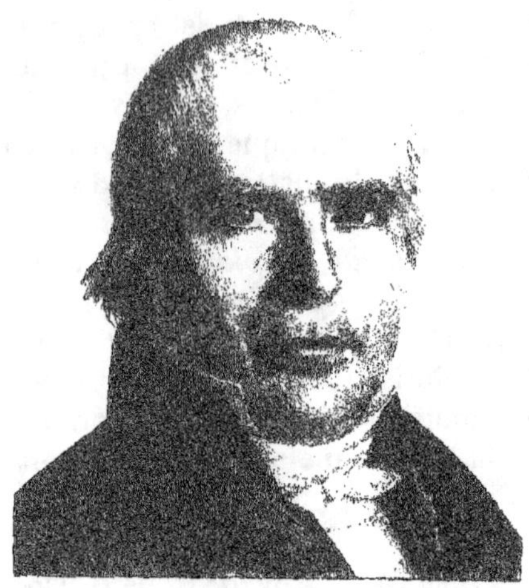

Alphonse Le Roy.
(Lithographie de Lenglumé, d'après Mutin.)

il cherchait à s'approprier le mérite de l'invention de la symphyséotomie; puis, vers le mois de septembre 1779, il fit revendiquer par un article anonyme du *Journal de Paris* cette part prépondérante dans l'invention de Sigault (voir C., p. 362). Mais la Faculté remit les choses en place par une déclaration signée du doyen et de quatre docteurs régents que dut insérer le *Journal de Paris*.

Le 20 mars 1784, il avait commencé avec Bianchi, physicien, un cours d'électricité, les mercredi et samedi à 11 h. 30; même leçon répétée le soir à 6 h. 30; le cours a lieu rue Saint-Nicaise et coûte 24 livres pour au moins six séances (*J. de Méd.*, t. LXI, p. 442).

Munier (*Marie-Zorobabel*), ancien médecin du Roi aux Colonies Orientales, médecin désigné de l'Hôtel Royal des Invalides (1770), où son père Jean-Claude Munier était déjà médecin-consultant ordinaire du Roi, ainsi que consultant à l'hôtel qu'il habite (1742).

« M. le cardinal de Fleuri qui procura à M. Munier, docteur de Besançon, la place de médecin de cet hôtel, exigea de lui qu'il entrât en licence et devînt Docteur-Régent de la Faculté comme l'étaient ses deux prédécesseurs, MM. Guyard et Maloet, et comme l'est M. Morand le fils, qui vient d'être nommé en survivance. » (*Déf. Fac.*, 1762, p. 78.)

C'est précisément à cause de cette qualité de médecin des Invalides, qui le mettait sous la dépendance du ministre de la Guerre, que l'anonyme calomnie Munier dans ses lettres au prince de Montbarey. C'est pour la même raison que la Faculté adresse la justification de Munier au même Montbarey.

———

Alexandre-Marie-Léonor de Saint-Mauris, comte, puis prince de Montbarey, naquit à Besançon, le 20 avril 1732 et mourut émigré le 5 mai 1796 à Constance. En 1758, colonel du régiment de la Couronne, maréchal de camp en 1761, capitaine colonel des Suisses du comte de Provence, prince du Saint-Empire, Grand d'Espagne: il fut appelé comme adjoint par de Saint-Germain, ministre de la Guerre, et le remplaça en sepembre 1777. Il habitait l'hôtel de l'Arsenal, que Louis XVI lui avait

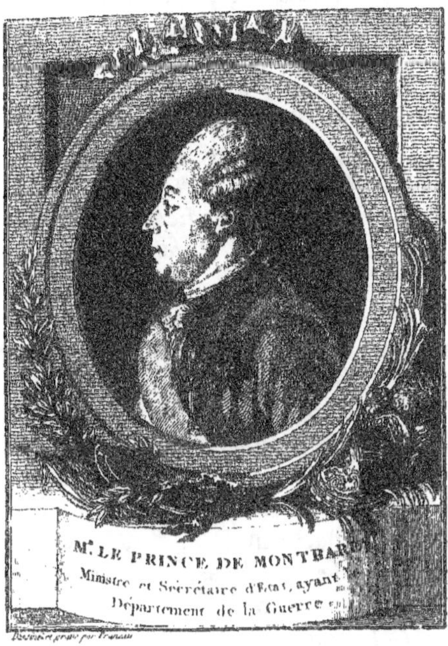

donné en même temps que 200.000 francs pour doter sa fille. Il donna sa démission en 1780.

— PAGE 34 —

Pathiot, docteur de 1744, demeurant Cloître Saint-Jacques-de-l'Hôpital en 1778 (A. R., 1778).

— PAGE 35 —

Pierre La Houde de Chémery, curé de Saint-Jacques-de l'Hôpital depuis 1773 et trésorier de la communauté

———

Lieutaud (Joseph), né à Aix en-Provence, le 21 juin 1703, mort le 10 décembre 1780.

Il devint dans sa ville natale professeur à la fois de botanique, de physiologie et d'anatomie. Ses *Essais anatomiques* attirèrent l'attention de Sénac, qui l'appela à Versailles en 1750.

En 1752, il obtenait la régence à Paris, était nommé médecin des Enfants de France, associé de l'Académie des Sciences, puis, à la mort de Sénac, premier médecin de Louis XV, charge qu'il conserva à l'avènement de Louis XVI.

En 1775, il apparaît au tableau de la Commission Royale pour l'examen des remèdes particuliers comme président de cette Commission, conseiller d'État, membre de la Société Royale.

On lui doit principalement : *Précis de médecine pratique* (plusieurs éditions) ; *Historia anatomico-medica* (2 vol. in-4, 1767), éditée par PORTAL, recueil de plus de 4,000 observations, dues soit à Lieutaud, soit à Portal.

Le catalogue des Docteurs de 1777-78 le désigne sous le titre de : *Archiatrorum comes*, ce qui équivaut à premier médecin du Roi ; cette qualification est sans doute le rappel d'un titre très ancien, car il y avait à la Cour de Constantinople un collège de médecins appelés Archiatres et dont le chef était dénommé comte (*comes*). D'après Chomel (*Essai historique*, p. 14), ce serait Marc Miron, premier médecin de Henri III, qui aurait le premier pris le titre de *Archiatrorum comes*.

———

De Lassone (*Joseph-Marie-François*), né à Carpentras le 3 juillet 1717, mort à Paris le 8 décembre 1788. Fils d'un médecin de Montpellier, nommé médecin du Roi servant par quartier en Cour (A. R., 1734, p. 357), il s'occupa d'abord de chirurgie sous Morand. Il remportait à 21 ans le prix proposé par l'Académie Royale de chirurgie pour l'extirpation du cancer de la matrice. Il se fit ensuite (1742-1743) recevoir docteur de la Faculté de Paris. On dit qu'il abandonna la chirurgie après avoir commencé l'autopsie d'un sujet encore vivant.

En 1744, de Lassone est inscrit au tableau, et il est nommé membre adjoint de l'Académie des Sciences pour l'anatomie (A. R., 1744, p. 323).

En 1754, il succéda à De la Vigne de Frécheville comme médecin du commun de la Reine.

En 1764, il est premier médecin de la Reine, en Cour, Malouin étant médecin du commun. Il est indiqué comme conseiller d'État au tableau des Médecins de la Cour, mais ne figure pas dans le tableau des conseillers. Il est Censeur Royal.

En 1774, il est médecin de la Dauphine, médecin de Madame avec Bourdelin, membre de la Commission Royale de médecine pour l'examen des remèdes particuliers et la surintendance des Eaux minérales.

En 1775, il est premier médecin de la Reine, premier médecin du Roi en survivance et inscrit le deuxième au tableau de la Commission Royale de médecine pour l'examen des remèdes, Lieutaud étant pour la première fois désigné comme président de cette Commission.

En 1776, il est pensionnaire vétéran de l'Académie des sciences.

En 1778, agrégé honoraire de l'Université de Montpellier, agrégé honoraire au Collège des médecins de Nancy, de l'Institut de Bologne.

Le *Calendrier* de la Faculté imprimé fin 1777 pour 1778 porte : *Regiæ Societatis medicæ Parisiensis pro epidemiis institutæ inspector et director perpetuus.*

Le tableau des membres qui composent la Société Royale de médecine (in-4, Paris, chez Ph. Pierres, imprimeur de la Société), et sur lequel est notée l'élection du 13 janvier 1778, porte comme officiers de la Société :

Lieutaud, conseiller d'État, premier médecin du Roi, de l'Académie Royale des Sciences, etc., président de la Société en Cour ;

Delassone (avec tous ses titres).

Le tableau des membres qui composent la Société, tableau accompagnant les lettres patentes du Roi portant établissement de cette Société, données à Versailles en août 1778, enregistrées au Parlement le 1er septembre, répétent la même chose. Par contre, le texte dit, page 7 : Art. 1er :

« La Société sera présidée à perpétuité par notre premier médecin et ses successeurs en ladite charge ; lesquels, en leur qualité de présidents, seront inspecteurs généraux pour les épidémies et autres objets que nous soumettons aux recherches et aux observations de ladite Société. Nommons dès à présent, pour remplir lesdites places de président et d'inspecteur général, les sieurs Lieutaud et

Delassone, nos premiers médecins, pour en jouir pendant leur vie. »

En 1780, les lettres patentes portant règlement pour la Société Royale de médecine, du 1er février (in-4, Paris, 1780, Imprimerie Royale, p. 3), ajoutent :

« Notre premier médecin a qualité de commissaire pour ce qui concerne l'examen des remèdes, au sujet desquels on demande des brevets ou permissions, et de surintendant des eaux minérales ; et jouiront, dès à présent, de ce privilège les sieurs Lieutaud et Delassone. »

Lieutaud étant mort fin décembre 1780, l'*Almanach Royal pour* 1781 l'indique encore comme premier médecin du Roi et président.

En 1782, Delassone est premier médecin du Roi et seul président de la Société. Les rapports avec la Faculté n'étaient pas aussi tendus qu'il le semblerait d'après toutes les discussions entre les deux Compagnies, car en 1782 Delassone abandonne à la Bibliothèque de la Faculté 139 livres 8 sols 6 deniers qui lui étaient dûs (voir C., p. 1026).

En 1783, pensionnaire vétéran de l'Académie Royale des Sciences depuis 1742, il est porté avec tous ses titres, plus agrégé honoraire au Collège Royal des médecins de Nancy et de l'Institut de Bologne.

En 1788, il est encore premier médecin de la Reine, et son fils, médecin ordinaire et du commun. A cette date, il est encore président de la Société Royale de médecine, conseiller d'État, premier médecin de Leurs Majestés, surintendant général des Eaux minérales, inspecteur général pour les épidémies du Royaume, membre de tous les Comités.

La correspondance adressée par Mercy d'Argenteau, ambassadeur d'Autriche à Paris, à sa souveraine Marie-Thérèse contient d'intéressants renseignements sur la situation de Delassone à la Cour de Versailles.

Lettre du 16 avril 1777 (tome III, p. 41-42.) :

« Lorsque le Roi monta sur le trône, le sieur Lieutaud, qui était son médecin ordinaire, devint par droit premier médecin du Roi, mais il fut décidé en même temps que cette place passerait au sieur de Lassone quand Lieutaud viendrait à manquer ; ce dernier approche de 80 ans. Lorsque cette disposition fut connue, on se donna beaucoup de mouvement pour décider la Reine à se choisir d'avance un premier médecin dans le cas où le sien passât au Roi ; on proposa un médecin de Paris nommé Bordeu, homme qui avait de la réputation dans son état, mais qui était reconnu pour un intrigant de premier ordre ; la Reine s'était laissé persuader sur le choix avant que j'en eusse eu la moindre notion ; mais ce même Bordeu étant mort subitement l'hiver dernier, je viens d'obtenir de la Reine qu'elle gardera Lassone pour son premier médecin quand même il occupera la même place auprès du Roi. Je crois avoir effectué par là une chose d'autant plus utile que ledit Lassone est un fort honnête homme et très sincèrement attaché à la Reine. La position où il se trouvera un jour peut lui fournir bien des moyens de se rendre utile au service de sa souveraine, et j'ai tout sujet de croire qu'il n'en manquerait aucune occasion. »

29 mai 1778 (p. 206) : « Le premier médecin Lassone est d'un zèle et d'une honnêteté reconnue. »

Le hasard a mis entre mes mains,
au moment où mes notes étaient
terminées, un exemplaire de la comédie intitulée : *Lassone ou la Séance
de la Société Royale de Médecine*,
3 actes en vers, Paris, 1779, sans nom
d'imprimeur. D'après la légende manuscrite d'un portrait de Lepreux de
cette époque, que je possède, on
pourrait croire que cette comédie était
de sa plume, mais elle est le plus
souvent attribuée à Le Vacher de la
Feutrie. Cette comédie en vers,
d'un intérêt assez médiocre, fut
une des causes de l'arrestation de
Hallot et de son incarcération de
quelques jours à la Bastille. La satire
est un peu dure dans cette comédie ;
les membres de la Société Royale y
ont tous un rôle, et quelques-uns sont
qualifiés de surnoms assez peu respec-
tueux : Mauduyt de la Varenne est
dénommé Montendos ; Roussille de
Chamseru, Roussinante ; Jeanroy,
Jeannot ; Tessier, Bobinet ; tous sont
dotés, à l'exemple de Jean-François
Lassone, des initiales J. F.

L'imputation la plus sérieuse est
celle qui accuse l'abbé Terray, contrôleur général, de spéculations sur
les blés, avec la complicité de Lassone. La comédie se termine par les
lettres de démission en vers de Saillant, Guénet, Darcet, Maloet et Bouvart.

A en croire Retz, Delassone était
un apôtre du morphinisme. « Il a
indiqué avec Cornette une préparation à faire subir à l'opium pour
que *l'homme accablé d'un coup inat-
tendu trouve en cet extrait un conso-
lateur sûr et prompt* (*Nouv. Instr.*,

Paris 1786, p. 402). Or, si l'on se
reporte au travail de Delassone et
de Cornette, inséré aux *Mémoires de
la Société Royale pour* 1782-1783
(p. 48), on ne trouve rien de tel, et
l'on voit qu'il n'est question que de
soulager les douleurs physiques aiguës.

Poissonnier (*Pierre*), né à Dijon,
le 5 juillet 1720, mort à Paris le 15 septembre 1798. Docteur régent de
1744.

En 1747 il remplaça Dubois comme
professeur de chimie au Collège
Royal, moyennant une indemnité de
2.000 écus.

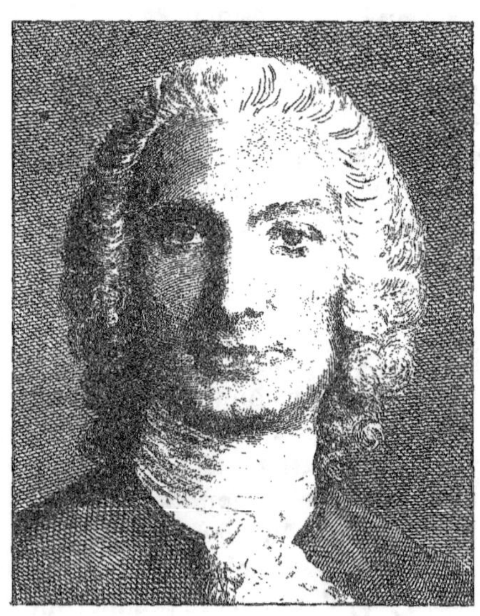

Pierre Poissonnier.
(Gravure de Benoist, d'après Peronneau, 1774.)

En 1754, médecin servant par
quartier en Cour, censeur royal, professeur royal (avec Astruc, Ferrein,
Bouvard).

En 1758, il est chargé d'une mission confidentielle auprès de l'impératrice de Russie et réussit si bien qu'elle le nomme lieutenant général de ses armées pour pouvoir l'admettre à sa table. Il est peut-être inutile d'insister sur les motifs probables d'une influence aussi grande.

A son retour, il reçoit un brevet de conseiller d'État et une pension de 12.000 livres, il est médecin consultant du Roi (avec Astruc et Quesnay).

En 1764, il est nommé directeur et inspecteur de la médecine aux Colonies et dans les ports et arsenaux maritimes.

En 1777, sur le premier tableau de la Société Royale de Médecine, il figure au second rang comme médecin consultant.

En 1778, membre associé libre de l'Académie des sciences et des Académies de Brest, Dijon, Lyon, Madrid, Stockholm et Pétersbourg.

En 1779, il est en tête de la liste des associés ordinaires de la Société Royale. En 1782 (28 février), il prononce un discours au Collège Royal, à l'occasion de la naissance du Dauphin. En 1783, ancien professeur au Collège Royal.

Il ne faut pas le confondre avec son frère Poissonnier-Desperrières, associé ordinaire comme lui, dès le principe, de la Société Royale, écuyer, chevalier de l'ordre du Roi et l'un de ses médecins ordinaires, médecin de la Grande Chancellerie et de la Généralité de Paris, inspecteur adjoint des hôpitaux de la Marine et des Colonies, de l'Académie des sciences, belles-lettres et arts de Dijon, cen-

seur royal. On a de lui un *Mémoire sur les avantages qu'il y aurait à changer la nourriture des gens de mer*, que j'ai rencontré séparé d'un recueil, daté de 1774, mais sans lieu de publication.

La comédie *Delassone ou la Séance de la Société Royale*, qui provoqua l'arrestation de Hallot, met Desperrières en scène et lui attribue des propos qui lui attirent de Macquer cette réponse :

Si vous ne renoncez à vos obscénités,
Il faudra renoncer à nos Sociétés.

— PAGE 36 —

Sabattier (Antoine-Chaumont), médecin des armées du Roi en Corse, comme l'indique le *Catalogue des Regents pour* 1778.

Ses études médicales avaient commencé fin 1757, mais, avant de les terminer, il était parti comme médecin militaire en Corse, et il ne reprit ses études que dix ans après, en 1771. Il n'eut la régence qu'en 1774.

Il est très longtemps indiqué, sans doute par erreur, à l'*Almanach Royal* comme présent à Paris, rue Saint-Denis, vis-à-vis celle de la Ferronnerie. Ce n'est qu'en 1785 qu'il y est porté comme séjournant à Brest, et il y figure encore en 1792. C'est comme premier médecin de l'hôpital militaire de Brest qu'il est élu, le 6 octobre 1778, associé régnicole de la Société Royale, nomination confirmée par le Roi le 12 octobre (*Hist. Soc. Roy.*, Paris, 1779, p. 41).

Il ne faut pas le confondre avec

son homonyme Sabatier (Raphaël-Bienvenu), le chirurgien, professeur d'anatomie aux Écoles de chirurgie, chirurgien-major de l'Hôtel des Invalides, membre adjoint de l'Académie des sciences pour l'anatomie.

— PAGE 37 —

Barbeu du Bourg (*Jacques*), né à Mayenne le 12 février 1709, mort le 1er décembre 1779 d'une fièvre maligne, demeurant rue Copeau, près celle de la Clef.

Il se destina d'abord, comme ses frères, à l'état ecclésiastique et ne se présenta qu'à 38 ans à la Faculté de Paris, qui le reçut l'année 1748. Il prit sa défense contre le Collège de chirurgie au sujet de la maîtrise ès arts (*Lettre à l'abbé Desfontaines*).

En 1752, il fait paraître une traduction des *œuvres de Brolingbrocke* (2 vol. in-12). En 1753, une *Chronographie*.

Barbeu du Bourg fait le cours de chirurgie latine en 1758-1759; celui pharmacie en 1753-1754.

En 1762 il fut accusé d'avoir publié un volume obscène et outrageant pour la Faculté, intitulé : *Anecdotes de médecine*; il parvint à se disculper; l'auteur était un médecin de Douai, nommé de Montchann, qui avait signé des initiales de Barbeu du Bourg pour assurer la vente.

En 1765, paraît de lui, à Amsterdam, un livre intitulé: *Recherches sur la durée de la grossesse et le terme de l'accouchement*, au moment de la grande dispute médico-légale entre médecins et chirurgiens célèbres de la capitale.

Parut plus tard : *le Botaniste Français* (2 vol. in-32). Son jardin, où il cultivait les plantes usuelles, était ouvert aux étudiants, aux amateurs et aux herboristes qu'il se proposait de former. Il conservait avec soin les noms en français.

En 1767, il insiste sur la nécessité d'inspecter les boutiques des herboristes, ce que la Faculté décide de faire.

En 1773, il publie *Petit Code de la raison humaine*. Il se lie d'amitié avec Franklin et traduit de l'anglais les œuvres de celui-ci (2 vol. in-4). Il écrit ensuite les *Aphorismes de la médecine*, est nommé associé ordinaire de la Société de chirurgie, membre de l'Académie de Stockholm, de la Société Royale de Montpellier, de la Société médicale de Londres, de la Société de philosophie de Philadelphie.

Son éloge funèbre fut prononcé par Vicq d'Azyr, le 15 février 1780, à la *Société Royale de médecine*, et à cette date la guerre entre la Société Royale et la Faculté n'a pas encore atteint toute son acuité, car Vicq d'Azyr loue Barbeu du Bourg de son attachement à la Faculté et des preuves qu'il en a données, « avant même d'entrer en licence », en prenant sa défense contre le Collège de chirurgie. (*Suite des éloges lus dans les séances publiques de la Société Royale de médecine*, par M. Vicq d'Azyr, Docteur-Régent de la Faculté de Médecine, Paris, 1780.)

Herboristes. — Le tome des *Quæstiones medicæ* de 1752-1754 contient un mémoire, pour les herboristes de Paris, de 15 pages, signé Maillet de la Croix, procureur. «Avec l'assentiment de la Faculté ils sollicitent des lettres patentes qui les établissent en communauté. La plupart des Herboristes sont gens sans aveu, qui n'ont fait aucun apprentissage. »

« Pour former cette communauté on a fait pressentir qu'il faudrait user de beaucoup d'indulgence, et l'exclusion ne sera que pour ceux qui seront absolument incapables. »

Le mémoire est daté de 1752 à la signature de l'imprimeur.

— PAGE 38 —

Concours de Diest. — Tous les deux ans, avant que les candidats se présentent à la licence, sont admis à un concours, institué par la libéralité posthume de M. Jean de Diest, tous les pauvres médecins désireux d'avoir le titre de docteur de Paris, pourvu qu'ils satisfassent aux conditions suivantes :

1º Ils doivent apporter des lettres de baptême attestant qu'ils ont atteint leur vingt-troisième année ;

2º Fournir des témoignages signés de personnes dignes de foi et de condition honnête, attestant leurs bonnes vie et mœurs ;

3º Présenter des certificats d'études en médecine et de maîtrise ès arts de l'Université de Paris, ou de docteur en médecine d'une autre Université.

Pendant trois jours, tous les concurrents répondent devant la Faculté sur l'anatomie, la physiologie, l'hygiène, la matière médicale, la chi-mie médicinale, la pathologie générale et particulière, les signes et la thérapeutique des maladies.

Le quatrième jour, ils commentent les cas médicaux tirés au sort et les disputent entre eux. Le lendemain, celui qui s'est montré le plus digne de la palme par sa science plus grande et sa sagacité, est jugé au scrutin en assemblée générale. Il reçoit de la Faculté le prix, auquel il ne doit pas dans l'avenir se montrer inférieur par un travail acharné et une présence assidue à tous les actes de licence.

Jean de Diest né à Altena (Westphalie) était docteur du 9 novembre 1734. Le prix fondé par lui, et qui est l'obtention des degrés en médecine depuis le baccalauréat jusqu'à la régence inclusivement, a été disputé pour la première fois et remporté par Thomas Le Vacher de la Feutrie, en 1766. (Voir le *Traité du Rakitis*, de LE VACHER, 1772.)

— PAGE 45 —

Cruchot, voir C., note de la p. 89.

———

Cours particuliers faits par Vicq d'Azir. — Épisode de la guerre entre Vicq d'Azyr et la Faculté. D'après le *Calendrier médical* de 1778, M. Vicq d'Azyr, docteur régent, enseignera l'anatomie et la chirurgie pendant tout l'hiver, l'été la matière médicale avec les notes de pharmacie. Il fera des cours publics d'anatomie humaine et comparée, institués, par ordre particulier du Roi, dans l'amphithéâtre de la Société Royale de médecine de Paris instituée pour les épidémies, rue du Sépulcre, près la cour du Dragon,(domicile de Vicq d'Azyr).

Vicq d'Azyr est docteur régent en 1774, professeur désigné des Écoles, membre adjoint de l'Académie des sciences pour l'anatomie, médecin consultant du comte d'Artois, membre honoraire du Collège des médecins de Nancy, premier correspondant de la Société Royale de médecine de Paris pour les épidémies, professeur nommé par le Roi, dans la même Société, d'anatomie humaine et comparée.

En 1785, associé ordinaire pour l'anatomie, membre de l'Académie Française, en remplacement de Buffon. Commissaire général des épidémies du royaume, membre de la Société Royale d'agriculture, des Sociétés (1788) de Londres, d'Édimbourg, de Madrid.

Vicq d'Azyr était né en 1748, à Valogne ; il mourut le 20 juin 1794, à Paris, à 46 ans.

Le *Journal de Médecine* contient une foule d'articles analysant ses publications anatomiques.

Le point délicat, ici, est que, contrairement aux Statuts de la Faculté, Vicq d'Azyr faisait un cours privé à une heure où il était interdit de faire aucun cours en dehors des Écoles. L'article LV des Statuts de 1696 disait : *Nemo his horis, sextâ nempè vel septimâ matutinâ et primâ pomeridianâ, Scholæ lectoribus designatis, Medicinam publicè vel privatim interpretetur, si modo Scholæ lectores doceant.*

Vicq d'Azyr établissait cette concurrence que les Statuts voulaient éviter.

— PAGE 46 —

Majault. — En 1783 et 1785, ce Majault, docteur en médecine de l'Université de Douay, est chirurgien-major de la gendarmerie à Lunéville. Il ne faut pas le confondre avec Majault, maître en chirurgie de 1762, qui est, à cette date, encore premier chirurgien de la comtesse d'Artois, dont Levret est accoucheur. Il disparaît de l'*Almanach Royal* de 1785.

Et ce dernier ne doit pas être confondu avec Majault, docteur régent de 1738. Celui-ci, né à Douai, ancien médecin des armées en Allemagne (voyez *Catalogue des Régents,* C. p. 5), était sans doute le père du chirurgien-major de gendarmerie.

En 1764, il était déjà médecin pensionnaire de l'Hôtel-Dieu (A. R.), il l'est encore en 1792, après 36 ans d'exercice, et c'est comme doyen des médecins pensionnaires de l'Hôtel-Dieu qu'il adresse à cette date, à Messieurs du département de Paris, une pétition en son nom et au nom de ses collègues de la Faculté et des médecins pensionnaires de l'Hôtel-Dieu, pour protester contre la patente qu'on exige des médecins.

Dupré de Mainmor. — Baudelocque (t. II, p. 463, édition 1796) dit : *Després de Menmeur.* « La tête de l'enfant précédée d'une main s'était avancée au point de paraître à la vulve. M. Després s'armait du forceps pour l'extraire lorsque le succès de Sigault se retraça fortement à sa mémoire et le porta à préférer cette opération à l'instrument. Il l'exécuta à l'instant et presque d'un seul coup de bistouri, quoique dans un lieu obscur, dans une soupente ou espèce d'armoire qui servait de lit à la femme. Aussitôt l'enfant sort, il était mort. La mère se leva le troisième jour. » (Voir, en outre, *Recherches historiques et pratiques sur la section du pubis*, par M. Le Roy. Observation communiquée à l'Académie de chirurgie.) Ceci se passait le 20 février 1778.

Voir, de plus, la lettre de Desprès de Menmeur (de Saint-Pol-de-Léon) à Sigault insérée au *Journal de Médecine*, 1778, t. XLIX, p. 429.

— PAGE 50 —

Piet (*Guillaume-Louis*), demeurant rue Platrière, près la rue Montmartre. Conseiller de l'Académie Royale de chirurgie (promotion du 12 septembre 1760). En 1793 il est ancien prévôt, professeur des accouchements pour les élèves, Le Bas l'étant pour les sages-femmes. Chargé par brevet de secourir les femmes indigentes dans les accouchements difficultueux.

— PAGE 53 —

Horaire des cours, article 51 des Statuts (édition 1751, in-12, p. 126). Confirmé par arrêt du Parlement en date du 19 avril 1751. « Tous les ans, cinq docteurs enseigneront publiquement la médecine et ses différentes parties dans les salles basses, le matin de 8 heures à 11 heures, et le soir de 2 heures à 4 heures. Pendant ce temps réservé pour les professeurs, nul n'enseignera la médecine en public ni en particulier aux étudiants de la Faculté. » Il y avait obligation pour les étudiants non seulement d'assister aux cours, mais de les prendre par écrit : *Qui prælereà frequentes et assidui manu et auribus professorum prælectiones exceperint* (BARON, *Ritus et Usus*, p. 56).

— PAGE 54 —

Malouin (*Paul-Jacques*), né à Caen en 1701, mort à Paris le 3 janvier 1778, avait soutenu sa thèse de doctorat le 3 octobre 1730, mais, pour un motif qui nous reste inconnu, n'avait soutenu son acte pastillaire que le 11 février 1733.

En 1744, adjoint pour la chimie à l'Académie des sciences ; depuis 1742, censeur royal.

En 1754, associé ordinaire pour la chimie à l'Académie des Sciences.

En 1764, il est le second de Delassonne comme médecin de la Reine.

En 1770, médecin du commun de feue la Reine, au Louvre. Pensionnaire ordinaire de l'Académie des Sciences pour la chimie, depuis 1766. Professeur au collège royal.

En 1774, médecin ordinaire et du commun de feu la Reine et de Madame la Dauphine, au Louvre. Médecin de la Société Royale de Londres, membre honoraire du Collège Royal des médecins de Nancy.

De lui, on a :

1⁰ *Chimie médicinale, contenant la manière de préparer les remèdes les plus usités et la méthode de les employer pour la guérison des maladies*, par M. Malouin, de l'Académie Royale des Sciences, docteur et ancien professeur de pharmacie à la Faculté de Médecine et censeur royal, 2 vol. chez d'Hany, père, imprimeur-libraire de Mgr le duc d'Orléans, rue de la Vieille-Boucherie, 1750, dédié à Mgr le comte d'Argenson, ministre et secrétaire d'État de la guerre, etc., avec approbation de MM. le Doyen et Docteurs-Régents de la Faculté de médecine de l'Université de Paris, du 1ᵉʳ juillet 1750, approbation de MM. les Professeurs de pharmacie (Méry, Boyer, médecins ordinaires du Roi) du 12 juillet 1750.

2° *Formules médicinales de l'Hôtel-Dieu de Paris, ou pharmacopée contenant la composition et la dose des remèdes les plus usités*, par MM... docteurs en médecine de la Faculté de Montpellier et agrégés en l'Université d'Aix ; in-12, Paris, 1753, approuvé par Malouin. Baron, ancien doyen, a écrit sur un exemplaire qui porte son *ex-libris* : par M. Malouin.

Il collabora activement à la *Grande Encyclopédie* pour la chimie. En 1777, l'*Almanach Royal* indique qu'il réside au Louvre.

Messe à la chapelle des Écoles. — La Faculté faisait à l'origine célébrer ses messes aux Mathurins, comme les autres corps universitaires. Quelques discussions d'intérêts s'étant élevées avec ces religieux, elle se décida, en 1511, à transformer en chapelle, pour la messe du samedi, le logement des bedeaux, construit en 1491 sur le mur d'entrée. Mais les messes solennelles étaient toujours célébrées en musique aux Mathurins ou à Saint-Yves. En 1529, la chapelle fut démolie et transportée dans le local de la Bibliothèque relevé de 3 pieds. En 1695, elle fut transportée dans un autre local, où elle se trouvait encore lorsque la Faculté quitta la rue de la Bucherie. On y avait adjoint une petite sacristie.

En 1750 la Chapelle était certainement au 1ᵉʳ étage. Les *Ritus et Usus* disent (p. 104) : « Statim a Sacro *secedunt* in Scholas superiores Doctores... » et (p. 113) : « Statim a Sacro ad Comitia *transeunt* Doctores ». La rédaction précise de Baron aurait indiqué s'il avait fallu *monter* aux Écoles ou y *descendre*.

La chapelle était séparée du vestibule par une grille ornée, faite aux dépens de Fagon.

— PAGE 55 (*) —

Examinateurs. — Les examinateurs des candidats sont élus pour deux ans ; les électeurs du doyen et des professeurs sont nommés pour le cours de l'année scolaire ; ils entrent en fonctions de plein droit si une nouvelle élection est nécessaire (BARON, *Ritus et Usus*, p. 33, note).

Avant la réforme du cardinal d'Estouteville, on nommait les examinateurs tous les trois mois. Il n'y avait pas de cours de licence, et chaque bachelier était examiné isolément et recevait, quelquefois, séparément la bénédiction. En 1456, on ne les nomma plus que tous les ans, et, à partir de 1483, les Écoles étant bâties, on établit par degrés le cours de deux ans pour la licence.

— PAGE 56 —

Article 26 des Statuts. — « Les

bacheliers émérites, après avoir subi l'examen sur la pratique de la médecine... » Ceci est une erreur : en réalité, c'est l'article 24. « Au mois de juin ou de juillet, les bacheliers émérites seront interrogés en présence de la Faculté, pendant une semaine entière, par chacun des docteurs sur la pratique médicale. »

L'article 26 indique pour les bacheliers émérites l'obligation d'aller rendre visite aux docteurs après avoir passé leur examen de pratique, pour

> *HONORIS ET OBSERVANTIÆ GRATIA,*
> *Ædes tuas reverenter adierunt Baccalaurei quatuordecim.*
>
> Edmundus-Joachinus BOURDOIS DE LA MOTTE, Senonensis.
>
> Christophorus-Nicolaus DE JUSSIEU, Lugdunæus.
>
> Michael-Franciscus DE LA PLANCHE, Parisinus.
>
> Franciscus DOUBLET, Carnutæus.
>
> Joannes-Natalis HALLÉ, Parisinus.
>
> Ludovicus-Carolus HALLOT, Lingonensis.
>
> Joannes-Baptista-Claudius JEANNET, Arcyanus, Trecensis.
>
> Joannes Baptista LE ROUX DES TILLETS, Parisiensis.
>
> Joannes-Franciscus MARINIER', Nivernensis.
>
> Guillelmus MICHEL, Trevirensis.
>
> Tussanus-Franciscus-Nicolaus NAVIER, Catalaunensis.
>
> Augustinus ROUSSEL DE VAUSESME, Allinæus apud Altisiodorenses.
>
> Franciscus-Nicolaus SIMONNET, Parisinus.
>
> Joannes-Baptista Josephus THERY, Arebatensis.

Billet in-4 que les Bacheliers de 1776 firent tenir à tous les régents pour les aviser de leur visite. (Réduit au tiers.)

solliciter l'admission à la licence. Le décret du 10 mars 1441, sous le décanat de Robert Julienne, obligeait aussi les licenciés à rendre visite à tous les docteurs entre l'acte de ves-

péries et le doctorat (HAZON, *El. Hist.*, p. 20).

Voir, sur ce point, la prétention de Guilbert de Préval de faire annuler la nomination des docteurs qui ne sont pas venus lui rendre visite (voir C., note, p. 133).

———

Bicêtre. — Louis XIII avait fait élever en place de l'ancien château un hôpital pour les soldats estropiés. Louis XIV, ayant conçu le plan de l'Hôtel des Invalides, donna l'hôpital de Bicêtre à l'Hôpital général, en 1656, pour y enfermer les pauvres mendiants de la ville et des faubourgs de Paris.

« En 1612, sous la régence de Marie de Médicis, on se rendit compte de la nécessité de débarrasser Paris des mendiants qui l'encombraient, en les renfermant dans un établissement où on les obligerait au travail. L'entreprise se borna alors à la fondation de la Pitié.

« En 1649, on estimait le nombre des mendiants à 40.000 ; on résolut donc de renfermer ceux qui se prêteraient à la claustration et de chasser tous les autres de Paris.

« En 1656, grâce aux libéralités du cardinal Mazarin et au zèle du premier président de Bellièvre, les châteaux de Bicêtre, de la Salpêtrière, la Pitié, Sainte-Pélagie et la maison Scipion furent consacrés à former ce service dit Hôpital général. On mit à la tête de l'administration le premier président et le Procureur Général du Parlement, l'Archevêque, les premiers présidents de la Cour des aides et de la Cour des comptes, le lieutenant général de Police et le Prévot des marchands. L'édit qui règle l'administration de l'Hôpital général ne fit aucune mention du service médical ; mais, comme cela s'était fait pour les hôpitaux plus anciens, il fut confié à des médecins de la Faculté de Paris. » (*Déf. de la Fac.* p. 6.)

Vers le milieu du dix-huitième siècle, les diverses maisons contenaient de 12.000 à 15.000 pensionnaires.

A cette date l'Hôpital général n'est pas destiné à soigner les malades ; quand l'indisposition des pensionnaires dure quelques jours, ils sont transportés à l'Hôtel-Dieu.

Plus tard, on construisit des bâtiments spéciaux pour les infirmeries de ces hospices (voir le rapport sur les infirmeries de la Salpêtrière, C., p. 1380).

Bicêtre était aussi la Bastille des gens du commun. Il y avait à Bicêtre un service de chirurgie que suivaient les garçons chirurgiens et même un compagnon gagnant maîtrise (voir C., p. 805, 806).

L'hospice de Bicêtre fournissait des cadavres à la Faculté pour les cours. Voici un document curieux sur ce point :

Mémoire pour la Faculté de Médecine à Paris, concernant le cours d'opérations fait par M. Le Roux en français.

Savoir :

Pour deux cadavres	24^l »
Pour avoir fait razé [raser] les cadavres	3 12
Pour avoir payé au commissionnaire qui a été à Bicêtre pour apporter le cadavre	14
Pour les honoraires des 2 officiers	24 »
Pour le blanchissage du linge.	1 16
Pour les leçons, au Suisse . . .	10^l »
— au professeur . . .	30 »
— au démonstrateur.	30 »
Total . . .	124^{l}12^s

(*Dossier Monteil-Chasles*, n° 30.)

— Page 57 —

Vercureur, apothicaire du Haras, rue Neuve-Sainte-Catherine, membre du Collège de pharmacie, promotion de 1763 (A. R. 1783, p. 618).

———

Weiss, ci-devant médecin ordinaire du feu Roi de Pologne, rue Phélippeaux, est en 1774, d'après l'*Almanach Royal*, médecin ordinaire pour le château de la Muette.

En 1770, cette fonction n'existait pas pour le château de la Muette. Elle subsiste jusqu'en :778 ; mais en 1779 elle n'a plus de titulaire. Elle avait sans doute été créée par le Roi pour son protégé.

Le 10 novembre 1778, Weiss est mort, et sa veuve soumet à la Société Royale de médecine la composition de son remède ; Geoffroy, Lorry, Le Roy, de Lalouette et Vicq d'Azyr rédigent le rapport et publient la composition du remède, comme le Roi le leur a ordonné après l'avoir acheté en accordant une pension à sa veuve. Mais tout en obéissant à l'ordre du Roi, la Commission avertit « les femmes imprudentes et leurs conseils que les maladies formées par l'amas, le dépôt ou la corruption des parties laiteuses exigent plutôt, pour leur traitement, une méthode sagement combinée suivant les principes de l'art qu'un traitement empirique, dont les suites sont souvent très fâcheuses ».

— PAGE 58 —

Alleaume (Jacques-Louis), né à Paris, Docteur-Régent de 1751. Indiqué à l'*Almanach Royal* en 1754 comme résidant rue des Prouvaires, en 1764 à Cayenne, en 1770 à la Martinique.

En 1771, il est de retour à Paris, car il figure au *Calendrier médical pour* 1772, comme professeur désigné pour la botanique ; il demeure alors rue Cadet, où il séjourne encore étant doyen (1774-1776).

En 1777-1779 (pendant 3 ans), l'*Almanach Royal* le donne comme censeur, bien que ce poste ait été l'objet d'une contestation (voir C. note p. 23).

En 1792 il demeure encore rue des Prouvaires.

Le tableau de la Faculté pour 1777-1778 l'indique comme ancien médecin des hôpitaux militaires à l'armée et aux colonies d'Amérique.

« Les plumitifs fournis par M. Alleaume ne méritent aucun crédit auprès des Magistrats, disons plus, ils doivent être rejetés avec indignation ; leur communication n'est qu'une perfidie criminelle, à la punition de laquelle toute compagnie est intéressée.

« Serait-il nécessaire d'alléguer d'autres motifs pour prouver combien ce témoin est peu croyable, quand il dépose contre les accusés et spécialement contre Mᵉ des Essarts, dont il a voulu contre toute raison et malgré les usages constants de la Faculté occuper la place ? Faut-il rappeler la conduite qu'il a tenue contre la Faculté pendant qu'il était doyen ; ses liaisons anciennes et perpétuées avec le sieur de Préval ; sa réunion avec cet accusateur pour accréditer le système chimérique d'une cabale de complots ?

« S'est-il flatté par cette ruse de faire perdre de vue les complots que lui-même a tramés avec son ami et quelques-uns des témoins, en rendant le 15 juin un décret clandestin pour annuler un jugement solennel de la Faculté, en lui dérobant la connaissance de l'arrêt du 4 mai, pendant quinze jours qu'il a employés à en exécuter toutes les dispositions, seul et sans la participation des docteurs. » (*Mémoire pour Mᵉ J.-C. Des Essartz*, p. 23.)

Le sans-gêne avec lequel la Faculté exécute son doyen sortant de charge et le remplace au censorat, fait rare quoique non unique, par l'ancien, De l'Épine, se lie intimement aux incidents du procès Guilbert de Préval (voir C. note p. 133). En dehors des animosités qu'il s'était alors attirées, il est probable que sa gestion n'avait pas été bien brillante, et une preuve de la nullité de son influence se trouve dans ce fait que la Société Royale ne le recueille pas, comme elle n'aurait pas manqué de le faire si elle avait senti en lui de l'étoffe ; il était tentant pour elle de s'attacher, au moment d'engager la lutte, le doyen descendant de charge repoussé par sa Compagnie. Voir le portrait de Alleaume d'après le dessin qui servit à Duvivier pour graver le jeton (C., p. 23, et le frontispice d'une de ses thèses p. 209 de ces notes).

———

Censeur de l'Académie. — « Il est d'usage que cette fonction soit remplie par le doyen descendant de charge. Autrefois, ses fonctions consistaient à visiter les collèges en compagnie du recteur et des censeurs des trois autres Facultés, pour veiller à l'exécution des réformes. Mais, ces visites étant faites par le Tribunal académique, dont le doyen fait seul partie, le censeur a perdu cette fonction.

« En 1709, la Faculté décréta que le doyen ne devrait jamais prendre comme adjoint, pour les affaires de la Faculté ou de l'Académie, un autre docteur que le censeur, à moins que celui-ci n'eût refusé la fonction.

« Le censeur a une place désignée : aux Écoles supérieures, à l'extrémité gauche du bureau du secrétaire : aux Écoles inférieures la petite chaire. » (BARON, *Ritus et Usus*, p. 28.)

Hazon dit dans l'*Éloge historique* (p. 19) :

« Les censeurs sont de nouvelle institution, ils furent créés en 1600, lors de la réforme de l'Université, pour veiller à la discipline des Écoles. Ils furent d'abord choisis et nommés par les électeurs, dans la forme des autres magistratures.

« Dans la suite on en laissa le choix au doyen, comme celui qui devait le seconder dans ses fonctions ; enfin, en 1675, il fut statué que l'ex-doyen serait de droit censeur et proclamé par les électeurs. »

Le *Calendrier médical pour* 1778 (p. 95) s'exprime à peu près dans les mêmes termes ; il donne ensuite la liste des censeurs de 1601 à 1675, en signalant ceux qui n'avaient pas été doyens antérieurement, 19 sur 39, et parmi eux Guy Patin (1642-1643).

— PAGE 60 —

Audal, avocat aux Conseils du Roi en 1763, rue de la Verrerie, près celle du Coq ; syndic en 1789 (*Almanach Royal*, p. 280).

Les avocats au Conseil du Roi formaient un corps distinct des avocats.

Ils correspondaient à peu près à ce que sont aujourd'hui les avocats au Conseil d'État ou à la Cour de cassation.

— PAGE 61 —

Amelot (*Antoine-Jacques*), fils d'un ancien ministre de Louis XV, fut appelé après le renvoi de Malesherbes au ministère de la maison du Roi, poste qui, en confiant à son titulaire le département de Paris, lui donnait la haute main sur la police et, en l'investissant du droit de décerner les lettres de cachet, faisait de ce secrétaire d'État le représentant par excellence de l'autorité en tant qu'elle s'opposait dans chaque matière à la justice réglée. Dans la circonstance indiquée, on s'adresse à Amelot afin qu'il interdise, par voie d'autorité, à

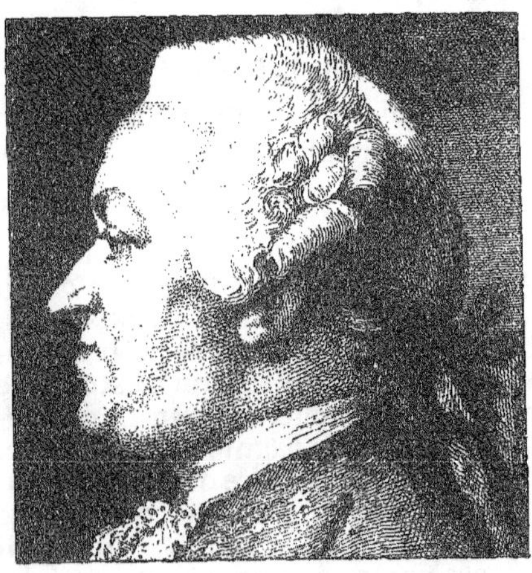

Amelot.
(Gravure de Saint-Aubin *ad vivum*, 1778).

un individu non qualifié l'exercice de la médecine, ainsi que de nos jours on s'adresserait au Ministère de l'Intérieur pour qu'il fasse agir le préfet de police. Amelot refuse d'agir de son autorité et renvoie les plaignants à se pourvoir par les voies judiciaires.

Amelot était grand officier de l'ordre du Saint Esprit, membre honoraire de l'Académie des inscriptions et belles-lettres, depuis 1777. Membre honoraire de l'Académie des sciences, associé libre de la Société Royale de médecine.

Il quitta le pouvoir en 1781 après la mort de Maurepas, son protecteur, pour faire place au baron de Breteuil. Arrêté pendant la Terreur, il mourut sous les verrous dans la prison du Luxembourg, en 1794.

— PAGE 65 —

Fourcroy, né à Paris le 15 janvier 1755 (les *Commentaires* disent

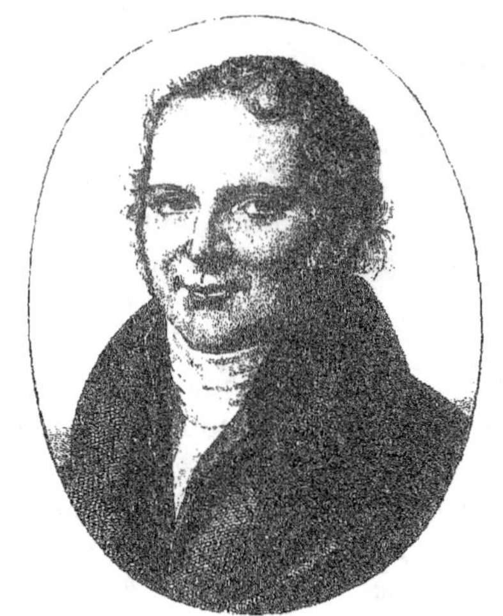

Fourcroy.
(Gravé par Ferdinand.)

juin, mais c'est sans doute une erreur de copie de *januarii* en *junii*), mort à Paris le 16 décembre 1809.

C'est le futur grand chimiste, direc-

teur de l'Instruction publique, député à la Convention, conseiller d'État, rédacteur de la loi du 19 ventôse an XI (1808), destinée à réprimer les abus dans l'exercice de la médecine qui ont été la suite du décret du 18 août 1792, supprimant en même temps tout ce qui existait de la loi insuffisante du 14 janvier an III, instituant les trois Écoles de médecine. Docteur de la Faculté de Paris en 1780 ; non admis à la Régence à cause de son affiliation, en 1779, à la Société Royale de médecine. En 1784, il succède à Macquer comme professeur de chimie au jardin du Roi, désigné par Buffon de préférence à Berthollet, et professeur de chimie à l'École Royale vétérinaire d'Alfort. Censeur royal, associé ordinaire de l'Académie des sciences pour la chimie en 1785.

Le doyen Philip qualifie sévèrement l'attitude de Fourcroy qui, après s'être engagé par lettre à rester toujours fidèle à la Faculté, s'empresse d'accepter l'affiliation à la Société Royale dès qu'il est docteur (voir C., p. 841).

— PAGE 68 —

Barbeu du Bourg (voir C. note, page 37). Il est encore à cette date (1778) plein d'enthousiasme contre la Société Royale. Cela ne dure pas (p. 23, 35), car, en 1779, il est le seul associé nommé à la Société Royale parmi les régents de la Faculté, et le 11 juin 1779, on convoque une assemblée pour décider si on remplacera dans leurs fonctions Barbeu du Bourg et tous ceux qui ont adhéré à la Société Royale. Le 15 juin, la Faculté décide que, les fonctions de Barbeu du Bourg étant près de leur terme, on restera dans le *statu quo*; d'ailleurs, Barbeu du Bourg est déjà très âgé, il a plus de 78 ans, et il meurt le 14 décembre 1779.

— PAGE 69 —

Triginta calculos argenteos. — Ce sont les jetons d'argent, frappés en général à l'effigie du doyen (voir C. note p. 380).

En 1774, les jetons d'or valaient 46 livres, les jetons d'argent, 1 livre 15 sous. et les jetons en bronze, 5 sous. (*Dossier Monteil-Chasles*, nᵒˢ 5 et 6).

— PAGE 71 —

Garnier (*Antoine*), né à Langres, docteur de 1751, demeurant Montagne-Sainte-Geneviève, ancien professeur de l'art des accouchements aux Écoles de médecine en 1768 et 1769, médecin des pauvres de la paroisse Saint-Étienne-du-Mont. (A. R.)

— PAGE 75 —

Aubry, avocat au Parlement en 1737, bâtonnier en 1783, demeurant rue Hautefeuille.

Gervaise, avocat au Parlement en 1744, rue des Fossés-Monsieur-le-Prince.

Vaubertrand, avocat au Parlement en 1750, rue Bailleul.

— PAGE 77 —

Prévôté de l'Hôtel du Roi. — Elle comprenait le grand prévôt de France, le marquis de Sourches,

3 lieutenants généraux ordinaires d'épée et des lieutenants généraux civils, criminels et de police. dont Béasse de la Brosse (1760), demeurant rue Royale, place Louis XV (*Almanach Royal*, 1778, p. 259). Le grand prévôt, ou prévôt de l'hôtel, avait une juridiction sur les gens de la suite du Roi. Par lui-même ou par ses lieutenants, il connaissait toutes les causes tant civiles que criminelles qui intéressaient les officiers ou marchands privilégiés attachés à la Cour. (CHÉRUEL, *Dict. des Instit.*).

Au dix-huitième siècle, le titre de grand prévôt n'est plus qu'honorifique, mais il a deux lieutenants généraux de robe longue, qui exercent d'une façon effective sa juridiction, et qui alternent l'exerçant à tour de rôle, l'un à Paris, l'autre à Versailles, ou dans tout autre lieu où la Cour se transporte. Le lieutenant de la prévôté avait été saisi de préférence au lieutenant général du Châtelet, sans doute parce que Malouin avait été médecin de la Dauphine résidant au Louvre.

— PAGE 79 —

L'acte n'est passé que plus de 3 ans après la mort de Malouin (3 janvier 1778).

L'homme, notaire au Châtelet depuis 1768, successeur de Vanin et doyen, rue du Roule, près la rue des Fossés.

Chaudot ne figure au tableau des notaires qu'en 1781. Il succède à Le Beuf de Lebret, rue des Prouvaires.

— PAGE 81 —

Vente des locaux de la Faculté. —

Cette menace de vente est certainement une manœuvre de vengeance de la Société Royale. En 1778, Lenoir, conseiller d'État, lieutenant général de police, vient d'être nommé associé libre. C'est son don de joyeux avènement à la Société qui vient de lui faire l'honneur de le distinguer. La question revient sur l'eau plus tard (voir C., p. 361).

———

Navier (*Toussaint-François Nicolas*), né à Châlons-sur-Marne, demeurant rue Sainte-Croix-de-la-Bretonnerie (voir *Catalogue*, 1778, C., p. 38).

— PAGE 84 —

Le plat (voir C., p. 260). Malheureusement, l'article des comptes ne dit pas combien de docteurs jouissent du droit au plat ; ce droit produisait 85 livres, de sorte qu'il n'apparaît pas si la réforme proposée, un jeton au lieu du plat, était ou non favorable aux Régents qui assistaient à l'examen.

— PAGE 87 —

Il est d'opinion presque générale que l'instruction *médicale* donnée par l'ancienne Faculté était purement théorique, et que la fondation de la médecine clinique est due à Desbois de Rochefort, ou même à Corvisart, son élève. L'étude des faits ne semble peut-être pas confirmer une opinion aussi absolue. Tout d'abord, dès le début de leur carrière, les bacheliers étaient tenus d'assister le samedi à la consultation des pauvres, aux Écoles de Médecine, et d'écrire les ordonnances des six docteurs en fonctions pour ce service.

L'article 39 des Statuts obligeait les licenciés à suivre pendant deux ans la visite des docteurs de la Faculté qui avaient des services d'hôpitaux, soit à l'Hôtel-Dieu, soit à la Charité, ou qui étaient médecins des paroisses, consultations de quartier.

De plus, les bacheliers pouvaient eux-mêmes faire la médecine sous la direction d'un docteur de la Faculté.

En janvier 1752, Dienert annonce par une affiche son cours de matière médicale, et il termine son affiche par la mention : « M. Dienert se trouvera assidûment aux visites des malades de l'Hôpital de la Charité, pour faire ensuite chez lui de deux jours l'un des conférences touchant le diagnostic, le prognostic et la curation de leurs maladies (*Quæstiones medicæ* 1750-1752, nº 90970 B. F. M. P.).

Cette opinion sur la nullité des études cliniques n'est pas récente ; dans son mémoire contre la Faculté, Gaulard, médecin des écuries du Roi, nommé médecin de l'Hôpital général, attaqua les études médicales telles qu'on les pratique à Paris. « *Les professeurs*, dit-il, *dictent des cahiers, jamais ils ne les expliquent. Il est impossible que des professeurs annuels soient en état de former des élèves.* » La Faculté répond :

« Il importe que la Faculté, chargée d'enseigner la théorie, tienne aussi l'École de pratique, qui ne peut être que dans les hôpitaux (p. 107). Les étudiants sont guidés dans la pratique par les huit médecins de l'Hôtel-Dieu, par les trois de la Charité, par ceux des autres hôpitaux et par ceux des paroisses (p. 95).

« La partie la plus essentielle de tout l'enseignement est sans contredit l'application des remèdes de l'Art sur les malades. Or, il est évident que ce grand objet ne peut être rempli que dans les hôpitaux. Les lois assujettissent les candidats avancés dans leurs études, les licenciés ou docteurs, à assister aux visites dans les hôpitaux (p. 182).

« La sûreté publique exige bien souvent qu'on appelle la mort au secours de la vie, en fouillant dans les entrailles des cadavres pour y découvrir la cause ou, du moins, le siège et les funestes effets des maux dont les accidents n'ont pu dévoiler la nature. Il faut nécessairement sacrifier un grand nombre de sujets, ce qui ne peut être pratiqué que dans les hôpitaux. » (*Déf. de la Fac.*, p. 110.)

Ce que demande donc ici la Faculté, c'est un hôpital lui appartenant en propre, où elle ne soit pas exposée à voir tout diriger par un médecin des écuries du Roi.

C'est ce qu'avaient les chirurgiens dans leurs nouvelles Écoles. L'article IV de l'édit du mois de décembre 1775 porte établissement d'un hospice dans les Écoles de chirurgie de Paris.

« Le Collège doit à la bienfaisance du Roi Louis XVI, lorsqu'il vint poser la première pierre au milieu de l'enceinte du nouvel amphithéâtre, un édit donné à Versailles en décembre 1774 et enregistré au Parlement le 7 janvier 1775. Cet édit établit aux Écoles de chirurgie un hospice de six lits, destinés à recevoir différents malades indigents, de l'un et l'autre sexe, atteints de maladies chirurgicales rares. Tous les matins, à sept heures, le maître préposé en chef à la conduite et au traitement des maladies donne à tous ceux qui se présentent des consultations gratuites. »

« Par de nouvelles lettres patentes, données à Versailles le 5 juin 1783 et enregistrées au Parlement le 8 juillet suivant, six nouveaux lits ont été fondés à Paris en l'hospice des Écoles de chirurgie. »

« Le Collège doit encore à la bienfaisance de Pichaut de la Martinière la fondation, au même hospice, de dix lits ; ce qui faisait le total de 22. »

Pour la Faculté de Médecine, voir : Mémoires sur l'utilité d'une école clinique de médecine (*Journal de physique*, t. XIII, 1778) ; Desbois de Rochefort à la Charité (in CORLIEU, *Centenaire de la Faculté*, p. 380), et l'*Exposé des motifs* de l'an III.

Quant à un enseignement clinique *officiel*, c'est en 1799, avec Cabanis, que s'ouvrit cet enseignement à la clinique de la Charité.

— PAGE 89 —

Appariteurs ou officiers de la Faculté. — D'après le *Calendrier médical* de 1778, rédigé par Pajon de Moncets et édité par Théodore-Pierre Cruchot, les appariteurs sont :

1º Cruchot (Théodore - Pierre), *major apparitor et scriba*, rue Jean-de-Beauvais, aux anciennes Écoles de Droit ;

2º Cruchot (Louis-Antoine), *minor apparitor*, rue de la Bûcherie, aux Écoles de Médecine. Andry nous le montre demeurant rue Jean-de-Beauvais dans une espèce de masure, où la Faculté de Médecine tient ses Écoles, au premier sur le devant. Homme d'âge moyen, portant ses cheveux, en habit marron, veste rouge galonnée d'or, botté, ayant un petit cheval pour faire les courses et étant, en outre de sa place, marchand parcheminier avec boutique et ouvriers dedans (probablement rue de la Bûcherie). (*Lettre de M. Andry à M. Le Vacher de la Feutrie, doyen,* 1ᵉʳ décembre 1779.)

Spécimen de l'écriture et du paraphe de Théodore-Pierre Cruchot, d'après un document du *Dossier Monteil-Chasles.*

3° Cruchot (Édouard-Louis), coadjuteur, rue de la Bûcherie.

Les appariteurs, personnages fort importants à la Faculté et fort bien appointés, tentaient parfois de profiter de leur situation officielle et de la teinture scientifique que leur prêtait leur fréquentation quotidienne avec les Régents, pour se livrer à l'exercice irrégulier de la médecine ou du moins de la petite chirurgie. Ainsi en 1715 les *Annales Medici* de Bertrand (p. 464) contiennent un article : *De clausurâ tabernæ apparitoris Scholarum majoris, qui chirurgicam artem exercebat.*

Cruchot servait de banquier à la Faculté, et la pièce nᵒ 25 du *Dossier Monteil-Chasles,* relative aux comptes du décanat de Philip, montre que pour sa première année de décanat Philip redevait à Cruchot 7.032 livres 10 sous.

« Dans les temps anciens, le poste de bedeau était très recherché, et la Faculté eut pour bedeaux des bourgeois notables, des avocats, notaires, procureurs, apothicaires, etc. » (HAZON, *El. hist.,* p. 24.)

— PAGE 93 —

Berthollet (Claude-Louis), né à Talloires, près d'Annecy, le 9 novembre 1748, fit ses études au collège de Chambéry, étudia la médecine à Turin, où il fut reçu docteur en 1768. Il n'était venu à Paris qu'en 1772 et, par conséquent, ne remplissait pas les conditions de vingt ans de pratique distinguée prévues par la déclaration royale de 1694, à la faveur de laquelle Charles Le Roi avait été admis les 21 et 25 mai 1778. Cette déclaration autorise la Faculté

« A approuver pour l'exercice de la Médecine à Paris, dans un mois à compter du jour où il se serait présenté, le docteur d'Universités provinciales qui aura donné des marques singulières de sa capacité, expérience et probité et aura acquis une grande réputation par les services qu'il aura rendus au public au moins pendant vingt ans ».

Berthollet est le futur chimiste. Docteur-Régent en 1780, il succède à Bucquet comme professeur de chimie ; il est à la même date associé à l'Académie des sciences. En 1784, il succède à Macquer comme directeur des Gobelins et y invente le blanchiment par le chlore, la fabrication des chlorates et du fulminate d'argent. Il fit partie de l'expédition d'Égypte avec Monge. Il mourut membre de l'Institut et pair de France, le 6 décembre 1822.

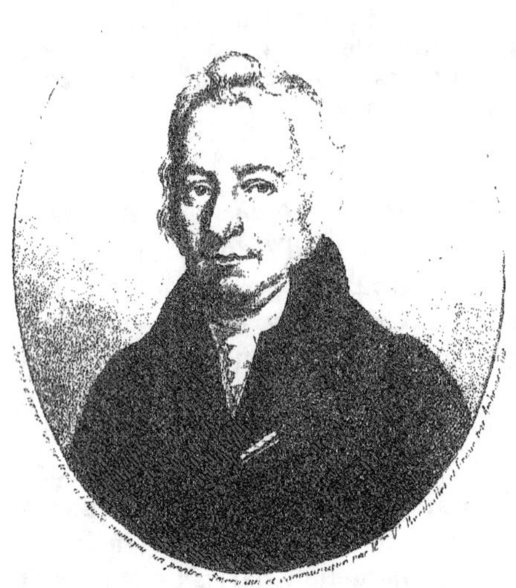

Claude-Louis Berthollet.

Médecin du duc d'Orléans, il avait été prié par lui d'étudier les doctrines de Mesmer. Il suivit les leçons du charlatan pendant un mois et, au bout de ce temps, déposa sur le bureau de Mesmer une déclaration signée, en date du 1er mai 1784, par laquelle il se refusait à reconnaître l'existence de l'agent nommé par Mesmer *Magnétisme animal*, les convulsions, spasmes, crises ne devant être attribuées qu'à l'imagination, à l'effet des frictions répétées sur des parties sensibles, à la tendance naturelle et involontaire de l'imitation chez tout animal. Il regarde la doctrine du *Ma-gnétisme animal* et la pratique à laquelle elle sert de fondement, comme absolument chimériques. (BERTRAND, *Magnétisme animal*, Paris, 1826.)

PAGE 95

Macquer (*Pierre Joseph*), né à Paris, le 9 octobre 1718, mort le 15 février 1784. Docteur Régent en 1742. Membre de l'Académie Royale des sciences depuis 1745. Succéda à Bourdelin comme professeur de chimie au jardin du Roi. Membre de la Société Royale de médecine dès sa création, en 1776; censeur royal, membre du bureau du *Journal des savants*, membre de l'Académie Royale de Stockholm, de Turin, de Madrid, commissaire de l'Académie des sciences à la manufacture des porcelaines du Roy à Sèvres. Il avait été chargé de surveiller les premiers essais de la cristallerie de Saint-Cloud, établie dans le parc, sous la protection de la reine.

Son dictionnaire de chimie est en 4 vol. in 8, 2 vol. in-4. Il fut traduit en allemand en 1768 69 avec des notes.

(Voir son portrait C., p. 1121.)

— PAGE 96 —

Darcet (*Jean*), né en 1727, dans les Landes, mort à Paris, le 13 février 1801. Précepteur des enfants de Montesquieu, qu'il eut à défendre à ses derniers moments contre les entreprises des Jésuites.

Docteur-Régent en 1764. Il épousa en 1771 la fille de Rouelle. Professeur de chimie aux Écoles de Médecine, le 18 mars 1780, en remplacement de Bucquet; nommé associé ordinaire surnuméraire à l'Académie des sciences en 1784. La même année il succède à Macquer à la direction des travaux chimiques de la Manufacture Royale de porcelaine de Sèvres, bien qu'il ne soit désigné à l'*Almanach Royal* de 1785 que sous le titre de commissaire de l'Académie des sciences à la manufacture de porcelaine, inspecteur des essais à la Monnaie et des teintures aux Gobelins. Il avait publié dès 1766 et 1767 un mémoire important sur l'*Action d'un feu égal, violent et continué plusieurs jours sur un grand nombre de terres.*

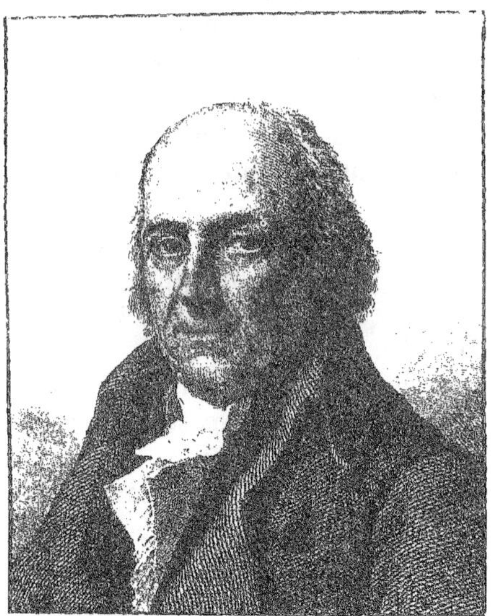

Darcet.
(Gravure de Conquy d'après Gérard.)

Il faisait en 1785 le cours de chimie aux Écoles de Médecine.

— PAGE 97 —

L'exemption du logement des gens de guerre était l'un des privilèges dont jouissaient l'Université de Paris, ses suppôts, officiers et serviteurs. Ces privilèges sont énumérés dans les lettres d'octroi au Collège des chirurgiens de Paris. Je possède un petit volume de 170 pages qui a pour titre : *Privilèges de l'Université de Paris, suppôts, officiers et serviteurs d'icelle donnés et octroyés par les Roys de France, ensemble les arrêts du Conseil privé confirmatifs desdits privilèges.* À Paris, chez Antoine de la Perrière. M DC XXIX. La première pièce de ce recueil est un extrait des registres du Grand Conseil du Roy, ordonnant l'enregistrement des lettres par lesquelles François Ier, désirant éviter que les suppôts, officiers et serviteurs de l'Université « soient contraints de laisser, discontinuer et abandonner leurs études, lectures, régences et prédications », renvoie tous les procès des suppôts, officiers et serviteurs d'icelle par devant le conservateur de leurs privilèges royaux, le Prévost de Paris, ou son lieutenant. Donné à Fontainebleau le 12 décembre 1543. Ces privilèges sont confirmés par des lettres de Louis XIII, ou plutôt de la Reine mère régente, à Paris, en décembre 1610. Ces lettres énumèrent les privilèges : exemption de tous les aides, subsides, emprunts, droits d'entrée de ville de vin provenant de leur cru ou achepté pour leur provision, impositions et levées des deniers et péage tant sur eau que sur terre, sur toutes marchandises ou denrées, de gardes et guet de portes tant de jour que de nuit, et de toutes contributions et levées de deniers.

— **Page 98** —

Suppôts de l'Université. — Une ordonnance de Charles VIII, donnée à Chinon en mars 1488, voulant éviter les débats qui pourraient survenir, déclare le nombre des officiers et serviteurs de l'Université qui sont compris dans les privilèges : 1° les 14 bedeaux, 6 des 3 hautes Facultés et 8 des 4 Nations ; 4 avocats et 2 procureurs au Parlement, 2 avocats et 1 procureur au Châtelet, 24 libraires, les 4 parcheminiers jurés, 4 marchands papetiers, 7 ouvriers ayant moulins faiseurs de papier (3 de la ville de Troyes et 4 de Corbeil et Essonnes), 2 enlumineurs, 2 relieurs, 2 écrivains jurés, 1 messager par chaque diocèse du Royaume.

Le Prévôt de Paris, conservateur des privilèges royaux de l'Université en 1778, est Messire AnneGabriel-Henri Bernard, chevalier, marquis de Boulainvilliers, conseiller du Roi, en son hôtel rue Notre-Dame-des-Victoires.

———

Le duc de Choiseul, pair de France, ministre et secrétaire d'État (guerre et marine), colonel général des Suisses et Grisons (1762).

— **Page 99** —

Duval (Pierre), né à Bréauté, près de Montivilliers en 1730, mort à Paris le 20 mai 1797.

Baccalaureus in sacrâ Facultate Parisiensi. A 22 ans, il était professeur de philosophie au Collège d'Harcourt ; puis bibliothécaire de l'Université au Collège de Louis-le-Grand. En 1781, il est proviseur et principal du Collège d'Harcourt (*A. R.*) et figure encore à ce titre sur l'*Almanach Royal de* 1790. En 1792, il est remplacé par Dairaux.

———

Tribunali academico. — Il est présidé par le recteur qui a pour conseillers les doyens des Facultés de théologie, de droit, de médecine et les quatre procureurs des quatre Nations qui composent la Faculté des Arts. Le procureur syndic y assiste comme partie publique avec le greffier et le receveur.

Ce Tribunal se tient au Collège Louis-le-Grand, le premier samedi du mois et toutes les fois qu'il y a des contestations à juger entre les suppôts de l'Université. Les sentences en sont relevées au Parlement (*A. R.* 1764, p. 355).

Les avocats et procureurs de l'Université y sont appelés quand l'importance ou la difficulté des affaires l'exigent.

Le greffe et les Archives de l'Université et des Nations sont placés au Collège Louis-le-Grand, destiné à être le chef-lieu de cette Compagnie.

En 1778, c'est Pierre Duval, recteur, qui préside.

Les trois doyens-conseillers sont : *Jean Certain,* pour la théologie ; *Saboureux de la Bonneterie,* pour le droit ; *Des Essartz,* pour la médecine.

Les quatre procureurs des quatre Nations sont : *Marc Tréguis* (France) à Louis-le-Grand ; *de Roussen* (Picardie). au cardinal Lemoine ; *Gar-*

din (Normandie), à Louis-le-Grand ; *Lallemand* (Allemagne), à Louis-le-Grand ; *Guérin*, syndic, à Louis-le-Grand ; *Fourneau*, greffier, à Louis-le-Grand ; *Lebel*, questeur-receveur, à Louis-le-Grand (*A. R.*, 1778).

— Page 100 —

Majoribus infulis ornati. — *Le Recteur.* — Robe violette et bonnet carré. Mantelet royal, chargé d'hermine sur les épaules et escarcelle de velours violet garnie de glands et de galons d'or. Ceinture de soie violette avec glands soie et or. En outre, un fort beau cordon violet passé en baudrier de gauche à droite, d'où pend une bourse à l'antique, appelée escarcelle, de velours violet garnie de boutons et galons d'or.

Le doyen de théologie. — Fourrure et robe noire ou violette avec bonnet carré de même.

Le doyen des droits. — Robe rouge avec chaperon herminé.

Le doyen de médecine. — Chappe rouge avec fourrure.

Les procureurs des Nations. — Robe rouge herminée blanc et gris.

Les trois grands officiers (syndic, procureur et greffier). — Robe rouge semblable à celle des procureurs des Nations.

Grands messagers. — Ils n'avaient plus alors qu'un titre sans fonction. L'Université avait la première établi un service de messagers, qui se chargeaient d'amener à Paris les jeunes étudiants et d'entretenir un commerce réglé entre les étudiants et leurs familles. Le public ne tarda pas à utiliser le service de ces messagers, officiers de l'Université et responsables devant le recteur de l'Université et les procureurs des Nations ; peu à peu les messagers de l'Université devinrent ceux de l'État. Ils jouissaient de privilèges considérables, tels que l'exemption de péage dû au Roi et aux seigneurs sur les terres desquels ils passaient. L'Université s'opposa toujours à la concurrence que des particuliers essayaient de faire à ses messagers. En 1576, Henri III voulut établir des messagers royaux pour les villes du ressort de la Cour des Aydes et du Parlement. L'édit ne fut enregistré qu'en 1579, avec cette clause restrictive que les messagers royaux ne pouvaient porter que les papiers et les sacs de justice.

En 1632, Louis XIII permit, par une déclaration, que ses courriers royaux pussent joindre aux papiers de justice les lettres des particuliers, mais seulement deux fois par semaine. Peu à peu, les lettres partirent chaque jour, mais l'Université obtint des arrêts du Conseil d'État reconnaissant aux messagers de l'Université seuls le droit de transporter chaque jour les lettres et paquets, avec défense aux courriers royaux de les porter d'autres jours que les mardis et vendredis. Le recteur conférait ces charges, pouvant se monter à 600 livres ; les messagers jouissaient des privilèges et immunités de l'Université, suivaient les processions du recteur et avaient leurs salles d'assemblée à Louis-le-Grand. Ils se partageaient en deux classes les : *Archi-Nuntii* et les *Nuntii volantes* ; les premiers seuls jouissaient des privilèges de l'Université. Ils formaient une confrérie sous le nom de Saint-Charlemagne.

Louis XIV, ayant besoin d'augmenter ses finances, afferma les Postes et Messageries royales, avec défense à tous messagers de porter aucunes lettres. Les messagers de l'Université tombèrent donc, et les revenus que l'Université tirait de cette industrie diminuèrent à tel point qu'il lui fut impossible de soutenir l'instruction gratuite dans ses Collèges.

Ses remontrances sur ce point trouvèrent bon accueil en 1719; le 14 avril, un arrêt du Conseil et des lettres patentes rétablirent l'instruction gratuite dans les dix Collèges des Arts, et pour cela il fut accordé à perpétuité, à l'Université de Paris, le vingt-huitième effectif du bail général des Postes et Messageries, tant royales que de l'Université, pour stipendier honorablement les principaux et professeurs des dix Collèges de la Faculté des Arts. Le bail des Postes et Messageries royales était, en 1719, de 3.400.000 livres, le vingt-huitième pour l'Université était de 121.428 livres, que l'adjudicataire de ce bail était obligé de payer sans aucune retenue, franche de toute charge, de quartier en quartier et par avance aux receveurs nommés par la Faculté des Arts.

Les grands messagers jurés assistent à la procession du recteur précédés de leur clerc ou héraut, revêtu d'une tunique de velours pourpre, parsemée de fleurs de lys d'or. (*Dict. hist.*, articles . Université, Messagers, Collèges, Procession du Recteur.)

En cas de besoin, l'Université prenait fait et cause pour les messagers jurés (voir C., p. 602, la requête du marquis de Bandol'.

Je trouve aussi dans les *Privilèges de l'Université de Paris, suppôts, officiers et serviteurs d'icelle* (Paris, 1629, p. 153), un arrêt du Conseil du Roy, du 26 janvier 1607, rejetant l'appel d'une sentence donnée par le Prévost de Paris, en faveur de Gervais Gourdin, messager juré de l'Université, qui réclamait à Jean de Moisset, fermier et adjudicataire général des Aydes du royaume, ce qui avait été perçu par le commis Nicolas Riotan, à l'entrée de muids de vin par la porte de la Tournelle.

— Page 101 —

Nomination faite en octobre 1776. L'arrêt du Conseil est du 29 avril 1776, comme il est dit ci-dessous.

« Cette Société, qui a pour titre *Société de Correspondance royale de médecine*, a été établie par arrêt du Conseil du 29 avril 1776. Elle est destinée à entretenir sur tous les objets de médecine pratique une correspondance suivie avec les médecins les plus habiles du royaume et même des pays étrangers, et à porter dans le cas des épidémies et épizooties des secours dans les différents endroits où elles règnent. Les assemblées se tiennent les mardis et vendredis de chaque semaine. Tous les ans, elle distribuera un prix. Les médecins qui composent cette Société sont divisés en neuf classes sous les noms de médecins consultans, de médecins ordinaires et correspondans, d'associés régnicoles, d'associés étrangers, d'adjoints à Paris, d'adjoints régnicoles, d'adjoints étrangers, de correspondans régnicoles et de correspondans étrangers. »

L'*Almanach Royal* pour 1778, qui définit ainsi la nature de la Société royale, ne donne, à cette date, que la liste des membres résidents à Paris, en tout 20 membres, tous régents de la Faculté, à l'exception de Poissonnier-Desperrières, médecin consultant du Roi, et de Réad, médecin de l'hôpital militaire à Metz. Nous sommes encore loin de l'envolée que va prendre la Société. Aussi, est-il peu étonnant que les commissaires nommés en 1776 n'aient encore rien fait, tandis qu'après la transformation subite de la Société dont le Roi devient protecteur, la Faculté prend ombrage.

———

Chirac (*Pierre*), né à Conques-en-Rouergue, en 1650, mort le 1ᵉʳ mars 1732, précepteur des enfants de Chicoyneau à Montpellier ; il fit ses études de médecine et fut reçu docteur en 1682, médecin de l'armée de Roussillon en 1692. Une épidémie de dysenterie s'étant mise dans les troupes, et l'ipécacuanha étant resté inefficace, il donna avec succès (?) du *lait coupé de lessive de sarment de vigne*.

Rentré à Montpellier, il y prit les fonctions de professeur et eut alors deux querelles scientifiques retentissantes : l'une sur l'acide du sang, avec M. Vieussens, de Montpellier ; l'autre sur la structure des cheveux, avec M. Sorazzi, médecin italien. Il accompagna le duc d'Orléans en Italie en 1706 et en Espagne en 1707, et s'attira l'amitié solide de ce prince

en s'opposant à ce qu'on lui amputât le bras après une blessure du poignet reçue au siège de Turin ; il le soigna et le guérit par des bains prolongés d'eau de Balaruc qu'il fit venir spécialement dans ce but. Aussi fut-il ramené par ce prince à Paris, où il devint son premier médecin au moment de la régence.

La *Maladie de Siam* sévissait à Rochefort, il y fut appelé et n'hésita pas à pratiquer plusieurs centaines d'autopsies. Frappé lui-même, il eut la chance de survivre. Appelé à Paris par le Régent, il devint médecin du Roi, et jouit, à ce titre, d'une influence tout à fait prépondérante ; le registre n° 326 des manuscrits de la Bibliothèque de la Faculté contient plusieurs pièces, projets d'édits, non datés malheureusement, mais où le rôle tout à fait dominateur destiné à Chirac trahit le rédacteur des projets, Chirac lui-même. On pourrait aussi le reconnaître à certaines exagérations toutes méridionales. Ainsi, dans un *Projet pour augmenter le nombre des médecins et les moyens d'en former d'excellents*, il affirme que le moyen le plus efficace d'obtenir ce résultat doit être que, « comme en Espagne, le premier médecin du Roy soit le chef de la médecine du royaume ». Il annonce ensuite son projet d'élever les chirurgiens à la médecine, ou les médecins à la chirurgie, et cite à l'appui de sa thèse le cas des corps de troupe qui n'ont que des chirurgiens, souvent illettrés, ne connaissant rien à l'anatomie au grand détriment de la santé des hommes ; et il avance que, dans la dernière guerre, il a péri 200.000 soldats de blessures, mais 1.200.000 de maladie, faute d'un secours raisonnable. Ces chiffres sentent leur provençal.

En 1720, il avait 70 ans, était asso

pêcha, mais le chargea de l'organisa tion des secours.

« L'étroite amitié qui unissait M. de la Peyronie et M. Chirac, premier médecin du Roi depuis 1732,

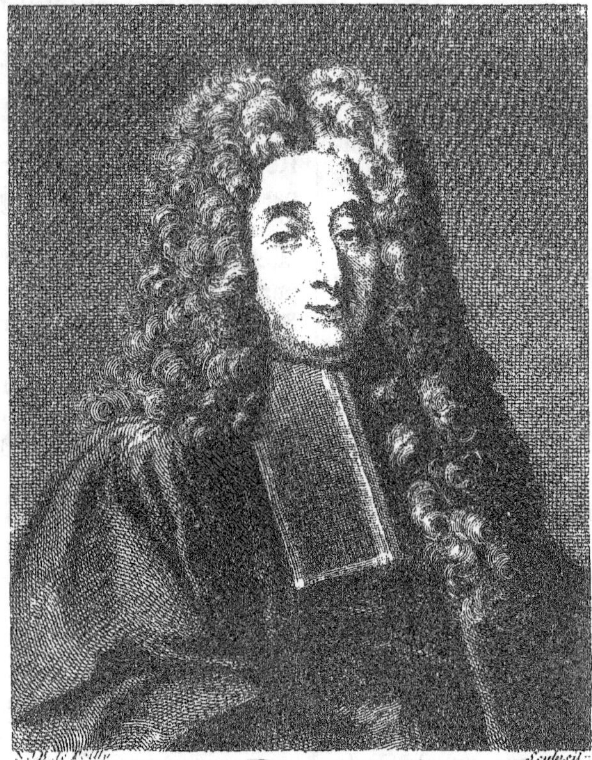

MESSIRE PIERRE CHIRAC,

Conseiller d'État ord.re Premier Médecin du Roy ci-devant Premier Médecin de M. le Duc d'Orléans regent Professeur Royal en l'Université de Médecine de Montpellier, Sur-Intendant du Jardin Royal des Plantes de Paris, et des Eaux Minérales du Royaume, de l'Académie Royale des Sciences. Mort à Marly, le 1er Mars 1732 âgé de 80 ans

cié de l'Académie des sciences, surin tendant du Jardin des plantes lorsque éclata la peste de Marseille. Les vieux souvenirs de l'épidémie de Rochefort l'excitaient à partir ; le Roi l'en em

était la base d'une confidence mu tuelle sur les desseins qu'ils avaient conçus pour les progrès respectifs de la médecine et de la chirurgie. M. Chirac avait formé le projet d'une Académie de Médecine dont la cor respondance avec les médecins des hôpitaux de tout le royaume aurait mis ses membres à même de faire éprouver les remèdes convenant aux différentes maladies. Cette Académie ne devait pas être composée des seuls médecins de la Faculté de Paris, qui regarda cet établissement comme contraire à ses droits et privilèges. D'ailleurs, M. Chirac et les premiers médecins du Roi auraient été présidents perpétuels de cette Académie. La Faculté craignit qu'une telle prérogative ne donnât aux premiers médecins du Roi un pied dans les affaires de la Société, et elle déclara qu'on exclurait tous ceux de son corps qui s'aviseraient d'entrer dans cette Académie et qu'on ne les admettrait plus jamais à la consultation. C'est d'après M. Astruc, si zélé pour l'honneur et les droits de la Faculté, que nous rappelons cette conduite susceptible de différentes interprétations. L'Académie de Médecine n'eut pas lieu; elle avait bien eu l'approbation du ministère, puisque les lettres patentes pour son établissement avaient été dressées et scellées. M. de la Peyronie profita de la circonstance et obtint dans le corps des chirurgiens de Paris la formation d'une Académie Royale de chirurgie (18 décembre 1731). » (*Mémoires de l'Académie de chirurgie*, p. 24, 1819, t. IV.)

Le *Recueil de pièces manuscrites*, dont nous avons parlé plus haut, contient plusieurs pièces corrigées, sinon écrites, de la main de Chirac, fort intéressantes au point de vue de l'étude de ce personnage; en voici l'analyse résumée par Varnier :

La pièce n° 16 ne porte ni date, ni titre.

Nous sommes informés que beaucoup de personnes sans titre et sans capacité, abusant criminellement de la crédulité des peuples aux dépens de la vie des malades, continuent d'exercer la médecine dans toute l'étendue de notre royaume sous le prétexte spécieux d'avoir des spécifiques; que les chirurgiens, uniquement destinés à la cure des maladies externes, entreprennent la cure des maladies internes; que les apothicaires, bornés à la confection des remèdes, osent, contre toute bonne police, traiter les maladies internes; qu'enfin les abus et le relâchement des professeurs en médecine concernant les études et la réception des docteurs continuent encore dans la plupart des Facultés de notre royaume, sans aucun égard pour l'édit et règlement général donné par notre bisaïeul l'année 1707, etc.

Il est nécessaire de rappeler chacun à sa place par le présent édit perpétuel et irrévocable, règlement général concernant les études de la médecine et l'obtention des degrés.

Chargeons le sieur Chirac, notre premier médecin, de la direction et inspection générale des études et réception des médecins dans toutes les Écoles du royaume en qualité de surintendant des trois corps de la médecine, pour veiller par lui-même ou par ses lieutenants, etc.

Et, dérogeant à l'article de l'édit donné en faveur du sieur Fagon, nous permettons à notre premier médecin et à ses successeurs de nommer des lieutenants également dans les villes où il y a Université de médecine comme dans toutes autres, aux conditions d'y nommer toujours pour son lieutenant le doyen, chancelier et président de chaque Faculté.

Le n° 17 est un *Projet d'Édit pour*

l'Académie. — Nous avons créé et établi, créons et établissons en notre bonne ville de Paris une Académie Royale de médecine expérimentale et pratique sous notre protection et la direction perpétuelle du sieur Chirac, notre premier médecin, et ses successeurs, etc... De même pour Montpellier.

Le n° 18 est intitulé *Statuts et règlements que Sa Majesté veut estre régulièrement observés* dans les Académies Royales de médecine pratique et expérimentale établies à Paris et à Montpellier (les corrections du texte sont toujours de la même écriture).

Le n° 19 n'a pas de titre. Il est à l'usage de Chirac. — Rappel de divers règlements et ordonnances, édits et déclarations pour l'établissement de l'art et maîtrise de pharmacie dans tous les lieux du royaume et, pour cet effet, ayant chargé leurs premiers médecins du soin d'établir des apothicaires dans tous les bourgs, villes et villages où il n'y auroit point de jurande établie, avec pouvoir d'établir dans tous les lieux du royaume des lieutenants-médecins et apothicaires pour procéder en leur nom et sur le pouvoir donné, etc. (Édit d'avril 1617 ; Déclar., 10 octobre 1656, 2 avril 1661, 1708.), dans tous les lieux où il n'y a ni Université ni jurande d'apothicaire, à la visite des maisons et magasins des apoticaires, épiciers, droguistes, ciriers et confiseurs du royaume, conformément aux statuts, règlements, arrêts et ordonnances du grand Conseil rendus le 30 septembre 1661, etc.

L'examen des chirurgiens et barbiers de village sera fait par les lieutenants du premier médecin.

Les apprentis en apoticairerie et chirurgie seront dégrossis dans les hôpitaux généraux pour être envoyés dans les hôpitaux de guerre où il y a pénurie.

Et étant informé que les chirurgiens de campagne tournent à leur usage et vendent les remèdes que nous faisons distribuer charitablement dans les généralités de notre royaume pour le soulagement des pauvres de la campagne, nous ordonnons que lesdits remèdes de charité ne seront remis désormais qu'entre les mains des curés des bourgs et villages et préparés par nos apoticaires du corps sur le choix et la liste qui leur en sera donnée par notre premier médecin, que nous authorisons à les faire distribuer dans toutes les généralités du Royaume sur la demande qui en sera faite par les intendants desdites généralités.

Et, désirant rétablir les 3 corps de la Médecine dans leur ancien lustre, dans la forme et dans l'étendue naturelle que doit avoir chacune des trois professions, suivant les ordonnances et règlements donnés par les Roys nos prédécesseurs, et voulant, à cet effet, être pleinement informé de toutes les altérations arrivées par laps de temps dans lesdites trois professions qui composent le corps de la Médecine et des usurpations réciproques qu'elles ont faites les unes sur les autres, en excédant les limites qui leur avoient été prescrites de toute ancienneté et dans leurs premiers établissements, et connoissant l'attachement du sieur Chirac à notre service, sa droiture, son impartialité et sa capacité en tout ce qui regarde l'étendue desdites trois professions, l'avons créé et érigé en la qualité de *Directeur général des Études et Éducation desdites trois professions, et en celle de conservateur de leurs statuts et privilèges, l'authorisons à se les faire représenter et à établir des délégués et lieutenants dans toutes les Facultés et autres corps de médecine de notre royaume pour, sur les informations faites sur les lieux de l'état où sont les Facultés, du relâchement qui sera survenu tant par rapport à l'instruction et éducation de la jeunesse que par rapport à leur réception aux grades et des usurpations réciproques entre les trois professions, être ordonné ce qu'il appartiendra, pour y rétablir le bon ordre à l'avantage des trois professions et de nos sujets, et si, dans l'exécution de notre présente déclaration, il survient quelque contestation, nous nous en réservons la connoissance à notre grand Conseil et l'interdisons à tous autres juges.*

Chambre Royale de médecine. — Les médecins des Universités provinciales, soutenus par tous ceux qui avaient charge à la Cour, ambitionnant d'exercer à Paris sans se soumettre au cours d'études qu'exigeait la Faculté, obtinrent, le 11 avril 1673, des lettres patentes d'établissement sous le nom de Chambre Royale. Ils dressèrent des statuts, établirent des procureurs, syndics et receveurs, ordonnèrent des messes solennelles et des processions en habits de docteurs, réglèrent le temps des assemblées, des disputes publiques et l'élection des candidats. Malgré tous les efforts de la Faculté, les lettres patentes furent confirmées par arrêts du Grand Conseil du 5 juillet 1683, 28 avril 1684 et 11 septembre 1686. Mais la Faculté, ayant appris que les lettres n'avaient pas été vues par le ministre du département de Paris, fut très bien accueillie dans son opposition par le garde des sceaux d'Aligres, par Colbert et par de la Reynie. Il fallut néanmoins la disgrâce de Daquin et son remplacement par Fagon, docteur régent, à la charge de premier médecin de Louis XIV pour que les déclarations fussent révoquées.

Les Statuts de 1696 se terminent par 64 pages consacrées, en grande partie, à la question de la Chambre Royale : c'est dire quelle importance la suppression de la Chambre Royale avait eue aux yeux de la Faculté.

Déclaration du Roy portant suppression de la Chambre Royale de médecine des Universités provinciales à Paris, avec l'arrêt du Conseil d'État du 29 juin 1694. — La déclaration reconnaît que l'établissement de la Chambre Royale est directement contraire à l'article 87 de l'ordonnance de Blois et à l'article 59 des Statuts de la Faculté de 1598, à tous les arrêts et règlements intervenus, révoque ladite Chambre, défend à tous particuliers, soy-disans médecins des Universités provinciales, de s'assembler, d'exercer la médecine, de publier aucunes listes de leurs noms, et aux apothicaires d'exécuter aucunes de leurs ordon-nances, mais permet aux dits méde-cins de se présenter en la Faculté de Paris pour y prendre les degrés de bachelier, licencié et docteur, après avoir fait les actes nécessaires pen-dant deux ans, sans être obligés de prendre des leçons en ladite Faculté.

La Chambre Royale fait opposition le 3 may 1694, mais est déboutée par arrest du Conseil d'État du 29 juin 1694.

Nouvel arrest du Conseil du 12 mars 1695 pour défendre aux soy-disans membres de la Chambre Royale de faire imprimer ny distribuer aucuns actes concernant leur opposition; dé-fense aux imprimeurs de les imprimer à peine de mil livres d'amende.

Après la suppression de la Chambre Royale, la Faculté ouvrit un jubilé avec l'assentiment du Roi, et un grand nombre de médecins de la Chambre Royale y entrèrent, au nom-bre desquels Pitton de Tournefort, Hecquet et d'autres.

— PAGE 102 —

Médecins étrangers. — « Nul ne pourra exercer la médecine à Paris s'il n'est reçu docteur ou licencié dans la Faculté de médecine de cette ville et s'il n'y a été admis à la ma-nière accoutumée et s'il ne fait pas partie du corps des médecins royaux, comme médecins du Roi très chré-tien ou de sa famille. » (Art. 74 des Statuts.)

Une déclaration royale du 29 mars 1696 complétait celle de mai 1694. Il était dit dans la première que « nuls

ne pouvaient professer la médecine à Paris, que s'ils étaient docteurs ou licenciés de la Faculté de Paris, ou médecins d'Université approuvés d'icelle, ou exerçant la médecine près de notre personne, notre famille et maison royale ». Certains docteurs de province, par une interprétation sin-gulière, prétendaient que, par les termes *approuvés de la Faculté de Paris*, l'ordonnance avait entendu approbation *de titre* et non de doc-trine, et qu'ainsi ils n'avaient qu'à faire approuver ou viser leurs lettres de licenciés ou de docteurs d'autres Universités pour être agrégés à la Faculté de Paris, sans être assujettis à subir aucun examen.

La déclaration du 29 mai 1696 les oblige expressément à prendre de nouveaux degrés de bachelier, licen-cié ou docteur, après avoir fait les actes nécessaires et subi les examens pour s'y faire approuver. Néanmoins, une nouvelle déclaration du Roy du 29 juillet 1696 conservait la Faculté de Paris dans ses droits d'approuver quelques médecins de réputation pour les services rendus au public au moins pendant vingt ans pour *s'habituer* à Paris, à la charge qu'ils subiront deux examens et soutiendront une thèse en habit de bachelier.

C'est la règle que nous allons voir un peu plus loin appliquée à Charles Le Roi, docteur et professeur de Mont-pellier. Mais Astruc sut échapper à cette règle, et il remplaça toutes les thèses par une leçon faite devant la Faculté sans discussion. C'était un privilège, qu'il prétendait d'ailleurs devoir lui être réservé, car, quelques années plus tard, il mena la campagne contre l'agrégation à la Faculté de Combalusier qui avait rendu de grands services, et qu'Helvétius voulait faire récompenser par des privilèges analogues à ceux dont avait joui Astruc (voir C. note de la page 275).

———

Exercice de la médecine à Paris par les docteurs des Universités provinciales. — Une pièce du dossier 326 des manuscrits de la Bibliothèque donne, quoique non datée et non signée, des renseignements précieux sur la tendance du rédacteur du projet à faciliter la pratique à Paris aux docteurs de province qui veulent bien renoncer à la régence. Ce projet ne peut guère avoir été rédigé que par un premier médecin du Roi, et il y est parlé de Louis XIV comme du bisaïeul du Roi régnant. De plus, la faveur spéciale dont ce projet veut gratifier la Faculté de Montpellier, désigne presque sûrement Chirac comme l'auteur de ce projet. Voici l'essence de ce projet :

« Ordonnons que tous les docteurs en médecine qui, par des attestations et certificats en bonne forme, feront apparoir que depuis qu'ils ont obtenu le grade de docteur, ils ont pratiqué la médecine pendant cinq années dans les hôpitaux de nos places de terre et de mer sous la conduite de quelque médecin expérimenté, se présenteront pour être agrégés à quelque Faculté de médecine et renonceront au droit d'enseigner la médecine, se borneront à celui de la pratiquer, ne seront à l'avenir examinés que sur la connoissance et le traitement des maladies ; et voulons qu'il soit conduit trois fois aux hôpitaux par des commissaires qui choisiront 4 malades à examiner par l'aspirant. Celui-ci rapportera en présence de l'Assemblée son diagnostic, pronostic et traitement des 12 malades.

« Si l'aspirant est admis, il paiera 300 livres à la bourse commune. Il n'aura voix à aucune assemblée que celles où il sera question de décider de la capacité d'un candidat à l'agrégation à la Faculté. En cas de refus, l'aspirant peut en appeler à la Faculté de Paris ou de Montpellier. »

———

Article XVII de l'Édit du Roy de 1707. — Pourront les étrangers être admis aux études de médecine dans les Facultés de notre Royaume, même y prendre les degrés sans observer les interstices ci-dessus marqués, pourvu qu'ils aient étudié pendant le temps porté par notre présent édit, soit dans les Universités de notre royaume, soit dans celles des pays étrangers, dont ils apporteront les attestations en bonne forme et dûment légalisées ; mais ne pourront les degrés par eux obtenus leur servir dans notre Royaume, et à cet effet sera fait mention tant du lieu de leur naissance que desdites attestations dans les lettres de bachelier et de licencié qui leur seront accordées.

— PAGE 104 —

Séance publique. — Le compte rendu de cette séance du 27 janvier au Collège de France a paru dans le nᵒ 5 pour l'année 1778 de la *Gazette de santé*. Lorry, Mauduyt, Vicq d'Azyr, Bucquet et Tessier y avaient lu des communications (*J. de Méd.*, t. XLIX, p. 278).

C'est le jour même de la distribution que Delassone, qui est venu présider la séance au Collège de France, écrit au doyen qu'il ne peut venir à Paris avant quinze jours.

———

Delassone était aussi médecin de Madame Adélaïde, tante du Roi (A. R. 1783, p. 602).

— PAGE 105 —

Mauduyt de la Varenne, docteur régent de 1760, adjoint de la Société et correspondance royale, puis nommé en 1776 membre et directeur de la Société Royale, s'est principalement occupé d'électricité médicale. Il communique à la Société Royale un mémoire sur le traitement électrique de 82 malades (*Mém. de la Soc. Roy.* pour 1777-78, p. 198-255). Il ouvre un cours gratuit d'électricité (*J. de Méd.*. t. LXII, p. 447).

L'abrégé de ce compte rendu fut publié à part, par ordre du Gouvernement (Paris, 1779), de l'imprimerie de P.-D. Pierres, in-4, 50 pages et un grand tableau.

Mauduyt lit aussi. le 20 avril 1781, un avis sur l'électricité médicale, 4 pages in-4, dans lequel il annonce que le Roi lui continue pendant quatre ans la gratification qu'il lui avait attribuée depuis trois ans, pour recevoir et traiter gratuitement les malades qui se présenteront. Aucun malade ne peut être admis sans avoir pris l'avis de son médecin ordinaire, ou avoir consulté un confrère. Mauduyt demeurait alors rue Neuve-Saint-Étienne, faubourg Saint-Marcel.

— PAGE 107 —

Les nouveaux membres honoraires. — Leur titre était *associés libres*. Il s'agit d'Amelot, secrétaire d'État, et de Le Noir, conseiller d'État, lieutenant général de police : accessoirement du comte de la Billardrie d'Angivilliers et du duc de Larochefoucauld.

— PAGE 108 —

Société Royale composée de membres de la Faculté. — Les trois officiers et 23 sur 24 associés ordinaires sont docteurs régents de la Faculté de Paris. La seule exception est Poissonnier-Desperrières, médecin consultant du Roi.

———

Poissonnier-Desperrières, qui est un étranger pour la Faculté de Paris.

———

Allusion à la nomination (13 janvier 1778) du comte de la Billardrie d'Angivilliers au titre d'associé libre de la Société Royale. Le comte de la Billardrie était associé vétéran de l'Académie des sciences.

———

Tronchin (Théodore), né à Genève le 24 mai 1709, mort à Paris le 30 novembre 1781. Il figure bien, en effet.à l'*Almanach Royal* de 1779. comme associé *étranger* pour l'Académie des sciences, premier médecin du duc d'Orléans, avec l'adresse : au Palais Royal. Ce fut un des protagonistes énergiques de l'inoculation ; en 1756, il inocula les enfants du duc d'Orléans. qui l'appella à Paris dix ans plus tard. Il eut un grand succès à Paris et était un des médecins les plus

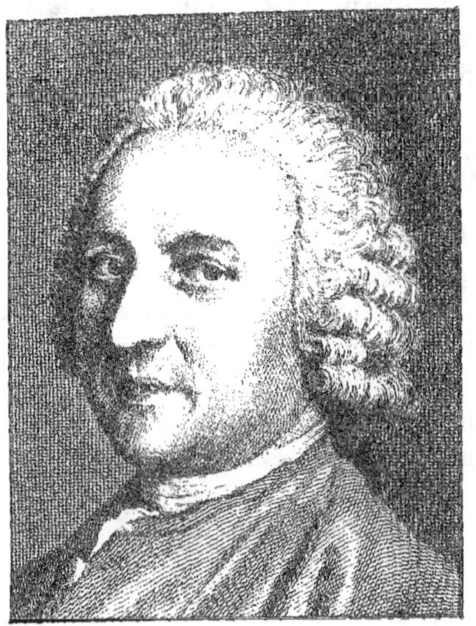

Tronchin.
(Gravure de Gaillard d'après Liotard.)

recherchés comme consultant dans toute l'Europe.

———

Chambre Royale, voir C., note de la page 101.

— PAGE 110 —

M. de Chyrac, voir C., note de la page 101.

———

Le Doyen. — L'avis ne tombe pas dans l'oreille d'un sourd, et, dès la constitution de la Société Royale par lettres patentes, le doyen en charge et le doyen d'âge de la Faculté sont désignés comme officiers de la Société Royale.

En 1780, la liste des membres de la Société Royale ne parle plus que du doyen en charge, qui continue à refuser.

En 1781, il n'est plus question du doyen de la Faculté, mais la Société comprend alors 25 docteurs de la Faculté dont 2, Hallé et Fourcroy, à qui cette nomination coûte la régence.

———

Le 8 mars 1777, la Faculté décrète que les comités dits *prima mensis* auront lieu, à 5 heures du soir, en présence du doyen, de douze régents appelés d'après l'ordre du Catalogue, du censeur de l'Académie et de quatre commissaires élus à cet effet. Elle décréta qu'on y traiterait non seulement des maladies épidémiques, comme par le passé, mais des sporadiques, des cas dignes d'être notés, des autopsies, des remèdes déjà connus pour les mieux connaître, ou inconnus pour leur analyse chimique ou leur essai clinique prudent ; en un mot de tout ce qui peut intéresser les progrès de la Médecine. Elle exige de plus que chaque docteur apporte ses observations écrites (*Cal. méd.*, 1778, p. 59).

Ce décret avait pour but de lutter contre la Société et correspondance royale ; l'objet des travaux était le même, il était tout naturel qu'on se réunît pour se communiquer les résultats. D'autre part, on excitait les régents au travail. Comparez avec les *Statuts* de la Société Royale de 1778.

On gagne le droit de rotule, comme on l'a vu (C., note p. 3), par un nombre variable de signatures de présence. En donnant le droit de rotule à ceux des régents qui assistaient aux assemblées communes, à la Faculté et à la Société Royale, on pensait bien attirer les régents aux séances et conserver toujours ainsi la majorité.

———

Le *Calendrier médical de* 1778, édité par Cruchot, annonce le cours contre lequel proteste la Faculté :

« M. Vicq d'Azyr, Docteur-Régent, enseignera l'anatomie et la chirurgie pendant tout l'hiver, la matière médicale et la pharmacologie pendant l'été. Par ordre spécial du Roi, il fera des leçons publiques d'anatomie humaine et comparée dans l'amphithéâtre de la Société Royale de Médecine de Paris pour les épidémies, rue du Sépulcre, près la cour du Dragon.» (C'est à cette date le domicile particulier de Vicq d'Azyr.)

En 1774 il ouvrait son cours d'anatomie et de physiologie, le 24 octobre, dans son amphithéâtre privé de la rue de Glatigny, vis-à-vis de la rue Basse-des-Ursins (*J. de méd.*, t. XLII, p. 476).

— PAGE 114 —

Voir la note de la page XXV de l'Introduction.

— PAGE 115 —

Depuis 18 *mois.* — C'est en effet en octobre 1776 que la Faculté avait nommé 4 commissaires chargés de conférer avec Delassone. Mais on ne pouvait guère se défier d'une Société qui, à sa première séance, publiait un *Mémoire instructif* dans lequel elle traçait le plan des travaux de ses correspondants et leur donnait comme

exemple à suivre pour l'analyse des eaux le mémoire rédigé par les commissaires de la Faculté sur l'analyse des eaux de l'Yvette, en profitant de la circonstance pour assurer la Faculté de sa grande déférence (*J. de méd.*, t. XLVI, p. 280).

———

Les règlements de la Compagnie. — Delassone est de mauvaise foi et joue sur les mots. Sa lettre est du 5 avril, or les lettres patentes ne sont que du mois d'août suivant, et le règlement n'est élaboré qu'en 1780.

— PAGE 118 —

Moreau de Vormes, avocat aux conseils du Roi depuis 1754, rue Sainte-Croix de la Bretonnerie, inscrit au tableau et reçu au Parlement le 27 août 1774, ancien syndic à Saint-Magloire, faubourg Saint-Jacques (*A. R. de* 1789). Les avocats aux Conseils du Roi formaient un corps distinct de celui des avocats au Parlement. Ils correspondaient, comme nous l'avons déjà dit, à peu de chose près, à ce que sont aujourd'hui les avocats au Conseil d'État et à la Cour de cassation.

———

Concours de licence. — Tous les 2 ans, à la troisième semaine de la Quadragésime, s'ouvre le concours de licence. Est admis quiconque, honnête et instruit, de bonne vie, de religion catholique, apostolique et romaine, est muni de lettres de baptême, de maître ès arts en l'Université de Paris, de 4 ans d'étude à la

Faculté de Paris, ou de lettres de doctorat d'une Université du Royaume.

Pendant une semaine, les candidats sont examinés sur les institutions médicales, la physiologie, l'hygiène et la pathologie, ainsi que sur les aphorismes d'Hippocrate.

Jugés suffisants à la majorité des suffrages, ils sont admis au *principium* et sont bacheliers *formati*, sont dits aussi médecins, tant qu'ils suivent le cours de licence. Après qu'ils ont répondu trois fois, de 6 heures à midi, sur une question quodlibétaire de physiologie, de pathologie et d'hygiène et une fois sur une question cardinale tirée de l'hygiène, et aux examens sur la matière médicale entière pendant une semaine, et pendant 7 jours de suite sur l'anatomie en disséquant, et sur la chirurgie en opérant de leurs propres mains, enfin qu'ils ont satisfait 4 fois, pendant une semaine chaque fois, sur la pratique médicale, ils sont dits « bacheliers émérites » et reçoivent la licence d'enseigner, lire et pratiquer la médecine, dans la salle de l'archevêché, donnée par le chancelier de l'Église métropolitaine.

Ils sont ensuite gratifiés du bonnet de docteur par un docteur régent ayant dix ans de régence et sont proclamés docteurs; ils sont régents dès qu'ils ont présidé hors tour une dispute quodlibétaire. C'est ainsi qu'après un travail ininterrompu de 2 années, ils deviennent médecins *urbi et orbi* (*Cal. méd.*, 1778, p. 44 et 45, § 3).

— Page 120 —

E cathedrâ minori. — Pour comprendre ce qu'est la *Cathedra minor*, voir C., p. 243, la disposition des deux chaires de la salle des actes aux Écoles de chirurgie, la petite devant et au-dessous de la grande.

Elle fut vendue, le 15 germinal an IV, à la fermeture de la Faculté, avec un grand fauteuil en bois pour 310 livres en assignats. (*Archives de la Seine*, carton 116, n° 2601.)

———

Avis en faveur de la Société Royale, signé par Geoffroy, Lorry, Mauduyt et Coquereau, tous quatre associés ordinaires non pensionnés.

———

Coquereau (*Charles-Jacques-Louis*), né à Paris en 1744, mort le 12 août 1796. Docteur régent de 1770, médecin ordinaire du prince de Condé, professeur aux Écoles (1777-78). Membre de la Société Royale (1777). Médecin ordinaire de l'infanterie française et étrangère (1789).

— Page 121 —

Local de la Faculté. — C'est la menace non déguisée d'expulsion, déjà agitée en mars (voir C., p. 81), ou au moins du maintien du *statu quo*. Les chirurgiens ont un palais, parce qu'ils acceptent que le premier chirurgien, celui du Roi, soit le chef de la chirurgie française.

J'ai pu me procurer un exemplaire des lettres patentes mettant la Faculté de Médecine en possession provisoire des locaux abandonnés par la Faculté de droit. En voici la reproduction :

LETTRES PATENTES
DU ROI,

Pour la translation des Écoles de la Faculté de Médecine, dans les bâtimens des anciennes Écoles de la Faculté de Droit.

Données à Versailles le 15 Septembre 1775.

Regiſtrées en Parlement le neuf Décembre 1775.

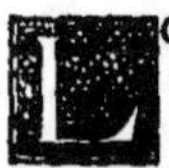

OUIS, par la grace de Dieu, Roi de France & de Navarre : A nos amés & féaux Conſeillers les Gens tenant notre Cour de Parlement à Paris. Etant informé que la Faculté de Médecine ſe trouve dans la néceſſité de quitter ſes Ecoles, dont la démolition a été ordonnée, & qui n'eſt ſuſpendue que juſqu'au premier Octobre prochain ; & deſirant pourvoir au logement néceſſaire à ladite Faculté, pour y faire ſes exercices, Nous nous ſommes fait repréſenter l'Arrêt du Conſeil du 6 Novembre 1763, & les Lettres patentes ſur icelui du 16 dudit mois, regiſtrées au Parlement le 29 deſdits mois & an, par leſquels le feu Roi, notre très-honoré Seigneur & Aïeul, en agréant la traſla-

tion des Ecoles de Droit ſur la place de la nouvelle Egliſe de Sainte Genevieve-du-Mont, auroit en même-temps ordonné qu'auſſitôt après la conſtruction deſdits édifices pour la Faculté de Droit, & après que les Ecoles y ſeroient ouvertes, il ſeroit procédé pardevant un des Conſeillers du Parlement de Paris, ſur une ſimple affiche & publication, à la vente des terreins, cour & bâtimens qui ſervoient alors aux Ecoles de ladite Faculté, pour le prix qui en proviendroit être employé d'abord au payement des ſommes qui ſe trouveroient être redues pour raiſon des bâtimens deſdites nouvelles Ecoles de Droit, & le ſurplus à la conſtruction de l'Egliſe de Sainte Genevieve. Mais jugeant à propos d'affecter leſdits bâtimens pour loger proviſoirement la Faculté de Médecine, Nous y avons ſtatué par Arrêt rendu cejourd'hui en notre conſeil, Nous y étant. A CES CAUSES, conformément audit Arrêt, dont expédition eſt ci-attaché ſous le contre-ſcel de notre Chancellerie, Nous avons ordonné, & par ces préſentes ſignées de notre main, ordonnons que, juſqu'à ce qu'il y ait été autrement pourvu par Nous, il ſera ſurſis à la vente des terreins, cour & bâtimens des anciennes Ecoles de la Faculté de Droit, ordonnée par Arrêt du Conſeil du 6 Novembre 1763, & Lettres patentes ſur icelui du 16 deſdits mois & an ; pour leſdits bâtimens & terreins être employés aux exercices de la Faculté de Médecine de la Ville de Paris ; Nous dérogeons, pour ce

regard ſeulement, aux diſpoſitions deſdits Arrêt & Lettres patentes des 6 & 16 Novembre 1763, en ce qui eſt contraire à celles des préſentes. SI VOUS MANDONS que ces préſentes vous ayiez à faire regiſtrer, même en Vacations, & le contenu en icelles faire garder & obſerver ſelon leur forme & teneur ; CAR tel eſt notre plaiſir. DONNÉ à Verſailles le quinziéme jour de Septembre, l'an de grace mil ſept cent ſoixante-quinze, & de notre regne le deuxieme. *Signé* LOUIS. *Et plus bas*, Par le Roi, DE LAMOIGNON. Vu au Conſeil, TURGOT. Et ſcellées du grand Sceau de cire jaune.

Regiſtrées, oui, ce requérant le Procureur Général du Roi, pour être exécutées ſelon leur forme & teneur, ſuivant l'Arrêt de ce jour. A Paris en Parlement, les Grand'Chambre & Tournelle aſſemblées, le neuf Décembre mil ſept cent ſoixante-quinze.

Signé DUFRANC.

A PARIS, chez P. G. SIMON, Imprimeur du Parlement, rue Mignon S. André-des-Arcs. 1775.

Lorsqu'on examine les bâtiments qui font face à l'ancienne église Sainte-Geneviève, on est surpris que la façade qui fait pendant à celle de l'École de droit ne soit pas l'entrée d'un monument de la même importance que les Écoles de droit. J'ai retrouvé dans le tome XXII des *Commentaires* la délibération qui témoigne que l'intention de Soufflot était de construire des Écoles de Médecine faisant pendant aux Écoles de droit. Voici cette délibération :

Die sabbati 7^a mensis maii 1763, convocati sunt per juramentum Doctores omnes medici in Scholis superioribus, horâ decimâ matutinâ post sacrum, de rebus maximi momenti ad Facultatem pertinentibus Decanum dicentem audituri et posteà deliberaturi. Exposuit Decanus clarissimum virum Soufflot, Regis architectum peritissimum, novi Sanctæ Genovefæ templi reædificationi præpositum, in animo sibi destinatum habere novas Parisiensium Scholas construere in eâ locorum parte quæ ad hujus Basilicæ partem maximam spectat. Sperandum esse quod, si res Facultati arrideat, solâ vetustarum Scholarum derelictione et regis munificientiâ prope diem sollicitandâ, res ad felicem exitum duci valeat (t. XXII, p. 790).

Établissements nouveaux. — La Chambre de Médecine de Daquin, la Chambre Royale des médecins des Universités provinciales, l'Académie de Médecine expérimentale et pratique de M. Chirac. On ne peut, en effet, supposer qu'il s'agisse ici d'une allusion aux querelles de la Faculté avec les chirurgiens et les apothicaires, ces deux corporations étant déjà fort anciennes.

Leges Facultatis. — Les Statuts ne permettaient pas qu'une question fût mise en délibération sans· avoir été portée à l'ordre du jour. C'est, d'ailleurs, une règle que l'on retrouve presque partout de nos jours, et qui semble absolument salutaire à l'ordre des assemblées. Nous verrons plus tard que les Statuts faillirent recevoir sur ce point une attaque funeste sous le décanat de Pourfour du Petit (voir C., p. 1058-1060, et la note qui s'y rapporte).

— PAGE 122 —

Procurator catholicus. — *Catholicus* est pris, dans le sens d'universel. C'est le Procureur Général du Parlement. A cette époque, le titulaire de la charge était Guillaume-François Joly de Fleury, né en 1710, qui l'occupait depuis le 21 décembre 1740. Il était le frère aîné du président à mortier, Omer Joly de Fleury, et de Jean-François Joly de Fleury, conseiller d'État, qui fut contrôleur général des finances après la chute de Necker.

— PAGE 123 —

Académie de Médecine. — Rappel du titre de l'Académie de M. Chirac. La suite des événements prouva que les craintes de la Faculté n'étaient pas chimériques, et que la Société Royale, avec le Roi pour protecteur, largement dotée, devait exercer bientôt une influence prépondérante sur les médecins de province (régnicoles) et les étrangers. Un signe palpable de cette influence se trouve dans le sort des concours pour les prix proposés par les Sociétés rivales. Ainsi, en 1786, la Faculté de Médecine maintenait encore au concours les questions proposées déjà en 1782 : *Rachitis* (ce sujet fut repris pour un concours institué en 1789 par la Société Royale, avec une dotation de 1.400 livres); *Convulsions infantiles ; Maladies de la moelle.* Faute de candidats sérieux, elle devait abandonner les deux premiers sujets, et il y avait 3 ans qu'elle ne distribuait aucun prix. A cette date elle modifie les sujets et indique : 1º *l'Ictère des nouveau-nés* (prix : 1 jeton d'or); 2º *le Carreau* (prix : 200 livres) ; 3º *les Maladies de la moelle* (prix : 300 livres).

A la même date, la Société Royale distribue pour 1785 :

1 médaille d'or de 3oo livres au docteur Myler de Gegembach ;

1 médaille d'or de 3oo livres au docteur Jannet de Chatel-Blanc (Franche-Comté) ;

1 prix de 6oo livres au docteur J.-P. Michell, d'Amsterdam ;

1 prix de 6oo livres au docteur Jacquinelle, médecin-major du régiment d'Agenois ;

1 prix de 3oo livres à M. Craisine, médecin de l'hôpital militaire de Lille ;

1 prix de 100 livres à M. Party, chirurgien-major de l'hôpital militaire de Brest;

1 médaille d'or de 100 livres aux docteurs C. et J. Chaptal, de Montpellier (ce dernier était son correspondant) ;

1 médaille d'or de 100 livres au docteur Picard, de Troyes ;

1 jeton d'or au docteur Terrede de Laigle ;

1 médaille d'or de 5o livres au docteur Raymond, de Marseille.

Sans compter de nombreuses mentions honorables.

En concurrence avec le maigre jeton d'or et les 5oo livres de prix que proposait depuis 3 ans la Faculté, sans jamais les attribuer, la Société Royale proposa pour sa séance du 7 mars 1786 :

1 prix de 6oo livres fondé par le Roi (maladies du système lymphatique) ;

1 prix de 6oo livres sur le Muguet ;

1 prix de 6oo livres sur la Scrofule ;

1 prix de 6oo livres sur les Maladies des troupes ;

Les prix annuels sur les épidémies fondés par le Gouvernement ;

Des prix annuels sur les études de topographie médicale.

———

Depuis 200 *ans.* — Les premières tentatives avaient eu lieu sous Henri IV avec Dulaurens et Rivierre.

— Page 125 —

De Cézan (*Louis-Alexandre*), né à Paris, docteur régent de 1766, avait publié un *Manuel antisyphilitique ou Essai sur les Maladies vénériennes*, à Londres et à Paris, 1774, in-12. (Analysé in *J. de Méd.*, 1774, t. XLI, p. 569.) Ce mémoire est cité dans l'arrêt du Parlement du 13 avril 1777, car il a donné lieu à une plainte de de Préval comme calomnieux et diffamatoire. De Cézan avait donc agi à ses risques et périls pour la Faculté contre Guilbert de Préval, et cela lui est un titre quand il demande sa réintégration au *Catalogue*. (Sa radiation avait été décidée par les décrets des 3o mars, 3 et 16 avril 1776, sous le décanat d'Alleaume.)

— Page 127 —

Dupré, le père, habite Stenay (Meuse). Docteur depuis 1746. L'article IX des Statuts de 1751 dit : « Il sera permis au doyen et à la Faculté d'accorder des dispenses d'âge et d'études aux fils des docteurs en médecine de la Faculté de Paris et de leur faire remise d'un an ou de deux, et, en vertu du précepte d'Hippocrate, de les accueillir avec toute la bienveillance possible, pourvu qu'ils soient maîtres ès arts de l'Académie de Paris et qu'après l'examen ils soient jugés dignes d'être bacheliers. »

La situation de Dupré, fils d'un docteur régent absent de Paris, donne lieu plus tard à des difficultés d'ordre pécuniaire (voir C., p. 920).

———

Barrière de Sève. — Le *Dictionnaire historique de la ville de Paris et de ses environs* (t. IV, 1779, p. 640) dit « Sève ou Sèvre ». Mais presque tous les documents de l'époque portent Sève. Manufacture royale de porcelaines de Sève, répète constamment l'*Almanach Royal.*

— PAGE 131 —

Logement des gens de guerre. — Voir C., p. 100, la lettre d'Amelot en date du 13 mai 1778, annonçant au recteur que le Roi n'a pas jugé à propos d'exempter les officiers et suppôts de l'Université, mais seulement les docteurs et professeurs.

— PAGE 133 —

Décanat provisoire de De l'Épine. — Des Essartz avait été suspendu temporairement, le 25 mars 1777, de ses fonctions de doyen, par un arrêt du Parlement, au cours du procès engagé entre la Faculté et Guilbert de Préval. Le remplacement aurait dû être fait par Claude Bourdelin, qui était l'ancien ; mais il était alors près de sa fin et presque en enfance (il mourut le 13 septembre suivant), ce que le *Cal. méd.* pour 1778 (pp. 61-64) déguise poliment sous la forme d'un refus de Bourdelin. La fonction incombe donc à De l'Épine.

Le 8 juillet, plus de trois mois après, De l'Épine fait encore le remplacement, et la Faculté lui vote des remerciements bien mérités pour son dévouement aux intérêts de la Faculté.

———

Le procès de la Faculté contre Guilbert de Préval a tenu une place très importante dans la vie de la Compagnie, à la période qui nous occupe ; les documents que contient le tome XXIV des *Commentaires* sur ce procès sont très sommaires et laissent dans l'ombre beaucoup de points qui n'auraient pu être éclaircis que par l'étude soigneuse du tome XXIII, si je n'avais eu l'heureuse chance de rencontrer et d'acquérir une suite de documents originaux se rapportant à ce procès ; malheureusement, une partie des pièces sont incomplètes ; elles suffisent néanmoins à éclairer très suffisamment la question. Voici l'énumération de ces pièces :

a) Les 16 dernières pages d'un mémoire de la Faculté du 19 octobre 1773, signé du doyen Le Thieullier ;

b) Le début d'un mémoire pour Jean-Charles Des Essartz, doyen de la Faculté de Médecine, Leclerc, Dumangin, Lézurier et Bacher, docteurs régens, *accusés*, contre le sieur de Préval, *accusateur ;*

c) Un supplément de 8 pages in-4 sur 2 colonnes du numéro de la *Gazette de santé* du 5 juin 1777 ;

d) Les 16 premières pages d'une consultation pour la Faculté de Médecine ; la signature et la date manquent, mais la pièce est postérieure à 1776, puisque Des Essartz est déjà doyen ;

e) La fin, pages 17 à 40, d'un mémoire de Des Essartz, doyen, Leclerc, Dumangin, Lézurier et Bacher, visé par Thomasson, procureur, et qui répond article par article au *Précis* du sieur de Préval. Le mémoire est d'ailleurs complètement résumé dans les dix dernières pages;

f) La réponse de la Faculté de Médecine de Paris, en date du 28 avril 1777, à la requête du sieur de Préval du 8 avril; elle est signée de De l'Épine, subrogé doyen, Boué, Lorry, Maloet, Lézurier et Coquereau. Cette pièce, imprimée sur 2 colonnes, met en regard l'article de la requête du sieur de Préval et la réponse de la Faculté. Cette pièce complète fait donc connaître en son entier la requête de Préval (in-4 de 16 pages de l'imprimerie de Quillau);

g) Enfin, l'arrêt de la Cour du 13 août 1777, qui confirme les décrets de la Faculté contre le sieur de Préval (in-4 de 24 pages, de l'imprimerie de Quillau).

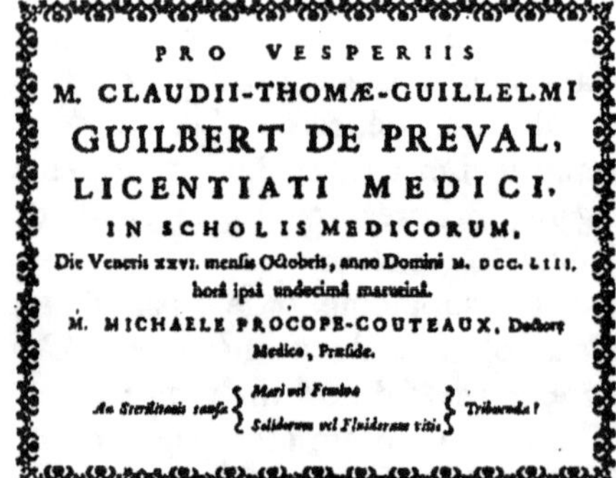

Affiche de l'acte de Vespéries de Guilbert de Préval, réduite au tiers.

Ces pièces permettent d'établir ainsi qu'il suit l'historique de cette affaire,

qui dura cinq ans et mit en œuvre toutes les ressources de la chicane :

Guilbert de Préval, docteur régent de la Faculté, vendait au public, à son domicile, moyennant un louis, une drogue liquide qu'il appelait *Eau fondante antivénérienne*. Le prospectus distribué à profusion disait : « *Ce remède est tellement antipathique du mal, qu'il l'indique. Il change de couleur, il se trouble ; de limpide qu'il est, il devient épais, blanchâtre, laiteux à la seule approche du mal, et il est nuancé en proportion de ses degrés.* » (*J. de Méd.*, 1777, t. XLVIII, p. 16.) De Préval prétendait avoir fait des expériences personnelles qui prouvaient l'efficacité de son remède comme préservatif, et ses détracteurs l'accusaient même d'avoir expérimenté en public. On ne pouvait imaginer un charlatanisme plus éhonté, et la protestation de la Faculté était, certes, des plus légitimes.

Les *Mémoires de Bachaumont* (t. V) citent à la date du 6 mai 1771 les expériences faites par Guilbert de Préval, en présence du duc de Chartres et du prince de Condé. Le 6 juin, nouvelle expérience projetée en présence du comte de la Marche (fils du prince de Conti). « Spectacle plus dégoûtant que lubrique. Le 10 juin, l'expérience a eu lieu et a réussi. »

La pièce *c*) de notre dossier montre que l'abbé Tessier, docteur régent, soumit ultérieurement (1777) le remède *secret* de Guilbert de Préval à un examen très soigneux, pour lequel il se fit aider par Bucquet, professeur de chimie aux Écoles, et Delaplanche, alors bachelier. Il en fit l'analyse et la synthèse et conclut que l'Eau fondante n'était que de l'eau de chaux, chargée d'un peu de sel marin et d'une très petite quantité de mercure avec un principe odorant. Prise par gouttes comme l'indiquait le prospectus, cette eau ne pouvait avoir aucun effet curatif ; quant à l'effet préservatif, il n'était pas plus sérieux que l'emploi de la bouteille comme moyen de diagnostic des maladies vénériennes. La vente de cette drogue était un véritable danger public.

Le 8 août 1772, la Faculté arrêta que Guilbert de Préval serait rayé du Catalogue ; c'était là un jugement de discipline intérieure qui ne pouvait empêcher le charlatan de continuer ses pratiques honteuses, mais qui rompait du moins toute solidarité entre la Faculté et ce membre indigne. Le décret de la Faculté n'était, suivant les usages, valable qu'après une troisième délibération, et Guilbert de Préval sut pendant quatre ans s'opposer à la troisième délibération de la Faculté.

A la fin de 1773, il fit appel à la Cour de l'arrêté pris contre lui par la Faculté. C'est contre cet appel qu'est rédigé le mémoire de Le Thieullier de 1773. Il y fait valoir qu'il n'y a pas de jugement susceptible d'appel tant que la troisième délibération n'est pas sortie et que le sieur de Préval n'est pas encore de ceux qui jouissent du privilège de porter leurs procès devant le Parlement en première instance. Il fallut néanmoins arriver au 4 mai 1776, pour que la Cour ordonnât qu'il serait tenu une troisième assemblée, mais que le sieur de Préval serait payé de tous ses droits pécuniaires depuis le 8 août 1772, date du premier décret.

Le 5 juin, l'assemblée en troisième délibération porte presque à l'unanimité un décret confirmatif des deux précédents.

Le 30 août, le sieur de Préval fait opposition au décret de la Faculté, et il obtient, le 7 septembre, un arrêt qui ordonne, malgré la 3ᵉ délibération du 5 juin, « que le sieur de Préval recevra les émoluments, sportules, jettons et autres droits, tant ceux qui auront eu lieu depuis le 5 juin que ceux qui auront lieu à l'avenir ». Les détails qui vont suivre sont indispensables pour comprendre comment de Préval peut attaquer Des Essartz au criminel et le priver, par suite, pendant quelques mois des fonctions de doyen (voyez C., p. 33).

Alleaume, doyen en charge et l'un des partisans déclarés du sieur de Préval, reçoit signification de l'arrêt le 19, mais il n'en dit rien à la Compagnie. Le 23 septembre, de Préval se présente à un acte de vespérie, il signe son nom sur le registre ; l'acte était terminé lorsque Des Essartz arrête le doyen Alleaume pour lui demander si c'était en vertu d'un arrêt de la Cour que de Préval avait repris ses fonctions de régent. Alleaume ayant répondu qu'il avait reçu signification de l'arrêt, Des Essartz lui reprocha vivement sa négligence, qui exposait la Compagnie à paraître rebelle à des arrêts dont on ne lui donnait pas connaissance. A ce moment, un huissier, qui n'avait pas quitté de Préval depuis son arrivée, présenta à Des Essartz une grosse de l'arrêt ; Des Essartz refusa de la prendre, comme n'étant pas qualifié pour cela, et c'est ce fait que Préval interprète comme une résistance aux arrêts de la Cour. Le 2 novembre, Des Essartz est élu doyen, et la Faculté le charge de déclarer au sieur de Préval qu'elle le tenait désormais pour exclu des assemblées, tout en lui accordant les droits de présence que lui attribuaient les arrêts de la Cour des 4 mai et 7 septembre ; de Préval se retire et va dans une salle voisine verbaliser avec un procureur et un huissier qu'il a eu soin d'amener. Sentant que la protection d'Alleaume, descendu de charge, lui manque, il invente de poursuivre Des Essartz au criminel, pour avoir, dit-il, commis, le 23 septembre, un acte de révolte ouverte contre l'autorité de la Cour, en chassant et maltraitant l'huissier qui signifiait cet arrêt ; pour avoir empêché d'entrer, le 2 novembre, un huissier porteur de la grosse des arrêts, et l'avoir, en compagnie de 30 jeunes docteurs, hué de façon indécente, l'avoir lui-même frappé et chassé dehors. Il rédige en même temps un *Précis*, auquel Des Essartz et consorts répondent par le mémoire qui est la pièce *b*) de mon dossier.

« Depuis cinq ans le sieur de Préval plaide contre la Faculté qui l'a exclu de son sein. Les motifs de la radiation sont connus, disons plus et vrai, approuvés par tous les citoyens honnêtes. Depuis six mois, pour faire diversion, il a provoqué une procédure criminelle contre le doyen, les commissaires de la Faculté et un autre docteur régent. Depuis trois mois, le doyen, le chef de la Faculté, est sous les liens d'un décret d'ajournement personnel, interdit de toutes ses fonctions ; M. Le Clerc, médecin ordinaire du Roi en son Châtelet, M. Dumangin ont été frappés de la même interdiction. » (*Mémoire pour M. J.-C. Des Essartz*, p. 29.)

Poursuivis au criminel, Des Essartz, Le Clerc et Dumangin étaient frappés d'ajournement personnel et interdits de toutes fonctions. Mais tous les efforts de de Préval pour faire remplacer Des Essartz par Alleaume, doyen sorti de charge, qui lui est acquis, pour faire assister aux assemblées un des Messieurs de la Cour flanqué d'un huissier, pour interdire le vote aux jeunes docteurs, coupables de ne pas lui avoir rendu visite, demeurent inutiles.

Dans un mémoire daté du 26 avril, inspiré et signé par De l'Épine, subrogé doyen, la Faculté répond article par article à la requête que de Préval a formée le 8 avril, requête qui est un tissu de calomnies et de mensonges.

Le dénouement approche, et, le 13 août 1777, tous les docteurs en grand costume accompagnèrent le doyen au Parlement pour assister à la lecture de l'arrêt. La Cour… « condamne la partie de Breton (avocat de Guilbert de Préval) en l'amende de douze livres, faisant droit sur les conclusions de notre Procureur général ; fait défenses à la partie de Breton de vendre et distribuer aucuns remèdes par elle-même, conformément aux Statuts de la Faculté de médecine ; ordonne que les termes injurieux répandus dans les requêtes et mémoires de la partie de Breton seront et demeureront supprimés ; sur le

surplus des demandes, fins et conclusions des parties, les met hors de
cour ; condamne la partie de Breton
aux dépens des causes d'appel et
demandes, même en ceux réservés;
ordonne que le présent arrêt sera
imprimé au nombre de cent exemplaires et affiché au nombre de vingt
aux frais de la partie de Breton.

— Page 134 —

Pajon de Moncets. — Dans le
Mémoire pour Des Essartz, doyen,
Leclerc, Dumangin, Lézurier et Bacher, *accusés* contre le *Précis* du sieur
de Préval, *accusateur*, les attaches de
Guilbert de Préval à la Faculté sont
analysées, et on lit : « Les liaisons

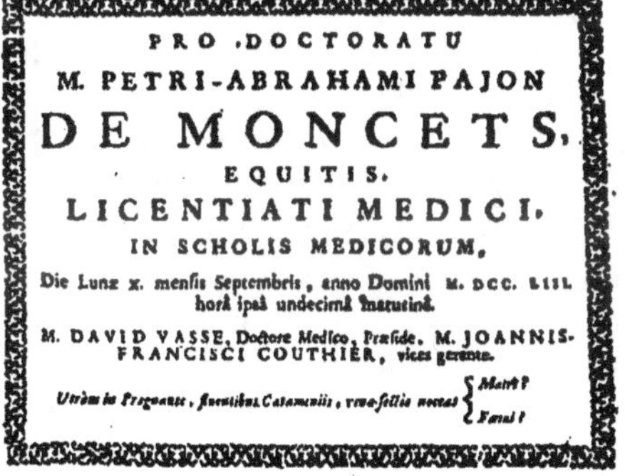

Affiche pour le doctorat de Pajon de Moncets,
réduite au tiers.

intimes de M. Pajon de Moncets avec
le sieur de Préval ne sont pas un mystère. On le voit presque tous les jours
aller chez lui ; il en a fait l'aveu en
pleine assemblée et s'est plusieurs
fois chargé de rapporter les réponses
à son ami à ce qui avait pu être dit
contre lui dans les assemblées précédentes. Il n'a jamais parlé que son

langage, même contre ce qu'il avait
signé le 12 août 1772. »

On comprend que Pajon de Moncets, après l'effondrement de Guilbert
de Préval, ne tienne pas à ce qu'il
reste sur les registres trace de son inti-
mité avec lui ; mais la Faculté refuse
de l'entendre.

———

Voyez C., p. 184, le détail des articles de ce règlement.

— Page 136 —

Desbois de Rochefort (*Louis*), né
à Paris le 9 octobre 1750, mort le
26 janvier 1786 ; fils de Louis-René
Desbois, il bénéficia de l'exemption
des droits d'inscriptions et obtint le
prix de Diest grâce à la mort subite
de son concurrent; il fit ses études au
collège Sainte-Barbe dont il fut plus
tard médecin, et y eut pour camarade
Vicq d'Azyr ; il est docteur régent de
1774.

Desbois de Rochefort soutint sa
thèse antiquodlibétaire (*vulgo Pastillaire*) le 13 novembre 1776 sur la
question :

An nutritio sit { *Fluidorum?*
reparatio { *Solidorum?*

Le 14 novembre, le lendemain,
pour obtenir la régence, il présida sa
première thèse quodlibétaire hors
tour, celle du bachelier Marinier, sur la
question (aff.) *An nutritio sit fluidorum duntaxat reparatio?* qui n'est, en
somme, que la pastillaire de la veille.

Ce fait d'utiliser la thèse pastillaire
pour première thèse à présider hors
tour n'était pas une exception. La
même année, on voit Ant. Le Roi,

Dieudonné Jeanroy, Marie-Z. Munier, Aug. Thouret, H.-Al. Tessier,
J.-René Sigault, procéder de même
avec les bacheliers Simonnet, Jeannet des Longrois, Navier, Delaplanche, Hallé et Roussel de Vauzesme (*Cal. méd.*, 1778, p. 47).

Desbois a 27 ans et 3 ans de régence
quand on le nomme membre de la Société royale de Médecine au deuxième
tour d'admission, en février 1777. En
1778, sur la thèse de Delaplanche qu'il
préside, il est encore qualifié : « *E
Regiá Societate medicá Parisiensi
pro Epidemiis institutá.* » L'*Almanach royal* de 1779 (imprimé en
1778) l'indique encore au nombre des

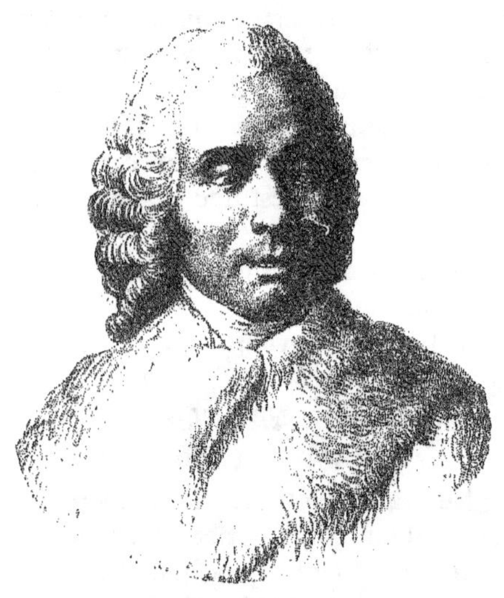

Louis Desbois de Rochefort (gravure de Forestier).

associés ordinaires, mais sur celui de
1780 il a disparu du tableau et est rentré
dans le giron de la Faculté, malgré les
efforts de Vicq d'Azyr. Peut être, la
nomination de son frère Éléonore-
Marie au bénéfice de Saint-André-

des Arcs n'a-t elle pas été étrangère
à ce changement de front (*Cal. méd.*,
1778, p. 68).

En 1780, il fut nommé médecin de
la Charité et fit le premier de l'enseignement clinique au lit des malades, si toutefois on ne doit pas
appeler enseignement clinique celui
que faisaient les médecins de l'Hôtel-
Dieu, car les licenciés devaient pendant deux ans suivre la visite à l'hôpital. Il laissa un *Cours élémentaire de
Matière médicale*, que Retz analyse
dans ses *Nouvelles Instructives* (1790,
p. 374).

On trouve aussi de lui une note sur
la vertu des gouttes anodynes de
Hoffmann dans le traitement des
fièvres intermittentes (*Hist. Soc. roy.*,
1776, p. 285).

Corvisart-Desmarets fut son élève di-
rect et publia la 2ᵉ édition de son *Cours
élémentaire de Matière médicale*. On
y trouve (t. II, p. 496) un chapitre
curieux sur les *Antiseptiques chirurgicaux* : eau-de-vie camphrée, eau de
chaux, nitrate d'argent. Dezeimeris
dit que Desbois avait laissé cet ouvrage
manuscrit et qu'il fut publié par
Corvisart. Desbois mourut phtisique,
le 26 janvier 1786, à 36 ans, Corvisart,
son successeur à la Charité, prononça
son éloge à la réouverture du cours.

———

Lalouette (*Jean-François-Achille*),
ou *De Lalouette*. Fils de Pierre Lalouette, docteur régent de 1742 et
camarade de Delassone. Docteur
régent en 1774. A quatre ans de doctorat à peine ; camarade d'études de
Vicq d'Azyr, il avait été nommé, à la
fondation (juillet 1776), associé ordi-

naire pensionné, dixième sur la liste.

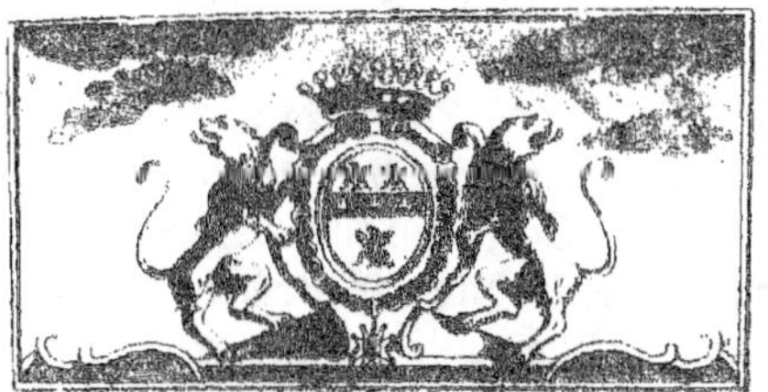

PATRI DILECTISSIMO
PETRO LALOUETTE,
EQUITI ORDINIS REGII,
DOCTORI MEDICO, ACTUS PRÆSIDI.

Frontispice de la thèse de Lalouette junior,
dédiée à son père le 20 janvier 1774.

Dépôt des Archives. — « Les archives de l'Université et des Nations sont placées (avec le greffe) dans le collège Louis-le-Grand, vendu à l'Université en 1763, lors de l'expulsion des jésuites. Ce collège était destiné à être le chef-lieu de cette Compagnie. » (*A. R.*, 1774, p. 355.)

En exécution des lettres patentes données à Versailles le 21 novembre 1763, les assemblées de l'Université, qui se trouvaient ci-devant aux Mathurins, se tiennent au collège Louis-le-Grand depuis le 10 octobre 1764, ainsi que les assemblées particulières de chaque Nation (*A. R.*, 1789, p. 488).

— Page 137 —

Rente Frémont. — Voir C., p. 34, assemblée du 6 décembre. La veuve Frémont s'était remariée, *oublieuse* de son premier mari.

———

Thèse Laservolle. — Voir C., note de la page 14. Cela complète et rectifie l'historique donné par Siebold des débuts de l'accouchement prématuré. (Voir SIEBOLD, *Hist. de l'obstétricie*, trad. Herrgott, p. 347.)

Laservolle a publié avec de Horne *l'État de la médecine, chirurgie et pharmacie en Europe pour l'année 1777*, in-12 de 634 pages. (Analysé in *J. de Méd.*, t. XLVII, p. 282).

— Page 139 —

Ad supremum Senatum. — La requête au Parlement est la dernière ressource (voir son libellé, C. p. 145).

— Page 140 —

Le président du Parlement. — Le plus ancien des présidents à mortier, messire Louis-François-de-Paule Lefèvre d'Ormesson de Noyseau (voir C., note p. 1280), le premier des quatre anciens présidents à mortier de la Grand' Chambre.

— Page 141 —

Suppression de la qualité de membre de la Société Royale. — Sur le *Calendrier médical pour 1778* (imprimé en 1777), les membres de la Société Royale sont qualifiés : « *E Regiâ Societate medicâ Parisiensi pro Epidemiis institutâ.* » Cette mention n'existe plus dans le Catalogue des Régents pour l'année 1777-1778 dans les *Commentaires* (voir p. 5 à 10). La transcription sur le registre était en effet souvent bien postérieure à la date du plumitif correspondant. Par exemple, les comptes de ce décanat (1777-1778) n'ont été approuvés qu'en 1781, et il est possible que la transcription au registre ne soit que de quelques jours antérieure à cette date.

———

Lieutaud, président de la Société Royale. — Le tableau des membres qui composent la Société Royale de médecine, publié au courant de l'année, bien avant les lettres patentes, porte :

Officiers de la Société :

M. Lieutaud, conseiller d'État, premier médecin du Roi, de l'Académie Royale des sciences et président de la Société, en Cour.

M. Delassone, conseiller d'État, premier médecin de la Reine et du Roi en survivance, de l'Académie royale des sciences, président de la Société, en Cour.

— Page 142 —

Le doyen insiste sur le fait que la nomination de Lieutaud a été faite à son insu. Il n'était pas membre de la Société et Correspondance royale de médecine.

———

Ambition et avarice des membres de la Société Royale. — Sur les 12 associés ordinaires nommés en juillet 1776, six, tous docteurs régents, étaient pensionnés à 1.200 livres : Laurent de Jussieu, Caille, Paulet, de Lalouette, Jeanroy et Thouret. — Quant à Vicq d'Azyr, on lui reprochait beaucoup plus son ambition que son avidité.

— Page 143 —

Légitime possession. — Sous l'im-

pulsion de Vicq d'Azyr, la Société et Correspondance royale s'est transformée d'elle-même en Société Royale de médecine.

L'*Almanach Royal* de 1777 (p. 602) donne les indications suivantes : la Société et Correspondance royale de médecine, établie par arrêt du Conseil du 29 avril 1776 est destinée à entretenir sur tous les objets de médecine pratique une correspondance suivie avec les médecins les plus habiles du royaume et même des pays étrangers. Elle comporte alors : un directeur, président perpétuel, de Lassone; un premier correspondant, Vicq d'Azyr; 6 médecins consultants, 6 médecins ordinaires et correspondants résidant à Paris, 7 adjoints à Paris. Le reste : associés, adjoints et correspondants régnicoles et étrangers n'est pas mentionné nominativement.

L'année suivante (*A. R.* pour 1779, p. 582), changement à vue. Le Roi est protecteur, Lieutaud est président, de Lassone n'ayant plus que la survivance; Vicq d'Azyr est secrétaire perpétuel; le doyen en charge et l'ancien de la Faculté sont au nombre des officiers de la Société, mais pas nominativement. Il n'y a plus qu'une seule classe d'associés ordinaires, et on a nommé dans cette classe 7 nouveaux régents de la Faculté; enfin, la Société se ménage la protection des grands, en créant une classe d'associés libres dont font partie le comte de la Billardrie, Watelet, le peintre, Amelot, le secrétaire d'État, Le Noir, lieutenant général de police, le duc de Larochefoucauld. A la date de la publication de l'*Almanach* de 1779, les lettres patentes pour l'établissement de la Société étaient enregistrées, mais elles ne l'étaient pas en juin 1778, et c'est pour cela que Des Essartz discute à cette date la légitimité du titre de Société Royale.

— PAGE 144 —

Les jeunes membres de la Société Royale. — Vicq d'Azyr, 30 ans, il est docteur depuis 4 ans ; de Jussieu, depuis 6 ; Caille, depuis 6 ; Paulet, depuis 6 ; De Lalouette, depuis 4 ; Desbois de Rochefort, depuis 4 ; Jeanroy, depuis 2 ; Thouret, depuis 2 ; l'abbé Tessier, depuis 2.

Radiation d'une phrase dans la transcription. — La transcription est probablement de 1781 pour cette partie de la copie, comme pour les comptes de fin d'exercice. Desbois s'est retiré de la Société, mais cette preuve d'attachement n'aurait pas suffi à lui obtenir la suppression de cette phrase désagréable si, par la suite, Desbois de Rochefort ne s'était montré dévoué jusqu'à l'acharnement dans la poursuite des charlatans et du Mesmérisme.

— PAGE 145 —

Lettres patentes projetées. — Elles furent données par le Roi à Versailles au mois d'août 1778 et registrées au Parlement le 1ᵉʳ septembre suivant.

— PAGE 148 —

Plumitifs. — La Faculté assemblée en Conseil n'avait pas d'autre secrétaire des séances que le doyen lui-même, qui prenait des notes et rédigeait les résolutions sur des feuilles volantes pour établir, en fin d'année scolaire, l'histoire de ce qui s'était passé pendant l'exercice. Quand une délibération était de grande importance, le doyen prenait soin de faire immédiatement contresigner sur le plumitif la décision prise par quatre docteurs, deux des anciens et deux des jeunes (voyez, par exemple, C., page 138, le décret contresigné par De l'Épine, Hazon, Lézurier, Philip, *utriusque ordinis antiquiores*).

— PAGE 152 —

Rue Bailleul. — Quartier du Louvre, allant de la rue des Poulies à celle de l'Arbre-Sec, actuellement de la rue du Louvre à celle de l'Arbre-Sec. Elle passait derrière l'hôtel d'Aligre, où le Grand Conseil tenait et a tenu longtemps ses séances avant l'achèvement du Louvre.

— PAGE 153 —

La Minute. — Les *Commentaires* sont la copie des minutes ou plumitifs reçues par une Commission et adoptées par l'Assemblée. Les minutes ont disparu. Il n'en reste que quelques feuillets du décanat de Bourru dans le *Dossier Monteil-Chasles*, désigné sous le nom de tome XXV des *Commentaires* ; on doit leur conservation au fait que les comptes rendus des décanats de Bourru n'ont pas été transcrits au registre, et qu'il les conservait chez lui pour la rédaction de son compte rendu.

« Les plumitifs ne sont conservés par les doyens que comme matériaux et mémoires pour composer l'histoire de ce qui se passait sous leur décanat ; mais l'histoire qu'ils en ont tirée n'est transcrite sur les registres qu'après un examen rigoureux fait par six commissaires nommés *ad hoc* et l'approbation qu'y donne la Faculté sur leur rapport. Sans cette formalité les plumitifs, les feuilles des assemblées, si on en excepte les décrets signés par 4 docteurs présents, ne sont que des écrits

diation n'existe pas au registre, et le texte lui même signale que c'est sur le plumitif que la délibération a été biffée. L'erreur est surprenante sous la plume d'un auteur qui a vécu d'aussi longues années dans la fréquentation des *Commentaires*.

Rayé et biffé. — L'huissier a procédé comme si la transcription avait été faite au registre et n'a pas pris

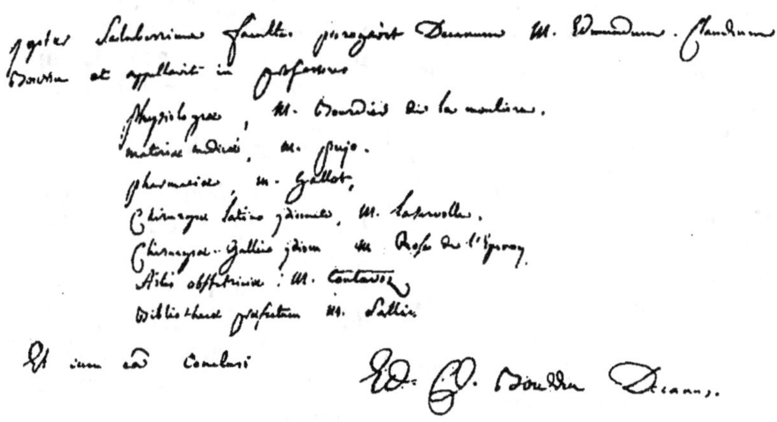

Type de plumitif de la main de Claude Bourru, mentionnant sa prorogation au décanat et l'élection des professeurs. (Document du *Dossier Monteil-Chasles*).

sans autorité, ou n'en ont pas plus qu'un témoignage verbal. Ces précautions sont sages, elles ont pourvu aux inconvénients qui résulteraient de la mauvaise volonté d'un doyen ou de son animosité contre quelqu'un de ses confrères. » (*Mémoire pour M. J.-C. Des Essarts*, p. 82.)

Corlieu dit à la page 225 de l'*Ancienne Faculté de Médecine* (Paris, 1777) : « Maître Spire, huissier royal, remplit son mandat, et on peut voir dans les *Commentaires* la déclaration biffée par l'homme de la loi. » C'est une erreur facile à constater : la ra-

possession du document incriminé pour le détruire.

— Page 160 —

Gratuito semper instituta. — Voir Introduction, p. XVIII, notes.

— Page 162 —

Inculpations odieuses. — Allusion au procès de la Faculté contre Guilbert de Préval, rayé du catalogue (voir C., note de la page 133).

Notre chef. — Le chef de l'Université est, en principe, le chancelier. Cet officier, chargé du sceau royal et de son apposition sur les chartres du souverain, était chef de tous les conseils et président né de toutes les cours de justice. La dignité de chancelier était inamovible ; mais, lorsqu'un chancelier déplaisait au Roi, il l'exilait dans ses terres et nommait un garde des Sceaux qui remplissait toutes les fonctions du chancelier par simple commission.

C'est ce qui s'est produit. Le chancelier Maupeou est en disgrâce, exilé dans ses terres et les Sceaux sont confiés à Hue de Miromesnil, qui prend toutes les prérogatives du chancelier et devient le chef de l'Université.

Les insignes du chancelier étaient la simarre violette et le mortier orné de galons d'or jusqu'au sommet. A certains jours fixés, le chancelier faisait apposer le sceau de la grande chancellerie sur les lettres royales, ordonnances, déclarations. Il était alors accompagné des maîtres des requêtes et des officiers de la chancellerie. Les secrétaires du Roi qui avaient rédigé les lettres assistaient au sceau, pour répondre aux difficultés qui pouvaient s'élever, et le chancelier avait le droit de refuser de sceller les lettres qui lui paraissaient contraires aux lois.

— PAGE 163 —

Six siècles de travaux. — Des Essartz ne craint pas de faire bonne mesure ; on ne peut guère faire remonter l'origine de la Faculté de Médecine à une époque antérieure à sa séparation de la Faculté des Arts, quand elle cessa, en 1281, de consigner les décrets dans le livre bleu du recteur. On arrive au même résultat en la fixant au premier décanat de la *Series chronologica Decanorum*, insérée au *Calendrier médical* de 1778. Le premier doyen est Pierre de Limoges, de 1267 à 1271. Les registres rentrés en possession de Gui Patin font mention de cinq autres volumes in-folio qui les précédaient et qui, représentant chacun environ 25 ans, feraient remonter la date du plus ancien registre au décanat de Pierre de Limoges.

— PAGE 164 —

Un article des lettres patentes. — C'est l'article IX.

« La Société s'occupera de tous les faits de médecine théorique et pratique, et essentiellement de tout ce qui peut avoir rapport aux maladies épidémiques et autres qui se répandent quelquefois dans nos provinces, sans discontinuer néanmoins les recherches que nous lui avons ordonné de faire sur les maladies contagieuses des bestiaux et sur les moyens propres à les prévenir et à les arrêter. »

————

Jeunes gens. — C'est un des points qui blessent le plus la Faculté. On lui enlève les derniers docteurs reçus. L'arrêt du Conseil d'État du 29 avril 1776, qui établissait la Société de correspondance pour les épizooties, noyau de la Société Royale, ne cachait pas l'intention de s'adresser à la jeunesse, et l'article VII admet un certain nombre de *jeunes docteurs et étudiants en médecine et en chirurgie* pour étendre davantage l'utilité des exercices de la Commission. (*J. de Méd.*, 1775, t. XLV, p. 189.)

Des lumières de la Faculté entière. — L'article VIII dit : « Pour favoriser plus encore la communication des lumières et faciliter le succès que nous nous promettons du nouvel établissement, la Société nommera, tous les ans, deux commissaires, qui se transporteront deux fois l'année en l'assemblée de ladite Faculté, à laquelle ils feront part des découvertes, recherches ou observations de la Société sur les objets qui pourront être relatifs au progrès de la science. »

— PAGE 165 —

Dernier article des lettres patentes. — Article XIV : « N'entendons par les présentes déroger aux honneurs, émoluments, privilèges et prérogatives dont jouissent la Faculté de Médecine en l'Université de Paris et les autres Facultés de Médecine de notre Royaume. Les avons maintenues et gardées dans leurs droits. »

Société Royale. — Il eût été bien intéressant de pouvoir suivre dans les Archives de la Société Royale les délibérations prises au sujet de la querelle avec la Faculté de Médecine, comme Varnier a pu le faire pour le procès entre la Faculté et le Collège de pharmacie. Malheureusement les Archives de la Société Royale restent encore aujourd'hui introuvables. Var-

nier croyait avoir des raisons de soupçonner qu'on les retrouvera un jour avec celles de l'Académie de chirurgie quand on débrouillera le chaos des Archives de l'Académie de Médecine : jusqu'ici, ce travail avait été rendu inexécutable, par suite de l'exiguïté des locaux réservés aux Archives de l'Académie. On peut espérer que la situation changera prochainement grâce au somptueux aménagement dont profite aujourd'hui l'Académie.

En février 1790, le *Dossier Monteil-Chasles* rapporte une séance consacrée à l'examen d'un projet de transaction entre la Société et la Faculté ; mais sur 49 membres présents, 32 décident qu'il n'y a pas lieu à délibérer.

— PAGE 167 —

Les Académies sont donc un bien. — La Faculté cite toutes les Académies, sauf une, l'Académie Royale de peinture et de sculpture, établie en 1648 pour les peintres du Roi et des princes, contre l'Académie de Saint-Luc, formée des maîtres peintres et sculpteurs de la ville de Paris.

Société d'émulation. — Les Almanachs royaux ne font aucune mention de cette société.

La correspondance avec la province. — C'est l'article IV des lettres patentes. La Faculté prépare ses batteries. Elle insistera, plus tard, sur l'impossibilité où elle est d'établir elle-même cette correspondance malgré tout son désir, faute d'argent. (Voyez C., note p. 175.)

— PAGE 170 —

Examen des herniaires et des dentistes. — Arrêt du Conseil d'État du Roy, portant règlement entre la Faculté de Médecine de Paris et les maîtres en l'art et la science de chirurgie de la même ville (voir aussi C., note p. 391).

Voir, plus loin, le procès avec les pharmaciens.

———

Bouvart (*Charles*), né près de Vendôme en 1572, docteur régent en 1605, professeur au Collège de France en 1625, surintendant du

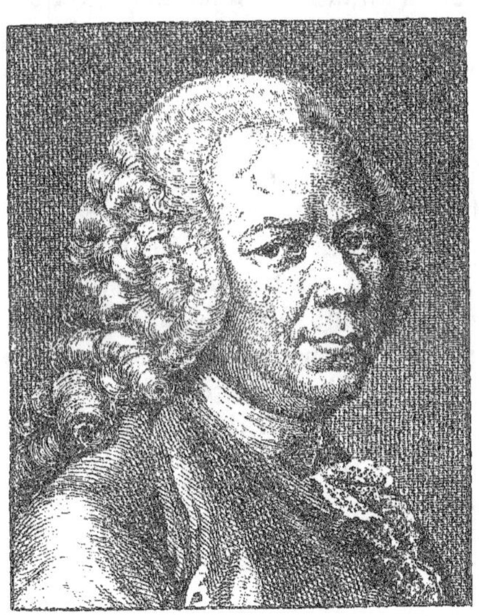

Bouvart.
(Gravure de Henriquez, d'après Bourgoin, 1776.)

Jardin du Roi. Il devint en 1628 premier médecin de Louis XIII, sur qui il avait une grande influence (CHOMEL, *Essai historique*, p. 26).

———

Censeurs royaux. — Jusqu'au milieu du dix-septième siècle, la Faculté était chargée de l'approbation à donner aux ouvrages de médecine, comme la Faculté de théologie, qui exerçait son droit de censure même à l'égard des évêques.

En 1653, il fut décidé que le chancelier nommerait les censeurs chargés de l'examen des livres avant leur impression. Souvent un auteur promenait son ouvrage chez tous les censeurs avant d'obtenir l'approbation. Restait encore, d'ailleurs, la ressource, si fréquemment employée, du Mémoire à consulter et de l'impression simulée à la Haye, Amsterdam, Londres, Genève, etc.

A l'époque où nous sommes, les censeurs royaux sont divisés en sept classes : Théologie, Jurisprudence, Histoire naturelle, Médecine et chimie, Chirurgie, Mathématiques, Belles-lettres, Histoire, Géographie, Navigation et voyages. Les privilèges et permissions obtenus à la Grande Chancellerie et à la Lieutenance générale de police doivent être registrés à la Chambre royale et syndicale de la librairie et de l'imprimerie, rue du Four-Saint-Jacques, dans les trois mois de leur obtention, à peine de nullité.

Parmi les censeurs royaux qui jouent un rôle dans ce volume, nous pouvons citer Delassone, Poissonnier, Macquer, Descemet, Maret (de Dijon), Dehorne, Colombier, Bosquillon, Desbois de Rochefort.

— PAGE 171 —

Vallot (*Antoine*), né en 1594, mort en 1671 à Paris. Premier médecin d'Anne d'Autriche, puis de Louis XIV. Soutint une lutte acharnée contre Guy Patin pour l'émétique, le quinquina et le laudanum ; surintendant du Jardin des Plantes. Il faillit être entraîné dans la disgrâce de Fouquet, dont il était médecin.

— PAGE 172 —

L'un d'eux.—C'est Vicq d'Azyr, qui fait alors, *peculiari jussu Regis,* un cours à l'amphithéâtre de la Société Royale, rue du Sépulcre. Ce cours porte en hiver sur l'anatomie et la chirurgie, en été sur la matière médicale et l'anatomie comparée. C'est donc une véritable concurrence à l'enseignement de la Faculté, à qui il ne reste plus que le privilège de la collation des grades (*Cal. méd.,* 1778, p. 106).

— PAGE 173 —

Examen des remèdes nouveaux. — Voir article X des lettres patentes.

———

Jugement des Eaux minérales. — Voir article XII des lettres patentes.

— PAGE 174 —

Ouvrage de M. Hazon. — *Éloge historique de la Faculté de Médecine.* Discours pour les lauriers académiques prononcé aux Écoles de médecine, le 16 octobre 1770, traduit du latin, in-4, Paris, 1773 (*J. de Méd.,* 1773, t. XL, p. 287).
Voir aussi C., note de la page 380.

———

Dienert (Claude-Denys), docteur-régent de 1751. Était bibliothécaire de la Faculté en 1760 (FRANKLIN, *Recherches sur la Bibliothèque de la Faculté de Médecine.* Paris in-12, 1864, p. 129, note). Il figure à l'*Almanach Royal* de 1764, mais a disparu en 1770.

———

Latier — Docteur régent de 1752, figure à l'*Almanach Royal* de 1754, montagne Sainte-Geneviève : mort médecin de l'Hôpital Général, en 1759.

———

Peste de Marseille (1720-1721). — M. Chirac avait député (cela indique bien la situation prépondérante qu'il occupait à cette époque), par ordre du Gouvernement, des médecins de la Faculté de Paris à Marseille pour secourir les pestiférés. Il leur avait répété avant leur départ que la maladie n'était pas contagieuse, et qu'il fallait tout faire pour détruire le préjugé de la contagion. Ce calme perfide ne pouvait qu'augmenter le nombre des victimes en multipliant les sources de la contagion. Inutilement le célèbre Astruc disait à toute l'Europe que, quand bien même la contagion n'existerait pas, il serait prudent de la supposer. (*Hist. de la Soc. Roy. pour* 1776, Paris, 1779, p. 47.)
Voir *Chirac,* C., notes p. 101, 110, 178 et 341.

———

M. Chomel. — La famille Chomel a fourni tant de médecins distingués à la Faculté, qu'il est intéressant d'emprunter quelques lignes à la brochure, publiée, en 1900, à 70 exemplaires numérotés, sur les *Chomel médecins* (1639-1858), par un de leurs descendants, M. Maurice Delalain-Chomel :

1° *Jean-Baptiste Chomel* (1639-1720), né à Gannat, docteur de province, protégé par le célèbre de Lorme, il achète 24.000 livres tournois la charge de médecin du Roi et épouse la nièce de Le Breton, docteur régent.

Il avait la charge de préparer les remèdes dont le Roi avait acheté la composition, pour les faire distribuer gratuitement dans les campagnes. Pour la vente des *Pastilles Chomel*, leur préparateur touchait sur le Trésor royal 20.000 livres par an. Il mourut, le 4 juillet 1720, rue des Noyers, dans la maison de son fils.

2° *Pierre-Jean-Baptiste Chomel*, né à Paris le 2 septembre 1671. Lorsque Daquin, ami de son père, fut remplacé comme médecin du Roi par Fagon, il rentra de province à la Faculté de Paris. Docteur régent le 9 janvier 1697. Il avait été camarade d'études, à la Faculté, du déjà célèbre Pitton de Tournefort.

Tout entier à la botanique, il est désigné comme professeur de pharmacie et de matière médicale en 1706-1707 et 1708-1709 ; il publia un *Abrégé de l'Histoire des plantes usuelles*, in-8, Paris, 1712, qui eut 9 éditions.

En 1706, il prend la survivance de la charge de son père, qu'il conserve jusqu'en 1739 ; médecin de l'Hôtel-Dieu en 1717. Est nommé doyen, le 12 novembre 1738, dans des circonstances particulièrement difficiles ;

Bourdelin avait été prorogé une troisième année, mais s'était retiré devant l'opposition de quelques dissidents signifiée par huissier ; il lutta pendant tout son décanat contre les chirurgiens et les apothicaires.

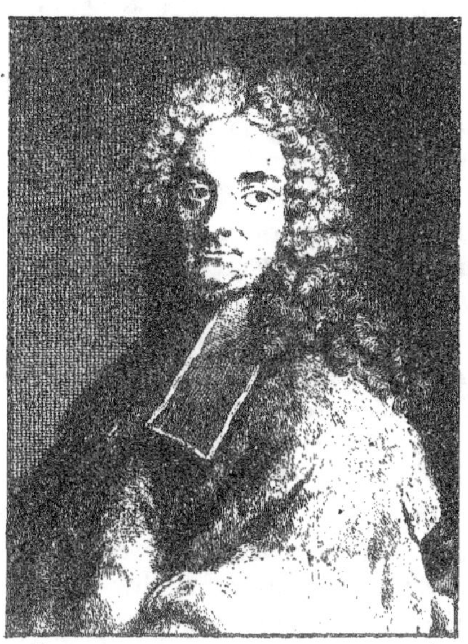

Pierre-Jean-Baptiste Chomel,
(Gravure de J. Daullé, d'après Tournière.)

Il fit préparer les plans de l'amphithéâtre inauguré, en 1745, par Winslow, en remplacement de l'amphithéâtre de Riolan, qui datait de 1620 et tombait en ruines. Le plan fut dressé par Barlier de Blignières, et l'exécution coûta 120.000 livres. Mais Chomel était mort avant l'approbation des plans. Il mourut, le 3 juillet 1740, à 69 ans, étant doyen en fonctions.

3° *Jacques-François Chomel*, frère du précédent, né le 3 décembre 1678 à Paris, fait ses études médicales à Montpellier, celles de Paris étant trop coûteuses, et est docteur le 10 novembre 1708. Le 8 février 1716, sur la proposition de Poirier, premier médecin du Roi et, à ce titre, surintendant général des Eaux minérales, il est nommé intendant des Eaux, bains et fontaines de Vichy, auxquelles il se dévoue complètement. Il publie, en 1734, un *Traité des eaux minérales, bains et douches de Vichy*. Il meurt à Paris, dans la maison familiale, le 1er septembre 1756.

4° *Jean-Baptiste-Louis Chomel*, fils du premier mariage de Pierre-Jean-Baptiste, né à Paris le 6 décembre 1709. Docteur régent, le 30 octobre 1732, à 22 ans. Il est professeur de botanique en 1737-1738, professeur de matière médicale en 1747-1748. Élu doyen en 1754. Il continue la lutte engagée par son père contre les chirurgiens et les apothicaires, et obtient contre ces derniers, le 21 septembre 1756, un arrêt du Conseil d'État confirmant les anciens usages. Il eut à soutenir un procès contre René Marteau, docteur régent, au sujet de l'insertion aux *Commentaires* d'un blâme de la Faculté contre les procédés de ce confrère, ennemi de la saignée. Il conserva 25 ans les fonctions de médecin du Roi, office qu'il avait acquis, en 1739, de son père moyennant 20.000 livres et qu'il revendit, en 1764, à raison de 26.000 livres. Nommé médecin de l'Hôtel-Dieu en 1752. La fabrication des remèdes charitables que lui commandait le Roi, lui prenait beaucoup de son temps.

En 1765, il céda le brevet de cette fabrication à son élève Joseph Philip, le futur doyen. Il mourut le 11 avril 1765, dans sa maison de la rue des Noyers, où étaient morts son père et son oncle.

5° *Amable Chomel*, demi-frère du précédent, né à Paris le 4 juin 1730.

Le 9 septembre, il obtient le premier lieu au concours de licence, et il soutient sa thèse de doctorat, sous la présidence de son frère, le 30 septembre 1754.

En janvier 1756, il est nommé conseiller médical du Roi à l'hôpital de Québec. Capturé en mer par les Anglais et retenu prisonnier jusqu'en août. Il allait reprendre la mer lorsque l'escadre rentra à Brest avec le typhus. La ville entière est frappée si violemment que le Roi fait appel à la Faculté de Paris. Le doyen Boyer, puis Maloet, Macquart et Amable Chomel sont désignés. L'épidémie s'éteignait quand Chomel fut frappé et mourut le 17 mars. C'est de lui que parle ici le doyen.

De Parcieux (*Antoine*), né en 1753, mort à Paris le 23 juin 1799, physicien et mathématicien. Reçut en 1795 une récompense de 3.000 livres de la Convention.

Projet d'amener à Paris la rivière d'Yvette, cartes et plans (Paris, 1775, in-4).

Voir *Analyse comparée des eaux de l'Yvette, de Seine, d'Arcueil, de Ville d'Avray, etc., par les commissaires nommés par la Faculté de Paris* (Paris, 1769, in-12 de 16 pages).

Compte rendu in *J. de Méd.*, t. XLVI, p. 280.

Le *Mémoire instructif de la Société Royale*, dans lequel est tracé un plan de travail pour ses correspondants régnicoles, leur donne comme modèle le *Mémoire sur l'analyse des Eaux de l'Yvette* par les Commissaires de la Faculté.

— PAGE 175 —

Enfants trouvés d'Aix. — Voyez *Consultation de la Faculté de Médecine de Paris en faveur des Enfants trouvés de l'hôpital d'Aix-en-Provence*, Paris, imprimerie royale, 1775, in-4 de 20 pages; consultation signée de De l'Épine, de Gévigland, Bertrand, Cosnier, Gardanne, Lepreux, des Essartz, Alphonse Le Roy, commissaires-députés. (*J. de Méd.*, 1779, t. XLIV, p. 312.) Postérieurement, il y eut une autre consultation. Voir C., p. 445, et la note de la page 1236.

____

Médecins des hôpitaux. — L'organisation des services hospitaliers de Paris, bien qu'elle tienne un rang très honorable dans les Almanachs royaux de cette époque (elle suit immédiatement l'organisation du clergé, qui n'est elle-même précédée que des naissances et alliances des princes et princesses de l'Europe), n'est indiquée qu'en traits bien sommaires et qui ne donnent qu'une idée fort incomplète du service médical.

Un petit volume, qu'un heureux hasard a mis en ma possession, m'a permis de me rendre un compte plus

exact du rôle qui revenait à la Faculté dans cette organisation au point de vue médical. Il est intitulé : *Défense de la Faculté de Médecine de Paris pour servir à l'instruction de la cause pendante à la Grand' Chambre du Parlement au sujet de la place de médecin de l'Hôpital général, précédée du Précis publié sur la même affaire et suivie de l'Éloge historique de l'Université et de la Faculté de Médecine.* Paris, Vve Quillau, 1762, in-16 de 194 pages.

L'auteur de ce mémoire anonyme est Combalusier.

Ce procès eut pour origine la nomination au poste de médecin de l'Hôpital général d'un certain Gaulard, médecin des écuries du Roi, docteur de Reims. Cette nomination était sans exemple; M. de Lépy, l'ancien de la Faculté, qui avait rempli le poste pendant trente ans, avait été remplacé par Latier, qui avait la survivance; celui-ci mourut presque aussitôt, victime d'une épidémie survenue à Bicêtre en 1759. Deux anciens doyens, Boyer et Chomel, consentirent à faire l'intérim pendant près d'un an, avant que la charge fût déclarée vacante. Après un premier vote sans résultat, Gaulard fut désigné à une seconde délibération; sur le conseil des avocats, la Faculté fit opposition, mais le bureau de l'Hôpital général confirma la nomination de Gaulard, ce qui détermina la Faculté à adresser requête au Parlement. Gaulard fit imprimer un mémoire, que la Faculté jugea insultant et auquel répond le petit volume que nous avons cité.

Embarrassé, sans doute, de combattre la nomination d'un médecin à la Cour, l'auteur insiste sur la distinction à faire entre un médecin du Roi et un médecin de ses écuries. « Il n'a jamais été présenté au Roi, il ne peut approcher de sa personne, il n'a pas les entrées de la Chambre (p. 66). » La Faculté invoque avec confiance une possession de plus d'un siècle, un usage immémorial dont les registres de l'hôpital font foi et auquel on n'a jamais dérogé. Les seuls médecins de Paris ont joui dans tous les temps d'exercer la médecine dans cette capitale, de l'y enseigner et d'y avoir la direction et l'administration publique de tout ce qui a rapport à cette profession importante (p. 6). Cet usage est inviolablement maintenu dans tous les autres hôpitaux de cette ville : à l'Hôtel-Dieu, à la Charité, aux Incurables, aux Petites-Maisons. L'hôtel des Invalides a eu successivement trois médecins de la Faculté, et l'École militaire, tout récemment formée, en a déjà tiré deux de son sein. Toutes les charités des paroisses ont toujours été servies et le sont encore aujourd'hui par des docteurs de la Faculté.

Les étudiants sont guidés dans l'application des règles ou dans la pratique par les huit médecins de l'Hôtel-Dieu, par les trois de la Charité, par ceux des autres hôpitaux et par ceux des paroisses (p. 95).

L'opposition de la Faculté n'eut pas de succès, car Gaulard figure comme seul médecin de l'Hôpital général jusqu'en 1782 à l'*Almanach Royal*. En 1783, la place est vacante, par décès, et c'est seulement à l'*Almanach* de 1785 que Philip figure au tableau.

La Faculté tenait donc en somme dans ses mains l'enseignement clinique de la médecine dans tous les hôpitaux de Paris, et il est regrettable que les almanachs royaux n'aient pas été plus explicites sur les titulaires de ces postes.

Médecins des paroisses. — Voir C., p. 57, le conflit naissant pour la paroisse Saint-Sulpice. « De là l'usage de prendre dans la Faculté les médecins des paroisses, ce qui fournit aux jeunes médecins un moyen sûr et honnête d'acquérir de l'expérience et de devenir des grands Maîtres. L'action du curé qui avait confié une de ces places à un médecin étranger, et qui l'en déposséda sur ses représentations, ne peut être caractérisée de faiblesse, c'est plutôt une justice. » (*Déf. de la Fac. de Méd.*, Paris, 1762, p. 75.)

— PAGE 176 —

Collège Royal. — Il y a au Collège Royal deux chaires de médecine pratique, dont les titulaires sont, en 1778, Poissonnier et Malouin ; une chaire de chimie, dont le titulaire est d'Arcet, et une chaire d'anatomie, dont le titulaire est Portal.

Académie des Sciences. — Cette Société savante est consultée dans toutes les circonstances graves, par exemple pour examiner les théories de Mesmer. Elle compte dans ses rangs, en 1778, de Lassone comme pensionnaire vétéran, Daubenton et

Morand pour l'anatomie, Malouin et Macquer pour la chimie, Guettard et Le Monnier pour la botanique, Poissonnier, associé libre, Joseph de Jussieu, Bouvart, Bertin comme associés vétérans, Petit, associé ordinaire pour l'anatomie, Vicq d'Azyr, adjoint pour l'anatomie, de Jussieu, adjoint pour la botanique, tous régents de la Faculté, de plus Tenon, chirurgien, pour l'anatomie, Andouillé, chirurgien, associé libre, Lieutaud, Demours père et Bordenave, comme associés vétérans, Portal, associé pour l'anatomie, Sabatier, adjoint pour l'anatomie. C'était plus que suffisant comme corps consultant.

Encore le doyen ne fait-il pas mention ici de deux sièges de professeurs au jardin royal des Plantes.

— PAGE 178 —

Rivierre (Roch le Baillif, sieur de la Rivière), né à Falaise, mort à Paris le 5 novembre 1605. Il appartenait à la religion réformée et fit ses études à Genève. Venu à Paris pour exercer, il fut dénoncé par la Faculté et obligé de s'exiler à Rennes. Ayant soigné le duc de Nemours, il fut recommandé à Henri IV, qui le nomma son premier médecin.

———

Héroard. — Jean Héroard de Vaulgrigneuse, né en 1551 à Montpellier, mort en 1628 au siège de La Rochelle, docteur de Montpellier en 1575, fut médecin de Charles IX, de Henri III, à l'autopsie duquel il assista, puis de Henri IV et de Louis XIII.

———

Chirac. — Voir C., notes pages 101 et 174.

———

Daquin. — Voir C., note de la page 101.

———

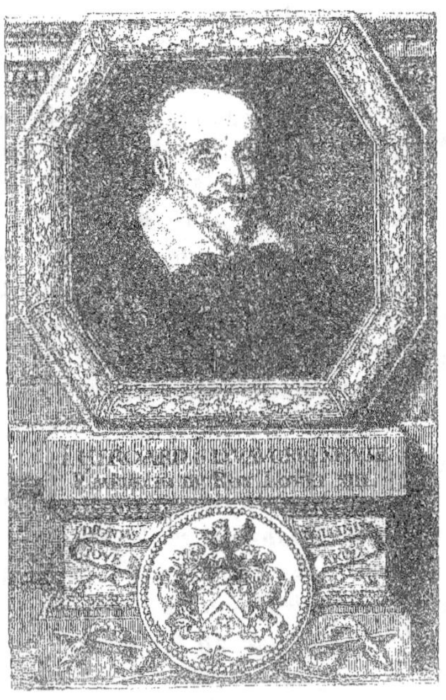

— PAGE 179 —

Cours de Chimie. — Les 1.200 livres ne représentent que les frais matériels du cours, car il était fait gratuitement par Roux (voir C., note de la p. 492 sur Roux).

On propose en 1782 la suppression du cours, pour épargner 1.238 livres (voir C., p. 911).

— PAGE 181 —

L'Abbé Sans, chanoine et professeur, doyen en l'Université de Perpignan, à Versailles, rue Monbaurron. Il avait publié *Guérison de la paralysie* par l'électricité, Paris, 1772, 150 pages. (Analysé in *J. de Méd.*, 1672, t. XXXVII, p. 483.) Puis était revenu à la charge et avait soumis à la *Société Royale* un manuscrit sur le même sujet : Mauduyt fut chargé du rapport, que le *Journal de Médecine* publie, (t. XLIX, p. 498), comme extrait des registres de la *Société Royale*. Cet extrait est suivi d'une lettre de l'abbé Sans à Vicq d'Azyr, dans laquelle il proteste contre le rapport de Mauduyt et déclare que *l'électricité ne peut faire que du bien et jamais du mal*. La réplique de Mauduyt suit immédiatement. Plus tard, Mauduyt polémique de nouveau avec Sans :

« L'abbé Sans a fait, dit-il, le premier, usage de l'Électricité négative, qui est pour lui le plus souverain des antispasmodiques connus » (*Journaux tenus pour 82 malades qui ont été électrisés, lus dans les séances de la Société Royale de médecine et publiés par acte du Gouvernement*, par M. Mauduyt, Paris, in-4.) Mauduyt lui abandonne la priorité pour l'emploi exclusif de l'électricité négative, emploi auquel il ne reconnaît lui-même pas d'effet utile (voir C. p. 497).

L'abbé Sans publia aussi deux ouvrages sur l'électricité médicale, dont le compte rendu se trouve dans les *Mémoires de la Soc. Roy. 1780-1781*, p. 398. A citer de lui encore une lettre adressée à Bacher, directeur du *J. de Méd.*, pour ne pas laisser oublier son cabinet électrique « établi sous les auspices, dit-il, d'un grand protecteur de l'humanité souffrante ». C'est le maréchal duc de Noailles, à qui l'ouvrage de Sans sur la guérison de la paralysie est dédié (*J. de Méd.*, t. LVII, p. 544).

Sans parler ici des pratiques de Mesmer, qui se rattachent beaucoup plus à la suggestion, ou au simple charlatanisme, qu'à l'électricité, l'emploi de ce dernier agent avait une importance notable depuis les travaux de Nollet. Alphonse Leroy et Bianchi faisaient un cours d'électricité, signalé dans le *Journal de Médecine* (t. LXI, p. 442).

Mauduyt faisait en octobre 1784 un cours gratuit, et il recevait du Roi, après avis du contrôleur général des finances, une subvention pour administrer gratuitement le remède. Il avait adressé au *Journal de Médecine*, en 1778 (t. XLIX, p. 203), une lettre où il rappelle les essais dont il a été chargé par la Société Royale, et proteste contre les abus de l'électricité à laquelle certains intéressés attribuent des succès universels. Plus tard il publie encore à la Société Royale des observations sur l'électricité médicale (*J. de Méd.*, t. LIX, p. 200).

———

M. Busson (Julien), né à Dinant, en 1717, mort le 7 janvier 1781. Docteur régent de 1742, exerça d'abord à Rennes à cause de sa santé ; médecin des hôpitaux royaux en Bretagne, puis il revint à Paris comme médecin de la comtesse d'Artois, Marie-Thérèse de Savoie ; il se rendait par suite très fréquemment à Versailles.

———

M. Deslon (Charles-Nicolas), né en décembre 1739, près de Toul ; docteur de Pont-à-Mousson, fut admis le premier à faire son principe, en avril 1764; médecin ordinaire du comte d'Artois, c'est lui qui sera, plus tard, rayé de la liste des régents.

— PAGE 183 —

Louault, le jeune (de Clamecy), procureur au Parlement depuis 1763, conseil de la Faculté, rue des Bernardins (*Cal. méd.*, 1778, p. 38, et *A. R.*, 1778, p. 340).

— PAGE 184 —

Primo. — Ces trois premiers articles remplacent les articles 64, 65 des Statuts de 1751. Il n'est donc pas tout à fait exact de dire avec Corlieu que les Statuts de 1751 sont les derniers qui ont régi l'ancienne Faculté (*L'Ancienne Faculté de Paris*, 1877, p. 255).

— PAGE 189 —

Vitet, médecin de Lyon, membre de la Convention Nationale, mort à Paris en 1809. Il a publié 5 volumes in-8 de *Médecine vétérinaire*, 6 volumes in-8 de *Médecine expectante* et en 1778 la *Pharmacopée de Lyon* dont il est question ici (in 4 de plus de 600 pages). L'ouvrage est analysé très sèchement, sans aucun éloge, dans *Hist. de la Soc. Roy.*, Paris 1779, p. 110.

L'auteur divise les médicaments en 17 classes. Au début du volume, il a placé 557 aphorismes sur les préparations chimiques, pharmaceutiques et sur l'administration des médicaments. (Voir la suite de l'affaire, C. p. 437, et l'intérêt qu'y prend la Faculté.)

— PAGE 191 —

Champoyeux de Cuvilliers. — C'est Cuvillier de Champoyaux (de Melle), qui avait fondé un prix posthume de 100 jetons d'argent à décerner au lauréat d'un concours médical. La Faculté désignait à l'élection douze de ses membres pour rédiger la question mise au concours (*Cal. méd.*, 1772, p. 55).

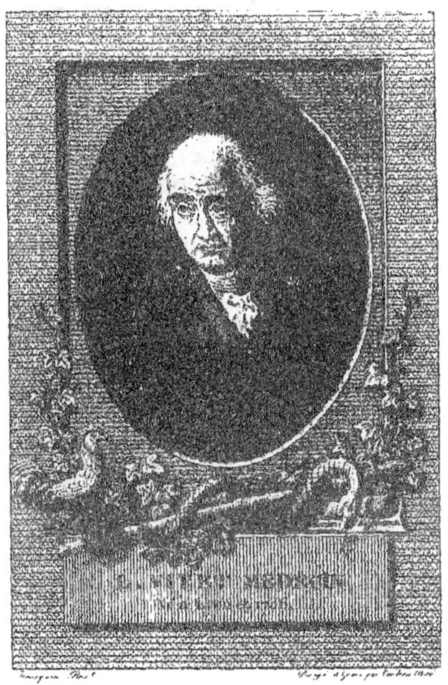

Doctores Cappali. — En grand costume avec la chappe rouge garnie de fourrure.

———

Le Chancelier de l'Université. — C'est, à cette date, Thierry, chancelier de Notre-Dame, officier du pape dans l'Université, lequel donne la bénédiction de licence de l'autorité apostolique et le pouvoir d'enseigner à Paris et partout ailleurs (*A. R.*, 1778, p. 413).

———

Baccalaureorum habitu ornatus. — Robe noire fourrée herminée (*Dict. hist.*, t. IV, p. 159). La déclaration du Roy, en interprétation des déclarations des mois de may 1694 et mars 1696, dit que la Faculté « est libre, quand il s'agit d'un médecin qui ait esté receu docteur avec toutes les formalitez requises par nos Règlemens dans lesdites Facultés aultres que celles de Paris et qui ait donné des marques singulières de sa capacité, expérience et probité, et ait acquis une grande réputation par les services qu'il aurait rendus au public au moins pendant vingt ans, et qui voulût s'habituer en nostre ville de Paris, de dispenser du temps et des examens portés par lesdites déclarations et l'approuver pour l'exercice de la médecine dans Paris, dans un mois à compter du jour qu'il se sera présenté en ladite Faculté et sans autres frais que de la somme de six cents livres, en luy faisant seulement subir deux examens, l'un de théorie, l'autre de pratique, et soutenir une thèse *en habit de bacheliers.* » (*Stat. F. M.*, 1696, p. 176.)

Charles Le Roi avait passé ses examens de théorie le 21 et de pratique le 25 mars 1777 (*Cal. méd.*, 1778, p. 60).

— Page 200 —

Choix des six docteurs. — Delassone désigne Bouvart, Poissonnier, Geoffroy, Lorry, Maloet et Poissonnier-Desperrières, c'est-à-dire les non-pensionnés.

———

Contrôleur général des finances. — C'est alors Necker, qui a remplacé Taboureau des Réaux.

Les finances et la justice étaient dirigées par le contrôleur général des finances et le chancelier ; quelquefois quand le chancelier ne convenait pas à la Cour, on le remplaçait par le Garde des Sceaux, lequel pouvait être révoqué.

— Page 202 —

Onze Facultés. — A savoir : Aix, Angers, Bourges, Caen, Douai, Nantes, Perpignan, Poitiers, Reims, Strasbourg, Toulouse.

———

Vingt-deux Collèges de médecine. — A savoir : Abbeville, Amiens, Béziers, Bordeaux, Clermont-Ferrand, Dieppe, Dijon, Grenoble, La Rochelle, Le Mans, Lille, Limoges, Lyon, Marseille, Montauban, Moulins, Nancy, Nîmes, Orléans, Rennes, Rouen, Troyes.

———

Les 28 docteurs. — Voir la liste C., p. 201. A ces 28 il faut ajouter 4 associés régnicoles, docteurs régents de la Faculté de Paris, savoir : *Guilbert*, au Mesnil près Montlhéry; *Ferét*, à Cambrai ; *Dupuy*, à Rochefort ; *Vacher*, en Corse.

— Page 206 —

Règle qui appartient à la Compagnie. — Les Statuts ne font pas mention des délais dans lesquels les assemblées devront être convoquées. Il s'agissait donc d'un usage de la Faculté de convoquer plusieurs jours d'avance : c'était un règlement de service intérieur, auquel elle se réservait de manquer en cas d'urgence. Ces règlements sur le libellé de la convocation donnèrent lieu plus tard, sous le décanat de Philip, à des discussions importantes : l'autorité du doyen faillit y sombrer. (Voir C., p. 1058.)

— Page 209 —

Effets salutaires de la discipline. — Allusion à l'heureuse issue du procès contre Guilbert de Préval, le 13 août 1777.

— Page 210 —

Moreau de Vormes. — Avocat au Conseil du Roi depuis 1754, rue Sainte-Croix-de-la-Bretonnerie. (*A. R.,* 1777, p. 250.) Voir C., note de la page 118.

———

Paranymphes. — « Les bacheliers émérites se répartissent la charge d'aller inviter par des discours latins au paranymphe le Parlement, le Châtelet et la Municipalité, mais ils s'assurent auparavant près du Président du Parlement du jour auquel il veut bien accepter l'invitation, et le jour est indiqué ensuite aux autres personnages invités. Au jour fixé, accompagnés de tous les bacheliers, précédés des bedeaux avec leurs masses, les bacheliers émérites font les invitations, en latin pour les Présidents de Chambre, en français pour le Prévôt des Marchands. L'invitation faite, l'acte est fixé au dimanche qui suit. Le paranymphe, quelques jours avant, va demander au chancelier la permission de faire l'éloge des Licentiandes. Le discours est prononcé soit par un des bacheliers, soit par un personnage lettré, qui fait l'éloge de la Médecine et de chacun des candidats en particulier. Ces discours sont soumis au visa du doyen.

« La cérémonie a lieu dans la salle basse des Ecoles, décorée richement, en présence de personnages lettrés de tout ordre. Le doyen porte la chape et le bonnet, il s'assied à droite de la grande chaire et le paranymphe prend la gauche du doyen.

« Les bacheliers émérites sont en robe rouge sans bonnet. Avant que l'éloge de chaque candidat soit prononcé, l'appariteur-major donne lecture de la liste des licenciés et indique le jour où ils seront gradués. Il était d'usage, autrefois, que chaque candidat répliquait à l'éloge qui avait été fait à son sujet ; mais ces répliques étaient parfois si aigres qu'elles suscitaient des querelles. » (*Ritus et Usus,* § XXVI.)

Ces querelles étaient faites soit aux candidats plus heureux, soit aux juges, et elles pouvaient entraîner le refus de la licence au candidat qui avait dépassé la mesure, et je trouve dans les *Annales Medici* de Bertrand, au feuillet 361, la mention suivante : *Allen (Petrus), licenciatus, ob paranymphum Facultati injuriosum rejicitur.* Pierre Allen fut cependant plus tard doyen (1528-1530).

Cette cérémonie est le sujet d'une lettre adressée à un de ses confrères par P... de M..., évidemment Pajon de Moncets. Je possède cette lettre, sans date ni nom d'imprimeur, sous la même reliure que la *Défense de la Faculté de Médecine* (procès Gaulard), Paris 1762. Elle expose, d'après les *Commentaires* de la Faculté, ce qui concerne les travaux de licence, la présentation des bacheliers émérites au chancelier, les paranymphes et la bénédiction de licence d'après les registres de la Faculté depuis 1330. Elle est écrite en latin et français mélangés, et forme une brochure de 37 pages. Le dernier document daté est de 1732, paranymphe de J.-B. Chomel, mais l'auteur ajoute que de cette date au jour où il écrit les registres ne contiennent rien de particulièrement intéressant sur cette cérémonie. La brochure contient de nombreuses notes qui, commentant les textes, sont plus intéressantes pour nous que ce texte même, puisqu'elles ont été rédigées à l'époque que nous étudions.

Le mot de paranymphe s'appliquait à la cérémonie même et à celui qui prenait la parole dans cette cérémonie. L'auteur débute par la citation de la bulle du pape Jean XXII datée d'Avignon, juillet 1330, au sujet du procès entre la Faculté et Bernard de Narbonne, chancelier de Notre-Dame, au sujet d'un licencié, Alphonse de Portugal, que le chancelier avait admis à ce grade malgré l'opposition de la Faculté.

De cette bulle résulte ce qui suit : A cette date, le cours de la licence était de deux ans ; les quatre thèses étaient remplacées par l'explication de 4 volumes ; l'examen de pratique était fait par tous les régents, et à la suite de cet examen le bachelier choisissait un des Maîtres-Régents pour lui donner le bonnet ; dans la confection du rotule, les considérations de bonne vie et mœurs pouvaient intervenir dans le vote secret pour les lieux de la licence ; l'opposition d'un seul régent suffisait pour le refus de tout ce qui était « de grâce ».

L'auteur rapporte ensuite les faits principaux relatifs à la cérémonie ; ils ne sont pas tous intéressants, et ils se rapportent autant à la licence qu'au paranymphe proprement dit.

1514. La Faculté décide que chaque licencié offrira à chaque maître deux pains de sucre, deux quarts de vin, et au doyen le double pour chacune des deux signatures exigées.

1528. Les discours des licenciés furent injurieux pour la Faculté, deux des trois candidats furent refusés. Cette distribution des lieux a, dit l'auteur, dans tous les temps, causé dans la Faculté les plus violentes rumeurs.

1540. Difficulté avec Spifame, chancelier, qui avait voulu intervertir l'ordre des lieux arrêté par le rotule.

Première mention des paranymphes dans les registres est faite en 1550.

Le premier orateur qui soit mentionné comme paranymphe est Pierre Ravin, le 17 mars 1556.

Le plus souvent, le paranymphe avait lieu en mars ; on chargeait du discours, en général, un homme de lettres étranger à la médecine, afin d'éviter les difficultés causées par les sarcasmes que les rivalités ont pu causer.

1560. Première mention de l'invitation des diverses cours à la cérémonie.

1590. La guerre fut cause que le paranymphe n'eut pas lieu.

1596. Trois candidats se présentèrent au jubilé du baccalauréat. L'auteur dit à ce sujet : « Jubilé ne veut pas dire autre chose que la bienvenue, temps de réjouissance, de jubilation. » Dans les premiers temps de la Faculté ce mot fut employé pour signifier toute entrée en licence qui se devait faire de deux ans en deux ans. Aujourd'hui on lui donne la signification d'une seconde ouverture de licence. On lit dans les registres (1403) qu'un ancien docteur régent, qui avait abandonné quelque temps cette fonction, fut obligé de payer son jubilé.

1598. Démêlés à l'occasion de ceux qui ont droit de vote pour le rotule.

1602. Il n'y a pas de paranymphe, sans que les motifs en soient dits. C'est la première mention faite de la question du chancelier, auquel doit répondre le licencié qui a le premier lieu.

1608. Présentation des bacheliers à Silvie de Pierre Vive, chancelier, avec lequel la Faculté eut en 1610 un procès, né de ce qu'il voulait donner la bénédiction de licence aux chirurgiens.

1622. Première mention du serment des licenciés (*usque ad sanguinis effusionem*), à l'autel de Saint-Sébastien, autel qui était, sans doute, le même que celui de Saint-Denis et des Saints-Martyrs.

1628. Difficultés au sujet du rang de passage d'un ancien licencié et d'un nouveau. La Faculté décide que celui qui a laissé passer son tour doit passer le dernier.

1642. On supprime le banquet offert par le premier lieu.

Le droit de suffrage n'est attribué qu'aux docteurs qui auront assisté à la majorité des épreuves.

1644. Jean Hamon devient paranymphe.

1646. Première mention de la tenture de la salle de l'Archevêché pour la cérémonie.

1650. Robert Patin, fils de Gui, est paranymphe.

1654. Philip Douté, futur doyen, paranymphe.

1670, 1672, 1674. Les paranymphes furent faites par un jeune homme très savant, nommé Boileau.

1696. Nicolas Andry est paranymphe.

1702. Point d'orateur particulier, les trois bacheliers se louent l'un l'autre.

1724. Pararanymphe par Guillaume-Joseph De l'Épine, le futur doyen.

1732. Paranymphe par J.-B. Chomel.

— Page 211 —

Serment des licenciés. — Le jour même de la confection du rôle, vers 10 heures du matin, les licenciandes, revêtus de la robe avec laquelle ils font les leçons, sont introduits par les appariteurs portant leur canne, et dans l'ordre de leur nomination, dans la salle supérieure de l'Officialité, dite salle des ordinations. En présence du chancelier, du Doyen et de tous les docteurs à qui il convient d'assister, l'appariteur-major lit le rôle des licenciés ; le chancelier prononce un discours latin, et les licenciés prêtent serment suivant la formule de l'article 37 des Statuts.

Tous les licenciés étant à genoux et tête nue, le chancelier leur confère la licence, avec faculté d'enseigner, d'interpréter et d'exercer la médecine *Urbi et Orbi*. Puis, le chancelier propose au licencié qui a le premier lieu une question touchant la médecine. Il se laisse aller, quelquefois, à toucher dans cette question à l'actualité. Par exemple, le 15 septembre 1784,Chevreuil propose à Desmarescaux de traiter de l'influence du Soleil et de la Lune sur le corps humain. C'est à peu près le titre de la thèse soutenue à Vienne par Mesmer, qui fait alors courir tout Paris à son baquet.

Après le discours, le chancelier, les docteurs et les nouveaux licenciés se rendent à Notre-Dame pour les actions de grâces, où, la main sur l'autel, les licenciés jurent de défendre la religion catholique, apostolique et romaine *ad effusionem usque sanguinis*.

Jusqu'au milieu du dix-septième siècle, les licenciés invitaient à dîner le chancelier de Notre-Dame et tous les chanoines le jour de la bénédiction apostolique. La suppression de ce repas très onéreux, décrétée par la Faculté, occasionna de nombreuses contestations, et les chanoines cessèrent d'assister à la cérémonie. (HAZON, *Él. hist.*, p. 20.)

———

Rôle des licenciés. — Le chancelier fixait le plus souvent, pour l'établissement de ce rôle, le lendemain de la cérémonie des paranymphes. Tous les docteurs ayant le droit de rotule d'après l'article 34 des Statuts (de 1751), ou à qui la Faculté avait accordé ce droit dans l'assemblée convoquée à cet effet, se réunissaient dans la salle basse de l'Officialité, à 7 heures du matin : chacun mettait dans l'urne son bulletin de vote, sur lequel il avait inscrit dans l'ordre indiqué par A, B, C, etc., les licenciés à admettre. Les docteurs présents remettaient leur bulletin non signé au chancelier, en présence du doyen. Si un docteur ayant droit de suffrage ne pouvait assister au vote, il avait le droit de faire remettre au doyen son bulletin par un de ses collègues, en le signant de telle sorte que le doyen pût, après avoir reconnu la signature, la déchirer aussitôt, en la séparant du bulletin de vote. Un docteur présent ne pouvait se charger de plus d'un bulletin de vote pour un collègue absent.

Le dépouillement du vote avait lieu suivant la forme qu'indique le document autographe de Bourru, appartenant au *Dossier Monteil-Chasles*, pour la licence de 1788 et qui est reproduit C. p. 1417 ; les suffrages attribués à un candidat pour les premiers lieux lui sont comptés pour les lieux suivants.

Après le serment des licenciés, un exemplaire du rôle, signé du chancelier, est remis au doyen.

Il était interdit au chancelier de modifier en rien l'ordre du rôle qui avait été voté. En 1568, le chancelier Antoine Duvivier, se laissant aller à ses sympathies personnelles, modifia le rôle. Il y eut procès, qui fut réglé par arbitrage, mais les licenciés durent payer une amende de 6 écus d'or, (HAZON, *Él. hist.*, p. 28.)

———

Autel de Saint-Denis et des Saints-Martyrs. — « De chaque côté de la porte du chœur est une chapelle adossée au Jubé. Celle qui est vers le midi est la chapelle de la Vierge.

L'autel est de marbre vert, en forme de tombeau ; au-dessus du tabernacle ; est élevée sur des nuées une statue de marbre blanc d'Antoine Vassé. »

« La chapelle de Saint-Denis fait symétrie avec celle de la Vierge, la statue de saint Denis et toute la sculpture sont de Coustou. »

« Les deux chapelles sont l'ouvrage de la libéralité du cardinal de Noailles, archevêque de Paris, mort le 4 mai 1729. » (*Dict. hist.*, t. IV, p. 635.)

Pajon de Moncets, dans sa lettre sur les paranymphes, parle du serment des licenciés sur l'autel de Saint-Sébastien.

Consultez (C., p. 428) le plan de l'archevêché et de Notre-Dame d'après Delagrive. On y voit la grande salle de l'archevêché et l'autel de Saint-Denis, à gauche de l'entrée du chœur (voir aussi C. les figures des pages 946 et 947). L'autel est également visible sur la gravure de l'intérieur de Notre-Dame le jour de la cérémonie pour la naissance du Dauphin (C., p. 226).

— Page 212 —

Les Vespéries. — Cet acte, précédant celui de doctorat, se faisait jadis l'après-midi, contrairement aux autres actes, d'où son nom. Il comportait la discussion d'une petite thèse à deux propositions.

Franklin dit, dans les *Recherches sur la Bibliothèque de la Faculté*, que les vespéries précédaient de quelques semaines la réception du bonnet de docteur. Consulter, sur ce point, le catalogue des *Quæstiones in actibus vesperiarum et doctoratuum agitatæ anno 1777* (p. 15 à 18) : l'écart est quelquefois de trois semaines (Hallé),

mais parfois aussi seulement de deux jours (De Jussieu).

« Pour éviter que les professeurs prennent comme excuse, pour ne pas faire leur cours, l'obligation d'assister aux actes de Vespéries et de Doctorat, ces derniers actes étaient obligatoirement soutenus à 11 heures du matin, tandis que les cours devaient avoir lieu à 8, 9 et 10 heures. » (*Ritus et Usus*, p. 26.)

« On statua, en 1462, que ces actes seraient présidés par tous les docteurs à tour de rôle ; il n'était pas nécessaire pour lors d'avoir dix ans de réception. Les licenciés étaient obligés de donner au Président tous les ornements du doctorat : soutane de soie de couleur violette, robe rouge, fourrure, bonnet carré, etc. Depuis longtemps, ils ne sont plus astreints qu'à donner le bonnet et les gants. » (Hazon, *El. hist.*, p. 20.)

— Page 214 —

Vacances. — Article XVIII des Statuts de 1751. Il dit : Depuis la fête des saints Pierre et Paul (24 juin) jusqu'à la veille de l'Exaltation de la Sainte-Croix (14 septembre), la Faculté de Médecine est en vacances pour les thèses et les cours ; aucun acte de vespéries et de doctorat ne peut être célébré en ce temps sans en avoir obtenu la permission de la Faculté, convoquée spécialement à cet effet.

Les docteurs, les licenciés et les bacheliers sont cependant libres de faire des leçons pendant les vacances si cela leur convient.

L'article correspondant des Statuts de 1696 (art. XVII) ajoutait que, pendant les vacances, la messe n'était pas célébrée le samedi aux Écoles, mais que la consultation des pauvres restait absolument obligatoire.

— Page 215 —

Le Garde des Sceaux ne perd pas une minute pour répondre à la lettre du doyen, adressée le 31 août, après l'assemblée. A l'heure où il écrit, les lettres patentes, déjà signées depuis quelques jours, vont être enregistrées le jour même, 1er septembre (voir C., note p. 145.)

———

Les exemplaires. — Ils étaient imprimés, et on en conserve encore quelques-uns.

— Page 216 —

Le doyen et l'ancien figurent sur la liste des membres de la Société Royale et comme officiers. Mais ils se rendent bien compte que leur autorité y serait nulle et tous deux ne tiennent aucun compte de leur nomination. L'ancien a même dû écrire pour notifier son refus, si l'on en croit le discours de Des Essartz à la fin de son décanat.

En tout cas, l'*Almanach Royal* de 1779 porte les doyens d'âge et en charge sur la liste des officiers ; celui de 1780 ne porte plus que le doyen en charge, qui ne figure plus sur celui de 1781. Mais, à partir de 1782 jusqu'en 1792, ils y figurent de nouveau tous deux par leur titre, comme cela était spécifié par les lettres patentes de fondation.

La suppression du doyen d'âge sur la liste des membres de la Société Royale donna lieu plus tard à un incident. Vicq d'Azyr écrivit une lettre au doyen, pour rejeter l'erreur commise sur le compte de l'imprimeur, d'Houry. Le doyen se rendit à l'imprimerie, pour constater *de visu* si l'erreur existait sur la copie remise à composer, mais d'Houry se refusa à la lui communiquer.

Suppression de la Commission Royale de médecine. — Elle est ainsi désignée sur l'*Almanach Royal* de 1776 (p. 522) : *Commission Royale de médecine pour l'examen des remèdes particuliers et la surintendance des eaux minérales.*

Suit la liste des 22 membres, d'après l'ordre dans lequel ils sont dénommés par la déclaration du Roi du 25 avril 1772, registrée au Parlement le 28 août suivant.

Elle comprend 8 médecins, dont les 2 médecins du Roi, le doyen et l'ancien de la Faculté, 9 chirurgiens et 5 apothicaires.

Les assemblées ordinaires se tenaient au Louvre, appartement de l'Infante, le premier lundi du mois, à 4 heures de relevée.

———

Eaux minérales. — Le manuscrit n° 326 de la Bibliothèque de la Faculté contient des pièces intéressantes sur les Eaux minérales.

1° Par des lettres patentes de Henry quatre du mois de may 1605, la charge de surintendant des Eaux minérales a été créée et icelle unie à la charge de son premier médecin, avec pouvoir de commettre des personnes de probité et capacité pour la distribution des dittes Eaux, faisant déffense à tous autres d'entreprendre ce commerce sans la permission expresse de son dit 1ᵉʳ médecin, à peine de 1.500 livres d'amende, de confiscation, etc. ;

2° L'Édit de may 1605 et l'arrest du Conseil d'État du 9 juin 1670 avoient rattaché la surintendance des Eaux minérales à la charge du premier médecin. Les nouvelles lettres patentes confirment ce rattachement en faveur de *Fagon* et de ses successeurs. (Paris, chez la Vve François Muguet, in-4, 4 pages, 1709.)

De Caumartin. — Messire Antoine-Louis-François Le Fèvre de Caumartin, conseiller d'État, chevalier, marquis de Saint-Ange, comte de Moret, seigneur de Caumartin, Boissy-le-Châtel et autres lieux, Grand'-Croix, chancelier et garde honoraire du Sceau de l'Ordre de Saint-Louis. Il était né le 30 juillet 1725 et était prévôt des marchands depuis 1778. Il succédait à Jean-Baptiste-François de Lamichodière.

Le prévôt des marchands était, à Paris, le véritable chef de l'administration municipale. Assisté des quatre échevins, il répartissait l'impôt de la capitation, fixait le prix des denrées arrivées par eau, avait la police de la navigation, surveillait la construction des ponts, fontaines, remparts, etc. L'élection se faisait chaque année, le jour de la Saint-Roch, mais elle était de pure forme. De Flesselles fut le dernier prévôt des marchands, et Bailly qui lui succéda prit le titre de maire de Paris (voyez C., note p. 1249).

Chaillot. — Voir, plus loin, C., p. 320 et 321.

— PAGE 219 —

Les vacances du Parlement. — Du 7 septembre jusqu'au lendemain de la Saint-Martin, 2 novembre. (Voir *Journal du Parlement*, Vacations ; *A. R.*, 1778, p. 584.)

— PAGE 220 —

Jubilé. — La licence commence, tous les deux ans, au carême et se termine de l'été suivant en deux ans. Il est possible d'obtenir quelquefois la faveur d'être admis à ne se présenter qu'au mois d'octobre qui suit l'ouverture de la licence, et c'est ce qu'on appelle *Jubilé*. (*Dict. hist.*, t. III, p. 521.)

Cette faveur est, en général, accordée aux fils de régents, à la condition qu'aucun régent ne réclame. Mais on l'accorde aussi quand il y a disette de candidats. Voir l'ouverture d'un jubilé le 23 septembre 1786 p. 1356) et la condition réalisée de l'assentiment *unanime*.

L'admission au jubilé n'était pas un fait rare, et en feuilletant au hasard les *Annales Medici*, de Bertrand, on trouve (p. 456) que Pousse avait été admis au jubilé et que, le 13 octobre 1708, René Vieussens (de Montpellier', Camille Falconet et Hyac.-Th. Baron avaient joui de la même faveur (p. 457).

— Page 221 —

Comitiis centuriatis. — Les assemblées générales des processions de l'Université.

— Page 222 —

Bursarum partitio (la répartition des jetons). — Il y avait un honoraire annexé à chaque présence à la messe des Écoles, de même qu'une amende infligée aux absents. Pour plus de commodité, et pour ne pas donner chaque fois une légère pièce de monnaie, on avait fabriqué des méraux, petite pièce de plomb avec une certaine empreinte de valeur convenue. Tous les premiers samedis de chaque mois, les docteurs, assemblés après la messe, représentaient au doyen leurs méraux et en recevaient la valeur en monnaie courante. Les amendes étaient réparties sur les présents, et c'est ce qu'on appelait *réfusion*. Les professeurs étaient toujours réputés présents et participaient à la réfusion (Hazon, *Él. hist.*, p. 61).

— Page 223 —

Le serment des bacheliers. — Corlieu en donne (*L'Ancienne Faculté*, p. 43) la traduction suivante, d'après le latin de Baron (*Ritus et Usus*) :

Vous jurez :

D'observer fidèlement et de tout votre pouvoir les décrets, pratiques, coutumes et Statuts de la Faculté, dans quelque position que vous soyez ;

De rendre honneur et respect au Doyen et à tous les Maîtres de la Faculté dans les choses honnêtes et licites ;

De soutenir la Faculté contre tous ceux qui voudraient faire quelque chose contre ses Statuts ou contre son honneur, et surtout contre ceux qui pratiquent illégalement, toutes les fois que vous en serez requis par la Faculté ;

D'assister en robe à toutes les messes ordonnées par la Faculté, d'arriver au moins avant la fin de l'épître, de rester jusqu'à la fin de l'office, d'assister également aux messes pour les morts, aux obsèques des Maîtres sous peine d'un écu d'or, ainsi qu'à toutes les messes du samedi dans la chapelle des Écoles et aux consultations qui ont lieu, le même jour, en faveur des pauvres malades, le tout sous la même peine ;

D'assister à tous les exercices de l'Académie (1) et à toutes les discussions quodlibétaires et cardinales pendant deux ans ;

De soutenir trois fois une thèse quodlibétaire et une fois une thèse cardinale, et d'assister à tous les actes de la Faculté depuis le commencement jusqu'à la fin ;

De pratiquer de vos propres mains, vous-même, les dissections anatomiques et les opérations chirurgicales sur le cadavre humain, dans les examens probatoires en présence de toute la Faculté ;

D'observer la paix, la tranquillité et le mode d'argumentation prescrit par la Faculté dans toutes les discussions.

(1) Corlieu traduit *supplicationes Academiæ* par exercices de l'Académie. Les supplications académiques étaient des cérémonies, messes, processions, etc., pour lesquelles le terme *exercices* paraît assez impropre.

Le candidat prononçait le *Juro*, était immédiatement proclamé bachelier et admis au *Principium*.

Les Statuts de 1696 (p. 13) disent :

Doctores candidatos ad principium et baccalaureatum admittant, sed præstito prius ab illis jurejurando, ex quo expungatur caput illud, quo jurabant olim Baccalaurei se non esse uxoratos. Hos enim ab hoc gradu arceri iniquum esse visum est.

La réforme datait de 1452 et était due au cardinal d'Estouteville.

Saint-Luc. — Au quatorzième siècle, un festin succédait à la messe et était donné aux dépens de la Compagnie ; au quinzième siècle, la Faculté étant obérée, chaque assistant paya sa cotisation, et vers le milieu du seizième siècle le repas fut supprimé (HAZON, *Él. hist.*, p. 21).

Pro Statutis. — Pour délibérer sur la formation du Comité de doctrine, dit des 24.

Le *Concordat* est du 15 octobre 1631 ; la sentence des trois avocats-arbitres fut homologuée le 7 septembre 1672 (voir le *Mémoire signifié contre les Prévôts et membres du Collège de Pharmacie*, en avril 1780, C., p. 618 et suiv.).

La protestation par huissier reste platonique. Les chirurgiens sont bien trop puissants à ce moment pour s'inquiéter de cette stérile manifestation.

Duo in mense habeantur. — Voir C., note de la page 26.

Philip, le premier, dans le compte rendu de son décanat, mentionne les Comités tenus 2 fois par mois (voir C., p. 789, 983, et la reproduction en fac-simile d'une convocation à une séance de *Secunda mensis*, p. 973).

— PAGE 225 —

Gontard, docteur, conseiller du Roi à Villefranche, capitale du Beaujolais, généralité de Lyon. Villefranche, siège d'une Académie des Beaux-Esprits, avait été fondée par Humbert IV, sire de Beaujon, qui, pour y attirer les habitants, accorda, entre autres privilèges, aux maris la permission de battre leur femme jusqu'à effusion du sang, pourvu que la mort ne s'ensuivît pas (*Dict. géogr. portatif* de LAURENT ECHARD, traduit de l'anglais par VOSGIEN, chanoine de Vaucouleurs. Paris, 1769, 2 vol. in-16).

Strack (Charles), docteur en médecine, conseiller aulique de l'électeur de Mayence, professeur public de médecine pratique et du collège clinique, assesseur de la Faculté de médecine de Mayence, associé étranger de la Société Royale de médecine de Paris (1776), de l'Académie électorale Mayentine des sciences utiles à Erfurt et de la Société académique de Hesse à Giessen.

Lettre à la Faculté de Paris sur le moyen d'énerver le virus de la petite vérole, in-12 de 29 pages, à Francfort-sur-Mein, en latin. (Analysé in *J. de méd.*, t. LVIII, p. 368.)

Voir aussi *L'Hôpital général de Mayence*, étude d'hygiène, analysée in *J. de méd.*, t. LXXX, p. 117.

———

Citation de Celse. — Elle n'est pas correcte. L'édition de Lyon 1549 donne: *Neque curari id quod ægrum est posse, ab eo, quid quid sit, ignoret* (*De Medicinâ*, p. 16, ligne 7).

Cette inexactitude prouve que l'auteur de la dissertation avait écrit son épigraphe de mémoire, procédé peu conforme à la saine bibliographie, mais qui paraît témoigner que Strack fréquentait ses auteurs ; c'est, d'ailleurs, un des lauréats habituels des concours, et son nom figure plus d'une fois au palmarès de la *Société Royale*. Le libellé de la question avait déjà été proposé sous le titre :

An detur medium cicurandi virus variolosum, apparentibus jam et evolutis pustulis variolosis ?

Dans la séance du 17 novembre 1776, le doyen déclare qu'un seul des mémoires adressés à la Faculté mérite quelques éloges, et la Faculté décide de maintenir le concours (*Cal. méd.*, 1778, p. 56).

— PAGE 226 —

C'est la formation du Comité des 24, dit *de doctrine*, qui donnera plus tard lieu à des difficultés intestines. Lézurier fait opposition dès le premier moment, et il revient sans cesse à la charge, jusqu'à la suppression. Voyez les conclusions remises sur le bureau de la Faculté par MM. Dorigny et Lézurier, le 18 octobre 1780 (p. 589).

Lézurier (*Cosme-Augustin*) prit sa première inscription en 1756 ; il fut professeur de chirurgie (1769-70).

Avant le paranymphe de 1762, Lézurier fut dénoncé comme ayant pratiqué la pharmacie avant de commencer ses études en médecine, et on exigea qu'il s'engageât par devant notaire à ne jamais se livrer à l'avenir à aucun acte commercial. L'engagement fut signé devant Mᵉ Chomel, notaire.

———

Gastelier (*René-Georges*), né à Ferrières (Gatinais), 1ᵉʳ octobre 1741, mort à Paris en 1821 ; avocat au Parlement, docteur de la Faculté de Paris, médecin du duc d'Orléans.

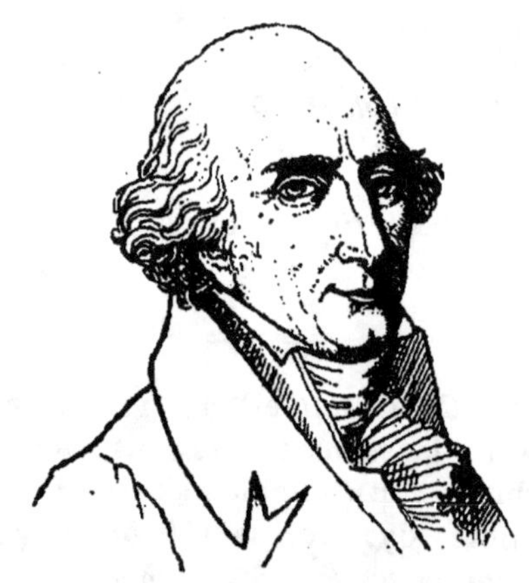

Gastelier.
(Gravé par Frémy, d'après Foulon.)

En 1791, membre de l'Assemblée législative ; arrêté en 1793, n'échappa à la guillotine que par la mort de Robespierre. A publié une traduction de HOWE, *Principes de médecine*,

Montargis, 1772 ; *Essai sur la fièvre miliaire essentielle*, 1773 ; *Traité de la fièvre miliaire des femmes en couches*, 1779. Ce mémoire est celui qui a eu le prix de la Faculté en 1778. Il est analysé dans l'*Histoire de la Société Royale pour* 1777-1778. Un mémoire sur les *Spécifiques en médecine*, rejeté par l'Académie de Dijon, fut accueilli, en 1785, par la *Société Royale de médecine*, dont il était associé régnicole depuis septembre 1776. *Traité sur les maladies des femmes en couches*, Paris, 1811.

Le compte rendu élogieux de son volume *Des Spécifiques en médecine* (Paris, Didot, 1783, in-8 de 263 pages) a été publié par Le Roux des Tillets in *J. de méd.*, t. LX, p. 3.

Celui de son *Traité sur la fièvre miliaire épidémique* (2ᵉ édition, Paris, 1784, in-12 de 400 pages), in *J. de méd.*, t. LXIV, p. 285. Plusieurs fois lauréat de la Faculté et de la Société Royale. Voir, par exemple, *J. de méd.*, t. LVII, p. 369.

Écoles extérieures de la Sorbonne. — Ce sont les Écoles de théologie occupant, sur la place de la Sorbonne, l'intervalle entre les rues de Sorbonne et des Maçons ; fort beau bâtiment en pierre de taille et fort vaste, bâti par ordre de Richelieu. C'est dans la grande salle de ces Écoles que se fait annuellement, le 7 août, la distribution des prix de l'Université. (THIÉRY, *Guide*, t. II, p. 343.)

Voir le plan et la coupe en long de la salle, C., p. 446.

— PAGE 227 —

Prima Comitia. — Comme on vient de le voir, c'est la première séance publique tenue aux Écoles extérieures de Sorbonne. Le compte rendu, fait par Des Essartz et Lepreux, a été imprimé. *Séance publique tenue par la Faculté de Médecine en l'Université de Paris, dans les Écoles extérieures de Sorbonne, le* 6 *novembre* 1778. Paris, chez Quillau, 1779, in-4. (Analysé in *J. de Méd.*, janvier 1780, p. 7 à 23.)

En 1782, on proposa de ne plus imprimer les comptes rendus des séances publiques, pour économiser 1.500 livres (voyez C., p. 911).

Le premier décanat de Des Essartz avait pris fin le 8 novembre 1777. Il avait été réélu par Lucas de Lauremberg, Bertrand, Le Clerc, Coutavoz et Delaporte (*Cal. Méd.*, 1778, p. 69).

Victoriæ vestræ recordatio. — Nouvelle allusion au triomphe de la Faculté dans son procès contre Guilbert de Préval, terminé à la confusion du coupable en août 1777.

— PAGE 230 —

Boutigny des Préaux. — Docteur depuis 1742.

In Codice. — Voir C., note de la page 227, sur l'impression du compte rendu de la séance. Il y a seulement désaccord sur la date. Les *Commentaires* disent le 4 novembre, et le compte rendu imprimé, le 5 novembre.

L'*Almanach Royal* tranche la difficulté, puisque la distribution a eu lieu un jeudi : c'est bien le 5 novembre.

Le scribe des *Commentaires* a mal copié la date.

— PAGE 231 —

Petro Duval, rectore. — Voir C., p. 99.

————

Comitia ordinaria. — Les assemblées ordinaires se tiennent au collège Louis-le-Grand, depuis le 10 octobre 1764, tous les premiers samedis du mois, et les assemblées extraordinaires chaque fois qu'il est nécessaire (voir C., p. 99).

————

Pro litteris nominationis. — On supplie tous les premiers samedis de chaque mois, à 1 heure précise, au Tribunal du recteur (*Comitia Academica, Tribunal Academicum*), en robe et bonnet, et aux quatre processions du recteur, qui se font en mars, juin, octobre et décembre, à 8 heures précises du matin. Voici le texte de la supplique :

Amplissime Rector, Sapientissimi Decani, Procuratores ornatissimi, Proceres Academici.

Ego N..., supplico pro litteris nominationis, jure magisterii et quinquennii.

Cette cérémonie a été précédée, outre le salut au recteur, doyens et procureurs des 4 Nations, du dépôt aux mains du syndic de l'Université des pièces suivantes :

1° La lettre de tonsure ;
2° La lettre de maître ès arts ;
3° Les 6 attestations de théologie ;
4° Un formulaire de quinquennium, signé de quatre maîtres ès arts ayant fait leur quinquennium, c'est-à-dire un certificat donné par ses pairs que le maître ès arts, candidat, a étudié la philosophie et la théologie et fréquenté les actes publics pendant cinq ans, ou le droit durant trois ans, s'il est noble de père et de mère.

Ces lettres de nomination constituaient donc un grade supérieur à celui de maître ès arts.

D'après le concordat signé entre Léon X et François Ier, il était ordonné que les bénéfices qui vaqueraient dans les mois de janvier, avril, juillet et octobre seraient affectés aux gradués des Universités fameuses. Les collateurs étaient obligés d'y nommer des gradués, mais il y avait deux sortes de promotions :

1° A l'ancienneté, aux collations des mois *de rigueur*, janvier et juillet ;
2° Au choix, aux collations des mois *de faveur*, avril et octobre.

(Voir *Dict. hist.*, t. I, p. 309.)

————

Le Roi a établi un bureau pour l'administration du temporel du collège Louis-le-Grand et collèges y réunis (les collèges de non-plein exercice, Notre-Dame, Cholet, Bayeux, Presle, Bourgogne, etc.). MM. les administrateurs s'assemblent deux fois par mois au bureau, à 4 heures de relevée, les premier et troisième jeudis de chaque mois. (*A. R.*, 1777, p. 425.)

————

Bibliopolarum præfecti. — Les libraires et imprimeurs de l'Université font partie du corps et jouissent des privilèges indiqués au *Code de la librairie et imprimerie de France.* Pour parvenir à la maîtrise, il faut être *congru en langue latine et savoir lire le grec,* qualités à certifier par le recteur. (*Dict. hist.*, t. III, p. 404.) Ils ne sont pas exemptés du logement des gens de guerre (voir C., note p. 131).

Primitivement, les libraires étaient soumis à la juridiction du clergé; en 1275, une ordonnance de Philippe le Hardi les plaça sous l'autorité de l'Université, qui exerçait sa censure sur tout manuscrit destiné à être vendu. L'Université imposa aux libraires jurés des Statuts ; le prix des livres était fixé par elle, et, en cas de fraude, le libraire était interdit. En 1323, ils furent astreints à faire preuve de connaissances professionnelles et à une caution de 100 livres. En cas de location des livres, la taxe était fixée, non par l'Université, mais par la corporation des libraires jurés. Les exemplaires jugés incorrects par l'Université étaient détruits, et le libraire puni d'amende.

Après l'invention de l'imprimerie, l'autorisation des Parlements fut exigée pour la mise en vente des livres ; et les libraires, assujettis à des visites domiciliaires, étaient passibles d'amendes et de peines corporelles, voire même de la peine de mort. De cette époque date la nécessité de l'autorisation préalable, accordée d'abord par le Parlement, puis par le chancelier, enfin, après 1683, par les censeurs royaux nommés par le chancelier. Les évêques seuls pouvaient se dispenser de soumettre leurs ouvrages à la censure. Par contre, le monopole était garanti aux libraires, et plusieurs règlements les protégeaient contre la concurrence des bouquinistes, dont le commerce ne devint libre qu'en 1790.

Pour échapper à la censure, les libraires français simulaient l'impression à l'étranger, d'où le grand nombre d'ouvrages imprimés, en apparence, à Amsterdam, La Haye, Genève, Londres, Bâle, au dix-huitième siècle.

Les mémoires à consulter étaient affranchis de la censure, ce qui donnait lieu à de nombreux abus, certains auteurs simulant un procès pour avoir l'occasion d'écrire un mémoire tout à fait étranger au sujet de ce procès.

— Page 232 —

Maîtres de pensions de l'Université au nombre de 40. — Formalités de réception :

1ᵒ Visite au recteur, qui autorise à faire la supplique ;

2ᵒ Visite au syndic pour soumettre les lettres de maître ès arts, puis aux doyens et procureurs des Nations ;

3ᵒ Si la supplique est admise, le Tribunal désigne deux commissaires pour s'assurer des bonnes vie et mœurs du candidat, et lui faire subir un examen sur les belles-lettres ;

4ᵒ La Compagnie des Maîtres s'assemble à Louis-le-Grand ; s'il n'y a pas de protestation, la Compagnie l'autorise, après discussion avec les deux commissaires, à présenter une deuxième supplique au Tribunal. Il est alors admis et jure d'observer les

Statuts de l'Université, avant de recevoir ses lettres de pédagogie.

Il prononce, à Louis-le-Grand, un discours latin sur un sujet de son choix, en séance publique.

Pour les maîtres des petites Écoles, voir C., note de la page 386. (*Dict. hist.*, articles *Arts, Pensions.*)

Pro jure suo academico. — A la fin du dix-huitième siècle, l'Université avait quatorze bénéfices en patronage auxquels elle a droit de nommer ; sçavoir : trois cures et onze chapelles, ou chapellenies ou prestimonies. Les trois cures sont celles de Saint-André-des-Arcs, celle de Saint-Cosme et celle de Saint-Germain-le-Vieux. (*Dict. hist.*, t. IV, p. 755.)

Desbois de Rochefort (Éléonore-Marie), né à Paris en 1739, mort en 1807, frère du régent Louis ; docteur en Sorbonne, vicaire-général de la Rochelle. Le 29 septembre, à la suite du décès de M. Armand, curé de Saint-André-des-Arcs, la Faculté avait élu à la cure M. Guenet ; celui-ci refusa, pour cause de santé, et, le 17 octobre, la Faculté désigna Desbois de Rochefort (*Cal. méd.*, 1778, p. 66-67). Le docteur régent Louis demeurait à la cure avec son frère, rue du Cimetière-Saint-André (*A. R.*, 1779, p. 421).

C'était, d'ailleurs, une habitude favorite de la Faculté de nommer à ce bénéfice un parent de l'un de ses membres. Ainsi, en mai 1706, elle avait nommé le frère de Fagon ; celui-ci refusa, et on nomma, pour le

remplacer, Labbé, fils de régent (*An. Med.*).

Pour les bénéfices à la nomination de l'Université, voir C., note de la page 1299.

Picardos. — La Nation de Picardie, dont *Capin* est procureur jusqu'au 8 mai et Le Vasseur, censeur ; tous deux au Cardinal Lemoine. (*A. R.*, 1779, p. 422.)

Sancti Ludovici. — Saint-Louis, la chapelle du collège de Navarre. (Thiéry, *Guide*, t. II, p. 277.)

Procession du Recteur. — On ne peut rien voir de plus honorable que la procession, laquelle ce magistrat fait tous les mois, où il faut que tous les suppôts de l'Université assistent, chacun en leur rang et avec un tel ordre qu'il semble que ce soit un Sénat Vénitien qui accompagne son Duc à la cérémonie des espousailles de la Mer ; car, à la suite dudit Recteur, on voit les docteurs et bacheliers en théologie et médecine, tous en chappes ou noires ou rouges ; puis les maîtres ès arts et grand nombre de religieux de presque tous les ordres dont il y en a à Paris, au moins de ceux auxquels il est permis de prendre degré en l'Université ; outre quelques autres officiers, libraires jurez et autres. (Du Breul, p. 605.)

— Page 233 —

Academiæ ordinibus. — C'est la deuxième procession annuelle (voir *Dict. hist.*, t. IV, p. 159).

Prorogatus est. — Le recteur est élu quatre fois l'an : les 10 octobre, 16 décembre, 24 mars et 23 juin ; et c'est avant ces dates que doivent avoir lieu, au jour fixé par le recteur, les quatre processions générales.

Le recteur était élu primitivement tous les mois ; en 1278, il fut décidé par un règlement du cardinal-légat de Sainte-Cécile que cette élection n'aurait plus lieu que tous les trois mois. Le recteur devait être choisi parmi les maîtres ès arts et dans la Faculté des Arts. Au quatorzième siècle, l'élection se faisait à Saint-Julien-le-Pauvre, église la plus voisine des Écoles de la rue du Fouarre ; l'élection était faite par les procureurs des quatre Nations. Quand ils ne pouvaient s'entendre, le recteur en exercice était appelé comme médiateur ; si cette intervention était insuffisante, les Nations nommaient quatre électeurs spéciaux.

« Quand l'un des dicts jours est écheu, on enferme les électeurs en un certain lieu, d'où il ne leur est loisible de sortir s'ils ne nomment le nouveau recteur, et cette élection se doit faire et conclure dans le temps qu'une bougie de certain poids, préparée pour ce subject, peut demeurer à brusler. Etait expressément défendu à tous bedeaux ou autres officiers de l'Université, et même aux simples escholiers d'icelle, d'aller vers les électeurs pour leur recommander aucun, quel qu'il soit, qui aspire à l'office ; et ausdicts Electeurs de manger et boire au lieu où ladite élection se faict. Sur laquelle ne se pouvant accorder, c'est aux Maistres ès Arts d'y envoyer d'autres et de faire sortir les premiers, auxquels il n'est plus loisible d'y pouvoir rentrer. » (Du Breul, p. 605.)

Le recteur n'était élu que pour trois mois, mais ordinairement il était prorogé de trimestre en trimestre pendant deux ans. Le Tribunal académique conservait le droit de confirmer l'élection du recteur.

Même en dehors de ses fonctions officielles, le recteur portait comme marque distinctive une ceinture violette et un bourdaloue d'or à son chapeau.

————

Lebel (*François-Michel*), né à Amiens. Receveur au collège Louis-le-Grand, licencié en théologie, docteur en Sorbonne, professeur émérite d'éloquence au collège Mazarin, recteur en 1756-57, puis en 1764-65 et 1766.

————

Il était d'usage qu'à la Chandeleur le recteur présentât un cierge au Roi, à la Reine, aux Princes du sang, aux chefs de la Magistrature et à l'archevêque de Paris. L'archevêque devait recevoir le recteur en personne ; de Harlay s'étant dispensé de cette obligation, Rollin lui fit l'année suivante offrir le cierge par le syndic de l'Université. Cette offrande se renouvelait pour tous les événements de grande importance : décès, naissances, etc. (Chéruel, Art. *Université*).

— Page 234 (*) —

Capitation. — Impôt personnel établi par Louis XIV en 1695, sans aucun privilège ; suspendu en 1698, cet impôt fut rétabli définitivement en 1701 ; il n'y avait d'exempts que les pauvres, les ordres mendiants et les gens dont la contribution ne dépassait pas 20 sous. Les contribuables étaient divisés en 22 classes, et la taxe était proportionnelle.

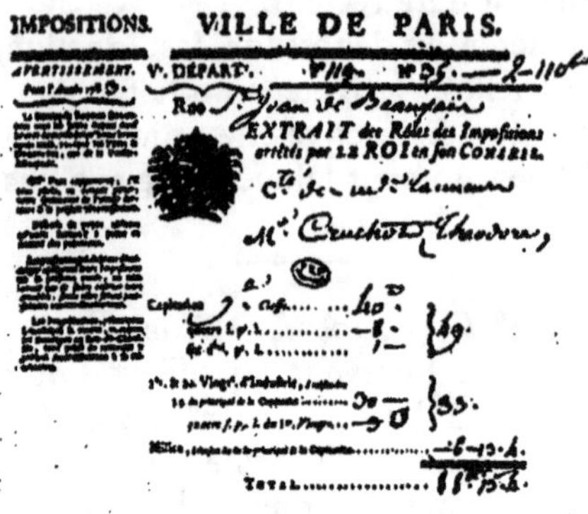

Rôle des impositions de Cruchot comme parcheminier de la Communauté des marchands-tanneurs. (D'après une pièce du *Dossier Monteil-Chasles*).

Quelques jours après la collation de la licence, a lieu l'assemblée pour la répartition des jetons. On traite de l'impôt de capitation, et ce qui reste en caisse après solde de l'impôt est réparti entre les régents.

Cet impôt est soldé complètement par la Faculté pour ses deux appariteurs (C., p. 1106, chap. XIV).

Pour Cruchot, la somme à payer est assez élevée pour que la Faculté juge que ce qu'il recevait des candidats est insuffisant ; elle lui alloue 629 livres pour lui permettre de s'acquitter (C., p. 1108, chap. XVIII).

———

Pretiis distribuendis. — Il s'agit des volumes achetés pour distribuer comme prix du Concours général. Les frais de ces achats et de la cérémonie de distribution ont été fournis d'abord par le legs porté sur le testament de Le Gendre.

Le Gendre (*Louis*), né à Rouen en 1655, mort à Paris en 1733. Nommé par l'archevêque de Harlay chanoine et sous-chantre à Notre-Dame. Il laissa par testament une fondation de 1.900 livres, pour les employer à des prix d'éloquence, de poésie et de musique. MM. de Notre-Dame et, à leur défaut, les Cordeliers, qu'il avait nommés exécuteurs testamentaires, refusèrent la charge ; mais aucun héritier n'ayant pu prouver sa parenté, le Parlement attribua la fondation à l'Université pour faire une distribution annuelle de prix. Ce fut l'origine du Concours général, qui existe encore aujourd'hui.

La première distribution eut lieu en 1747, dans les Écoles extérieures de Sorbonne, en présence du Parlement, dont le premier président donne le premier prix et embrasse celui qui l'a remporté. En dehors des prix de la fondation Le Gendre, il y en eut bientôt d'autres, fondés par *Coffin*, principal du Collège de Beauvais ; *Collot*, chanoine de Notre-Dame ; *Coignard*, imprimeur du Roi (voir le portrait de Le Gendre, C., p. 1086, et *Dict. hist.*, t. IV, p. 756).

———

Abbé de Charmois. — Le *Dictionnaire latin français des noms propres de lieux ayant une certaine notoriété principalement au point de vue ecclésiastique et monastique*, de l'abbé Chevin (Paris, 1897), ne fait mention que de l'abbaye de Charmoie, de l'ordre des Cisterciens, fondée en 1167, à 12 kilomètres d'Épernay.

Ce renseignement n'indique nullement ce que le Tribunal académique peut faire dans cette querelle.

———

Vico Passiaco. — Passy, hors des limites de la juridiction universitaire.

— PAGE 235 —

Supplications de l'Université. — Voir, C. p. 801, la reproduction du mandement de Pierre Duval, recteur, pour les supplications académiques du 24 septembre 1781.

———

Carmelitas excalceatos. — C'est l'église des Carmes-Déchaussés, rue de Vaugirard, dont Marie de Médicis a posé la première pierre le 20 juillet 1613, qui fut achevée en 1620 et dédiée, le 21 décembre 1625, sous l'invocation de saint Joseph.

———

Circa nuntios Universitatis. — Les messagers de l'Université (voyez C., note p. 100).

———

Pædagogii Universitatis. — Les maîtres de pension de l'Université formaient une compagnie ayant assemblée au collège Louis-le-Grand. Bien que Passy fût en dehors du ressort de l'Université, les maîtres de pension du ressort, qui ne tiennent pas à ce que le précédent s'établisse, insistent pour que le Tribunal académique

prenne en main la cause de leur collègue (*Dict. hist.*, t. IV, p. 68).

— PAGE 236 —

Rector. — Les directeurs de l'administration du collège de Clermont et de Louis-le-Grand portaient le nom de recteur, remplacé en 1763 par celui de principal.

Il doit y avoir ici erreur du copiste, car dans la composition du Bureau d'administration de Louis-le-Grand (*A. R.*, 1778, p. 424) Fourneau figure comme *ancien recteur*, grand-maître temporel du collège, mais c'est ancien recteur d'Académie (1753-1754 et 1762-1763) qu'il faut lire.

———

Les *collèges de non plein exercice*, réunis à Louis-le-Grand par lettres patentes du 21 novembre 1763. Ce sont les collèges de Notre-Dame, des Bons-Enfants, des Trésoriers, des Cholets, de Bayeux, de Laon, de Presle, de Narbonne, de Cornouailles, d'Arras, de Tréguier, de Bourgogne, de Tours, de l'Ave-Maria, d'Autun, de Cambray, de Justice, de Boissy, de Maître-Gervais, d'Ainville, de Fortet, de Chanac ou de Saint-Michel, de Reims, de Sées, du Mans, de Sainte-Barbe et le collège de Mignon ou de Grandmont (en 1769).

———

Collège de l'Ave-Maria ou de Hubant, fondé en 1336 par Jean de Hubant, clerc, conseiller du Roi, près de Saint-Étienne-du-Mont (voir C., note p. 936).

———

Après la messe, M. le Recteur, suivi

des doyens des Facultés, des procureurs des quatre Nations, des grands officiers et autres maîtres et suppôts de l'Université, s'approche de l'autel du côté de l'Évangile et remercie le célébrant par un discours latin, que prononce un orateur qu'il choisit (*Dict. hist.*, t. IV, p. 161).

— PAGE 237 —

Fourneau (Guy-Antoine), né au Mans. Licencié en théologie, chanoine honoraire de l'église de Reims, professeur de philosophie au collège des Grassins, greffier de l'Université depuis 1766. Grand-maître du temporel à Louis-le-Grand, recteur de l'Académie une première fois en 1753-1754, une seconde fois en 1762-1763 (*Cal. méd.*, 1778, p. 41).

Il ne faut pas oublier que la charge de greffier, membre du Tribunal académique, était de première importance, puisque le greffier était avec le syndic le seul membre à vie du Tribunal académique, les autres pouvant changer chaque trimestre. Ces fonctions n'étaient d'ailleurs pas gratuites.

———

Girault de Kérodon ou Kéroudou. — Abbé. Fut professeur de mécanique au Collège de France jusqu'en 1787, date à laquelle il donna sa démission (THIÉRY, *Guide*, t. II, p. 691). En 1774, il habite déjà Louis-le-Grand, mais n'apparaît pas dans la liste des fonctionnaires qu'indique l'*Almanach Royal*. En 1779, il est grand-maître temporel de Louis-le-Grand en survivance de l'abbé Fourneau, ancien recteur, qui lui a cédé

son poste de secrétaire de l'Université en 1778.

En 1782, il est qualifié grand-maître en exercice, Fourneau n'étant qu'adjoint; mais, en 1784, Fourneau est de nouveau grand-maître, et Girault n'est plus qu'adjoint. En 1786, Fourneau disparaît, et Girault redevient grand-maître. Dans l'*Almanach* de 1788, il a disparu du Bureau d'administration de Louis-le-Grand, mais remplace d'Arragon comme greffier de l'Université ; il y figure encore à ce titre en 1790, mais disparaît en 1792.

— PAGE 239 —

Titres honorifiques et distinctifs des Corps universitaires. — Les épithètes universitaires sont réglementées.

L'Université est qualifiée : *Alma Parens ;*

La Faculté de théologie : *Sacra Facultas ;*

La Faculté de droit : *Consultissima ;*

La Faculté de médecine : *Saluberrima ;*

La Faculté des arts : *Præclara ;*

La Nation de France : *Honoranda ;*

Celle de Picardie : *Fidelissima ;*

Celle d'Allemagne : *Constantissima ;*

Celle de Normandie : *Veneranda.*

———

La distribution des prix de l'Université se faisait tous les ans, au commencement du mois d'août, et était ouverte par un discours latin.

———

Bally. — Né à Paris, procureur au Parlement depuis 1744, successeur de son père, rue des Maçons, figure au *Calendrier médical* de 1788 et à l'*Almanach Royal* de 1779 comme conseil de l'Université.

— PAGE 240 —

C'est l'exemple d'une assemblée universitaire dans une église ; dans le cas présent Saint-Louis, ci-devant des Jésuites, alors desservi par les chanoines réguliers de la Culture Sainte-Catherine. (THIÉRY, *Guide*, t. I, p. 699.)

Le doyen de la Faculté de théologie est Certain. Le copiste a sauté quelques mots après Decanus, mais il est facile de rétablir le sens. Le doyen de la Faculté de droit, Saboureux de la Bonneterie, se met en opposition avec ses collègues et blâme le recteur pour sa conduite dans l'affaire Fourneau-Girault de Kéroudou.

— PAGE 243 —

Hévin (Louis-Prudent-Alexandre). — C'est le deuxième fils de Prudent Hévin, premier chirurgien de Madame, en Cour, inspecteur de la chirurgie des Colonies. Il a la survivance de son père comme premier chirurgien de Madame et lui succède en 1790. Prudent Hévin, né à Paris en 1715, maître en chirurgie en 1737, était le gendre de Quesnay, secrétaire perpétuel de l'Académie de chirurgie et premier médecin de Louis XV. Il avait été chirurgien gagnant maîtrise à la Charité, dont il devint chirurgien en chef. Mort à Paris, le 3 décembre 1798.

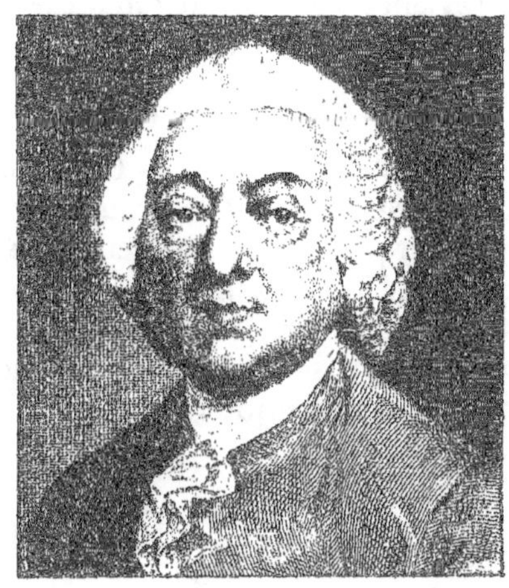

Hévin.

Péan (François-René), deuxième fils de René-Michel. « Celui-ci, reçu maître en chirurgie le 5 décembre 1749, fut titulaire du cours d'accouchements au collège de chirurgie de 1772 à 1774. Il était, dit Corlieu (*L'Enseignement au collège de chirurgie*, Paris, 1890), attaché à la Cour de Versailles, lorsque la Cour de Naples demanda à celle de France de lui envoyer un accoucheur pour la Reine Marie-Caroline (?). Péan fut envoyé à Naples, où il fut comblé d'honneurs et de fortune. » *L'Almanach Royal* de 1770 indique simplement Péan, rue Hautefeuille et non en Cour ; celui de 1773 le donne comme premier chirurgien du Roi de Naples, Ferdinand IV, dont la femme, sœur de l'Empereur, et de Marie-Antoinette par conséquent, s'appelle Charlotte-Louise. De 1772 à 1788, la Reine de Naples eut 3 fils et 7 filles. Péan deuxième va rejoindre son père à Naples, aussitôt qu'il a la maîtrise, et ne revient à Paris qu'en 1790, rue de Bar-le-Duc (*A. R.*, 1790).

— PAGE 244 —

Ædibus sancomianis. — C'est une formule qui reste, car depuis 1776 les chirurgiens ont quitté leur École de Saint-Côme pour s'installer aux Nouvelles Écoles, qui comportent un amphithéâtre spécial pour l'instruction des sages-femmes. (Voir le plan, C., page 244.)

— PAGE 245 —

Selon le *Contrat* signé le 22 août 1672, sous le décanat de Denys Puylon, d'après la sentence rendue par les avocats-arbitres et le décret du Parlement du 7 septembre suivant, le doyen a le droit de présider les examens et la maîtrise des apothicaires et d'examiner lui-même les candidats. L'examen était fait concurremment par les maîtres en pharmacie du Collège d'une part, le doyen et les deux professeurs de pharmacie de la Faculté. (Voir C., p. 615 et suiv.)

Les épiciers formaient au treizième siècle avec les apothicaires, les droguistes et les herbiers ou herboristes la quatrième corporation des Métiers. Les trois premières étaient les drapiers, les orfèvres et les pelletiers et chaussetiers. Plus tard, elle passa au deuxième rang. Au siècle suivant cette corporation a le dépôt des poids et mesures, d'où la devise de leurs armoiries : *Lances et pondera servant* (voir C., p. 620), et ils avaient le droit de vérification chez les autres corps, sauf

chez les orfèvres qui relevaient directement de la Monnaie. En 1514, 1553 et 1632 eurent lieu des tentatives de séparation qui aboutirent à une transaction sous Louis XIII. Les gardes et les droits honorifiques étaient alternativement pris chez les uns et chez les autres. Les épiciers font leur chef-d'œuvre devant les apothicaires, et ceux-ci devant deux prévots apothicaires et deux médecins de la Faculté. La visite des officines des apothicaires avait été ordonnée à l'origine par Philippe de Valois, selon Moreau qui dit avoir trouvé le renseignement dans le deuxième vieux livre vert, folio 31. (NAUDÉ, *De Antiq. et dignit. Facult.*, p. 41.)

Le *Traité de la police* de Delamare donne des renseignements précieux sur les Statuts de la communauté des apothicaires et épiciers. L'aspirant apothicaire, avant d'être engagé comme apprenti, devait être amené par le maître au Bureau par devant les gardes, prouver qu'il avait étudié la grammaire et était capable d'apprendre la pharmacie. Après 6 ans d'apprentissage il était présenté au Bureau, muni de ses certificats, par un *conducteur* et demandait jour pour subir l'examen. A cet examen assistaient tous les maîtres, les deux professeurs en pharmacie de la Faculté; l'aspirant était interrogé trois heures durant par les gardes et neuf maîtres désignés par ceux-ci. (Il n'est pas question de l'interrogation par la Faculté.) En ce qui regarde les épiciers, la disposition la plus importante est celle qui concerne l'obligation de faire descendre au Bureau de la communauté toutes les marchandises d'épiceries et drogueries entrant au corps humain qui seront amenées à Paris, pour être vues et visitées par les gardes de l'apotiquairerie et épicerie, quand même elles appartiendraient à d'autres marchands et à des bourgeois. Il donne ensuite les arrêts principaux touchant les examens, visites, etc.

3 août 1536. Arrêt qui établit les précautions qui doivent être observées dans la composition et le débit des remèdes.

30 août 1566. Sentence de police pour la visite des remèdes par les médecins chez les apothicaires.

20 janvier 1571. Arrêt pour la visite des drogues qui arrivent chez les marchands merciers.

16 octobre 1597. Arrêt pour la visite des drogues chez les apothicaires à la diligence du procureur du Roi.

17 juillet 1610. Sentence de police pour la visite des drogues.

Il y eut en 1536 un procès intéressant entre les religieux, l'abbé et le couvent de Sainte-Geneviève du Mont-de-Paris, et les maîtres jurés et apothicaires de la ville de Paris. Les premiers, prétendant au droit de haute et basse justice sur leur détroit de juridiction, voulaient interdire la visitation des officines d'apothicaires par les maîtres jurés et revendiquaient comme leur étant dues les amendes prononcées. La cour condamna l'abbé du couvent de Sainte-Geneviève à tolérer la visitation des apotiquaires et épiciers demeurant ès faubourg Saint-Marcel et dedans la fin et limites du détroit et juridiction dudit abbé et couvent par les quatre maîtres jurés apoti-

quaires de la ville qui seront députés par la communauté des apotiquaires jurés, par deux docteurs médecins députés par la Faculté, et un maître apotiquaire juré du détroit de juridiction dudit abbé et couvent (DELAMARE, *Traité de la police*, Paris, 1722, liv. IV, titre X, t. I, p. 624).

La séparation des deux corporations n'avait été prononcée que par l'édit de 1777, mais les querelles dataient de loin entre les maîtres et gardes apothicaires et les épiciers de la ville de Paris (voir, C. p. 447, le procès des épiciers contre les pharmaciens).

Le dossier nᵒ 326 des manuscrits de la Bibliothèque de la Faculté de Médecine contient à cet égard des documents très intéressants, dont nous donnons quelques extraits.

Arrêt du Parlement du 27 novembre 1632. — « Entre les maîtres et gardes apothicaires et les espiciers de la ville de Paris,

A permis et permet auxdits marchands espiciers de vendre toutes drogues simples comme rhubarbe, casse, manne, sené, agaric, turbith et autres, faire et vendre les conserves de roses, violes, pied-de-chat, pas-d'âne, buglosse et autres, tant seiches que liquides, toutes sortes de dragées, confitures et syrops restant desdites confitures, du sucre rosat, massepin, biscuits, pignolat, jus de réglisse et autres compositions de cette qualité, faire les mélanges de poudres d'épices, vendre toutes sortes d'huiles qui se peuvent faire par expression, comme celle d'amandes, de noix et toutes autres à brusler, distiller et vendre les eaux-de-vie, de roses de dames, fleurs d'orange et autres eaux odoriférantes.

Leur a fait inhibition et défense de vendre tous autres syrops, les huiles

qui se font par infusion et les eaux servant à la médecine, et d'entreprendre
aucune chose sur l'état d'apothicaire.

Ordonne qu'iceux marchands espiciers pourront vendre les compositions de thériac, métridats, alcher-
mets et hyacinthe, comme marchandises foraines, à la charge néant-
moins qu'icelles marchandises seront
apportées au bureau pour y demeurer
trois jours, être visitées par les maîtres gardes apothicaires espiciers et
les maîtres et gardes marchands espiciers en présence des médecins.

A fait défense auxdits maîtres et
gardes apothicaires et espiciers d'aller
en visitation ès maisons et boutiques
desdits marchands espiciers sans être
assistés des maîtres et gardes marchands espiciers ou de l'un d'iceux.

Ordonne que la maison et jardin
sisz au fauxbourg Saint-Marcel, demeurera en propre auxdits apothicaires seuls. »

L'article 11 de l'*Édit de juillet 1862
pour la punition des maléfices, em-
poisonnements et autres crimes*, registré au Parlement le 31 août même
année, fait défenses très expresses à
toutes personnes, de quelque profession et condition qu'elles soient, excepté aux Médecins approuvés et dans
le lieu de leur résidence, aux professeurs en chymie et aux maîtres apothicaires d'avoir aucun laboratoire,
d'y travailler à aucunes préparations
de drogues ou distillations, etc. (DE-
LAMARE, *Traité de la police*, liv. III,
titre VII, t. I, Paris, 1722, chez Michel
Brunet, p. 563.)

A l'époque où nous sommes, les
épiciers forment une corporation distincte des apothicaires, et la visite de
leurs boutiques ne se fait pas en même
temps que celle des officines des pharmaciens.

— PAGE 246 —

Collège de pharmacie. voir C. p. 615
et suiv.

Concordat, voir C., p. 626.

Le Lieutenant général de police. —
C'était, depuis le 19 juin 1776, Jean-
Charles-Pierre Le Noir, conseiller
d'État. Sur l'*Almanach Royal* de
1786, par conséquent au courant
de 1785 il a transmis ce poste à
M. de Crosne. Il est entré au Conseil
Royal des finances et devenu bibliothécaire du Roi. (Voyez C., notes
p. 365 et 1288.)

Le Noir (Jean-Charles-Pierre), né
en 1732, était fils d'un lieutenant

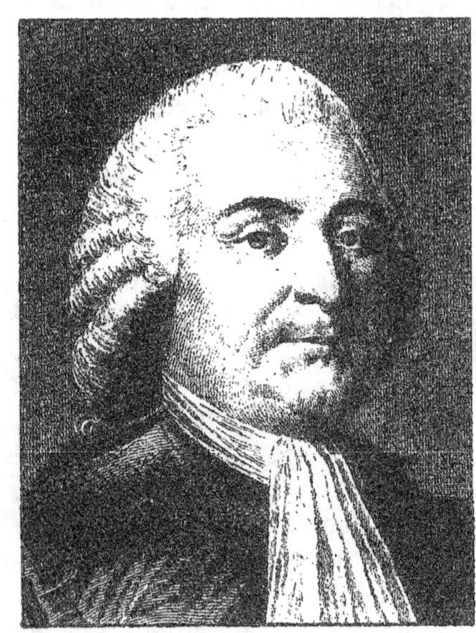

J.-Ch.-Pierre Le Noir (gravure de Scevole, 1779).

particulier au Châtelet. En 1755, il
succéda à son père et fut fait en 1759

lieutenant criminel, lorsque son ami Sartine devint lieutenant de police. Maitre des requêtes en 1765, il fut envoyé en 1771 à Aix, pour installer le nouveau Parlement. En 1774, lorsque Sartine eut pris le ministère de la Marine, il fut nommé lieutenant de police. Disgracié une première fois en 1775, il reprit peu après la charge qu'il exerça jusqu'en 1785. En 1780, Le Noir était fort ébranlé par la chute de Sartine et l'hostilité de Necker.

Le Noir émigra en 1791, rentra en France sous le Consulat et mourut en 1807.

C'est lui qui préside à la première séance du Collège de pharmacie. Il est membre de la Société Royale ; en 1778, il porte à 1.200 livres le montant du prix qu'il avait fondé pour un mémoire sur le traitement de la rage. La Société Royale spécifie bien qu'il ne s'agit pas de spéculations théoriques, mais d'un traitement pratique. Le prix doit être distribué le premier mardi de carême 1781. (*Gazette de santé*, année 1778, nᵒˢ 5, et brochure spéciale des *prix proposés par la Société Royale* dans sa séance du 20 octobre 1778, imprimerie de Pierres, Paris, rue Saint-Jacques.)

— PAGE 249 —

Ex annuo reditu Facultatis. — Voir, pour plus de détails, le tableau général en français des revenus de la Faculté, publié par Philip à son deuxième décanat (C. p. 901 et suiv.).

Les revenus de la Faculté, presque tous éventuels, sont si bornés qu'ils fournissent à peine aux frais du cours de chimie et ne lui permettaient pas

d'assigner d'honoraires au professeur. (*J. de Méd.*, t. CVII, p. 14.)

———

Guillotin (*Joseph-Ignace*), né à Saintes le 28 mai 1738, mort à Paris le 26 mars 1814. Professa d'abord à Bordeaux chez les Jésuites, qu'il quitta pour venir à Paris étudier la médecine. Lauréat du concours de Diest en 1768, il était de ce fait exempté de tous les frais de scolarité jusqu'à la régence (voir, C. p. 68, la proclamation de Mathey comme lauréat). Aussi ne s'explique-t-on pas pourquoi il passa son doctorat à Reims, si les indications de ses biographes sont exactes.

Guillotin était locataire d'une partie des Écoles supérieures depuis 1767. Le bail ayant été prorogé le 15 octobre 1776 aux mêmes conditions que devant (original au *Dossier Monteil-Chasles*), il est certain que Guillotin n'occupait pas la salle supérieure dont la Faculté ne pouvait se passer, en 1767, pour ses assemblées. Lorsque la Faculté est transportée rue Jean-de-Beauvais, ce sont donc les Écoles supérieures qui deviennent libres, et c'est là que Panckouke entasse ses volumes de l'Encyclopédie en telle quantité que le plancher menace de s'effondrer et que la Faculté doit faire étayer aux frais du locataire (voir C., p. 1148). Depuis 1773, Guillotin avait même rétrocédé au doyen Le Thieullier, moyennant une diminution de 100 livres sur son bail, un grand grenier et une chambre attenante, au-dessus de la salle d'assemblée. Philip transporte cet élément de revenu au chapitre II.

En 1788, Guillotin publia une brochure demandant que le tiers-état eut autant de députés que les deux autres ordres à la fois. Cité devant le Parlement, il fut acquitté et reconduit en triomphe. L'assemblée des notables se prononça contre le doublement du tiers-état, mais, le 10 novembre, le Roi décida ce doublement, et Guillotin fut élu député de Paris.

Il proposa, le 10 octobre 1789, que toute exécution eût lieu par décapitation, et qu'une machine rapide fût substituée au bourreau. Mais il ne participa en rien à l'exécution de la machine, qui fut construite par Schmitt sous la direction de Louis, secrétaire perpétuel de l'Académie de chirurgie. La machine fut d'abord dénommée Louison ou Louisette ; le nom de guillotine fut inventé par une feuille royaliste, *les Actes des Apôtres* (*Biog. gén.*).

Il rédigea, en qualité de député de Paris, un projet de *décret sur l'enseignement et l'exercice de l'art de guérir, présenté au nom du Comité de salubrité*, règlement divisé en 10 titres :

1° Bases de l'enseignement ;

2° Des Écoles ;

3° Concours pour les chaires ;

4° Épreuves pour le diplôme de médecin ;

5° Pharmacie ;

6° Sages-femmes ;

7° Médecine légale ;

8° Formation de 4 collèges de médecine ;

9° Agence de secours et salubrité ;

10° Secours médicaux à domicile.

(Voir le portrait de Guillotin, C., p. 413.)

— Page 250 —

Chapitre II. — Celui que Philip intitule : *Revenus casuels peu variables* (C., p. 901).

— Page 252 —

Chapitre XVI. — Comparez à l'état général (C. p. 903). Philip classe au chapitre IV l'ensemble des revenus produits par l'absence des régents aux examens.

— Page 253 —

Chapitre XVII. — Comparez au compte (C., p. 904). Philip distingue avec raison les recettes provenant des examens en deux séries, puisqu'il n'y a de licence que tous les deux ans.

Summa totius accepti. — Philip trouve comme revenu de deux années 20.660 livres, dont la moyenne, 10.330 livres, est fort inférieure au total des recettes de l'année 1777-78, lequel est de 15.812 livres 8 sols. (Voyez C., p. 904 et suiv.)

— Pages 254 et suivantes —

Tabula expensi. — Il m'a été impossible de me rendre compte de l'idée que poursuivait Varnier en indiquant des notes sur la plupart des titres de chapitres de ce tableau. Il est certain qu'il vérifiait et corrigeait ces comptes avec un soin méticuleux, et il en a donné une preuve bien frappante en commettant lui-même une erreur, croyant faire une rectification à la page 916 : l'addition du registre donne 2.400 livres 15 sous ; Varnier rectifie en donnant 2.399 livres

35 sous, ce qui est la même chose, mais ce qui démontre qu'il vérifiait les additions. Voir aussi ses corrections des pages 405 et 406.

— Page 262 —

Tegularum reparatori. — Les anciennes Écoles des Décrets devaient se trouver en mauvais état quand la Faculté de Médecine s'y transporta ; aussi les frais de réparation sont assez élevés presque chaque année : 737 livres en 1777-78 ; 463 livres en 1778-79 ; 543 livres en 1779-80 ; 291 livres en 1780-81.

— Page 264 —

Mey ou Le Mey, avocat au Parlement depuis 1739, rue Saint-André-des-Arcs (*A. R.*, 1778, p. 323).

— Page 266 —

Registres de la Faculté. — « Avant la séparation de la Faculté et des 4 Nations, il n'y avoit pas de registre séparé et la Faculté écrivoit sur le livre bleu du Recteur. Nos registres particuliers commencèrent vraisemblablement en 1280, époque de notre formation en compagnie distincte ; cependant, ceux dont nous sommes en possession ne datent que du 6 novembre 1395, sous le décanat de M. Pierre Desvallées (*Petri de Vallibus*), la raison en est simple : la Faculté n'avait pas de maison en commun, les registres restoient entre les mains du doyen d'âge ou plutôt de réception, et ensuite du doyen d'élection ; en 1338, le premier élu fut *Hugo Sapientis*. Les registres changeoient donc souvent de place ; les troubles du Royaume, les courses des Anglais sous Charles V, les guerres civiles sous Charles VI, la domination anglaise sous Charles VII survinrent.

Les maîtres prenoient la fuite ; les Doyens mouroient ; les registres passoient en des mains étrangères, qui ne sçavoient à qui les remettre, ou ne s'en informoient pas ; les registres négligés, et qui n'étoient pas revendiqués parce que chacun ne pensoit qu'à sa sûreté, ces registres, dis-je, pleins de poussière, se dissipoient. Les premiers qui nous restent, de la date de 1395 jusqu'en 1472, sont une preuve de ce que j'avance ; nous ne les possédons que par la grâce du jubilé demi-séculaire de 1650. Au rapport de Gui Patin, ces précieux registres étoient cachés chez les descendants de l'un de nos Doyens, du temps de Louis XII, dont le règne dura dix-sept ans. Quelqu'un de ces descendants, qui les avoit entre les mains, se fit conscience de les retenir et les restitua en 1651 à M. Gui Patin, pour les Doyens. » (Hazon, *Él. hist.*, p. 25.)

C'est en 1781 que sont transcrits sur le registre les comptes rendus de Des Essartz pour 1777-78. Ils ne portent pas la signature de Des Essartz.

———

Honoraires du doyen qui rend ses comptes : 150 livres (voir C., p. 905).

———

Rationum proximarum. — Voir le libellé du *Caput primum* des dépenses de 1779-1780 (C., page 402.)

Voir aussi, C. p. 411, que les comptes du deuxième décanat de Des Essartz ont été transcrits et approuvés le 29 décembre 1781, soit quatre mois après la transcription et l'approbation de ceux du premier décanat. Les comptes sont signés de 78 noms sur 147 docteurs régents présents à Paris à cette date.

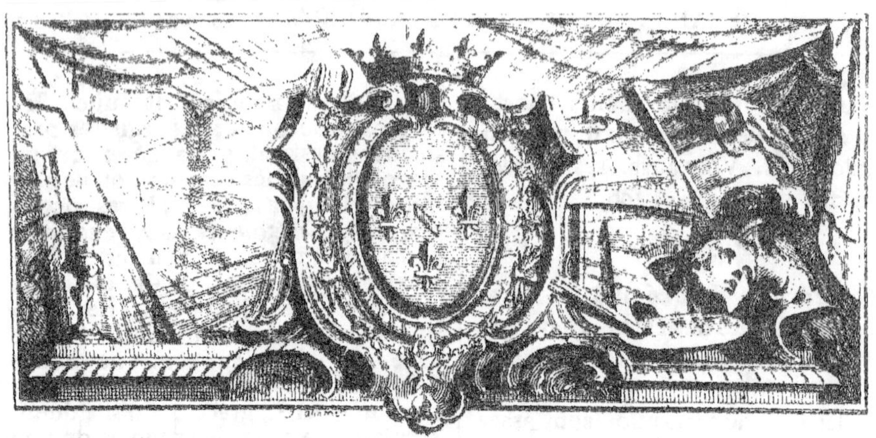

Frontispice aux armes du prince de Condé, ornant la thèse quodlibétaire qui lui est dédiée,
le 10 janvier 1760, par L.-Gab. Dupré, président, auteur de la thèse.

TROISIÈME DÉCANAT DE J.-C. DES ESSARTZ

— Page 271 —

Élection du doyen. — Elle se faisait toujours le samedi qui suivait la Toussaint, même si c'était jour férié. Le mode d'élection avait été réglé, pour la première fois, en 1566, au deuxième décanat de Simon Piètre, et remplaçait le mode ancien qui faisait élire le doyen par quatre docteurs des quatre Nations de la Faculté des Arts, ce qui occasionnait de nombreuses querelles. (Baron, *Ritus et Usus*, p. 12.)

— Page 272 —

A partir de 1778, la désignation des professeurs est faite d'après la liste de trois membres, formée à la chapelle par les trois électeurs, non plus au sort, mais au scrutin (voir C., p. 188).

— Page 273 —

Voir toujours C., pages 619 et suiv.

— Page 274 —

Bucquet (Jean-Baptiste Marie). né à Paris le 18 février 1746, mort le 24 janvier 1780 disent les biographes, le 24 décembre 1779 disent les *Commentaires* par erreur (voir C., p. 597); il fut pendant deux ans élève en chirurgie à l'Hôtel-Dieu. Docteur régent de 1768 ; il faisait d'abord un cours particulier de chimie chez Delaplanche, apothicaire (*J. de Méd.*, t. XLIV, p. 473). Après la mort de Roux, fut nommé professeur de chimie analytique et médicinale et fit son premier cours le 13 mars 1777 dans l'amphithéâtre des Écoles de la rue de la Bûcherie (*J. de Méd.*, t. XLVII, p. 276). Membre adjoint de l'Académie des sciences en 1778. On peut voir plus loin (C. p. 268) que Bucquet a été gravement malade au cours de cette année scolaire et qu'il n'a ouvert son cours de chimie que le 16 août. L'affaire Majault n'eut pas de suites immédiates mais elle causera ultérieurement le refus de la thèse de Fourcroy (voir C., p. 457). Bucquet était membre de la *Société Royale* en 1777.

Il avait beaucoup travaillé sur l'éther et sur l'opium, et, quand il devint malade, il fit appel sans mesure à ces deux remèdes. Pouvant opter entre les leçons des Écoles de Médecine qui étaient gratuites et ses cours particuliers qui lui rapportaient beaucoup et ne l'obligeaient pas à sortir de chez lui, il n'hésita pas à sacrifier ses cours privés. Sur la fin de sa vie, il porta sa dose quotidienne d'éther à une pinte, et sa dose de laudanum à 8 onçes. (Notice sur M. Bucquet, *Nécrologie des hommes célèbres*, Paris, 1781, p. 257.)

— Page 275 —

Supplique de C. Le Roi pour la régence. (Voir C., note de la page 20.)

———

Fièvre miliaire. — C'est le concours dont Goubelly et Gastellier de Montargis ont été lauréats, le 5 novembre 1778. Le mémoire de Gastellier est analysé avec éloges dans l'*Histoire de la Société Royale pour 1777-78.* Paris, 1779, chez Didot le jeune.

———

Quæstiones physiologicæ. — Après avoir subi le premier examen et prêté le serment (voir C., p. 223 et 367), le bachelier devait subir un examen de botanique vers le mois de mai ou de juin, puis il se préparait pendant les vacances à soutenir une thèse quodlibétaire sur un sujet de physiologie ou de pathologie médicale. Ce sont ces thèses qu'on trouve énumérées ici.

Corlieu, dans l'*Ancienne Faculté de Médecine* (p. 48), dit que le jeudi était le seul jour de la semaine réservé à cette épreuve. Or, de Wenzel soutient bien sa thèse un jeudi, le 12 novembre 1778, mais plus loin (C. p. 282), Mathey la soutient le 26 janvier 1779, qui est un mardi; Grozieux de la Guérenne, le 3 février, qui est un mercredi (Voir C., note p. 438.)

———

Refus de la régence à Charles Le Roi. — Les termes de la Déclaration Royale du 19 juillet 1696, qui permettait la cooptation des docteurs des Universités provinciales à la Faculté de Paris, étaient absolument précis. Le Roi remplissait les conditions requises, c'est-à-dire les services éminents prolongés pendant vingt ans; mais cette cooptation lui donnait le droit d'exercer à Paris et n'imposait nullement à la Faculté l'obligation de lui accorder le titre de régent. Astruc seul avait pu, en 1743, grâce à son immense notoriété, éviter la formalité de la thèse en habit de bachelier. Il fut adopté unanimement par la Faculté en 1743, sans scrutin, après avoir disserté devant elle et des commissaires nommés, sur la théorie et la pratique, le 30 septembre et 20 octobre, suivant les règles de l'agrégation et avoir soutenu une thèse : *An sympathia partium à certâ nervorum positurâ in interno sensorio?* Sans président, il monta en chaire et fut couronné par les mains de M. Col de Villars, alors doyen.

Mais cette faveur spéciale avait été assez sensible à Astruc pour qu'il ne la vît pas sans chagrin accordée à qui que ce fût après lui. Il en donna une preuve éclatante et très curieuse dans une circonstance que m'a fait connaître en détail une pièce originale, acquise au hasard de mes recherches. C'est un *Mémoire pour les Doyens et Docteurs Régents de la Faculté de Paris, contre les Docteurs Régents de la même Faculté, opposants aux décrets des 15 octobre et 20 novembre 1749, et demandeurs en exécution de la prétendue conciliation du 2 mai 1750.* La cause fut plaidée le mercredi 8 juillet 1750. Voici en quelques mots le résumé de l'affaire :

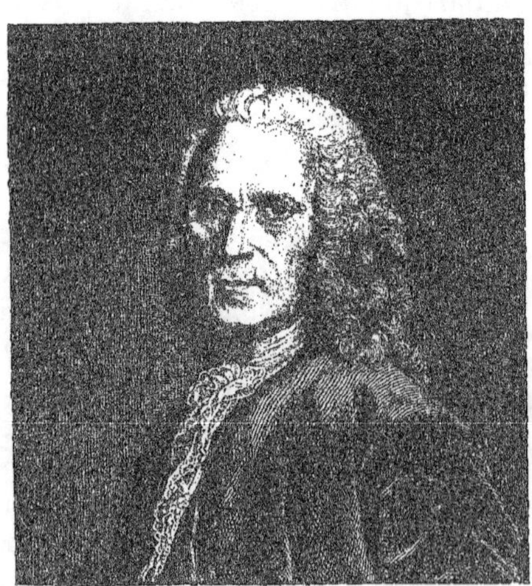

Jean Astruc, gravé par J. Daublé, 1756, d'après le tableau de L. Vigée.

Combalusier (François de Paule), né à Saint-Andéol en 1713, avait pris depuis 17 ans le bonnet de docteur à Montpellier, il était membre de la Société Royale des sciences de cette ville, y avait fait des cours publics; puis avait été chargé à la fois de deux chaires de professeur à Valence. Arrivé depuis 1746 à Paris, il entra en licence avec quinze autres candidats et avait presque terminé sa première année de cours lorsqu'il entreprit d'intervenir personnellement par la publication de *Mémoires,* dans la lutte de la Faculté contre les chirurgiens. Elle était alors fort indécise, et les *Mémoires* de Combalusier contribuèrent, de l'avis de tous, à assurer le triomphe définitif de la Faculté. Pendant toute l'affaire, il fut admis aux assemblées tenues pour le procès, fut associé aux députations chez le chancelier, les ministres et les magistrats. L'arrêt du Conseil d'État intervint le 12 avril 1749, assurant le triomphe de la Faculté. Quelques jours après, Combalusier, épuisé par les soucis de l'affaire, tombait malade et ne pouvait prendre part à l'examen d'anatomie avec les autres bacheliers de sa licence. Le célèbre Helvétius, qui s'intéressait beaucoup à Combalusier, demanda la convocation d'une assemblée *per juramentum* et fit en faveur de son protégé huit propositions, qui furent accordées à une grande majorité. Mais 17 opposants, qui n'avaient voulu accorder que la remise des frais et le premier lieu, firent immédiatement signifier leur opposition, le décret étant contraire aux Statuts de la Faculté. Helvétius entre en négociations avec les opposants et retrancha de ses propositions tout ce qui pouvait paraître contraire aux Statuts. Il ne demanda plus que ce que permettaient ceux-ci, ou ce qui n'était pas défendu par des décrets homologués. Les nouvelles propositions, réduites à l'exemption de la deuxième thèse quodlibétaire et à la suppression de trois actes dont les Statuts ne faisaient pas mention, furent acceptées par le décret du 15 octobre 1749. Les ennemis de Combalusier firent signifier le lendemain leur opposition. Les opposants faisaient valoir qu'au moment où Astruc avait été agrégé à la Faculté, il n'était pas engagé dans un cours de licence, et que, de plus, l'assentiment de la Faculté avait été *unanime*, tandis que Combalusier était enrôlé dans un cours de licence régulier et que de plus un tiers des membres de la Faculté faisait opposition depuis un an à la grâce qu'on demandait pour lui. La troisième assemblée fut convoquée pour le 20 novembre ; Combalusier y parut et protesta qu'il serait au désespoir d'entrer dans la Compagnie contre le gré d'un seul. Le décret du 15 octobre fut confirmé par 47 voix contre 23. Il y eut de nouveau opposition, et toute conciliation fut impossible.

C'est à ce moment qu'Astruc se montre dans l'affaire, avec des apparences de conciliateur, mais, vraisemblablement, pour s'opposer autant qu'il serait en son pouvoir à l'entrée de Combalusier à la Faculté. Il profita, en effet, de l'absence du doyen Martinencq à la séance que le doyen avait indiquée pour le 29 avril, pour obtenir la nomination de commissaires destinés à *arranger* l'affaire dans le sens qu'il désirait. La séance fut extrêmement confuse et bruyante ; à la faveur de ce désordre une commission favorable à Astruc fut nommée et prit une délibération à laquelle la Faculté s'opposa et qui fait l'objet du procès. Il s'agissait, en somme, pour la Faculté de faire dire qu'elle avait le droit de modifier, à la majorité des suffrages, un décret non encore homologué, et elle tenait à faire consacrer ce principe par arrêt de la Cour.

« Le 11 juin 1750, le doyen Martinencq, en exécution des décrets des 15 octobre et 20 novembre 1749, approuvés et confirmés par le Parlement, malgré toutes oppositions passées ou à venir, convoque tous les docteurs (en chape ceux qui le voudront) pour le lundi 15 juin dans la cour extérieure de l'archevêché, pour présenter au chancelier (*singulariter*) Fr. de Paule Combalusier, afin qu'il lui confère la licence et la bénédiction apostolique. » (*Excerpta e deliberationibus Facultatis in Quæstiones medicæ*, 1746-1750, n° 90970 B. F. M. P.)

Les mémoires, origine de la distinction qu'on lui accordait, étaient : *La subordination des chirurgiens aux médecins, démontrée par la nature des deux professions et par le bien public*. Paris, in-4, 1748 ; *Remarques sur la subordination des chirurgiens aux médecins en général et sur celle qui est établie à la Cour en particulier*. Paris, in-4, 1748 ; *Les Prétextes frivoles des chirurgiens pour s'arroger l'exercice de la médecine combattus dans leurs principes et dans leurs conséquences*. Paris, in-4, 1748. L'année même de sa mort, en 1762, Combalusier publia encore

Défense de la Faculté de Médecine, 1762, in-12. C'est le petit volume si précieux, sans nom d'auteur et qui a rapport au procès de la Faculté contre Gaulard, médecin des Écuries du Roi. (Voir C., note de la page 175).

— Page 284 —

Pastillaire. — Cet acte était célébré la veille de la thèse présidée par le nouveau docteur, pour obtenir la régence. Voir à l'article XXX des *Ritus et Usus* la réglementation de l'acte.

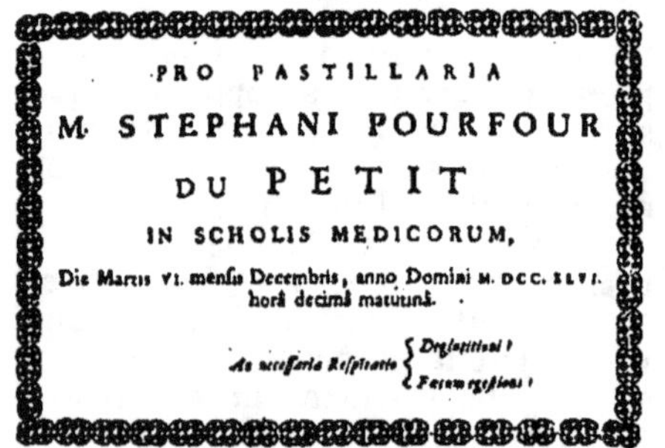

Affiche de l'acte pastillaire de Pourfour du Petit, réduite au tiers.

Cette réglementation, un peu compliquée en apparence, peut être éclairée par un exemple que nous empruntons au tome XXII des *Commentaires* (p. 778) :

« Die mercurii 17ª novembris anni 1762, horâ decimâ matutinâ, Mʳ Augustinus Roux actum pastillaria celebravit in Scholis inferioribus. In eo actu propositæ sunt quæstiones duæ in utramque partem :

Utrum humores secretorii
{ *A fermentatione sanguinis producantur ?*
Ab organisatione viscerum ?

« Priorem quæstionem proposuit novus Doctor baccalaureo Mᵒ Mathæo Thomæ La Cassaigne, qui candidat, vices gessit ; alterum vero Mⁱⁱ Solieri juniori doctori, solvendam proposuit Mʳ Hyacinthus Theodorus Baron. »

Le plus souvent, la question mise en dispute à l'acte pastillaire portait sur un sujet très analogue, sinon identique, à la thèse quodlibétaire que le jeune docteur devait présider le lendemain pour obtenir la régence. (Voir C., note p. 136.)

— Page 286 —

Mathey (Antoine), né le 22 mars 1749 en Bourgogne, docteur de Montpellier en 1774, lauréat du prix de Diest en 1778, ayant pour concurrents Faure, Fourcroy, Mestais, Grozieux de la Guérenne et Géraud. Reste toujours, dans les concours, très supérieur à ses concurrents (voir C. p. 351), ne cède le pas qu'à Dupré, fils de régent, et peut-être parce que fils de régent. Régent en 1780, rue Charlot, au Marais (*A. R.*, 1781).

— Page 287 —

Goubelly (Cl.-André), né à Paris, avait dédié sa thèse à M. de Sartine, lieutenant général de police (Hazon, *Él. hist.*, p. 54). Régent en 1772 ; il demeurait rue Jean-de-Beauvais.

Il remplit pendant plusieurs années les fonctions de chef des travaux de médecine opératoire de la Faculté, qui ne se confondaient pas avec ceux de chef des travaux anatomiques : celui-ci portait le titre de *Archidiaconus* et était désigné directement par le professeur d'anatomie. (Voir *Stat. F. M.*, 1696, p. 71, et C., p. 427, 1218.)

En novembre 1784, Goubelly était désigné comme *Scholarum professor* pour l'exercice 1785-1786.

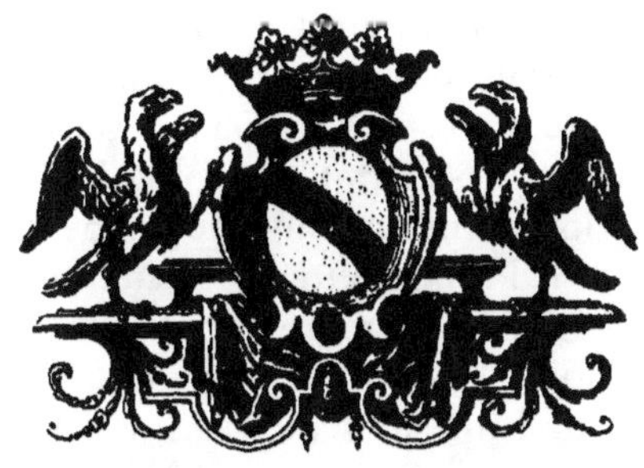

Frontispice de la thèse quodlibétaire de C.-A. Goubelly, soutenue, le 23 avril 1772, sous la présidence de Bellot, et dédiée à de Sartine, lieutenant général de police, docteur honoraire de la Faculté de droit. (Réduction au tiers.)

Le *Codex expensi* indique qu'il touchait 31 livres comme préparateur de chaque cours (voir C., p. 256).

Encore bachelier, il faisait déjà fonctions de chef des travaux, il aidait Des Essartz à son cours de chirurgie française et Millin de la Courvault à son cours d'anatomie pour les sages-femmes en mai 1772.

Comme bachelier, il faisait même un cours particulier d'accouchement, d'anatomie et de médecine opératoire dans son amphithéâtre particulier, rue Jean-de-Beauvais, en face les Écoles de la Faculté. (*Cal. Méd.*, 1772, p. 51, 52, 84.)

On a de lui : *Nouvelle Méthode de tailler*, inventée et proposée par C.-A. Goubelly, docteur régent, et pratiquée publiquement par l'auteur, le 9 mai 1776, dans le cours français de chirurgie de M. Lafisse, docteur régent et professeur des Écoles. (Ana-

lysé in *J. de Méd.*, t. XLVII, p. 52.)

Goubelly est mort à Paris, en juin 1786 (voir C., p. 1353).

— PAGE 288 —

Delaplanche (*Michel-François*), reçu le troisième licencié de la promotion de 1778. A été bibliothécaire de la Faculté.

Il était fils de l'apothicaire qui avait enseigné la pharmacie au collège pendant plus de 25 ans (*J. de Méd.*, t. LXV, p. 102) et frère de l'apothicaire Delaplanche, que la Faculté ne veut pas reconnaître parce qu'il refuse de signer le concordat (C. p. 475).

Il a écrit une lettre au *J. de Méd.* (t. LVI, p. 29) sur la symphyséotomie.

Solomé, reçu apothicaire en 1764. Il reçoit 20 livres comme préparateur du cours de pharmacie (voir C., p. 404). Prévôt du collège en juillet 1785.

— PAGE 290 —

La Faculté cherche à vendre son immeuble de la rue de la Bûcherie. L'amphithéâtre de Winslow lui est pourtant indispensable pour ses cours, et elle ne paraît pas avoir l'équivalent aux Écoles de la rue Jean-de-Beauvais, d'autant plus qu'il est encore à coup sûr en fort bon état, si l'on en juge d'après l'état actuel des gros murs. (Voir *Introduction* et la figure ci-après.)

— PAGE 299 —

Le mémoire de Saboureux de la Bonneterie, que le Tribunal académique veut faire détruire, avait été remis d'avance au recteur, qui avait refusé de le mettre en discussion et avait levé la séance (voir C., p. 384). Cette question revient sans cesse sur le tapis par la suite.

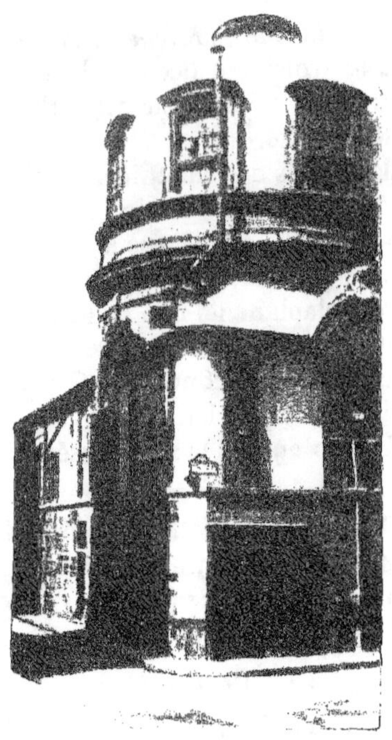

État actuel de l'amphithéâtre de Winslow, construit en 1743. Coin de la rue de la Bûcherie et de la rue de l'Hôtel-Colbert, anciennement rue des Rats.

— Page 302 —

Accouchement de la Reine. — La dauphine est Marie - Thérèse - Charlotte de France (Madame), née à Versailles le 29 décembre 1778. Il y avait plus de huit ans que le dauphin, devenu Louis XVI, avait épousé Marie-Antoinette. Mais les mémoires du temps ne laissent pas ignorer que, pendant de longues années, le Roi avait considéré Marie - Antoinette comme une sœur.

Fermeture de la Faculté. — Il n'est fait dans les *Commentaires* aucune mention du Comité tenu entre le 23 décembre 1779 et le 4 janvier 1780 (*prima mensis*). Le *Journal de Médecine* donne (t. LIII, p. 270) les extraits des *prima mensis* de la Faculté tenus les 1er et 15 janvier 1780. En ces extraits on trouve la description d'une épidémie de grippe qui a sévi à Paris à cette date, comme à Lille depuis octobre 1779. (Voir le Mémoire de Boucher, doyen du Collège de Lille, in *J. de Méd.*, t. LIII,. p. 243.)

Une bulle du pape Grégoire IX donnait à l'Université le pouvoir de suspendre ses leçons, en cas de violation de ses privilèges.

— Page 304 —

Regence. — Le nouveau docteur est admis à la régence à cette condition qu'après la Saint-Martin, il préside une thèse quodlibétaire hors tour et célèbre un acte pastillaire dans lequel un candidat répond à une question médicale posée par un nouveau docteur (art. XLI, 1696).

Le nouveau régent ne jouit de ses émoluments et n'est apte aux fonctions que deux ans après la thèse quodlibétaire qu'il a présidée. Jusquelà, il ne peut présider, ni pour son compte, ni comme suppléant, aux thèses cardinales, aux vespéries, ni à la maîtrise. Mais on n'appelle jamais à la présidence les régents, même après deux ans, s'il y a un ancien disponible, sauf pour les thèses quodlibétaires.

Le 25 avril 1754, quelques anciens, ayant eu à se plaindre que les jeunes régents ne savaient pas conserver dans les discussions la déférence envers leurs anciens, proposèrent de n'accorder le droit de suffrage qu'après six ans de stage. La proposition fut rejetée (C., t. XXII, p. 834).

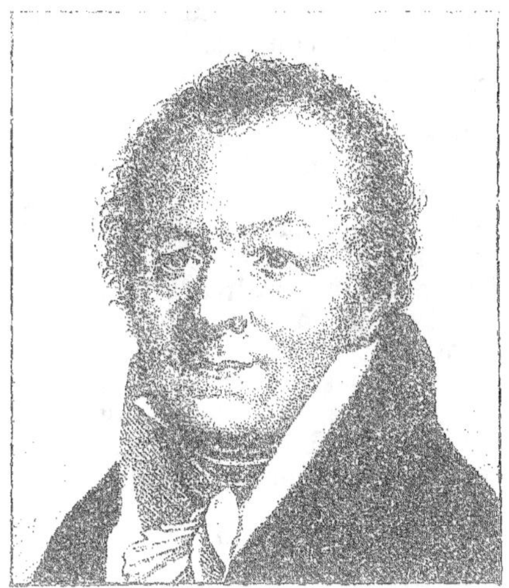

Hallé.
(Gravé par Forestier.)

Dans la promotion de 1778 à la Société Royale ne figurent que 3 régents : Colombier, qui est docteur de 1768 ; Macquart, qui est de 1772, et Hallé, qui est de 1778. Il est du moins désigné comme régent sur l'*Almanach Royal* de 1779. Mais cette adhésion à la Société rivale lui coûte précisément la régence.

— PAGE 308 —

Le *chef* de l'Université est, en principe, le chancelier de France. Mais la charge de chancelier étant une charge à vie, le Roi, qui ne veut plus de Maupeou et ne peut lui retirer sa charge, l'exile et annihile son influence en nommant un garde des Sceaux, qui prend toutes les fonctions du chancelier (en ne lui laissant que le titre vain) et devient le chef de l'Université.

————

Récit de ce qui s'est passé à la Faculté de Médecine au sujet de la section de la symphyse des os pubis, pratiquée sur la femme Souchot. À Paris, de l'imprimerie de Quillau, in-4. 1777.

Le *Journal de Médecine* de janvier 1778, p. 127, reproduit ce récit, en le faisant suivre du Mémoire de Sigault lu aux assemblées des 3 et 6 décembre 1777 et du rapport de Grandclas et Descemet.

Si l'on veut se rendre compte que Sigault n'a pas joui longtemps de la faveur, il suffit de se porter à la séance du 13 janvier 1784, où ses collègues refusent d'écouter sa plainte contre Darboual.

— PAGE 309 —

Baume de Robert, pour la préparation des peaux de chiens. Nous comprenons mal, aujourd'hui, l'importance que semblait avoir alors cette question. Elle est l'objet d'un rapport très élogieux, le 20 janvier 1779, signé de De l'Épine, Cosnier, Maigret et Bourru, qui est publié en extrait au *Journal de Médecine* (t. LV, p. 90), avec tout le détail de la composition et l'assurance *de la gratitude de la postérité envers l'inventeur*, qui fait connaître si généreusement son secret.

— Page 310 —

Codex. — Par un des articles du cahier de la Faculté, présenté aux États de Blois en 1576 et 1579, la Faculté s'engageait à composer un Codex pharmaceutique. La Faculté mit une telle négligence à tenir sa promesse qu'en 1599 les magistrats nommèrent d'office douze docteurs pour y travailler. La Faculté commença à s'occuper sérieusement de la question en 1633. Elle loua une salle, acheta les appareils et les drogues simples pour faire et essayer toutes les compositions.

MEDICAMENTA

SIMPLICIA,

TAM IN PHARMACOPŒÆ PARISIENSIS
COMPOSITIONES,

QUAM IN USUM FAMILIAREM ADHIBENDA.

Frontispice de la 5ᵉ édition du Codex,
publié en 1758, réduit au tiers.

Les apothicaires tentèrent en vain de s'opposer au travail de la Faculté, qui distribua aux pauvres qui venaient consulter aux Écoles les remèdes composés qu'elle fabriquait pour les contrôler. Le premier Codex revu par toute la Compagnie fut imprimé en 1637. Une neuvième édition parut en 1758, dit Hazon (*É. hist.*, pp. 14 et 57). Ce renseignement n'est pas d'accord avec le titre du Codex de 1758 qui porte 5ᵉ édition.

L'édition paraît sous le titre de *Codex medicamentarius seu pharmacopœa parisiensis ex mandato Facultatis medicinæ parisiensis in lucem edita*, pour la 5ᵉ édition publiée sous le décanat de Boyer en 1758, (in-4, 320 pages). En tête est placé l'arrêt du Parlement par lequel

« Il est fait défense aux apothicaires d'exposer en vente aucunes autres préparations ou compositions que celles qui leur auront été décrites par les suppliants dans leurs dispensaires tant en la qualité que quantité, sous peine de 500 livres d'amende, comme aussi de donner lesdites compositions sur autres ordonnances que celles des docteurs de ladite Faculté et sur celles des médecins ordinaires du Roi et des Maisons royales servant actuellement sans ordonnances datées et signées par lesdits médecins, dont lesdits apothicaires seront obligés de tenir bons et fidèles registres. Donné en Cour du Parlement le 23 juillet 1748. »

— Page 311 —

Procès contre Guilbert de Préval (voir C., note de la page 134) et les suites de l'affaire à la séance académique extraordinaire du 12 novembre 1778.

Au cours de ce procès Des Essartz est suspendu temporairement de ses fonctions de doyen par arrêt du Parlement et remplacé par De l'Épine.

— Page 313 —

Le *compte rendu de la séance tenue le 5 novembre 1778 dans les Écoles extérieures de Sorbonne* a été publié par la Faculté en 1779 (chez Quillau, in-4 de 122 pages). Il contient le discours de *Des Essartz*, le tableau des maladies régnantes fait par *Descemet*, l'analyse des thèses cardinales, par *Barbeu du Bourg*, le précis du mémoire de *M. Gontard* (prix *Cuvilliers de Champoyaux*), le compte rendu du concours sur la fièvre miliaire, lauréats *Coubelly* et *Gastelier*, l'éloge de *Malouin*, de *Pathiot*, de *Garnier*, de *Boutigny-Despréaux* et de *Bernard de Jussieu*, un mémoire de *Majault* sur les applications de la chimie à la médecine, un de *Sallin*, médecin du Châtelet, sur les effets de quelques poisons, et un de *Solier de la Romillais* sur le traitement du cancer par le vert de gris.

— Page 314 —

Discours sur la véritable gloire du chirurgien, prononcé aux Ecoles de Médecine pour l'ouverture solennelle des Ecoles de chirurgie, le 29 novembre 1778, par M. Étienne Grossin du Haume, docteur régent et ancien professeur des instituts de médecine en l'Université de Paris, professeur actuel de chirurgie française et médecin de l'Hôtel-Dieu. A Paris, chez d'Houry, 1779. (*J. de Méd.*, t. LI, p. 380.)

Grossin du Haume a prononcé, en septembre 1784, un discours pour la préparation de la thériaque (extrait in *J. de Méd.*, t. LXIV, p. 106). Ce discours rapporte un mot de Lémery, disant : « Que les Anciens ont cru qu'en mêlant ensemble tant de drogues, ils obtiendraient par l'une ce qu'ils ne pourroient obtenir par l'autre, *le remède se trouvant parfois plus savant que celui qui l'ordonne* ».

Il a publié aussi un *Traité des re-* *mèdes domestiques*, analysé in *J. de Méd.*, t. LIII, p. 88.

— Page 315 —

Compte rendu. — C'est toujours le mémoire dont la Faculté a réclamé la suppression. Cette affaire revient sans cesse dans la suite des *Commentaires*, bien qu'elle intéresse, en somme, assez peu la Faculté et qu'il paraisse s'agir surtout ici d'une question de personne.

— Page 316 —

Suivant l'article 22 des Statuts de 1751.

— Page 317 —

Corion des Collines (Pierre-Philippe), né à Paris le 1ᵉʳ janvier 1757, maître ès arts le 15 août 1776. Il n'avait pas l'âge réglementaire pour concourir au prix de Diest et présenta une requête commune avec Crochet (voir C., p. 91) pour être admis au concours.

Malheureusement pour lui, on lui accorda cette faveur, et il mourait de piqûre anatomique dès l'ouverture des exercices de ce concours.

— Page 319 —

Périer (Jacques-Constantin), né à Paris le 2 novembre 1742, mort le 17 avril 1818, et son frère Auguste-Charles, compagnon de tous ses travaux, tous deux ingénieurs de grand mérite. Après plusieurs voyages en Angleterre, ils proposèrent l'établissement, à Chaillot, de deux pompes à feu, destinées à alimenter d'eau de Seine deux vastes réservoirs, d'où elle devait se distribuer sous pression dans Paris par une canalisation de fonte. Cela les conduisit à installer une fonderie importante, qui fut plus tard utilisée pour fondre des canons lors des guerres de la Révolution. Membre de l'Académie des sciences pour la mécanique en 1783. Le rapport sur la question des pompes à feu de Chaillot fut lu à la séance publique de la Faculté tenue aux Écoles extérieures de Sorbonne le 9 décembre 1779.

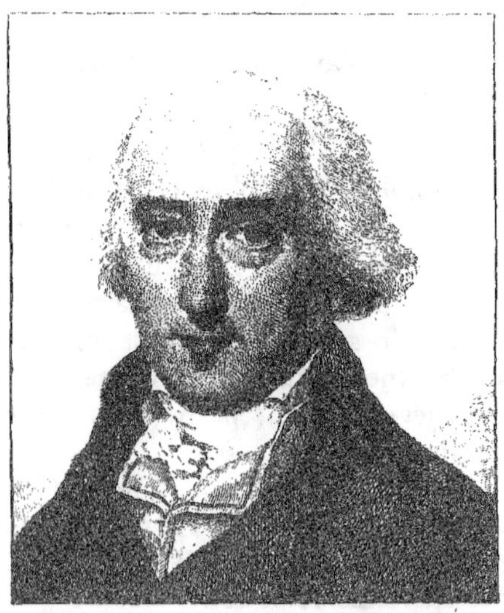

J.-C. Périer.
(Gravure de Conquy, d'après Isabey.)

« La Compagnie de MM. Périer fournissait gratis toute l'eau nécessaire en cas d'incendie. Elle avait fait établir, dans les différents quartiers où passait la conduite principale, des robinets dont M. le Commandant des pompiers avait la clef, et qui dans tous les temps pouvaient fournir une quantité d'eau si abondante et si prompte qu'en une demi-minute la plus grande voiture des pompiers

pouvait être remplie. » (Thiery, *Guide*, t. I, p. 431.)

— PAGE 320 —

Château de Bellevue, construit en 1748 et 1750 sur les ordres de Mme de Pompadour. En juin 1757, elle céda au Roi le château, qui devint ainsi maison Royale.

— PAGE 322 —

La maladie des Anglais. — La consomption (phtisie pulmonaire), comme il est dit à la ligne suivante.

— PAGE 329 —

Votre premier médecin. — C'est Lieutaud, conseiller d'État, dont de Lassone a la survivance, et qui est très âgé ; il aurait plaisir à ne pas voir son nom mêlé à toutes ces luttes.

Dans le *Recueil de pièces manuscrites* existant aux manuscrits de la Faculté (sous le n° 326), existe un dossier intitulé : *Recueil des Édits, déclarations, arrêts et règlement concernant M. le premier médecin du Roy.* Ce dossier manuscrit de 10 pages va de janvier 1606 au 28 septembre 1733, avec la note : *à remettre à M. de Sénac, premier médecin.* En voici l'analyse sommaire :

« Janvier 1606. Edit du Roy donnant pouvoir à *M. André Dulaurens*, premier médecin du Roy, de commettre pour toutes les villes et autres lieux du Royaume un ou deux chirurgiens, pour faire, à l'exclusion de tous autres, les rapports et visites des corps morts, blessés, mutilés, noyés, etc., qui se font par autorité de justice. Ces chirurgiens auront les mêmes privilèges que les chirurgiens de Paris et lieutenants du premier barbier et chirurgien de Sa Majesté.

« Novembre 1609. Même déclaration royale au profit de Pierre Milon.

« Avril 1610. La même au profit de Héroard.

« Août 1617. Lettres patentes registrées au Parlement de Rouen donnant pouvoir à Mᵉ Jean Héroard, premier médecin du Roy, de commettre un ou plusieurs médecins dans les villes et lieux du royaume où il n'y a ni Université ni maîtrise qui auront tous droits, pouvoirs et autorité d'examen sur tous ceux qui se mêlent à l'apoticairerie, faire chez eux les visites nécessaires.

« Août 1626. Lettres patentes qui attribuent à Héroard et ses successeurs la qualité d'intendant du Jardin Royal des plantes.

« Août 1635. Pouvoir à Charles Bonnard, premier médecin du Roy, de continuer l'établissement de l'art des apothicaires pour toutes les villes de France non jurées.

« Octobre 1642. Edit enregistré à la Cour des comptes. Le premier médecin du Roy joindra à sa qualité d'intendant du Jardin Royal des plantes celle de surintendant et ordonnateur des bâtiments et jardins des maisons royales, les deux charges demeurant unies pour n'en faire qu'une seule.

« Août 1709. Lettres patentes registrées en Parlement le 4 septembre 1709, unissant la surintendance des Eaux minérales et médicinales du royaume à la charge de premier médecin du Roy (chez la veuve François Miguet, in-4 de 4 p.).

« Mars 1718. Déclaration du Roy, registrée en Parlement le 2 avril, qui sépare la surintendance du Jardin Royal de la charge de premier médecin.

« Septembre 1733. Lettres patentes registrées au Grand Conseil en décembre 1733, confirmant le premier médecin dans les droits, privilèges et facultés attachés à la surintendance des Eaux minérales et médicinales du royaume, avec défenses à toutes personnes, de quelques qualité et condition qu'elles puissent être, de faire transporter, vendre ni distribuer aucune desdites eaux, à peine de 1.500 livres d'amende. »

— Page 331 —

Le Code, c'est-à-dire *Le Codex,* dont les éditions sont faites par les soins de la Faculté de Médecine. (Voir C., note p. 310.)

— Page 332 —

Les professeurs royaux au Collège Royal et au Jardin des plantes.

— Page 334 —

Le doyen aurait pu ajouter : parce que la Faculté est endettée et n'a pas les fonds nécessaires à cette publication.

— Page 337 —

Épizootie de Paris et des faux-bourgs en 1749. — Les bêtes mortes de cette maladie dans le faubourg Saint-Germain furent enterrées dans un champ désigné pour cela, au-dessous de la maison de l'Enfant-Jésus, et recouvertes de quelques pieds de terre.

De Lassone rapporte à la *Société Royale* (vol. pour 1777 publié en 1779, p. 97) l'épidémie qui en est résultée pour les demoiselles de l'Enfant-Jésus, et Vicq d'Azyr fait l'historique de cette épizootie. (*Hist. Soc. Roy.,* pour 1779, p. 343.)

Dans l'*Histoire de la Société Royale* (1790) on trouve un mémoire de Huzard, vétérinaire, sur les maladies qui ont décimé les animaux, et particulièrement les chevaux, de 1772

à 1777. Il rappelle à ce sujet l'épizootie de 1770 sur les bêtes à cornes à
Paris et faubourgs, décrite, dit-il, par
Bourgelat dans un mémoire qui porte
pour titre : *École Royale vétérinaire*.
Imprimerie royale, in-4 (sans indication de date).

Épidémie de Boulogne. — Cette
épidémie a fait l'objet d'un mémoire
de Daunou, chirurgien de l'Amirauté.
Elle débuta en juin 1771 et dura dix
mois. (*J. de Méd.*, 1772, t. XL,
p. 24 à 50.)

— Page 338 —

Voir l'état des dépenses de la Faculté établi par Philip (C., p. 901 et
suiv.).

— Page 340 —

Dans les associés libres on trouve
Poulletier de la Salle, maître des requêtes : *de Montigny*, président des
trésoriers de France : *le comte de la
Billardrie*, directeur des bâtiments
du Roi ; *Watelet*, peintre ; *Amelot*,
secrétaire d'État; le *duc de La Rochefoucauld ; Le Noir*, lieutenant général de police ; *Duhamel du Monceau*,
botaniste.

— Page 341 —

Inspecteur de toute la Médecine.—
C'est bien en effet ce qu'ambitionnent
de Lassone et Vicq d'Azyr.

(Voir C., note de la page 101 sur
Chirac et le rôle qu'il se préparait à
titre de premier médecin du Roi.)

— Page 342 —

Lieutaud, dont la modestie ne peut

s'accommoder de ces querelles, qui
ne demande qu'à s'effacer et ne figure
déjà plus au tableau de la Société sur
l'*Almanach Royal* pour 1778, bien
qu'il ne soit mort qu'en 1780.

Dodart (Claude-Jean-Baptiste), né
en 1664, mort en novembre 1730,
Docteur régent en 1688, fils de Denys Dodart.

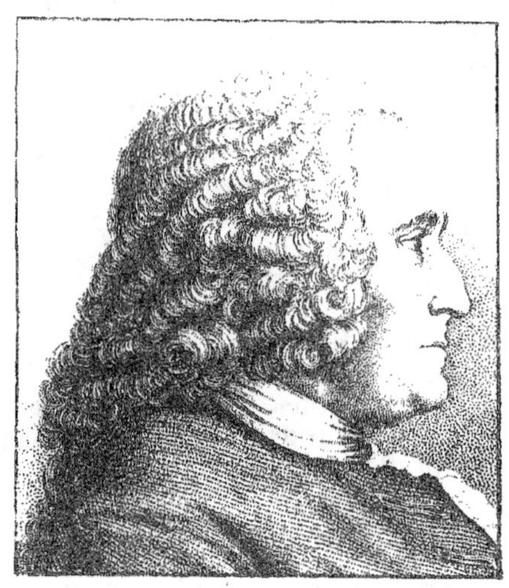

Cl.-J.-B. Dodart.
(Gravure de Tardieu, d'après Cochin.

« Le 4 novembre 1707, au matin,
est mort Denys Dodart, médecin de la
princesse de Conty, membre associé
de l'Académie des sciences. Le lendemain il fut inhumé à Saint-Germain-
l'Auxerrois. » (*Ann. Med.*, p. 456.)

Denys Dodart était né à Paris, en
1634. Élève favori de Guy Patin, il
devint médecin de la duchesse de
Longueville, de la duchesse de Conti,
douairière, et de ses enfants, enfin
de Louis XIV.

Membre de l'Académie des sciences en 1673, il s'appliqua surtout à l'étude des plantes et étudia pendant 33 ans la transpiration insensible d'après les observations de Sanctorius. Il avait commencé une Histoire de la médecine, qu'il abandonna pour une Histoire de la musique, inachevée aussi, quand parut l'ouvrage de Le Clerc, de Genève. On a de lui *Statica medicina Gallica* dans un recueil en 2 volumes in 12.

Nous trouvons au registre nᵒ 326 des manuscrits de la Bibliothèque de la Faculté de Médecine un projet de lettres patentes (non daté) où il est dit :

« Nous a très humblement représenté que par nos lettres patentes, conformément à celles du Roy Henri quatre du mois de mai 1605 et à d'autres par nous accordées au sieur Dodart, notre premier médecin, du 7 septembre 1718, etc... »

C'est la date des lettres qui furent révoquées à la demande même de Dodart, qui, effrayé des responsabilités qui lui incombaient, préférait les passer à une Commission. Jean-Baptiste-Claude Dodart avait été nommé premier médecin du Roi le 2 avril 1718. Il fut remplacé par Pierre Chirac, qui se montra moins timoré.

La Commission Royale de médecine pour l'examen des remèdes particuliers et la surintendance des Eaux minérales figure pour la première fois à l'*Almanach Royal* en 1774. Les membres y sont indiqués suivant l'ordre dans lequel ils sont dénommés par la Déclaration du Roi du 25 avril 1772, registrée en Parlement le 28 août suivant.

La Commission formée pour se substituer à Dodart comprenait des membres des trois professions qui composent la médecine. On trouve dans un projet de mémoire dressé par Habert, prévôt honoraire, apothicaire du corps du Roi, transcrit dans le registre des Archives du Collège de pharmacie (folio 17, verso), un éloge de cette Commission, que le Gouvernement veut supprimer pour la remplacer par la Société Royale. Le fond de la querelle est la question des Eaux minérales, qui sont d'un gros rapport et sur lesquelles de Lassone va mettre la main. Habert dit :

« On ne s'occupe dans les assemblées de la Commission qu'à examiner très scrupuleusement les recettes et les remèdes des différentes personnes qui s'y présentent pour obtenir des brevets, à réformer ceux qui doivent l'être, et à proscrire tous les remèdes des charlatans. Quant aux abus, elle n'a pas pu tous les combattre et les détruire parce que certains ont été soutenus et défendus ouvertement. »

« La volonté du feu Roy lui a donné la surintendance des Eaux minérales, pensant bien qu'elle y mettrait une police sévère. Elle a diminué d'un quart le prix des eaux et se propose de l'abaisser encore. Les inspecteurs visitent plusieurs fois l'année les bureaux de distribution, les bouteilles sont toutes scellées d'un cachet. Elle veille à la bonne tenue des établissements. Elle a augmenté par ses recherches le nombre des sources et prouvé que la France possédait des eaux purgatives et acidulées. »

Il ajoute que le Roi a cru cet établissement d'autant plus utile qu'une Compagnie s'était présentée au Ministère pour contrefaire toutes les eaux du Royaume.

— PAGE 345 —

Histoire de la Société Royale de Médecine, année M DCC LXXVI, avec les Mémoires de Médecine et de Physique médicale pour la même année. Tirés des registres de la Société. A Paris, de l'imprimerie de Philippe-Denys Pierres, M DCC LXXIX, in-4 de 360 et 592 pages, avec approbation et privilège du Roi. (Ce volume contient au début le frontispice dont la reproduction est C., p. 217.) La Société n'avait jusque-là publié que des brochures isolées : tableau des membres, éloges funéraires.

— PAGE 346 —

Duchanoy, De luis venereæ curatione ne se trouve dans aucun des recueils de bibliographie de l'époque; n'a sans doute pas été publié.

———

Alliage Doucet. — Sa composition fut rapportée à l'Académie des sciences par Montigny et Macquer. Conclusions : très attaquable aux acides, très fragile à la température du fourneau de cuisine. Contient du zinc qui est émétique, mais dont les rapporteurs disent sagement que les effets sur l'économie ne sont pas encore assez étudiés pour pouvoir conclure.

— PAGE 349 —

Hippocratis aphorismi ad fidem veterum monumentorum castigati, latinè versi, à J.-B. Lefebvre de Villebrune, 1779, in-12 de 10 feuilles de 16 pages, plus 18 pages de préface. L'ouvrage est analysé et vivement cri-

tiqué par Goulin in *J. de Méd.*, t. LII, p. 94.)

Ce volume donna lieu à une polémique entre l'auteur et Bosquillon. (*J. de Méd.*, t. LII, p. 129-283.)

Lefebvre de Villebrune avait publié une traduction du suédois du *Traité des maladies des enfants*, de Roser de Rosenstein. Paris, 1777, in-8 de 582 pages. (Anal. in *Gazette de santé*, 29 janvier 1778, n° 5.)

———

Insertioni. — « En 1763, régnait à Paris une épidémie très funeste de petite vérole, et l'inoculation s'introduisit ; par arrêt du Parlement du 8 juin, la Faculté s'assembla pour délibérer sur les avantages et les inconvénients de la méthode, et déterminer si elle devait être permise, tolérée ou rejettée. Les commissaires de la Faculté, après avoir reçu des mémoires des médecins étrangers et régnicoles, rédigèrent leur rapport. La commission était composée de De l'Epine, Astruc, Cochu, Bouvart, Belleteste, Baron, Verdelan, Petit, Geoffroy, Lorry, Thierry, Maloet et Macquart. Dans deux délibérations, la pluralité décida que l'inoculation pouvait être tolérée. Pour la troisième assemblée, on sollicita l'avis de ceux qui étaient absents aux deux premières, et même des absents de Paris. Bien qu'elle eût été définitivement adoptée par 52 voix contre 36 le 20 juillet 1774, l'inoculation n'était pas entrée dans les mœurs. » (HAZON, *El. hist.*, p. 41.)

Les opposants dont l'ancien, Guillaume De l'Épine, n'avaient pas désarmé, et déjà en 1768 Bachaumont disait de lui, à propos de son opposition : «L'Épine, homme factieux et ardent, d'un amour-propre intolérable et qui ne connaît rien d'impossible quand

il s'agit de faire valoir son opinion. »
(*Mémoires*, t. IV, 13 juillet.)

— PAGES 352-353 —

Ile Saint-Louis, appelée antérieurement île Notre-Dame. Elle était autrefois divisée en deux îles : l'île Notre-Dame et l'île aux Vaches. En 1614, Christophe Marie s'obligea de joindre les deux îles, de les revêtir de quais, d'y bâtir des maisons et de joindre l'île à la rive droite par un pont. Le contrat cédé, puis repris, n'eut sa fin qu'en 1647. Il est question, postérieurement, dans les *Commentaires* des appareils de filtration de Charancourt établis sur le port au Foin. Il y avait une fontaine du système de Charancourt dans un pavillon à l'entrée du quai de l'École. (THIÉRY, *Guide*, t. I, p. 403.)

— PAGE 353 —

Diario medico. — Récit exact du malheur arrivé le 16 avril 1779, à Narbonne, et dont il a été parlé dans le *Journal de Paris*, nº 144, de la même année (*J. de Méd.*, t. LII, p. 144 et 249). Il s'agit d'un accident arrivé en creusant une fosse d'aisances contiguë à une ancienne fosse remplie ; il y eut irruption des matières, sept personnes succombèrent. Le *Journal de Médecine* cité ici est celui de Roux, continué par Bacher et Dumangin, et qui nous a été si précieux pour suivre dans ses détails l'histoire médicale de l'époque qui nous occupe.

Une notice historique du mois de écembre 1786, due à Le Roux des Tillets, donne des renseignements sur les origines de ce recueil. Le premier cahier parut, en juillet 1754, sous le titre de *Recueil périodique d'observations de médecine, de chirurgie et de pharmacie*. Il paraissait tous les mois.

En janvier 1756, Vandermonde fut chargé de la rédaction, qu'il conserva jusqu'à sa mort, en 1762. A partir du huitième volume, il inséra des extraits et analyses des ouvrages nouveaux, et prit le titre de *Journal de médecine, chirurgie et pharmacie*. Le Roux succéda à Vandermonde et suivit le même plan jusqu'à sa mort, en 1776. Caille fit l'intérim pendant trois mois, puis le journal passa dans les mains de Dumangin et Bacher jusqu'en 1781.

Bacher s'adjoignit Goulin, Bertholet, Roussel, Grunwald, Willemet. Antérieurement à 1785, les 12 fascicules formaient 2 volumes de 600 pages. En 1785 ils formaient 3 volumes, et 4 en 1786.

Une seconde édition des 60 premiers volumes fut publiée par Bacher.

— PAGE 354 —

L'Art du distillateur et marchand de liqueurs considérées comme aliments médicamenteux, par Dubuisson, ancien maître distillateur, chez M. Cusin, au café Dubuisson, vis-à-vis l'ancienne Comédie-Française, in-8, 1779, pages 448 et 370. Analyse élogieuse in *J. de Méd*. (t. LVI, p. 285).

Mémoire sur les acides natifs du verjus de l'orange et du citron, par le même, in-8, 30 pages. Paris, 178ɔ

Supplément à l'art du distillateur. La Faculté a approuvé ce supplément.

Les maîtres distillateurs ne formaient pas une corporation particulière. Ceux qui distillaient des liqueurs de goût dépendaient de la communauté des limonadiers, et il leur était interdit *de s'immiscer dans aucune des opérations appartenantes à l'art de la Chymie.* opérations réservées à la communauté des apothicaires. Il leur était spécialement interdit de vendre « des *Eaux régales,* dont on pourrait se servir pour altérer la monnoie ». (*Dict. hist.*)

— PAGE 358 —

Fowler (poudre hémostatique). — En plus de l'observation de Deschamps, on trouve la relation de l'emploi de cette poudre dans une observation sur une amputation du bras sans ligature par le P. Brocot, religieux, chirurgien de la Charité de Charenton (*J. de Méd.*, 1780, t. LIX, p. 144). Au cours de cette observation, il en est cité une autre du P. Potenton sur une opération faite à l'hôpital de la Charité. en présence de Thiéry, médecin. et de chirurgiens consultants de la Charité.

Dans la séance du 9 décembre 1779, la Faculté avait donné son approbation complète à l'emploi de cette poudre, après des expériences faites avec l'exactitude la plus scrupuleuse, dit le *J. de Méd..* t. LV, p. 5.

Deschamps (*Joseph - François - Louis*), né en 1740. mort le 8 décembre 1824, finissait ses six années d'exercice à la Charité comme chirurgien gagnant maîtrise en juillet 1772. Le concours pour son remplacement eut lieu le 2 juillet. sur l'invitation du Prieur de la Charité : les juges étaient

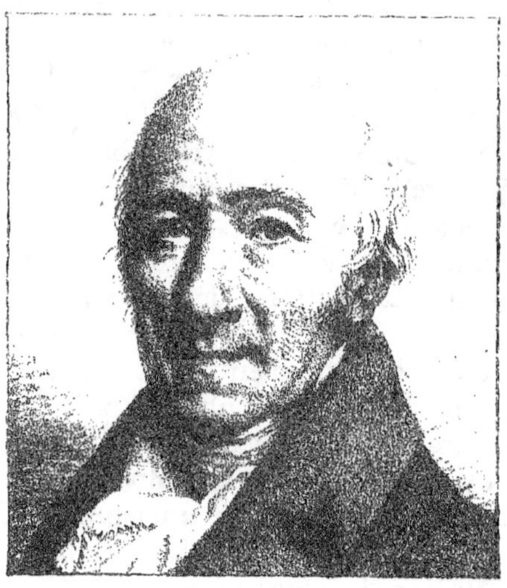

J.-F.-L. Deschamps.(Lithographie de Boilly le fils.)

le doyen de la Faculté (Le Thieullier), le lieutenant du premier chirurgien du Roi (Andouillé) et les 4 prévôts en exercice du Collège de chirurgie. Sédillot. élève de l'Hôpital général, Baudelocque, élève de la Charité, étaient parmi les concurrents. (*J. de Méd.*, 1772, t. XXXVIII. p. 94.)

En 1784, Deschamps est chirurgien en chef de la Charité. Il fut membre de l'Institut.

— PAGE 361 —

C'est la suite de la manœuvre du 28 mars 1778. Elle n'a pas plus de succès que la première.

— PAGE 365 —

Nouvel épisode de la lutte entre la

Faculté et la Société Royale. Il naît à propos de la fondation par **Le Noir**, lieutenant général de police, d'un prix de 600 livres pour un mémoire sur le traitement de la rage. Le prix est proposé dans la séance du 27 janvier 1778 et sera distribué en janvier 1780. Voir (C. p. 1288) les insinuations injurieuses que se permet Sallin sur le compte de l'ennemi, quand il n'est plus à la lieutenance générale de police.

Le traitement de la rage était, avec celui de la syphilis, une des grosses préoccupations de la thérapeutique de cette époque. Les publications abondent sur ce sujet dans l'Histoire de la Société Royale, notamment sous la plume d'Andry. Le traitement le plus usuel était celui employé à l'Hôtel-Dieu depuis près d'un siècle, les frictions mercurielles. (Voir C., p. 708.)

— PAGE 367 —

Voir le libellé de ce serment. C. p. 223.

— PAGE 368 —

Transfert d'un collège à Versailles. — Cette question revient sur l'eau quelques mois après, en mars 1780, sur l'initiative du Procureur général (voir C.. p. 476), qui avait été nettement indiquée comme indispensable en l'espèce par la délibération de la Faculté du 6 novembre 1779.

— PAGE 370 —

Buchoz, botaniste-médecin, né à Metz le 27 janvier 1731, mort à Paris le 30 janvier 1807, médecin surnuméraire du comte de Provence et du comte d'Artois par quartier, rue de Touraine (actuellement rue Dupuytren).

En 1792, l'*Almanach Royal* l'indique comme médecin-botaniste, consultant honoraire de Monsieur, rue de la Harpe, vis-à-vis la Sorbonne.

Il a laissé plus de 300 volumes, dont *Histoire universelle du règne végétal* avec 1.200 planches (*Biog. gén.*).

— PAGE 372 —

La Faculté classait les vers intestinaux parmi les insectes. Dans le compte rendu d'un ouvrage allemand très important de Block, publié par le *Journal de Médecine*, les vers intestinaux sont classés dans *les reptiles*.

— PAGE 376 —

Voir C. p. 377, la reproduction de l'eau-forte de Saint Aubin.

— PAGE 378 —

C'est le portrait, peint par Nattier, si heureusement identifié par Varnier. (Voir *Introduction.*)

— PAGE 379 —

Maloet (Pierre-Marie), fils de Pierre Maloet, né à Paris en 1730, docteur de la Faculté de Paris, en 1752, à 22 ans, comme fils de régent, inspecteur des hôpitaux militaires; en 1773, conseiller du Roi et médecin des princesses Adélaïde et Victoire, qu'il suivit à Rome en 1791.

Le choix des électeurs et l'insistance des docteurs présents ont une explication toute naturelle. En 1778, Maloet est membre de la Société

Royale : en 1779, il ne figure plus au tableau. La Faculté veut lui témoigner sa reconnaissance.

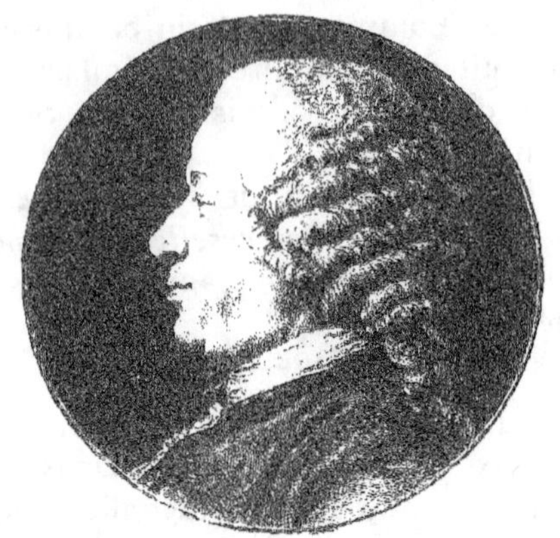

Maloet (gravure de St-Aubin d'après Cochin, 1786).

— PAGE 380 —

Guillotin est locataire depuis 1767 d'une partie des Écoles de la rue de la Bûcherie. Il y faisait, sans doute, un cours particulier, qui ne lui laissait pas le loisir de s'occuper des fonctions de doyen. (Voir le tableau des recettes, chapitre Ier.)

Le *Dossier Monteil-Chasles* contient la rétrocession d'un grand grenier et d'une chambre attenante, *au-dessus de la salle d'assemblée*, faite au doyen Le Thieullier, en 1773, par Guillotin, docteur en médecine, moyennant une diminution de 100 livres sur son bail.

Le même dossier contient aussi l'original du bail de Guillotin, datant de 1767 et prorogé le 15 octobre 1776 pour neuf ans par Alleaume, doyen, devant Chomel, notaire, aux mêmes conditions que devant. Le local qu'occupe Guillotin est donc bien situé au deuxième étage, et c'était Panckouke

qui, depuis le départ de la Faculté aux Écoles de la rue Jean-de-Beauvais, occupait la salle des assemblées et y avait entassé les volumes de l'*Encyclopédie* (voir C., p. 1148).

Claves arcæ. — Les clefs du coffre où étaient enfermés les Sceaux et les *Commentaires*. L'article 59 des Statuts de la Faculté des Arts, inscrits dans les *Statuta Facultatis Medicinæ Parisiensis* de 1696, dit : « *Claves Sigilli a Rectoribus, Procuratoribus et Decanis Superiorum Facultatum aliis non tradantur, sed per seipsos aperiant et recludant Sigilla*, etc. »

Le grand coffre fut vendu, rue Jean-de-Beauvais, le 15 germinal an IV, en vertu d'un arrêté du bureau du 23 pluviôse, signé Duchâtel et Guillotin. Varnier a trouvé aux *Archives de la Seine*, carton 116, n° 2601, le procès-verbal de cette vente. Les scellés avaient été confiés à la garde de Théodore Cruchot. Le grand coffre en bois de chêne à vantaux fut adjugé avec un Christ à 2.000 livres. La petite chaire des Écoles avec un fauteuil en bois atteignit 310 livres ; la grande chaire à soutenir les thèses, 2.800 livres. Tous ces prix étaient payables en assignats, et 100 livres en assignats représentaient 8 sous 4 deniers.

« Le *Doyen* a la garde des clefs du sceau de l'Université et de la caisse dans laquelle est conservé l'argent de l'Académie chez le Recteur. Il a le troisième rang après le Recteur. Il connaît avec lui toutes les difficultés entre les membres de l'Académie, et rien ne peut se faire dans l'administration de l'Académie sans qu'il ait été consulté. Il a le privilège de faire frapper des

jetons à son effigie. Il est d'usage que
les jetons de doyen, distribués aux
docteurs en certaines circonstances,
portent d'un côté le profil du doyen
et au revers les armes de la Faculté,
ou celles du doyen, ou quelque emblème rappelant un événement mé-
morable du décanat.

« On frappe avec les mêmes coins
les jetons de bronze qui servent à l'établissement des comptes.

« Pour l'histoire métallique de la
Faculté chaque doyen devra remettre
au bibliothécaire un exemplaire en argent et un en bronze de chaque jeton
qu'il fait frapper.

« C'est le doyen qui tire au sort le
professeur parmi ceux qu'ont désignés
les électeurs, et qui reçoit le serment. »
(BARON, *Ritus et Usus*, p. 19.)

Antérieurement, les jetons qui ser-
vaient aux comptes étaient frappés,
non en bronze, mais en plomb;
c'étaient des *méraux*, comme ceux
qui étaient en usage dans les autres
corporations (HAZON, *El. hist.*, p. 61).

Hazon (Jacques-Albert), né à Paris en 1708, mort le 11 avril 1779.
Il étudia d'abord la théologie, mais
la quitta pour la médecine. Docteur
régent en 1734.

Il publia en 1770 un *Eloge historique de l'Université de Paris*; le
Conseil de l'Université lui trouva une
allure janséniste et rendit un arrêt
contre cet opuscule; à la suite de cet
arrêt, Hazon fut suspendu de ses fonctions de régent, jusqu'au moment où
Malesherbes les lui fit rendre. Avec
les manuscrits laissés par Thomas-
Bernard Bertrand, il établit une *Notice des hommes les plus célèbres de
la Faculté de Médecine en l'Univer-*

sité de Paris de 1110 à 1750, in-4,
Paris, 1778 (*J. de Méd.*, 1778, t. XLIX,
p. 559).

Il demeurait rue Jean-Robert, près
la rue Saint-Martin. Son éloge fut lu
par Des Essartz à la séance publique
du 9 décembre 1779.

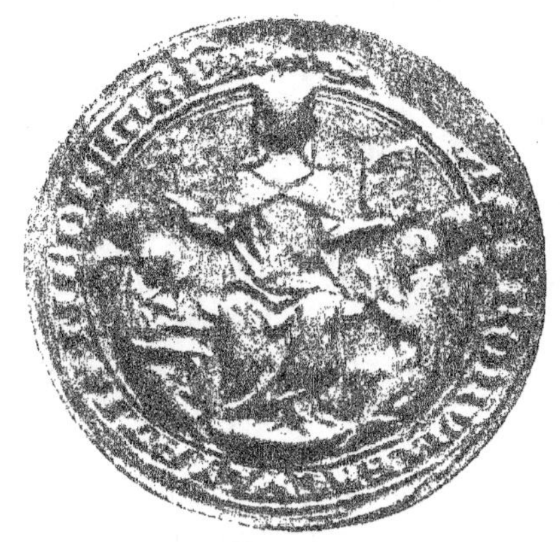

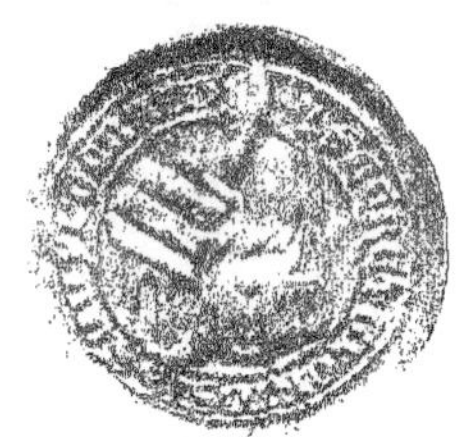

Le grand et le petit sceaux de la Faculté de Médecine de Paris d'après l'exemplaire qui existe aux
Archives Nationales, pendant après la pièce
F. 545, n° 14. Cette pièce, datée du 11 juin 1398,
est adressée par l'Université à Charles VI ; elle
porte 8 sceaux pendants de cire rouge dénommés sur la pièce : Normanie, Picardie, Médecine, Théologie, Université, Décrets, Francie,
Anglie.

Il est surtout connu par son *Eloge
historique de la Faculté de Médecine
de Paris*, discours prononcé en latin
le 16 octobre 1770 pour la distribution
de prix de la Faculté, et qui fut publié
en français, avec des notes très pré-

cieuses, auxquelles nous avons fait de nombreux emprunts. (De l'imprimerie de Butard, in-4 de 84 pages dont 16 pour le discours, Paris, 1773.)

— PAGE 380 (*) —

Insignes du décanat. — La chape écarlate, le livre des Statuts, les sceaux, les clefs du coffre de la Faculté et de l'Académie. (BARON, *Ritus et Usus*, p. 13.)

Il y a 2 volumes de Baron, imprimés à Paris la même année sous le même titre : *Ritus, Usus et laudabiles Facultatis medicinæ parisiensis consuetudines.* L'un comporte 174 pages et contient, avec des panégyriques et des oraisons funèbres, une étude *de Antiquitate et Dignitate Scholæ medicæ* (de NAUDÉ). L'autre est réellement consacré aux usages et règlements de la Faculté, il forme 200 pages (n° 32716 de la B. F. M. P.). Nous en donnons dans ce fascicule une traduction complète.

— PAGE 381 —

Michel (Guillaume), de Trèves, canton du Vigan, n'était docteur que de 1778. Il demeurait rue de Vaugirard, près la rue Garancière (*A. R.,* 1779).

Son éloge fut lu par Des Essartz à la séance publique de la Faculté le 9 décembre 1789.

(Voir ses thèses. C. p. 283, 284.)

———

De Jussieu (Joseph), né à Lyon en 1704, docteur régent en 1732. Nommé membre de l'Académie des sciences en 1743 pendant qu'il accompagnait La Condamine dans son voyage en Amérique pour mesurer un arc de méridien. Ce travail terminé, il resta en Amérique, qu'il parcourut pendant 35 ans, et ne revint en France qu'en 1771. Il demeurait rue des Bernardins (*A. R.,* 1778). Son éloge fut fait par Lepreux à la séance publique du 9 décembre 1779.

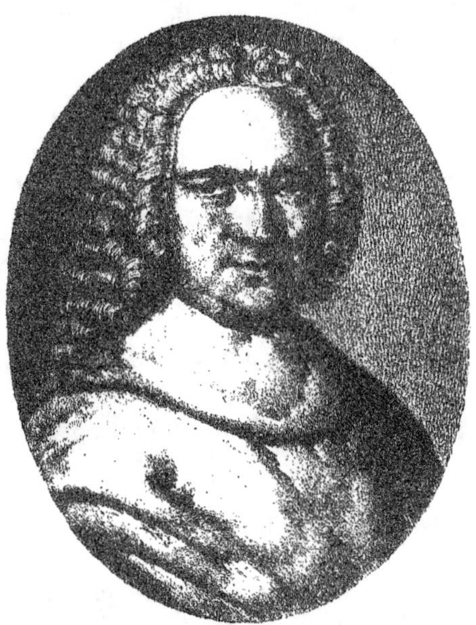

De Jussieu. (Lithographie de Jacob, d'après Basseporte.)

Séance publique de la Faculté de Médecine de Paris tenue le 9 décembre 1779 dans les Ecoles extérieures de Sorbonne, à Paris, de l'imprimerie de Quillau, 1780, in-4, 135 pages. (*J. de Méd.,* janvier 1781, t. LV, p. 3.)

— PAGE 384 —

Voir (C., p. 299) que la Faculté de Médecine a décrété que ce compte rendu injurieux, publié par Saboureux en son nom et au nom de la Faculté de droit, devrait être interdit et retiré de la circulation.

Saboureux de la Bonneterie était écuyer, avocat au Parlement, docteur et professeur de la Faculté de Droit. Il avait publié une édition de Caton et de Varron, une de Columelle (2 vol.) et la traduction d'une série d'ouvrages latins relatifs à l'agriculture ou à la médecine vétérinaire.

———

Martin est désigné à l'*Almanach Royal* de 1779 comme professeur ou antécesseur, comes et syndic jusqu'au 24 février. Chacun des antécesseurs acquérait par 20 ans de service la qualité de *Comes* et conservait tous les droits utiles de sa place en faisant faire les leçons par un des docteurs agrégés. Martin était en fonctions depuis 1753 (*A. R.*, 1770).

———

Pourchot (*Edme*), né le 7 septembre 1651 à Poilly, près de Sens, mort à Paris le 22 juin 1734. Professeur de philosophie au collège des Grassins. Il fut sept fois recteur et syndic de l'Université pendant 40 ans. Il légua par testament sa fortune à la Sorbonne, pour fonder une chaire de grec et une bourse en faveur d'un étudiant pauvre de son pays (*Biog. gén.*).

— Page 386 —

Magnier et *Monard*. — Il y avait deux classes de Maîtres de pensions. Les maîtres ès arts, approuvés par l'Université, qui enseignaient toutes les classes : histoire, géographie, mathématiques, grec, latin ; et les maîtres des petites écoles, qui dépendaient du Grand Chantre de l'église de Paris, alors M. d'Aymard. Ils ne pouvaient tenir pension que dans les quartiers qui leur étaient affectés et ne devaient enseigner qu'à lire, écrire, le service divin, le calcul tant au jet qu'à la plume, et la grammaire. Ces charges étaient à la collation du grand chantre pour les maîtres comme pour les maîtresses.

L'Académie ne pouvait tolérer des maîtres qui relevaient à la fois de sa juridiction et de celle du Grand Chantre (*Dict. hist.*).

———

Patroni. — Les avocats-conseils de l'Université : *Regnard, de Lambon, Gerbier de la Massilaye, Mey, Targel* et *Picart*, avocats au Parlement, *Drou*, avocat au Conseil.

— Page 387 —

Binet. — Varnier a reconnu que la correction qu'il avait proposée était erronée. Il s'agit bien de *Basset*, professeur émérite, en cette qualité logé à Louis-le-Grand. Voir le registre 47 C des délibérations du tribunal du recteur (*Archives de l'Université*), auquel est emprunté le fac-simile de la signature de Pierre Duval, la dernière qu'il ait donnée comme recteur le 24 mars 1779, qui figure C. p. 601.

Binet, recteur en 1779, fit fonction de recteur de 1790 à 1793, par arrêté de la municipalité de Paris du 21 mai 1791 ; les fonctions de recteur furent ensuite réduites à un rôle purement administratif et confiées à un comité d'Instruction publique.

— Page 388 —

Synode. — Assemblée de l'Université qui avait lieu le second mardi après Pâques (le 13 avril en 1779) et à laquelle devaient comparaître en personne ou par procureur, sous peine d'amende d'un écu d'or, les bénéficiers des 3 cures (Saint-Côme, Saint-André-des-Arcs et Saint-Germain-le-Vieux) et des 11 chapellenies qui étaient à la nomination de l'Université (*Dict. hist.*, art. *Université*).

Dans la séance du 24 mars, Duval avait demandé au tribunal l'autorisation de réformer les habitudes prises à la Bibliothèque pour la mise en ordre des volumes et la confection du catalogue.

— Page 389 —

D'Arragon est, en 1785, vice-receveur de l'Université au Collège de Montaigu, en 1787 greffier de l'Université au Collège Louis-le-Grand.

Grenet (abbé), né vers 1750, professeur de géographie au collège de Lisieux. Il doit s'agir ici de son *Atlas portatif général pour servir à l'intelligence des auteurs classiques.* Paris, in-4, 1781.

Prouzel ou Prouzal, procureur de la Nation de Picardie jusqu'au 8 mai, au collège du Cardinal-Lemoine. (*A. R.*, 1780.)

Boutillier (l'abbé), *Abrégé méthodique de la géographie ancienne et moderne.* Paris, P.-D. Brocas, 1774, 1779 et 1786, in-12.

— Page 391 —

Rouzeau. — Les *Almanachs Royaux* de 1779 et de 1780 ne font mention d'aucune admission en 1779 ; celui de 1781 en ajoute deux à la promotion de 1778 ; celui de 1782, trois nouveaux, toujours à la promotion de 1778 ; celui de 1783 indique une promotion de douze maîtres en 1782, mais il n'est toujours pas question de Rouzeau. Le dernier des chirurgiens herniaires inscrit au tableau est Traisnel, promotion de 1776.

D'après les lettres patentes de 1768 registrées en Parlement, « ceux qui voudront s'occuper de la fabrique des constructions des bandages pour les hernies, ou ne s'appliquer qu'à la cure des dents seront tenus, avant d'en faire l'exercice, de se faire recevoir au Collège de chirurgie en qualité d'experts, à peine de 300 livres d'amende, ni exercer aucune partie de la chirurgie que celles pour laquelle ils auront été reçus, avec défense de prendre sur leur enseigne, ou placard, affiches ou billets la qualité de chirurgiens, à peine de 100 livres d'amende, mais seulement celle d'*Experts herniaires* ou *Dentistes* (*Dict. hist.*).

— Page 394 —

Il y a quelques erreurs dans cette liste, d'après l'*Almanach Royal*. Il manquerait Hubert, et Pujot devrait être lu Pigo (*A. R.*, 1780, p. 594).

— Page 395 et suivantes —

Voir la note de la page 254 sur l'impossibilité de savoir le motif du placement d'un certain nombre d'astérisques aux titres de chapitre.

Ce *Codex rationarius* de 1777-1779 a été rédigé en 1781, il en porte la trace, puisque (C. p. 403) Philip y est qualifié de doyen.

— Page 397 —

Scellæ vinariæ. — On pourrait penser qu'il s'agit ici de la cave placée sous l'amphithéâtre de la rue de la Bûcherie, qui servait autrefois à la conservation des cadavres, et qui subsiste encore avec son pilier central soutenant tout le plancher du rez-de-chaussée. Mais comme l'amphithéâtre servait encore à tous les cours d'anatomie et de médecine opératoire, il est plus probable que la location se rapportait à des caves placées sous d'autres bâtiments des Écoles.

— Page 403 —

Philip Decano, erreur qui prouve que non seulement l'approbation des comptes a eu lieu en 1781 (C. p. 411), mais que leur transcription sur le registre a été faite à cette date.

Le *droit de réfusion* était le droit à la répartition des amendes pour absences aux actes où la présence était obligatoire. (Voir C., note p. 222.) En 1782, on propose, pour augmenter les revenus, de supprimer le droit de réfusion (C., p. 911).

— Page 411 —

Comptes transcrits deux ans après la sortie de Des Essartz de son deuxième décanat, mais 5 mois seulement après ceux du décanat de 1778. Ce fait semble indiquer de la part de Philip, doyen en charge en 1781, une activité qui correspond à son âge, car il n'est docteur que de 1764. Mais cela prouve aussi qu'il était beaucoup plus pressé d'obtenir les comptes des doyens antérieurs que de donner les siens. En 1786, la Faculté est obligée, pour les obtenir, de le menacer d'enlever ses papiers et de faire rédiger ses comptes d'office par une Commission et à ses frais (C., p. 1426).

— Page 413 —

Guillotin. — Voir C., note de la page 380.

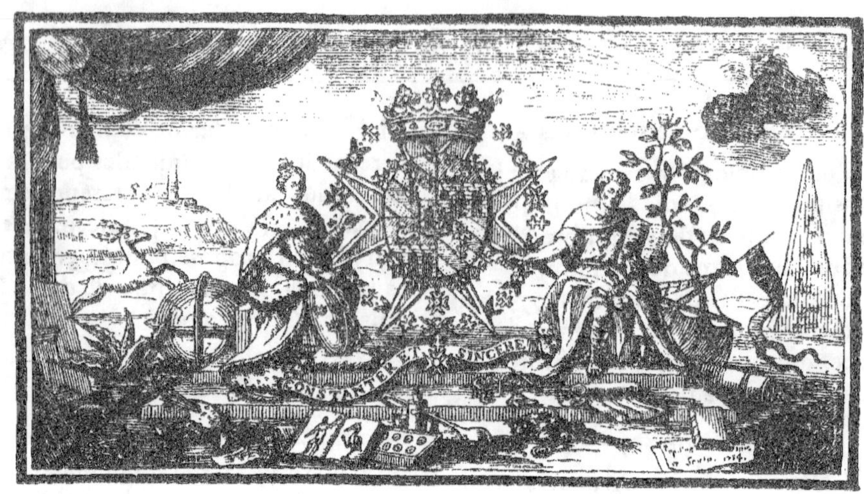

Frontispice de la thèse de Missa, soutenue le 9 mai 1754 et dédiée par lui au comte de Tessin

DÉCANAT DE LEVACHER DE LA FEUTRIE

Theses pathologicæ. — Après avoir fait deux ans d'études médicales, le bachelier avait à soutenir, au début de sa troisième année, une thèse quodlibétaire de pathologie. Une thèse n'était alors pas obligatoirement écrite par le bachelier qui la soutenait. Souvent le texte était l'œuvre du président de la thèse, et parfois elle était dédiée par lui à un maître ou à un grand personnage. Souvent aussi, la thèse n'est que la réimpression d'un texte ancien, et l'auteur original est alors mentionné. — Ainsi Bourru soutient le 14 mars 1766, comme bachelier, une thèse sur un perfectionnement du cathéter, il est l'auteur de la thèse et l'illustre d'une figure explicative. — Le 17 mars 1778, Hallot soutient une thèse dont le président est Nizon ; le sujet est exactement le même, il n'y a pas une virgule de modifiée, et la même figure illustre le texte, mais une note porte : *A. Bourru, authore, 1766.* Il n'y avait en ce cas que 12 ans d'écart. Mais parfois on reprenait des sujets bien plus anciens, et on retrouve plusieurs fois mentionnée la thèse soutenue en 1635 par Nicolas Piètre : *An ad extrahendum calculum dissecanda vesica ?* — C'est qu'en réalité le candidat n'était nullement jugé sur le texte de sa thèse, même quand il en était l'auteur. Il montrait beaucoup mieux ce qu'il savait par l'argumentation qu'il soutenait durant 5 heures. On lui demandait bien plus, au dix-huitième siècle, de savoir argumenter que de produire un travail original.

La soutenance avait lieu de la Saint-Martin (11 novembre, *Martinalia*) jusqu'au mercredi des Cendres (*Cinera-lia*). Voir les modifications projetées au règlement du cours de licence dans la séance du 1er avril 1778 (C. p. 83).

Doctoratûs actui cappati doctores intersunt, disent les Statuts de 1696 (p. 45).

Pour les actes publics les régents devaient revêtir par-dessus la robe noire à manches la *cappa*, grand manteau rouge avec chaperon fourré.

— PAGE 427 —

Voir C., note p. 430. Le discours latin est, suivant l'usage, prononcé par Levacher, doyen.

— PAGE 428 —

Liège, maître apothicaire depuis 1765, aide apothicaire du corps du Roi, rue Saint-Honoré (*A. R.*, 1779). Il ne figure plus, à l'*Almanach Royal* de 1781, au tableau des apothicaires parisiens.

Le titre dit *Licentiatis* et non plus *Licentiandis*. Les licentiandes sont proclamés licenciés quand ils ont reçu la bénédiction de licence du chancelier de l'Université.

Palais archiépiscopal. — Voir plus loin C. les figures des pages 946 et 947 et leurs légendes.

Le 11 thermidor an III, la Commission des travaux publics nomma deux experts, Clavareau et Pierre Garres, pour examiner l'état des combles des deux grandes salles du ci-devant arche-

vêché de Paris et de la Tour attenante. servant actuellement d'amphithéâtre électoral. A la suite de leur rapport, Le Brun, architecte, est autorisé à démolir et à reconstruire ces combles pour convertir la grande salle en « hospice d'humanité ».

— PAGE 430 —

Présentation des bacheliers émérites. — Les bacheliers émérites admis à la licence sont présentés, au jour fixé par le doyen, au nom de toute la Compagnie, au chancelier de l'Université à Notre-Dame. En présence des personnages les plus distingués du Chapitre, des docteurs en chape, le doyen présente les licentiandes au chancelier par un discours latin élégant ; dès que le chancelier a répondu, les licentiandes offrent des dragées à toute l'assistance.

Les bacheliers en corps ont été au devant du chancelier, précédés des bedeaux avec leur masse ; les discours finis, ils le reconduisent avec le même cérémonial. (*Ritus et Usus*, § 25.)

Un jour de la semaine qui suit, les bacheliers, accompagnés des appariteurs, vont inviter par des discours latins à l'acte public des Paranymphes toutes les Chambres du Parlement, la Chambre des Comptes, la Cour des Aides, le Châtelet et le Bureau de la ville. Dès qu'ils se présentent, l'audience cesse, et le président, après avoir répondu par un discours latin, prononce en français que *la Cour et la Chambre y assisteront à la manière accoutumée.* (*Dict. hist.*, t. III, p. 522.)

L'invitation du premier président du Parlement était faite en grande cérémonie, il fallait donc s'assurer qu'il pouvait recevoir la Faculté quand elle viendrait l'inviter. Il se trouve qu'il ne peut recevoir les bacheliers que le lendemain du jour pour lequel on avait convoqué d'avance toute la Faculté. Il faut donc remettre la convocation au dimanche suivant.

— PAGE 431 —

Voyez l'article 37 des Statuts de 1751 : *Ipsisque Licentiandis capite aperto et in genua procumbentibus, Cancellarius, aut qui ejus vices gerit, authoritate quâ fungitur impertiat licentiam et facultatem legendi, interpretandi et faciendi Medicinam hic et ubique terrarum in nomine Patris et Filii et Spiritùs Sancti.*

La cérémonie a lieu in *Aulâ Archiepiscopi Parisiensis, à Cancellario invitatis et convocatis egregiis aliquot viris.*

Voir le plan du bâtiment de l'Officialité, C. p. 947, et la légende qui s'y rapporte.

— PAGE 433 —

Le mot que Varnier n'avait pu lire est *Alexipharmaca*, c'est-à-dire les *spécifiques;* le terme se retrouve à maintes reprises dans les thèses de cette époque, et la question mise en discussion pour le doctorat de Pierre-Auguste Adet, le 5 septembre 1748, porte sur le même sujet :

An in febribus malignis { Alexipharmaca? Emetica?

De même pour le doctorat de Jean-François Paris, le 26 octobre 1746, et celui de Pierre Poissonnier, le 20 novembre 1744. (*Quæstiones medicæ,* p. 100, 102, 104.)

— PAGE 435 —

Eaux minérales artificielles. — Le *Calendrier médical* donnait l'indication du prix des eaux minérales à Paris. Ces prix avaient subi une sensible diminution entre 1772 et 1778. Par exemple, l'eau de Vichy valait 6 livres les 4 pintes en 1772, et 4 livres en 1778. L'eau de Bourbonne passe de 2 livres la pinte à 1 livre 10 sous. Ces prix étaient cependant élevés, et l'on comprend que les malades désirassent fort se soigner à un tarif plus modéré, grâce aux eaux artificielles.

Dans un mémoire préparé par Habert, prévôt honoraire, apothicaire du corps du Roi, pour combattre l'attribution de la surintendance des Eaux minérales à la Société Royale de Médecine (*Arch. du Collège de pharmacie,* fº 17), il s'élève avec indignation contre les prétentions de certains individus qui veulent contrefaire à Paris toutes les eaux minérales du Royaume !

L'ouvrage de Duchanoy est signalé dans le *Journal de Médecine* (t. LIII, p. 481), sous le titre un peu différent de : *Essais sur l'art d'imiter les eaux minérales,* etc., Paris, 1780, chez Méquignon, l'aîné, avec approbation et privilège du Roi.

— PAGE 437 —

Joly de Fleury, avocat général. — Les gens du Roi (ministère public) se divisaient en deux catégories : 1° le Procureur général, tenant la plume, qui, avec le concours de ses substituts, prenait les réquisitions écrites, ainsi que les simples procureurs prenaient des conclusions écrites pour les particuliers ; 2° les Avocats généraux, qui portaient la parole aux audiences du Parlement. Le premier Avocat général avait le pas sur le Procureur général.

L'Avocat général dont il est question ici est le neveu du Procureur général nommé C. page 122. Il lui fut adjoint comme survivant en 1778 et le remplaça définitivement en 1787. Il était en fonctions de Procureur général quand le Parlement fut dissous en 1790. Voici, au surplus, une brève généalogie des Joly de Fleury :

Guillaume-François Joly de Fleury, Procureur général au Parlement de 1717 à 1746. Il eut trois fils :

a) Guillaume-François-Louis, né en 1710, Procureur général de 1746 à 1787 ;

b) Omer, né en 1715, président à mortier depuis 1768. Mort en 1810 ;

c) Jean-François, né en 1718, contrôleur général des finances en 1781, mort en 1802.

L'aîné n'eut qu'une fille, et le troisième resta célibataire.

Omer eut deux fils :

1° Omer-Louis-François, né en 1743, Avocat général en 1767. Il couvrit sa famille de honte, lorsqu'il accepta en 1771 le titre de Procureur général du Parlement Maupeou, titre qui venait d'être enlevé à son oncle. Il fut exilé à la chute du Parlement Maupeou, en 1774 ;

2° Armand-Guillaume-Marie-Joseph, né en 1746. Avocat général en 1775, adjoint en 1778 au Procureur général, son oncle. Procureur général en titre de 1787 à 1790. C'est de lui qu'il est question C. page 437.

Les Joly tenaient leur nom du village de Fleury-Merogis, entre Corbeil et Montlhéry. Mᵉ Joly, Procureur général, avait rebâti l'église de ce village en 1725. (*Dict. hist.*, t. III, p. 42.)

— PAGE 438 —

La première thèse de pathologie devait être soutenue le jeudi qui suivait la Saint-Martin. Les autres suivaient jusqu'au mercredi des Cendres, non pas une seule par semaine, comme le dit Corlieu (*L'Anc. Faculté*, p. 48), mais souvent deux dans la même semaine, et pas toujours le jeudi. Voyez la liste de ces thèses pour l'exercice 1779, insérée C., p. 425. (Voir aussi C., note p. 275.)

———

Le compte rendu de la séance du 5 novembre 1778 avait été imprimé en entier. *Séance publique tenue en la Faculté de Médecine de l'Université de Paris, dans les Écoles extérieures de Sorbonne, le 5 novembre 1778.* Paris, 1779, in-4 de 122 pages. Majault y avait fait un discours, qu'il publia même en brochure séparée : *Réflexions sur quelques préparations chymiques appliquées à l'usage de la médecine, lues à la séance publique de la Fac. de Méd. de Paris, le 5 nov. 1778*, par M. Majault, Docteur régent, *augmentées de plusieurs observations ou réfutations de ce que l'on a publié sur les propriétés de l'alcali volatil, fluor, celles du savon et du foye de soufre.* Paris, 1779, in-8, 5o pages (*J. de Méd.*, t. LIII, p. 558). Dans ces réflexions, Majault contredit, sans citer leurs noms, les auteurs de trois travaux de chimie médicale. Dans le premier, il s'agit de combattre l'asphyxie par l'inhalation de l'alcali volatil; dans le second, l'empoisonnement par l'eau-forte est traité par l'eau de savon; dans le troisième, il s'agit de combattre l'empoisonnement par l'arsenic au moyen du soufre. Majault s'élève contre la prétention des auteurs qui, « subjugués par le charme des affinités, veulent assujettir les corps des malades aux opérations chimiques ». Bucquet, visé directement, avait donc des motifs de se plaindre du discours de Majault à la séance publique comme il le fit à l'assemblée du 7 novembre 1778, le surlendemain de la séance publique. Mais la Faculté avait complètement approuvé Majault. La querelle était encore présente à tous les esprits lorsque Fourcroy vient prendre position dans la lutte par sa thèse, où il veut venger Navier et Bucquet de l'insulte qui leur a été faite publiquement.

— Page 439 —

Barbeu du Bourg, mort, le 14 décembre 1779, d'une fièvre maligne. Nous sommes au 15 novembre; bien que cela ne soit pas spécifié, il est évident qu'on jugeait Barbeu du Bourg assez malade pour qu'il fût expédient de le remplacer immédiatement.

— Page 443 —

Comitia medio mense. — Les *secunda mensis* qui avaient été décidées depuis la fondation de la Société Royale. (Voir C., note p. 223.)

Eodem vestitu. — Il n'est pas question du costume des régents à la séance publique de distribution des prix, fondation Malouin, tenue pour la première fois aux Écoles extérieures de Sorbonne le 5 novembre 1778. Il n'est pas douteux que cette cérémonie importante exigeait la grande tenue, chape de fourrure. (Voir C., note de la page 418.)

— Page 444 —

Écoles extérieures de Sorbonne. — Voir, C. p. 446, le plan et la coupe en long de cette salle.

— Page 448 —

Impossibilité de lire toutes les communications. — Le compte rendu a été imprimé. *Séance publique de la Faculté de Médecine de Paris, tenue le 9 décembre 1779 dans les Écoles extérieures de Sorbonne.* Paris, 1780, in-4 de 135 pages. D'après l'analyse de cet extrait. publié par le *Journal de Médecine,* janvier 1781, p. 3, les mémoires de Sallin, de Solier de la Romillais, de Goubelly et de Saillant n'y figurent point.

Les Célestins, au Port-Saint-Paul. Une des plus importantes communautés de Paris; la Compagnie des notaires et secrétaires du Roi y tenait ses assemblées. (*Dict. hist.*, t. II, p. 143.)

Thiéry dit, dans son *Guide des Etrangers* (Paris, 1787, t. I, p. 663), que les Célestins ont été supprimés depuis quelques années ; que les Cordeliers, qui les avaient d'abord remplacés, sont retournés à leur couvent par ordre du Gouvernement, qui a installé dans cette maison un hospice provisoire.

C'est dans cet hospice que furent instituées les expériences faites par les Ledru, en présence de commissaires de la Faculté, sur le traitement par l'électricité des maladies nerveuses, et en particulier de l'épilepsie. (Voir C., p. 1123 et suiv.)

———

Les *Dominicains*, ou *Jacobins*, ou *Frères Prêcheurs*, entre les rues Saint-Jacques et de la Harpe, touchant le collège de Cluny, avec une entrée rue Saint-Étienne-des-Grès et une porte communiquant à la place de la Sorbonne. (*Dict. hist.*, t. III, p. 289.)

Les Dominicains faisaient, avec les Franciscains, partie de l'Université depuis qu'elle avait été forcée en 1257 de recevoir saint Bonaventure et saint Thomas d'Aquin au grade de docteurs. Mais l'Université vaincue avait assigné à ces deux ordres le dernier rang dans les assemblées générales (décret de 1260).

C'est toujours en souvenir de cette défaite, sans doute, que l'Université proteste contre les tentatives d'agrégation du collège d'Oratoriens de Tours à l'Université d'Angers, et de celle du couvent Æduensis à l'Université de Bourges.

———

Les Mathurins. — Rue des Mathurins, au coin de la rue Saint-Jacques, vis-à-vis l'issue du cloître Saint-Benoît. Couvent des religieux de la Sainte-Trinité, qui s'introduisirent en France sous Philippe-Auguste. Le portail de l'Église, donnant rue Saint-Jacques, fut détruit en 1610 ; puis reconstruit en 1729, sur l'emplacement d'une ancienne halle aux parchemins où les libraires avaient leur Chambre syndicale depuis 1679. L'Université tenait ses assemblées aux Mathurins depuis le treizième siècle. Les assemblées ayant été transférées à Louis-le-Grand en 1764, la grande salle devenait disponible pour y tenir les Écoles de Médecine. (*Dict. hist.*, t. III, p. 504.)

— PAGE 449 —

Morand (Jean-François-Clément), né à Paris le 29 avril 1726, mort le 13 août 1784, fils de Sauveur-François Morand, parisien, chirurgien de l'hôtel des Invalides, membre de l'Académie des sciences en 1722, de la Société Royale de Londres, en 1730, censeur royal et chirurgien en chef de la Charité. Chirurgien-major des gardes françaises et petit-fils de Jean Morand, limousin, qui fut pendant 28 ans chirurgien-major de l'hôtel des Invalides. Jean-François préféra la médecine ; il fut régent en 1751 ; membre adjoint de l'Académie des sciences en 1759 pour l'anatomie et bibliothécaire de la Compagnie. Son éloge fut prononcé par Condorcet.

Jean-François-Clément, en 1757, dédie sa thèse au roi Stanislas, roi de Pologne et duc de Lorraine. Le titre de la thèse était : *An ex Heroibus Heroes ?* Sa Majesté se fit représenter à la soutenance par un tableau de grand prix, et un officier de haut grade assista à la dispute.

Sur la thèse de Macquart qu'il préside le 2 décembre 1771, J.-Fr.-Clément Morand prend les qualités suivantes : Écuyer, ancien professeur d'anatomie et d'obstétrique pour le cours des sages-femmes, ancien médecin des Camps et Armées du Roi, associé ordinaire de l'Académie Royale des sciences de Paris, des Académies de Stockholm, de Madrid,

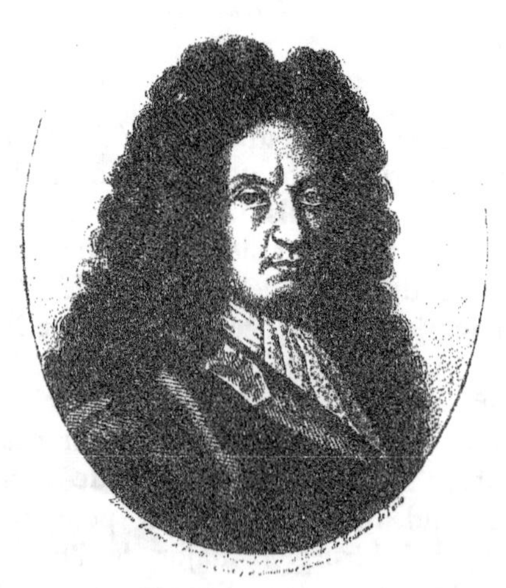

J.-Fr.-Cl. Morand.

de Florence, de Rouen, de Lyon, associé honoraire du Collège Royal de Médecine de Nancy, citoyen *honoris causâ* de la ville de Liège et membre honoraire du collège de médecine de la même ville.

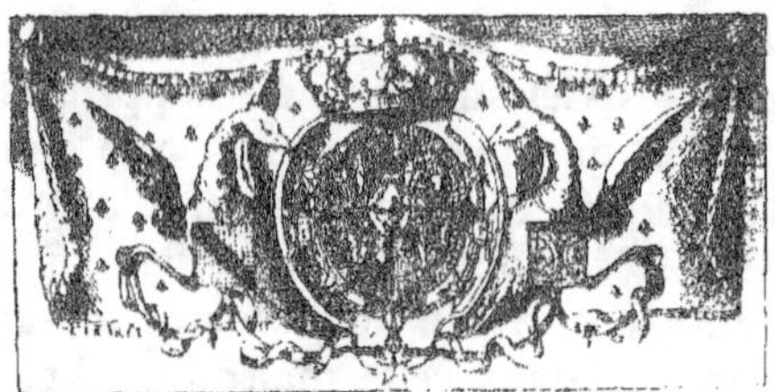

REGI POLONIÆ STANISLAO I.
BENEFICENTISSIMO.

Armes du Roi Stanislas, formant frontispice de la thèse quodlibétaire présidée par Jean François Clément Morand, auteur de la thèse, soutenue le 15 novembre 1767.

Morand refuse le premier rang au doyen, parce qu'il lui conteste cette qualité. Il a, en effet, protesté contre l'élection. (Voir C., p. 49.)

— Page 450 —

Le discours qui est indiqué C. p. 426, au paragraphe *Orationes publicæ*, comme prononcé, le 30 janvier, par Vicq d'Azyr pour l'inauguration solennelle des Écoles, n'est donc pas celui dont il a été retirer le manuscrit chez Bertrand.

— Page 451 —

Fato functos. — L'étude attentive de la liste des membres de la Société Royale en 1780 fait constater que, parmi les membres nommés, deux étaient morts : Barbeu du Bourg et Guillaume Michel ; mais le reproche du doyen est vraiment d'assez mauvaise foi, car Barbeu du Bourg est mort le 14 décembre, et l'impression de l'*Almanach Royal* demandait certainement plus de quinze jours.

Michel était mort le 10 août 1779, il ne figure pas à l'*Almanach Royal* pour 1880, mais est rétabli à l'*Almanach Royal* de 1781 dans la liste de la Société Royale, bien qu'il soit mort depuis deux ans. C'est, assurément, une simple erreur d'impression.

Alios qui regentiâ carebant. — Les membres de la Société Royale portés à tort à l'*Almanach Royal* de 1780 comme régents sont Hallé et Paulet. Ce dernier ne tardera pas à faire amende honorable et à rentrer dans le giron comme Desbois de Rochefort (voir C., note p. 375).

— PAGE 453 —

L'*Almanach Royal* de 1780 est mis en ordre, publié et imprimé par d'Houry, imprimeur-libraire de Monseigneur le duc d'Orléans, rue Hautefeuille, près celle des Deux-Portes. C'est le petit-fils de Laurent d'Houry qui eut l'idée de l'Almanach en 1684, le présenta au Roi en 1699 et lui donna depuis le titre d'*Almanach Royal*. Laurent avait eu comme successeur son fils Charles-Maurice, puis la veuve de celui-ci jusqu'en 1744, puis Le Breton, son petit-fils ; depuis le décès de Le Breton (octobre 1779) Laurent-Charles d'Houry était devenu l'éditeur.

Privilèges de la Faculté. — L'article 3 des lettres patentes d'août 1778 porte que, sur 30 associés ordinaires, 20 seront toujours choisis dans la Fa-

culté. L'article 7 porte que le doyen en charge et le doyen d'âge auront droit d'assister à toutes les séances, et leurs noms seront inscrits entre ceux des officiers de la Compagnie.

— PAGE 454 (*) —

La convocation *per juramentum* était une indication qu'il devait s'agir à la séance de questions très importantes et qu'il était nécessaire d'y venir en nombre.

— PAGE 455 —

Iterum. — C'est la *secunda mensis*, comme on peut le voir in *J. de Méd.*, t. LIII, p. 270.

— PAGE 456 —

Le doyen demande si on considérera les articles du règlement modifiés comme en vigueur dans leur teneur arrêtée le 12 août 1778, ou si on s'en tiendra à la forme ancienne. La Faculté préfère cette dernière solution. Voir (C. p. 461) que pour l'élection de Bertrand on coupe le catalogue des présents en deux, pour déterminer l'ordre des anciens et des jeunes.

— PAGE 459 —

Allusion au compte rendu de la séance publique du 5 novembre 1778 dans le *Journal de médecine* de janvier 1780, avec analyse élogieuse du rapport de Majault. Ne pas oublier que Bacher, l'un des commissaires, est le directeur du *Journal de médecine* et, sans doute, l'auteur de l'analyse du discours de Majault. Il ne peut admettre que Fourcroy ignore son compte rendu.

———

Voir C., note de la page 438. Il est évident que Fourcroy a eu plus sûrement entre les mains le compte rendu de la séance, imprimé par les ordres de la Faculté, et dont il lui était remis un exemplaire comme à tous les bacheliers, que l'analyse de Bacher dans un recueil que rien ne l'obligeait à lire.

— Page 461 —

Guénet (*Ant.-J.-B.-Macl.*), né à Rouen, docteur régent de 1766 ; professeur de chirurgie latine (1773-1774), professeur de chirurgie française en 1776-77 et 1777-78.

Guénet est porté au catalogue officiel des 24 associés ordinaires de la Société Royale, élu en février 1777 avec Desbois de Rochefort ; mais à l'heure actuelle ils ne figurent ni l'un ni l'autre sur la liste des membres de la Société Royale donnée à l'*Almanach* de 1780, pas plus que dans la liste insérée au volume de l'*Histoire de la Société Royale pour* 1776, publié en 1779. Ce sont les *démissionnaires*. (Voir *Introduction*.)

Guénet a laissé: *Instructions sur les maladies des enfants*, Paris, in-12, 1779 ; *Eloge historique de Michel-Philippe Bouvart*, in-8, Paris, 1787.

— Page 466 —

Candidati concursuri. — C'est le concours de Diest. (Voir C., note de la page 38.)

— Page 468 —

La chaire de chimie était tout à fait distincte des autres chaires : comme on ne pouvait exiger de tous les régents les connaissances en chimie suffisantes pour faire un cours spécial, le nombre des candidats était très limité, et le professeur restait six ans, en fonctions. D'ailleurs Roux, le premier titulaire du cours, était mort avant d'achever son sexennat, et Bucquet, nommé en 1776, était loin aussi d'avoir accompli ses six ans.

— Page 469 —

Petit-Radel (voir C., p. 1094).
Parmi ses publications on peut citer :
Essai sur le lait considéré médicinalement, etc. Chez l'auteur, rue de Bourbon, faubourg Saint-Germain, n° 161. (Analysé in *J. de Méd.*, t. LXXI, p. 526.)
Essai sur la théorie et la pratique des maladies vénériennes, par Will. Nisbet, traduit par Petit-Radel, in-8, 359 pages. (Analysé in *J. de Méd.*, t. LXXVI, p. 483.)
Anatomie des vaisseaux absorbants du corps humain, par Cruikshank, traduit par Petit-Radel, in-8, 406 p. (*J. de Méd.*, t. LXXIV, p. 156).

— Page 477 —

Geoffroy (*Etienne-Louis*), né à Paris, docteur régent de 1748, le premier de la promotion, qualifié dans le *Catalogue* de 1777-78 de *Regis à consiliis et secretis*, figure en effet comme secrétaire du Roi dans l'*Almanach Royal* de 1779, promotion de 1766. Membre de la Société Royale le premier nommé des régents de la Faculté dès 1766, vice-directeur le 11 avril 1780, directeur le 6 mars 1781 ; rédigeait pour l'*Histoire de la Société Royale* la constitution médicale de Paris.

Geoffroy avait donc été le premier traitre, et la Faculté ne veut recevoir aucun don de sa main.

Il existe parmi les manuscrits de la Faculté un *Recueil de pièces médicales, consultations, lettres particulières*, etc., 5 vol. in-4, dont Franklin dit (*Recherches sur la Bibliothèque de la Faculté de Paris*, 1864, p. 162) : « Ce recueil très curieux paraît avoir été fait par un docteur, Geoffroy, qui demeurait rue des Singes et avait une clientèle fort distinguée. »

Il est exact que Geoffroy demeurait rue des Singes, mais il occupait une situation bien plus importante que ne paraît l'avoir supposé Franklin.

———

La Faculté à qui je dois mon état. — Levacher avait, en effet, été le pre-

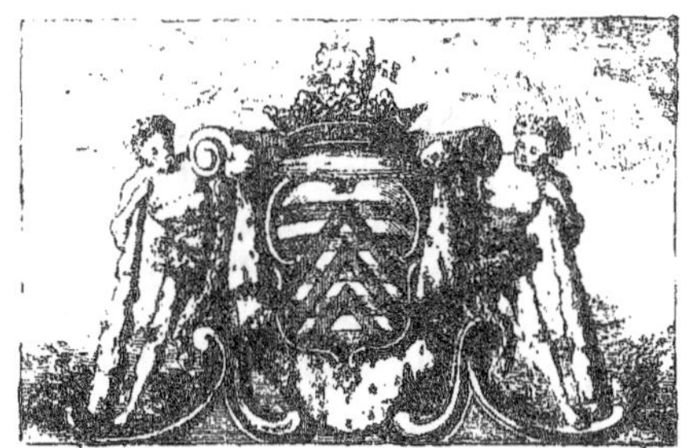

Armes du duc de La Rochefoucauld, formant le frontispice de la thèse quodlibétaire que Levacher de la Feutrie lui dédia le 22 janvier 1767.

mier lauréat du concours de Diest en 1766, ce qui lui avait permis, par con-

séquent, de faire toutes ses études médicales sans frais (voir C. note de la page 38).

Levacher de la Feutrie a publié l'*Ecole de Salerne*. Paris, 1782, in-12 de 408 pages en vers latins et français, avec remarques (*J. de Méd.*, t. LIX. p. 183) et le *Traité du Rakitis*, chez Lacombe, in-8, Paris, 1772, signalé in *J. de Méd.*, t. XXXVIII, p. 382.

— PAGE 479 —

Corvisart-Desmarets (*Jean-Nicolas*), né le 15 février 1755 à Drécourt,

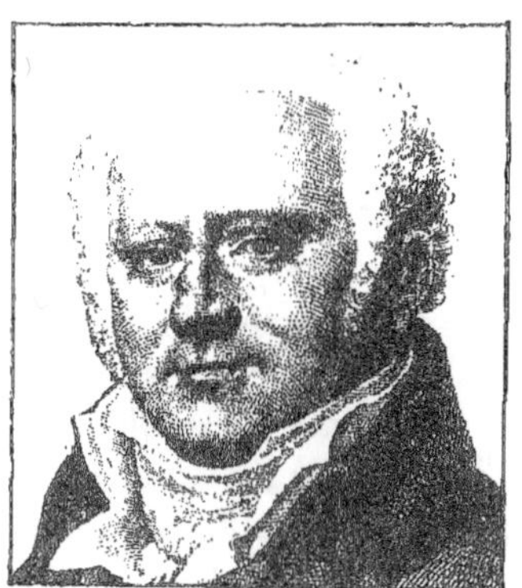

Corvisart-Desmarets.
(Gravure de Geille, d'après J. Boilly.)

près de Vouziers, dans les Ardennes, où son père, procureur au Parlement, s'était retiré pendant l'exil de sa compagnie sous Louis XVI. Il fit ses études au collège Sainte-Barbe et y trouva comme médecin Desbois de Rochefort, qui lui inspira sans doute son goût pour les sciences naturelles et à qui il s'attacha dès lors très fortement. Destiné par son père au barreau, il fit ses études de médecine presque en cachette, en même temps que celles de procédure, et suivit à l'hôpital les leçons de Desault. Médecin des pauvres de la paroisse Saint-Sulpice, il ne put être nommé médecin de l'hospice de Vaugirard *parce qu'il refusait de porter perruque*. En 1788, après la mort de Desbois de Rochefort, son maître, il fut nommé médecin de la Charité, où il établit, en 1795, la première chaire de clinique interne. Il mourut le 18 septembre 1821.

— PAGE 480 —

Ad examen. — Le premier de physiologie. (Voir C., p. 83.)

— PAGE 485 —

Voir C., note de la page 519.

— PAGE 486 —

D'Arcet. — Voir C., note p. 96. La Faculté avait longtemps hésité à fonder une chaire de chimie, faute d'argent. Cette création n'avait été décidée qu'à l'instigation de Roux qui faisait le cours sans toucher d'appointements. (Voir C., note p. 492.) Mais la Faculté soldait les frais du cours, comme on peut le constater, C. p. 256 (*Tabula expensi, caput quartum : pro impensis cursûs chemici*, 1.224 livres entre Bucquet et Cruchot) et p. 681 où le solde est fait à la veuve de Bucquet. Mais la Faculté, de plus en plus obérée, ne veut nommer d'Arcet qu'après qu'elle se sera rendu compte qu'elle est en état de faire les frais du cours. Au relevé des dépenses de 1780-81 il n'y a aucun article relatif aux dépenses du cours de chimie. La suppression du cours est proposée en 1782 pour épargner 1.238 livres (C., p. 911).

Cependant, en 1785, il est certain que d'Arcet faisait le cours de chimie.

— PAGE 490 —

Voyez C., p. 621. Déjà en 1631 les difficultés s'étaient résolues par un arbitrage qui avait abouti au Concordat.

— PAGE 491 —

Regiæ medicorum Societati. — Fourcroy en avait été nommé en 1779, dans une seconde fournée, avec Varnier, Dehorne, Michel, la Guérenne et Chambon ; or Fourcroy, la Guérenne et Chambon n'étaient pas encore docteurs.

———

Dupuis est dénommé plus loin Dupau (C. p. 522) et le *Lobelia antisyphilitica* devient *syphilitica*.

— PAGE 492 —

Roux (Augustin), né en janvier 1726 à Bordeaux, où il commença ses études de médecine, docteur en 1750, vint à Paris et suivit les cours de Rouelle. En 1760, il commença son cours de licence, qu'il obtint avec le premier lieu, et il fut docteur en 1762. A peine était-il docteur que la mort de Vandermonde fit passer en ses mains la direction du *Journal de Médecine*. Il renonça en même temps à la médecine pour se consacrer entièrement à la chimie, et fut consulté notamment par la Compagnie de Saint-Gobain. En 1770, il proposa à la Faculté de faire gratuitement un cours de chimie, dont elle ne pouvait payer le titulaire. Il commença ce cours le 14 février 1871 (*Cal. méd.*, 1772, p. 50). Il le continua pendant six ans jusqu'à sa mort, le 28 juin 1776. Bacher et Dumangin lui succédèrent à la direction du *Journal de Médecine*, Bucquet, à la chaire de chimie. (*J. de Méd.*, t. XLVII, p. 1.)

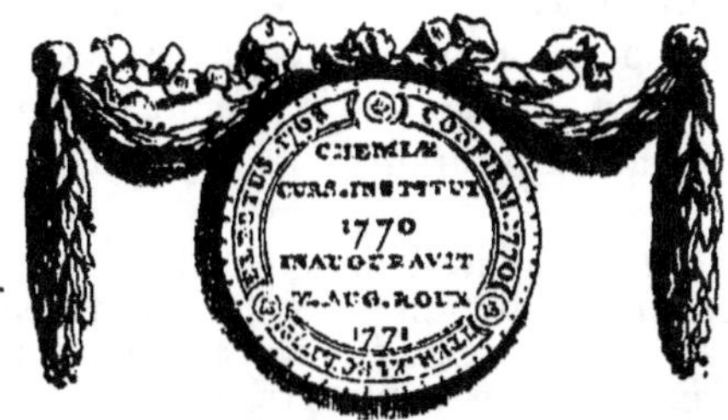

Frontispice de l'Éloge de Roux, publié dans le *Journal de Médecine* (t. XLVII) par Bacher.

Roux avait laissé une *Histoire naturelle, chimique et médicale des 3 règnes* que signale le *Journal de Médecine* (t. LV, p. 481). Ce pourrait bien être l'ouvrage que les *Commentaires* donnent comme présenté par Berthollet (C., p. 745), car aucune bibliographie n'attribue à Berthollet un ouvrage de ce titre.

———

Bucquet. — Voir C., note p. 274.

— PAGE 494 —

M. de Blair de Boisemont, conseiller d'État, maître des requêtes honoraires, nommé à La Rochelle en 1749, à Valenciennes en 1754 (*A. R.*, 1777, p. 236).

———

Les Statuts des Brasseurs. — Étienne Boileau avait donné des statuts aux brasseurs vers l'an 1268. Ils comprenaient 8 articles. Le 6 octobre

1489, les prévôts de Paris avaient accordé de nouveaux Statuts aux brasseurs, en 15 articles. Louis XII en avait accordé de nouveaux en mai 1514, en 17 articles. Puis Henri II, le 6 mars 1556, avait publié des règlements. Louis XIII les avait modifiés en 10 articles, en mars 1626. Les brasseurs avaient provoqué une nouvelle rédaction en 18 articles, le 16 mars 1630. Ces Statuts avaient été confirmés en septembre 1686. En août 1694, Louis XIV avait publié un arrêt faisant défenses à toutes personnes autres que les brasseurs de faire et fabriquer en la ville et faux-bourgs de Paris aucune autre bière (DELAMARE, *Dictionnaire de la Police*, t. III, p. 769 et suiv.)

— PAGE 505 —

Rapport et conclusions des commissaires nommés par la Faculté de Médecine en l'Université de Paris. — Signé : Leclerc, Thiéry, Sallin, Dumangin. Ce rapport concluait à la mort de Faure par apoplexie et non par asphyxie. Voir à ce sujet : Morts causées par les gaz méphitiques. Précis détaillé des médecins de Narbonne (*J. de Méd.*, 1779, t. LII, p. 149 et 244) et le rapport des commissaires de la Faculté (*Ibid.*, p. 271).

— PAGE 509 —

La Basse Geôle. — C'était la Morgue

———

On enterrait les morts de l'Hôtel-Dieu au cimetière de l'Hôtel-Dieu ou au cimetière de Clamart, rue Croix-

Clamart, quartier du faubourg Saint-Victor, à l'exception de ceux dont les parents faisaient les frais d'inhumation au cimetière des Innocents (*Dict. hist.*, t. II, p. 341).

— PAGE 512 —

Église des Quinze-Vingts. — C'est l'église de l'hôpital des Quinze-Vingts fondé par saint Louis pour 300 pauvres aveugles mendiants ; l'enclos occupait un emplacement voisin de la cour de l'ancien Louvre, actuellement à peu près la place du Palais-Royal. En décembre 1779, sur la proposition du cardinal de Rohan, le Roi autorisa la translation de l'hôpital à l'hôtel qu'occupaient auparavant les Mousquetaires noirs, rue de Charenton. Cette translation, opérée en juillet 1780, porta l'hospice à 800 lits, dont 25 réservés aux pauvres aveugles de province.

Le cardinal de Rohan, qui, en sa qualité de grand aumônier de France, était supérieur des Quinze-Vingts, fut accusé, à l'occasion de la vente des terrains, de malversations, dont on voulut plus tard lui demander compte.

— PAGE 513 —

Cimetière des Innocents. — Le rapport de la Faculté déposé le 17 juin 1780 n'eut aucune suite ; mais, en 1788, Thouret lut à la Société Royale un mémoire publié dans l'*Histoire de la Société Royale* pour l'année 1788, Paris, 1790, p. 238 à 271. Ce rapport, signé de Geoffroy, Despérières, de Horne, Vicq d'Azyr, Fourcroy et Thouret, était le résultat des travaux de la commission nommée sur la réquisition de M. de Crosne, lieutenant général de police ; elle comprenait, en outre, le duc de La Rochefoucault, de Lassone, Poulletier de la Salle et Colombier. La réquisition semble, d'ailleurs, avoir eu beaucoup plus pour objet de trouver la place d'un marché aux herbes et légumes que de supprimer le charnier que le rapport antérieur de la Faculté n'avait pu faire disparaître.

« La plupart de ces questions sont éclaircies depuis que les commissaires de la Société Royale ont fait l'examen du cimetière des Saints-Innocents. Une population plus forte que celle de la capitale entière s'était plusieurs fois engloutie dans son enceinte. Une immensité de cercueils et de débris amoncelés, une terre rassasiée de funérailles, tous les agents de la corruption réunis les ont forcés de dire qu'il fallait changer au plustôt la surface de ce sol infect, l'exposer à l'action la plus libre de l'air, et la couvrir de pavés épais. Bientôt le public la verra servir à d'autres usages. »

La question avait été traitée aussi à la séance publique de 1781 du Collège de pharmacie par Cadet de Vaux. (*J. de Méd.*, t. LVIII, p. 473.)

En 1787, Thiéry (*Guide*, t. I, p. 479) dit que le marché aux herbages et aux choux, qui encombrait la rue de la Ferronnerie, sera incessamment transféré sur l'emplacement du cimetière des Innocents, fermé depuis quelques années, la partie des charniers régnant le long des rues Saint-Denis, de la Lingerie et aux Fers devant être abattue.

— Page 517 —

Catalogue nouveau. — Bourru avait été nommé bibliothécaire en 1771. Pendant l'année qui précéda son entrée en fonctions, il avait étudié avec soin la bibliothèque, comme c'était d'ailleurs la règle, car on désignait le bibliothécaire un an d'avance dans ce but (article 57 des Statuts de 1751). Mais il avait de plus rédigé un

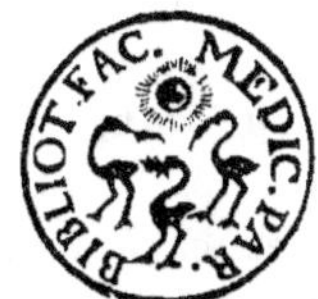

Cachet des livres de la bibliothèque de l'Ancienne Faculté (d'après Franklin).

catalogue très complet de ce qu'elle renfermait. Ce catalogue, qui forme 2 volumes in-folio, est conservé à la Bibliothèque actuelle. Il a pour titre : *Catalogus librorum qui in bibliothecâ Facultatis saluberrimæ parisiensis asservantur. Ordine authorum alphabetico digestis, curâ et studio M. Edmundi Claudii Bourru, ejusdem bibliothecæ præfecti ; decano M. Ludovico Felice Renato Le Thieullier*, M DCC LXX.

Bourru (*Edmond-Claude*), né à Paris en 1737, mort le 19 septembre 1823. Docteur régent en 1766, bibliothécaire de 1771 à 1775, professeur de chirurgie française en 1780, de pharmacie en 1783 ; nommé doyen en 1787, il conserva cette fonction jusqu'en 1793, à la suppression de la Faculté de Médecine. Il est fort à regretter que Bourru n'ait pas montré comme doyen la ponctualité dont il

avait fait preuve comme bibliothécaire. La copie des plumitifs de Sallin n'a été faite sous son décanat qu'en 1792, avec les négligences qui résultaient de l'éloignement de la date à laquelle ces comptes se rapportaient. Les comptes du deuxième décanat, expirant en novembre 1787, sont même in-

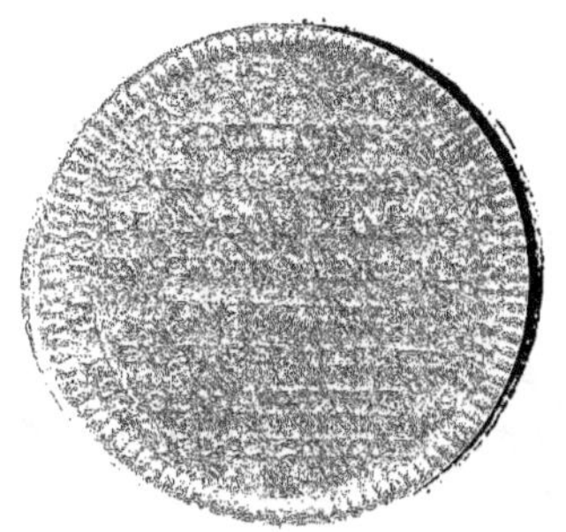

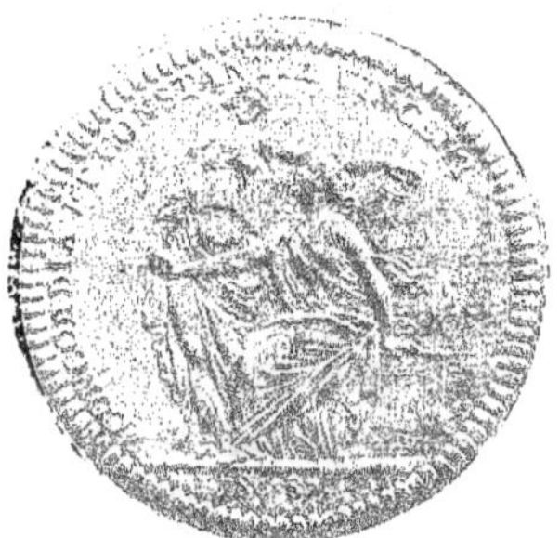

Revers de deux jetons frappés à l'effigie de Bourru pendant son décanat.

complets, les comptes de dépenses sont absents. Quant à ses comptes personnels de six ans de décanat, ils ne sont plus représentés que par quelques pièces du *Dossier Monteil-Chasles*, fort intéressantes pour nous, car elles sont constituées par un certain nombre de pièces manuscrites de Bourru, donnant plus exactement la physionomie des séances que les copies du greffier, transcrites au registre plusieurs années après les faits qu'elles rapportent. Le dernier plumitif de Bourru est de juillet 1792.

— PAGE 518 —

Voir plus loin C. pages 616 à 658.

— PAGE 519 —

Cette maladie, confondue avec la rage, avait fait périr beaucoup de chiens en 1779. (*J. de Méd.*, t. LIV, p. 274.)

— PAGE 521 —

Voyez, C. page 581, le rapport de De Villiers sur le volume de Pajon de Moncets.

Pajon de Moncets (Pierre-Abraham) était né à Blois, en 1723. Il était écuyer, médecin ordinaire à la préfecture de la ville, membre de l'Académie Royale de Châlons-sur-Marne et de la Société Royale d'agriculture d'Orléans.

Pajon de Moncets avait découvert dans la sacristie de la Faculté un vieux coffre fermé par quatre serrures, qu'il parvint à ouvrir, et il y trouva des titres, statuts, règlements, pièces originales remontant à 1311. Il les déchiffra et les fit transcrire sur un registre que possède la Faculté, et qui remplace, dans une certaine mesure, la partie des *Commentaires* qui a été perdue.

Le volume de Pajon de Moncets se divise en trois parties :

1° *Instrumenta tum publica, tum privata, in arcâ Facultatis servata, in hoc codice ordine chronologico inscripta, ad rei memoriam, ad antiquorum Facultatis medicæ ævorum* *notitiam inservienda. Ab anno 1391 ad annum 1395.*

2° *Alia instrumenta de quibus mentio in primo codice Facultatis, nec non in secundo, ab anno 1395 ad annum 1441.*

3° *Synopsis rerum memorabilium quæ in omnibus Commentariis medicinæ Facultatis parisiensis habentur, quotquot in manus Nicolai Ellain ab anno 1332 usque ad annum 1606, tum vero in nostras venire potuerunt ab eodem anno 1606 ad annum 1676.*

Dans ses *Recherches sur la Bibliothèque de la Faculté de Médecine* (in-12, Paris, 1874). Franklin attribue de façon ferme à Pajon de Moncets (p. 133) la synopsis anonyme qui constitue le manuscrit n° 325 de la bibliothèque, mais j'ai expliqué dans la note relative aux ouvrages que j'ai consultés les motifs pour lesquels ce manuscrit doit être celui dont parle Hazon. (*Tabl. de la Faculté*, p. 131) comme dû à Bertin Dieuxevoye.

Pajon a publié aussi, sous les initiales P....de M......, une *Lettre sur les paranymphes de la Faculté de Médecine*, que je possède reliée avec un volume de Combalusier, consacré à la défense de la Faculté de Médecine, et à laquelle j'ai fait de larges emprunts pour la note sur les paranymphes (C., note p. 210).

Pajon avait aussi dressé et fait insérer dans le *Calendrier Médical* de 1772 l'état des portraits que possédait la Faculté ; cette liste est reproduite dans le *Calendrier* de 1778, et elle a servi de base à l'étude de Varnier dans l'*Introduction* (HAZON, *El.*

hist., p. 61). Pajon de Moncets n'avait pas été sans reproche au moment de l'affaire Guilbert de Préval. Il voulut par la suite protester contre la citation de son nom faite à ce propos, mais la Faculté passa outre (C. p. 134).

Il mourut le 24 octobre 1784 (voir C., p. 1121).

— PAGE 522 —

David Vasse, docteur régent de la Faculté, figure encore au catalogue à l'*Almanach Royal*, de 1764, entre Bourdelin et De l'Épine.

Il est singulier de voir la Faculté marchander ainsi un secours à la fille d'un collègue qui lui a fait une donation de 6.000 livres. Aussi elle décide d'examiner de près l'acte qui l'a mise en possession de la donation.

Vasse avait été bibliothécaire en 1764-65 (FRANKLIN, *Rech.*, p. 77).

— PAGE 523 —

Le censeur était *Des Essartz*, suivant la règle presque générale à cette époque. Antérieurement, en effet, sur une série chronologique de 39 censeurs, de 1601 à 1675, le *Calendrier médical* de 1778 en désigne 19 qui n'avaient pas été doyens. Mais le préambule de cette liste spécifie que depuis l'année 1675 presque tous les doyens descendant de charge furent proclamés censeurs de l'Académie.

— PAGE 524 —

Le Preux (Paul-Gabriel), né à Paris, professeur de pharmacie désigné (voir C. p. 4), fait le cours en 1777-78, comme on peut le voir d'après le compte des dépenses (C. p. 403). C'est lui qui présente à la Faculté l'ouvrage de son élève Tissot (voir C., note p. 542). Celui-ci, reconnaissant, lui offre le portrait gravé à l'aquatinte, dont nous donnons la reproduction. Le Preux fut médecin consultant de l'Empereur, chevalier de la Légion d'honneur, médecin en chef de l'Hôtel-Dieu.

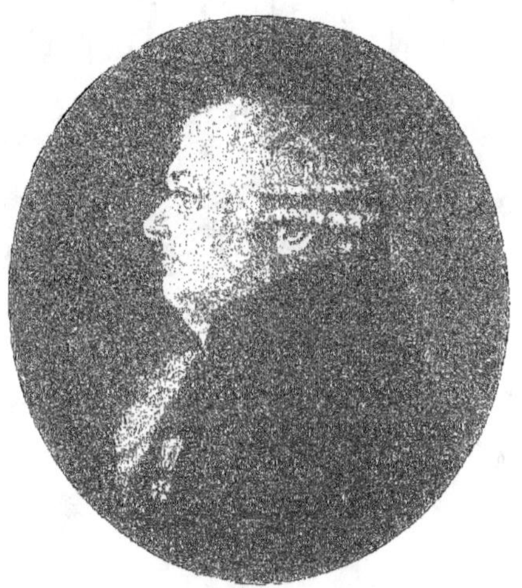

Le Preux (gravure de Roy).

Il collaborait au *Journal de Médecine* (voir t. LVII, p. 3). Sur un portrait de Le Preux, identique à celui-ci, j'ai rencontré une note manuscrite de l'époque ainsi conçue : *Lassone* ou *la Séance royale de Médecine*, comédie en 3 actes et en vers.

L'auteur de la note croyait donc que Le Preux, qui s'adonnait à la poésie, était l'auteur de la pièce qu'on attribue ordinairement à Levacher de la Feutrie.

— PAGES 527 ET 529 —

Bachelier (Jean-Jacques), né à Paris en 1724, mort en 1805. Il avait fondé en 1763 une école gratuite de dessin, qui avait été établie en faveur des Arts et Métiers par lettres patentes de Louis XV en date du 20 octobre 1767. D'abord installée dans l'ancien collège d'Autun, rue Saint-André-des-Arcs, elle fut transportée, après

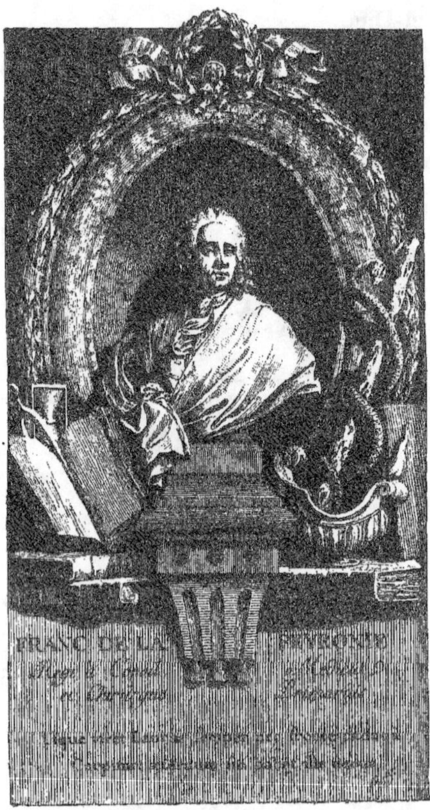

l'inauguration des nouvelles Écoles de chirurgie, dans le local qu'abandonnaient les chirurgiens et qu'elle occupe encore. Bachelier avait résolu ce problème d'instruire 1.500 élèves dans un local qui pouvait péniblement en recevoir 125 à la fois. Voir, sur l'organisation de l'École,

l'article de Thiéry (*Guide*, t. II, p. 349). Le buste de Bachelier orne encore l'amphithéâtre de l'École; il a remplacé celui de Louis XV, protecteur de l'École, qui, lui même, s'était substitué à celui de La Peyronie, fondateur de l'amphithéâtre de Saint-Côme. Nous donnons la reproduction d'une gravure du temps, représentant le buste de La Peyronie et les ornements qui subsistent encore aujourd'hui autour du buste de Bachelier.

— PAGE 542 —

Gymnastique médicinale et chirurgicale ou Essai sur l'utilité du mouvement ou des différents exercices

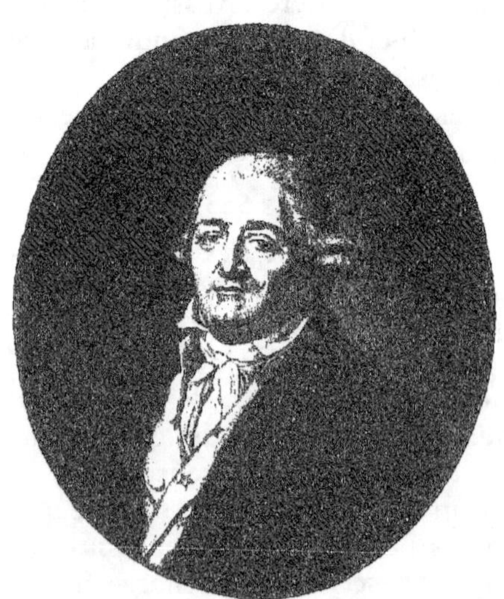

Tissot (gravure de Roy).

du corps et du repos dans la cure des maladies, par M. Tissot, docteur en médecine et chirurgien-major du 4⁰ régiment de chevau-légers. Paris, in-12 de 406 pages, avec approbation du Roi.

L'ouvrage est dédié à Le Preux, maître et ami de l'auteur ; il est analysé dans le *Journal de Médecine* (t. LIV, p. 469), auquel collaborait Le Preux. L'auteur de l'analyse dit : « On a cru bien faire rire les lecteurs en appellant *Mr Tissot, M^r P'Tissot*. »

Tissot a aussi publié : *Traité des nerfs et de leurs maladies.* (*Hist. Soc. Roy.*, 1779, p. 172 et *J. de Méd.*, t. LVII, p. 3.) L'ouvrage est analysé d'une plume bienveillante, et on le comprend quand on lit l'avis imprimé au dos du faux-titre, indiquant que l'analyse est faite par Le Preux.

———

Bosquillon. — Voir C. p. 692 pour cet auteur et C., note de la page 349 pour sa lettre à Lefebvre de Villebrune.

— PAGE 543 —

Cadet de Vaux. — Reçu apothicaire en 1765, rue Saint-Antoine. (Voir C., p. 552.)

— PAGE 545 —

Observations sur le Magnétisme animal, par M. D'Eslon, docteur régent de la Faculté de Médecine de Paris et premier médecin ordinaire de Mgr le comte d'Artois. A Londres et chez Didot à Paris, 1780, in-12 de 151 pages.

La brochure est analysée longuement en deux articles dans le *Journal de Médecine* de 1780 (t. LIV, p. 193 à 223 et 289 à 317). Elle se trouve à la Bibliothèque de la Faculté.

— PAGE 546 —

Hydroscope du Dauphiné. — On trouve des renseignements sur cet hydroscope dans les *Mémoires de Bachaumont* (5 septembre 1771, t. VI, p. 210) et la *Correspondance littéraire de Grimm* (août 1772, t. X, p. 42). Dans les deux recueils on tourne en dérision la *Gazette de France*, qui, après avoir rempli ses colonnes des exploits de la Bête du Gévaudan, émerveillait ses lecteurs du récit des exploits de cet hydroscope. C'était un jeune berger, Jean-Jacques Parangin, né près de Marseille, et qui avait fait ses débuts à Montélimar. Il n'était âgé que de 14 ans. Au dire de ses partisans, et notamment de M. Marin, rédacteur de la *Gazette de France*, il découvrait les sources à travers la terre et les rochers, mais le bois était un obstacle absolu à ses découvertes. Le duc d'Orléans voulut faire venir Parangin à Paris pour faire examiner ses talents merveilleux, l'hydroscope reprit aussitôt le chemin de son village.

———

Réponse de M. Mesmer, docteur en médecine, à ceux qui l'ont consulté sur la cure magnétique (*Journal encyclopédique*, 1776, t. IV, p. 324). Dans cette lettre datée de Vienne, 10 mai 1775, Mesmer ne semble encore faire fond que sur l'application des aimants. Il se plaint que, faute de théorie, l'usage de l'aimant ait été rejeté en France et en Angleterre dans les maux de dents et les crises d'estomac. Sans théorie, la cure magnétique est presque impossible. Il y a des sujets *aimantins* et d'autres qui ne le sont pas. Il pose pour principe que l'application des aimants doit se faire symétriquement, ou dans le plan axial quand on en applique un seul. Il faut les porter jour et nuit et les appliquer étroitement. Le verre et l'eau prennent préférablement la force aimantine, principe qu'il appliquera plus tard dans la constitution du *baquet*.

On croirait la lettre écrite de nos jours, pour vanter certaines ceintures de vigueur prônées à la quatrième page des journaux.

———

Mesmer. — Le Mesmérisme tient une place considérable dans l'histoire de la Faculté, de 1779 à 1785 ; il divisa la Faculté en deux camps, et les adeptes du magnétisme animal ne se rendirent pas facilement.

Antoine Mesmer naquit le 23 mars 1733 à Merzbourg, en Souabe. Reçu docteur à Vienne, en 1766, il soutint une thèse ayant pour titre : *De l'Influence des planètes sur le corps humain*. C'était déjà une indication de ses tendances. L'auteur prétend qu'il existe dans l'atmosphère un flux et un reflux pareils à la marée et reconnaissant la même cause. Le soleil et la lune exercent sur les corps animés et spécialement sur le système nerveux une action directe à l'aide d'un fluide qui pénètre tout, le *magnétisme animal*. Il dit, à propos de sa première malade : « Je projetai d'établir dans son corps une marée artificielle (BERTRAND, p. 22).

Six ans s'étaient passés déjà depuis qu'il avait soutenu sa thèse, et en 1772 il était encore tout à fait inconnu à Vienne. A cette époque, on avait cru reconnaître dans l'aimant les propriétés dont devait jouir le fluide universel, et Hell, professeur d'astronomie à Vienne, avait inventé des plaques aimantées de forme spéciale pour essayer leur vertu curative. Mesmer, les ayant expérimentées, crut en avoir obtenu de bons effets, il les communiqua à Hell. Mais, tandis que celui-ci attribuait l'heureux résultat à la forme de ses plaques, Mesmer le prétendait dû à l'efficacité du fluide nouveau qu'il croyait avoir découvert. Il s'ensuivit une polémique violente, qui attira l'attention sur Mesmer. Il pensait alors que le fluide qu'il employait était propre à l'aimant, et il fit connaître sa conviction dans une lettre adressée au docteur Vuzer, et publiée dans le *Mercure savant* d'Altona en 1773. Il pouvait, disait-il, donner aux substances qu'il touchait les propriétés de l'aimant et, par conséquent, fixait à son gré ce fluide où il voulait. Il adressa un mémoire sur sa découverte à toutes les Sociétés savantes d'Europe. L'Académie de Berlin seule répondit, mais pour déclarer que Mesmer était dans l'erreur.

En même temps, il insista près de Storck (que le texte des *Commentaires* appelle à tort Storel), doyen de la Faculté de Vienne et médecin de Marie-Thérèse, pour qu'il vînt contrôler ses affirmations, en assistant à une cure. Storck refusa de compromettre sa Compagnie dans cette affaire, mais le célèbre Jean Ingenhousz (de Bréda), que sa réputation avait fait mander à Vienne par l'Impératrice pour inoculer la famille impériale, accepta d'assister aux expériences. Il ne s'en laissa pas imposer par les supercheries de Mesmer et l'attaqua vigoureusement.

Voyant que le pouvoir de l'aimant était de ceux que l'on contrôle trop aisément, Mesmer imagina de distinguer complètement son fluide du fluide magnétique, et il le baptisa *Magnétisme animal*. Attaqué de plus en plus par les savants viennois, il se résolut à voyager, séjourna quelque temps en Suisse et arriva enfin à Paris, au mois de février 1778.

Sa réputation l'y avait précédé, et il y fut immédiatement l'objet de la curiosité du public. Il y fit paraître, en 1779, une brochure ayant pour titre : *Mémoire sur la découverte du Magnétisme animal*, par M. Mesmer, docteur en médecine de la Faculté de Vienne (Genève et Paris, in-12 de 85 p.). Il y résume son système en vingt-sept propositions. Le *Journal de Médecine* (juillet 1779, t. LII, p. 284) donne une analyse peu flatteuse de ce mémoire ; elle se termine par ces mots : *Capiat qui capere potest*.

Mesmer était arrivé à Paris avec l'idée de s'appuyer sur les Sociétés savantes. Il fit immédiatement des démarches personnelles auprès de Le Roi, alors président de l'Académie des sciences, frère de Charles Le Roi, docteur non régent, qui accepta de suivre ses expériences et d'en faire un rapport à sa Compagnie ; celle-ci n'était visiblement pas bien disposée. Mesmer, sentant le terrain peu favo-

rable, pria Le Roi d'ajourner sa lecture. Il se retourna vers la Société Royale, mais ne put se mettre d'accord avec elle sur le programme des expériences : la Société voulait étudier *les procédés*, et Mesmer ne voulait laisser voir que *les résultats*. (Voir C., p. 567.) Battu du côté de ces deux Compagnies, Mesmer s'adressa alors à la Faculté de Médecine, ou plutôt directement à ses membres ; il trouva en Deslon un appui chaleureux et se lia avec lui d'étroite amitié. Le terrain était alors propice pour un homme qui se disait doué d'un pouvoir magique. Il fut donc rapidement à la mode et manqua bientôt de place pour soigner tous les malades qui avaient recours à ses soins.

C'est à cette date que Deslon publie sa brochure intitulée : *Observations sur le magnétisme animal*, et réclame une assemblée générale de la Faculté pour y communiquer les résultats des expériences de Mesmer, le 18 septembre 1780 ; mais, avant qu'il eût obtenu la parole, il était dénoncé formellement par Roussel de Vauzèmes. En réponse, Deslon formula les propositions que Mesmer adressait à la Faculté. Mais celle-ci prend immédiatement un décret contre Deslon et refuse de rien discuter avec Mesmer. L'opinion publique était pourtant plutôt favorable au magnétisme animal, et Bachaumont, dans ses *Mémoires secrets* (t. XVI, 1781, p. 19), écrit ce qui suit :

« 9 octobre 1780. Les propositions faites par le docteur Mesmer à la Faculté, ne sentoient nullement le charlatan et semblent fort raisonnables.

Il demandoit que, sous les auspices du Gouvernement, on fît choix de 24 malades, dont 12 seroient réservés par la Faculté pour être traités suivant ses méthodes ordinaires et les autres remis entre ses mains et soumis à sa méthode particulière.

« Il excluoit de ce nombre toutes les maladies vénériennes et ne faisoit pas d'autres exceptions.

« Il proposoit, pour éviter toute discussion et exception, que le choix fût tiré par la voie du sort.

« Il demandoit que les personnes préposées par le Gouvernement pour assister à chaque examen comparatif des malades et en signer les procès-verbaux, fussent exemptes de partialité ou, du moins, n'en pussent être soupçonnées ; en conséquence il désiroit qu'elles ne fussent prises dans aucun corps de médecine.

« Sa méthode exigeant peu de frais, M. Mesmer ne demandoit aucune récompense de ses soins pour les 12 malades ; mais seulement que le Gouvernement fît les dépenses relatives à leur entretien et qu'ils ne fussent pas à sa charge.

« On ne sait pourquoi la Faculté s'est refusée à cette concurrence ; mais afin de donner à son défi toute l'authenticité qu'il mérite, M. Mesmer a rendu ses propositions publiques par la voie du *Journal de Paris.* »

Emporté par le courant d'enthousiasme de ses partisans, Mesmer déclara alors qu'il ne voulait traiter qu'avec le Gouvernement. « Je dois être protégé, je désire l'être, mais c'est par le monarque, père de ses peuples. »

Pour activer les négociations qu'entamaient pour lui ses partisans, il annonça bruyamment que, s'il n'obtenait satisfaction, il était décidé à quitter la France et à porter sa découverte à l'étranger. Il fut aussitôt mandé chez le ministre d'État pour signer un projet d'arrangement.

La convention portait que 5 commissaires, dont 2 seulement à prendre dans les sociétés savantes, seraient nommés par le Ministre pour suivre les cures de Mesmer. Si leur rapport était favorable, le Gouvernement s'engageait à publier que Mesmer avait fait une découverte utile et que, pour l'en récompenser, le Roi lui donnerait une pension de 20.000 livres et un emplacement en toute propriété pour y traiter les malades. Mesmer avait même désigné sur l'acte le château et la terre qu'il convoitait. Quelques jours après, il fut convoqué de nouveau, et de Breteuil lui dit que, suffisamment éclairé par le rapport des malades, il supprimait l'examen des 5 commissaires ; qu'on lui accordait 20.000 livres de rentes viagères, mais que le château et la terre seraient remplacés par 10.000 autres livres de rente viagère, le tout moyennant qu'il fît connaître à 3 savants, désignés par le Gouvernement, tout le détail de son traitement ; un témoignage défavorable de ces 3 commissaires ne devait d'ailleurs pas pouvoir révoquer les avantages qui lui étaient consentis. Les 10.000 livres de rente viagère étaient loin d'équivaloir au château et à la terre que Mesmer avait désignés. Il refusa avec une feinte indignation et consigna les motifs de son refus dans une lettre adressée à la Reine, dont la bienveillance à son égard tenait, sans doute, à sa qualité de docteur viennois. « Aux yeux de Votre Majesté, dit-il, 4 ou 500.000 livres de plus ou de moins employées à propos ne sont rien ; ma découverte doit être accueillie et moi récompensé avec une munificence digne du monarque auquel je m'attache. » Mesmer partit donc pour Spa, suivi d'un certain nombre de ses adeptes, de ses malades les plus enthousiastes, et parmi eux l'avocat Bergasse (voyez C., p. 1250).

Pendant l'absence de Mesmer, Deslon tenta de tirer à lui les bénéfices de l'opération, et Mesmer apprit à Spa que, condamné à la radiation du catalogue par deux délibérations de la Faculté, Deslon avait provoqué lui-même la troisième (le 20 août 1782), au cours de laquelle il avait déclaré, en faisant valoir ses observations personnelles, qu'il était possesseur du secret de la découverte. Mesmer poussa les hauts cris, car la divulgation de son secret était la perte de ses espérances.

En octobre 1782, il proteste énergiquement contre les prétentions de Deslon, dans une lettre écrite au doyen Philip (*J. de Méd.*, février 1783, t. LIX, p. 79). Deslon répondit par une brochure intitulée : *Lettre à M. Philip, doyen en charge* (La Haye, 1782, in-8 de 144 pages), vraisemblablement imprimée à Paris sans approbation.

Le *Journal de Médecine*, qui la signale aussitôt (t. LVIII, p. 188), dit : « On assure que cette lettre est supprimée par ordre de la police ; nous en félicitons M. Deslon qui, sans doute, l'a désavouée et dénoncée lui-même. »

Quelques malades de rang élevé eurent alors l'idée d'ouvrir une sous-cription, assurant, d'une part, à Mesmer une fortune indépendante, mais d'autre part, les mettant, eux souscripteurs, en possession définitive du fameux secret, qu'ils craignaient de voir leur échapper. Mesmer rentra à Paris, et la souscription, lancée à 100 louis par souscripteur, fournit plus de 340.000 livres ; les plus enthousiastes étaient alors, avec Bergasse, Duval d'Éprémesnil, conseiller au Parlement, et Lafayette.

Les rapports de Mesmer et de Deslon, à cette date, sont définis par Bachaumont dans ses *Mémoires secrets* comme il suit :

« On a parlé, dit Bachaumont, de l'attachement de *M. Deslon* à la doctrine du sieur *Mesmer*, concernant le *magnétisme animal*; du zèle avec lequel il l'a défendu au sein de la Faculté, et des persécutions qu'il avoit courageusement essuyées pour ce nouveau chef de secte.

« On a dit que ces deux personnages s'étoient brouillés depuis, mais sans en connoître la raison. Il paroît que le docteur *Deslon*, ayant, pendant que le docteur *Mesmer* étoit à *Spa*, l'été de 1782, essayé de traiter quelques malades par le *magnétisme animal*, obtint des succès dont la renommée excita la jalousie du dernier. Ce fut la cause de son étonnante lettre à la Faculté, où il accusoit son disciple de l'avoir trahi, d'en imposer au public, de n'avoir jamais reçu les instructions suffisantes pour pratiquer les secrets de la doctrine du maître.

« *M. Mesmer* revenu à Paris, et convaincu sans doute de la nécessité d'arrêter une division funeste, a été le premier à rechercher *M. Deslon*. Celui-ci, après six mois de sollicitations, a consenti de retourner à son école, à condition que *M. Mesmer* l'instruiroit de bonne foi et à fond de cette théorie qu'il lui avoit tant vantée, et qui, selon lui, devoit changer tout le système des connoissances humaines ; qu'il renonceroit au projet d'avilir son secret en le communiquant au premier venu pour cent louis, suivant qu'il l'avoit annoncé par une souscription ouverte ; au contraire, qu'il formeroit à la méthode de traiter les maladies, des médecins, seuls propres par leurs lumières acquises à l'exercer.

« D'après cette convention, *M. Deslon* s'est de nouveau rendu le coadjuteur et l'apôtre de *M. Mesmer*. Mais le dernier n'effectuant pas ses promesses, et le premier le sommant de les remplir, il en fut congédié. Malheureusement pour *M. Mesmer*, tous les malades que *M. Deslon* lui avoit amenés désertèrent aussi, ce qui a de nouveau rallumé la jalousie et provoqué son désaveu de ce médecin pour son élève et le participant de sa doctrine.

« *M. Deslon* a pris le parti d'abandonner pour jamais ce maître, mais non ses principes ; d'élever autel contre autel, et de rendre compte au public de toute cette querelle dans une lettre du 28 décembre, insérée au *Journal de Paris* du 10 de ce mois. » (BACHAUMONT, *Mémoires secrets*, 1784, p. 35.)

De retour à Paris, Mesmer trouvait donc Deslon en possession d'une partie de sa clientèle.

« 24 avril 1783. Cela devient un spectacle. Dernièrement Mme la princesse de *Lamballe*, avec une dame de sa suite, est allée chez le docteur *Deslon*, comme il magnétisoit. Il n'y avoit pas moyen de refuser une princesse, et, malgré la parole donnée par ce médecin aux malades, S. A. les a vus entourant le baquet mystérieux et s'y livrant à toutes les simagrées qu'il leur fait faire. Les femmes surtout ont été très scandalisées d'une semblable curiosité, car ce sont elles qui éprouvent les plus singulières convulsions, tenant beaucoup des extases du plaisir ; aussi sont-elles les plus ardentes à prôner le mesmérisme. » (BACHAUMONT, *Mémoires secrets*, 1784, p. 252.)

D'autre part, Mesmer ne tardait pas à entrer en difficultés très graves avec les souscripteurs, qui avaient fondé une Société sous le nom de *Société de l'Harmonie*.

Mesmer n'avait jamais entendu confier à la Société l'exploitation de ses secrets. Il prétendait en garder le bénéfice pour l'établissement, en province, de sociétés filiales montées également par des souscriptions à 50 louis, dont la moitié devait lui revenir. Les souscripteurs, au contraire, n'avaient pas compris le magnétisme autrement que comme une affaire de bon rapport. Trompé dans son espoir, Mesmer accusa avec fureur ses élèves de l'avoir trompé : il rédigea à ce sujet un libelle, dans lequel il inséra les termes de l'engagement qu'il leur avait fait signer de conserver le secret. Mais il semble que cet engagement n'était que conditionnel et valable pour le cas où la souscription n'aurait pas réussi.

Malgré l'opposition de Mesmer, la Société organisa en province et à l'étranger une foule de sociétés filiales dites *harmoniques*. Pour y être admis il fallait avoir au moins 25 ans, être de bonnes mœurs et *ne pas fumer de tabac*.

Les choses prenaient une tournure telle que le Gouvernement finit par s'en effrayer. C'est alors qu'il se décida à nommer une Commission composée de 4 médecins : Darcet, Guillotin, Majault et Sallin (voir C., pages 1153 et 1226) et de 5 membres de l'Académie des sciences, dont la Faculté avait demandé l'adjonction : Bailly, de Bory, Franklin, Lavoisier et Le Roi.

La Commission, dont Bailly était rapporteur, suivit elle-même le traitement de Deslon ; Franklin, ne pouvant sortir de sa maison de Passy, avait répété les expériences sur lui-même et sur ses parents et amis.

En même temps, la question était soumise à la Société Royale de Médecine, qui nommait commissaires, Poissonnier, Mauduyt, Caille, Andry et A.-L. de Jussieu. Ils lurent leur rapport à la Société Royale le 24 août 1784. Ce rapport très bref conclut que le magnétisme animal est un système dénué de fondement, que l'existence de l'agent auquel on en attribue les effets n'est établie sur aucune preuve, et que les suites de la pression, des frictions ou attouchements exercés sur les organes sensibles et le trouble que l'on excite dans l'imagination par ces différents procédés peuvent exposer à de grands dangers. La Société adopte dans son entier les conclusions de ses commissaires, elle réclame la suppression de ces abus et arrête que cette délibération sera adressée à tous les corps de médecins, et à tous ses associés et correspondants. — Signé : DE LASSONE, POISSONNIER, GEOFFROY, ANDRY, VICQ D'AZYR. (Voir *Hist. Soc. Roy. pour* 1780 et 1781, imprimée en 1785, p. 257, et *J. de Méd.*, 1784, t. LXII, p. 576.)

A.-L. de Jussieu avait été nommé commissaire, mais il ne crut pas pouvoir signer le rapport. Il voulut cependant faire connaître son avis personnel, en publiant un mémoire qui a pour titre : *Rapport de l'un des commissaires chargés par le Roi de l'examen du magnétisme animal*, chez Vve Hérissant, in-4 de 51 pages, 1784.

Voici ce qu'en dit Bachaumont (*Mémoires secrets*, 1786, t. XXVII, p. 64 et 65) :

« 11 décembre. Le docteur *Jussieu* avoit été nommé dans le principe, c'est-à-dire le 5 avril dernier, l'un des commissaires de la Société Royale de médecine, pour examiner la doctrine, les procédés et les effets du magnétisme animal pratiqué par *M. Deslon*. Il paroît que, pensant différemment, il s'est bientôt détaché de ses confrères, et, pour justifier cette démarche, il a fait imprimer séparément son examen sous le titre de *Rapport de l'un des commissaires chargés par le Roi de l'examen du magnétisme animal*. Il l'a daté de Paris le 12 septembre 1784.

« Il reproche à ses confrères d'avoir porté un jugement simple sur quelques faits isolés, et de n'avoir point donné un exposé méthodique de faits nombreux et variés, propres à éclaircir la question, à éclairer le Gouvernement et le public, et à déterminer l'opinion de l'un et de l'autre.

« Quant à lui, il range les faits dont il a été témoin dans quatre classes : 1. Les faits généraux et positifs, dont on peut rigoureusement déterminer la vraie cause ; 2. Les faits négatifs qui constatent seulement la non-action du fluide contesté ; 3. Les faits, soit positifs, soit négatifs, attribués à la seule imagination ; 4. Les faits positifs qui paroissent exiger un autre agent.

« Ce dernier ordre seul indique l'opinion de *M. de Jussieu*, qui admet quelquefois un agent, dans son ouvrage écrit avec beaucoup de méthode, de clarté et de noblesse. Il donne en même temps aux Mesméristes d'excellents avis sur la manière de soutenir, de faire valoir et de démontrer leur doctrine : mais il réprouve le charlatanisme et le mystère dont ils l'enveloppent. Il leur apprend que tout médecin peut suivre les méthodes qu'il croit avantageuses pour le traitement des maladies, mais sous la condition de publier ses moyens, lorsqu'ils sont nouveaux, ou opposés à la pratique ordinaire. Il convient, au reste, qu'il faut proscrire tout traitement dont les procédés ne seront pas connus par une prompte publication. Ainsi, en dernière analyse, il ne nie, il ne procrit pas le magnétisme, mais il décrie la manière secrète dont on l'emploie et les abus du procédé et de la manipulation. »

On trouve dans le *Journal de Médecine* (nov. 1784, t. LXII, p. 449 à 556) le rapport *in extenso* déposé par les commissaires de l'Académie des sciences joints à ceux de la Faculté de Médecine.

Exposé des expériences qui ont été faites pour l'examen du magnétisme animal, lu à l'Académie des Sciences par M. Bailly *en son nom et au nom de* MM. Franklin, Le Roy, de Bory *et* Lavoisier le 4 septembre 1784, en présence de M. le comte d'Oels; imprimé par ordre du Roi, à Paris, à l'imprimerie royale, 1784, in-4 de 15 pages.

Les pratiques du Mesmérisme y sont d'abord décrites en détail; chacune est soigneusement analysée et réduite à sa véritable valeur; chaque commissaire faisait, toutes les semaines, une expérience personnelle sans éprouver aucun effet; les séances quotidiennes étaient aussi inefficaces. On constate que les adhérents sont presque toujours des femmes, que les gens du peuple éprouvent plus facilement les effets des manœuvres que les gens de la haute classe, que les enfants, non susceptibles de prévention, n'éprouvent rien, qu'en réalité tout ce qu'on observe est pur effet d'imagination. La conclusion est que tout traitement public où les moyens du magnétisme seront employés ne peut avoir à la longue que des effets funestes.

Quelques jours après, Bailly faisait à l'Académie des sciences un résumé du rapport que la Commission avait adressé au Roi, et le Gouvernement, voyant qu'il n'avait plus autre chose à faire que donner la plus grande publicité possible à ces conclusions défavorables, le fit imprimer et distribuer.

La doctrine de Mesmer, pratiquée par Deslon, était donc unanimement condamnée par les Sociétés savantes. Effrayé des conséquences de ces conclusions, Mesmer adressa une requête au Parlement, pour protester contre l'assimilation faite entre la doctrine de Deslon et la sienne. Malgré l'opposition de la Faculté (Voir C. p. 1257), le Parlement décida la nomination de 8 commissaires, dont 4 médecins, 2 chirurgiens et 2 apothicaires. Mais le Gouvernement lui devenait nettement hostile. Il faisait *formellement* désavouer par le *Journal de Paris* les lettres que Mesmer avait réussi à y faire insérer.

Son acolyte Varnier, docteur régent, qui luttait avec la Faculté depuis de longs mois pour obtenir sa réintégration sur le catalogue sans abjurer le Mesmérisme, venait de perdre son procès au Parlement (août 1785).

Mesmer comprit que tout était fini; il quitta la France en emportant l'argent des souscripteurs et passa d'abord en Angleterre sous un nom supposé. Plus tard il rentra dans sa ville natale où il mourut oublié, le 5 mars 1815.

Le principal appareil du traitement de Mesmer était le *baquet*. C'était une cuve de sapin d'un pied et demi de profondeur et de 4 pieds et demi de diamètre, écarté du sol par un support central pour laisser en dessous le passage des pieds de l'opérateur et du malade. A l'intérieur, des bouteilles remplies d'eau et de verre pilé ou de limaille de fer. Le contenu était dissimulé par un couvercle fendu dans le sens du nord au sud, percé, à trois travers de doigt de son bord, de trous par lesquels on donnait passage à autant de tiges de fer coudées et mobiles qu'il y avait de malades assis autour du baquet. L'opérateur dirigeait la barre de fer qui était en dehors sur la partie affectée du malade. On opérait dans de grandes salles, maintenues dans une demi-obscurité et fortement chauffées. Un piano-forte était placé dans un coin de la salle, et on y jouait différents airs sur des mouvements variés, en les accompagnant parfois de chant. Quand il n'avait qu'un malade, l'opérateur se plaçait en face de lui, ses pieds touchant ceux du malade en dessous du baquet, et il se livrait sur le patient à des passes qu'il

répétait trois fois en partant de la tête, suivant les bras, gagnant ensuite la colonne vertébrale, les reins et les genoux. L'affluence des malades fit ensuite simplifier les choses. Un seul baquet suffisait à un grand nombre de patients placés sur plusieurs rangs autour du baquet. Le magnétisme se communiquait de l'un à l'autre par une corde enlacée autour de chacun d'eux et par l'union des pouces, chacun appliquant son pouce entre l'index et le pouce de son voisin qui faisait pression. Chaque magnétiseur tenait à la main une baguette de fer, qu'il promenait sur la tête et les parties affectées, en fixant le malade. Mais il agissait surtout par la pression des mains sur le bas-ventre, maintenue quelquefois pendant plusieurs heures. Ces attouchements prolongés plaisaient fort à certaines femmes, et il n'est pas étonnant que le baquet en attirât un grand nombre, cherchant tout autre chose que le remède à une maladie; les mémoires du temps font des allusions très nettes au genre de sensations, qu'elles venaient y chercher.

« D'un autre côté on accuse les docteurs *Mesmer* et *Deslon*, qui viennent de se réunir, d'abuser étrangement de leur prétendu magnétisme; de tenir école de libertinage et, tandis qu'ils endorment les vieilles avec leur art, de causer aux jolies femmes des titillations délicieuses, de façon à s'en faire prôner et rechercher. » (*Mémoires pour servir à l'Histoire*, Londres, 1784, t. XXIII, p. 20, numéro du 21 juin 1783.)

L'établissement de Mesmer à Paris avait été formé d'abord rue Coq Héron. En 1787, d'après Thiéry (*Guide*, t. I, p. 436), il avait été transféré au n° 42 de la rue Neuve-Saint-Eustache, et la direction en était confiée à M. de la Motte, médecin de son A. S. Monseigneur le duc d'Orléans, son élève. « Ce traitement, dit Thiéry, est toujours fréquenté par un grand nombre de malades, et les cures qui s'y opèrent en tout genre commencent à ramener les incrédules. » Il est probable que Thiéry a mis plusieurs années à rassembler les documents de son *Guide*, et qu'il n'a pas mis au courant cet article au moment du tirage, car en 1787 Mesmer avait quitté Paris.

— PAGE 547 —

Gassner. — Ce curé opérait à Ratisbonne en 1774. *Sans toucher à ses patients, il chassoit les vapeurs, les vers, les vertiges, les vents, les diables et tous leurs maléfices.* Les malades accouraient en si grande foule qu'ils devaient coucher dans la rue. Ses subterfuges furent dévoilés par De Haen, médecin à Vienne. (*J. de Méd.*, t. LVIII, p. 296.)

— PAGE 548 —

Lettre sur les effets du magnétisme animal écrite de Vienne en Autriche, le 18 décembre 1777, à M. Le Roux, docteur en médecine, chirurgien d'État de L. M. I. et R., par M. Mesmer. (*J. encycl.*, juin 1778, p. 329.) Mesmer y rapporte la cure d'une goutte sereine datant de 17 ans chez Catherine Zwelferin, sujet qu'il se propose d'emmener à Paris comme spécimen de ses cures. Il s'y plaint de la conduite du père de sa cliente,

Mlle Paradis, et des procédés de Z... (c'est Ingelhouz), qui s'est déclaré contre le magnétisme animal par jalousie. Mesmer termine en déclarant que *l'aimant n'entre pour rien dans ses procédés.* Tout est changé depuis la lettre du 10 mai 1775.

———

Ce recueil, *La Nature considérée*, etc., n'existe pas à la Bibliothèque de la Faculté. Il est cité dans le Mémoire de Thouret et Andry, lu à la Société Royale le 29 août 1780.

— PAGE 551 —

Journal de Paris. — Ce journal avait commencé à paraître le 1er janvier 1777 ; il se composait de 4 pages in-4. Le n° 201, du 20 juillet 1785, que nous avons sous les yeux, contient : des observations météorologiques ; un article principal de 4 colonnes, compte rendu d'un *Essai pour servir à l'Histoire du magnétisme animal*, par M. F.... à Amsterdam et à Paris, chez les libraires qui vendent les nouveautés : des annonces de livres divers : *Essais historiques sur les mœurs des Français. Collection des Mémoires relatifs à l'Histoire de France*, t. V. L'annonce du cours de physiologie et de pathologie de Sue, fils. L'annonce de Musique nouvelle. Le Sceau. Les Spectacles. Les paiements des rentes à l'Hôtel de Ville. La Bourse et le cours des changes de la veille. Les décès. On s'abonne tous les jours rue Platrière, n° 11, vis-à-vis l'Hôtel des Postes : 30 livres pour Paris, 33 livres pour la province. L'imprimeur était

Quillau, imprimeur de la Faculté de Médecine, rue du Fouarre.

— PAGE 552 —

Cadet. — Il s'agit de *Cadet de Vaux*, frère puîné de *Cadet de Gassi-*

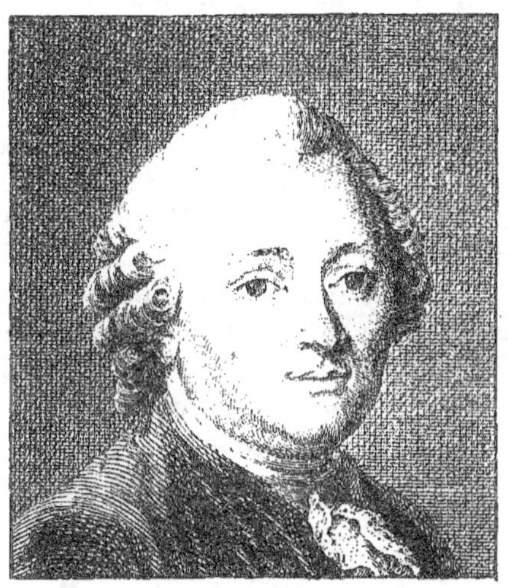

Louis-Claude Cadet, dit Cadet de Gassicourt.
(Dessin de Bourguin, gravure de Henriquez, 1776.)

court, tous deux fils de *Claude Cadet.* Celui-ci, né près de Troyes en 1695, était arrière-neveu de *Vallot*, le médecin de Louis XIV ; il fut reçu maître chirurgien en 1724 et fut célèbre surtout par son remède secret contre le scorbut. Il mourut en février 1745. Son fils aîné, *Cadet de Gassi-court* (*Louis-Claude*), naquit à Paris, en 1731. Il fut successivement pharmacien-major aux Invalides, pharmacien en chef des armées d'Allemagne et de Portugal, membre de l'Académie des sciences, pensionnaire ordinaire pour la chimie, en 1766. Il a écrit de nombreux mémoires pour l'Académie des sciences. Il était di-recteur des travaux chimiques à la manufacture de Sèvres. Son ouvrage : *Catalogue des remèdes de Cadet, apothicaire*, a servi de modèle au *Formulaire magistral* que rédigea plus tard son fils.

Le second, *Cadet de Vaux* (*Antoine-Alexis-François*), né à Paris le 13 janvier 1743, bien qu'il se présente ici sous l'apparence peu favorable d'un partisan de Mesmer, fut aussi un homme des plus remarquables.

Reçu maître en pharmacie, il quitta bientôt son officine pour s'adonner aux travaux scientifiques et fonder le *Journal de Paris*, en 1777 ; censeur royal en 1780. Il s'occupa de la désinfection des fosses d'aisances et de la neutralisation des gaz méphitiques ; il contribua à la suppression du cimetière des Innocents, collabora avec Parmentier à l'utilisation de la pomme de terre et à l'amélioration des procédés de la boulangerie, de la fabrication du vin, de la gélatine, etc. Il était, avec Parmentier, professeur à l'École de boulangerie fondée par Le Noir, située rue de la Grande-Truanderie. Les leçons s'y faisaient les mercredis et samedis matin ; on y fabriquait journellement le pain blanc de l'École royale militaire et le pain bis des prisons (THIÉRY, *Guide*, t. I, p. 475). Il mourut le 29 juin 1828, dans une situation de fortune médiocre (*Biog. gén.*).

— PAGE 558 —

MM. Grandjean. — Il y avait en effet deux frères Grandjean, tous deux oculistes reçus à Saint-Côme.

1° *Grandjean* (*Henry*), né près de Liège, le 23 décembre 1725, mort à Paris en 1802. Il était venu tout jeune à Paris et s'était attaché à Daviel. La Martinière le recommanda à Louis XV qui le nomma chirurgien-oculiste du Roi, de Monsieur, de Madame, de Monseigneur, de Mme la comtesse d'Artois, et des princes et princesses leurs enfants.

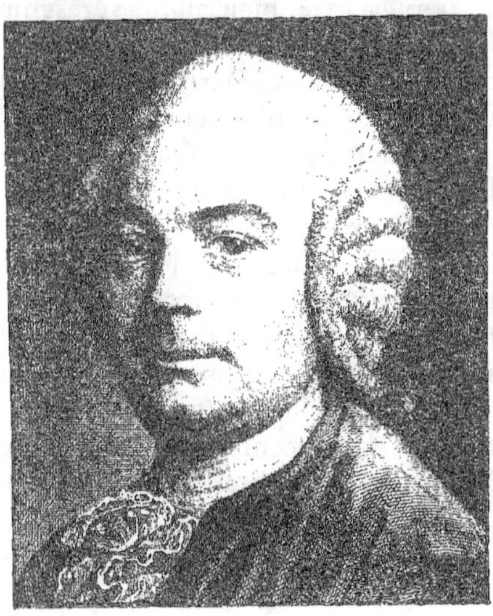

Henry de Grandjean.
(Gravure de Gaillard, d'après Deshays, 1782.)

2° *Grandjean* (*Guillaume*), né en 1730, qui avait la survivance des charges de son frère. Il mourut d'ailleurs le premier, en 1796. Tous deux demeuraient ensemble rue Galande.

M. Chamseru. — C'est Roussille de Chamseru (Jean-François-Jacob), né à Chartres, membre adjoint de la Société et Correspondance royale de Médecine, membre de la Société Royale dès 1776. C'était le fils de C. Roussille, oculiste-chirurgien du duc d'Orléans, lieutenant du premier chirurgien du Roi, qui, lui-même, était gendre et élève de Jean-François-Collette de Chamseru, chirurgien et oculiste.

Les Incurables. — Cet hôpital fondé en 1637 par le cardinal de La Rochefoucault, rue de Sèvres, au coin de la rue des Brodeurs (aujourd'hui hôpital Laennec). On n'y reçoit que ceux qui ont la nomination des fondateurs ou de leurs représentants. Il faut que les malades soient incurables et que leur état soit constaté par les médecins et chirurgiens de cet hôpital, et qu'ils n'aient point de maladies exclusives : humeurs froides, mal caduc, maux vénériens ou contagieux, folie et imbécillité. Il y avait un chirurgien résident, qui à cette époque était Amy, reçu maître en 1751. Un médecin pensionné venait visiter les malades dans le besoin. L'administration était la même que celle de l'Hôtel-Dieu. (THIÉRY, *Guide*, t. II. p. 454.)

— PAGE 559 —

De Horne, docteur régent, né vers 1740. D'abord premier médecin de l'hôpital militaire de Metz, médecin ordinaire de la comtesse d'Artois, médecin de Mgr le duc d'Orléans au Palais Royal, censeur royal depuis 1776. Médecin consultant des hôpitaux militaires, chargé de la rédaction du *Journal de médecine, chirurgie et pharmacie militaires* (A. R., 1785), membre élu de la Société Royale le 10 octobre 1780. L'*Histoire de la Société Royale pour* 1780-81, imprimée en 1785, dit : « Depuis l'année 1782, M. De Horne a publié exactement le *Journal de Médecine militaire*, qui paraît par trimestres. Cet ouvrage, soumis à l'examen de la Société par la déclaration du Roi de 1781 et revêtu de la sanction de cette Compagnie, a reçu du public un accueil des plus favorables » (p. 244).

Il a publié, en outre : *Observations sur différentes manières d'administrer le mercure dans les maladies vénériennes*. Paris, 1779, 2 vol. in-8.

Moreau (*Jean-Nicolas*), maître en chirurgie de 1733, était déjà en 1764

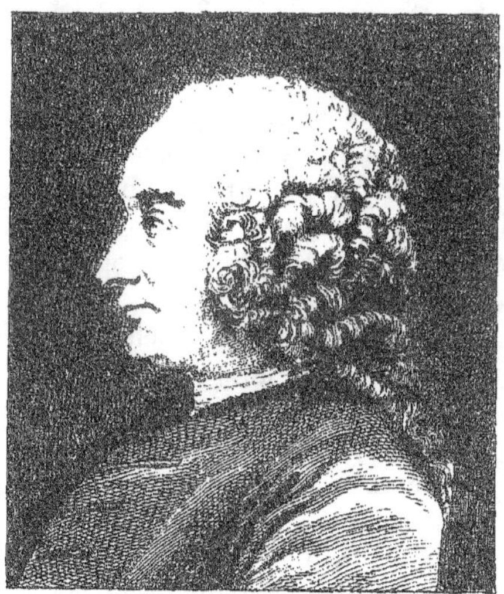

Jean Nicolas Moreau.
(Dessin de Cochin fils, gravé par Dupin.)

chirurgien-major de l'Hôtel-Dieu. Écuyer. Ne figure plus à l'*Almanach Royal* de 1787.

Ferrand, maître en chirurgie de 1763, chirurgien-major en survivance à l'Hôtel-Dieu. Ne figure plus à l'*Almanach Royal* de 1786. Professeur d'opérations chirurgicales en survivance.

Louis (*Antoine*), né à Metz en 1723, mort à Paris en 1792, fils du

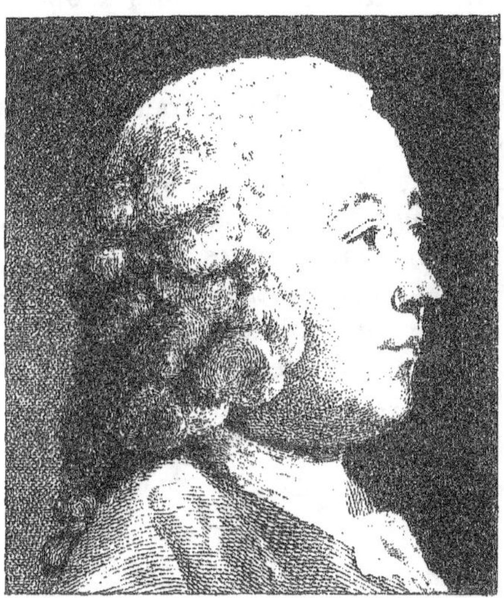

Antoine Louis.
(Gravure de Miger, d'après Chardin, 1766.)

chirurgien-major de l'hôpital militaire de Metz, gagna maîtrise à la Salpêtrière en 1749, secrétaire perpétuel de l'Académie de chirurgie, professeur et censeur royal, chirurgien consultant des armées du Roi, de la Société Royale des sciences de Montpellier, inspecteur des hôpitaux militaires, docteur en droit de la Faculté de Paris, avocat au Parlement. Une grande partie de ses œuvres est contenue dans les tomes II à V des *Mémoires de l'Académie de chirurgie*.

Lassus (*Pierre*), né à Paris le

11 avril 1741, mort le 16 mars 1807, fils de chirurgien ; parvint à la maîtrise en 1765 ; démonstrateur à l'Académie de chirurgie, chirurgien de Mmes Victoire et Sophie, lieutenant du premier chirurgien du Roi (charge achetée), inspecteur des Écoles de chirurgie, titulaire des cours d'opérations en 1880. (Voir son portrait, C., p. 1089.)

Lassus a publié la traduction de l'anglais de :

PARK, *Traitement du mal de l'articulation du coude et du genou*. Paris, 1784, in-8 de 59 pages.

ALANSON, *Manuel pratique de l'amputation des membres*. Paris, 1784, in-12 de 208 pages.

PERCIVALL-POTT, *Traité des fractures et luxations*. Paris, 1783, in-12 de 178 pages.

———

Grandjean. — Voir C., note p. 558.

— PAGE 562 —

L'auteur de la *Gazette de santé* est alors Paulet (Jean-Jacques), docteur régent. « Ce recueil de nouvelles relatives à la santé est toujours composé d'une feuille in-4 par semaine. Il a passé, au commencement de cette année, des mains de M. Paulet dans celles, dit-on, de plusieurs anonymes. » (*Nouv. Inst.*, 1785, p. 81.)

— PAGE 565 —

Doublet. — La lettre à Roussel de Vauzesme et le certificat donné à un malade de Mesmer sont d'une grande prudence. Doublet ne veut pas se compromettre. François Doublet était

né à Chartres le 30 juillet 1751, avocat au Parlement ; docteur régent de 1778 ; professeur de physiologie en 1784 ; médecin de l'hospice de Vaugirard en 1789 ; sous-inspecteur général des hôpitaux civils et maisons de force, avec Colombier comme inspecteur ; mort en juin 1795.

———

Mémoire sur la découverte du magnétisme animal, par M. Mesmer, docteur en médecine de la Faculté de Vienne. Genève et Paris, 1779, in-12 de 85 pages. C'est le mémoire dans lequel Mesmer formule les 27 propositions, bases de son système

— PAGE 567 —

Relations de Mesmer avec l'Académie des sciences et la Société Royale de Médecine. — On trouve bien, dans les volumes pour 1776-77-78, des mémoires de Mauduyt sur l'étude de l'électricité médicale :

1er mémoire, lu le 7 octobre 1777 (vol. de 1776, p. 461) ;

2e mémoire, lu le 18 décembre 1778 (vol. de 1877-78, p. 199) ;

3e mémoire, lu le 29 décembre 1778 (*Eod. loc.*, p. 432) ; ils ne citent même pas le nom de Mesmer.

Le terme de magnétisme animal se rencontre, pour la première fois, dans le mémoire de Andry et Thouret, lu le 29 août 1780. L'historique de la question y est repris complètement depuis les origines de la médecine. Les auteurs qui traitent sérieusement la question de l'usage de l'aimant en thérapeutique, disent de Mesmer qu'on a dû le compter au nombre des partisans de la cure magnétique jusqu'au jour où, se livrant à des procédés d'un genre inconnu et extraordinaire, on ne l'a plus vu recourir dans ses essais à l'application de l'aimant.

Rien de plus sur le système de Mesmer. Deslon peut donc dire avec raison qu'à l'époque où il parle, 18 septembre 1780, il n'y a pas de relations entre Mesmer et la Société, qui parle dédaigneusement *du genre inconnu et extraordinaire* des procédés qu'il emploie.

— PAGE 575 —

Paulet (*Jean-Jacques*), né à Anduze, diocèse d'Alais, en Languedoc, le 27 avril 1730, mort le 4 août 1826. Docteur de Montpellier en 1764.

Venu à Paris, il avait passé sa licence à la faveur du jubilé. Il avait présenté pour être soutenue le 10 janvier 1771 une thèse quodlibétaire, présidée par Guilbert de Préval, sous le titre un peu bizarre : *An amor venereus sextus sensus ?* Elle fut refusée par le doyen, et il en présenta une nouvelle le 15 janvier.

Docteur de Paris en 1772, mais il attendit la régence jusqu'en 1780; après son amende honorable (voir C. p. 709), la Faculté lui accorde la régence avec le plus grand plaisir et la refuse à Fourcroy, la Guérenne et Chambon. Avait été nommé membre pensionné de la Société pour les épidémies dès 1776, puis de la Société Royale dès son établissement.

Paulet fut un protagoniste ardent de l'inoculation. Dès 1768, il publiait un mémoire pour servir à l'histoire de la petite vérole. En 1776, *Le seul préservatif de la petite vérole*, travail dans lequel il préconise l'isolement des malades. (*J. de Méd.*, t. XLVII, p. 21.)

Il s'occupa beaucoup des champignons et publia, en 1793, un *Traité des champignons*, qui avait été précédé de nombreuses études.

Par exemple, le mémoire lu le 16 décembre 1777 à la *Société Royale*, sur un ordre particulier de champignons qu'on peut appeler *coeffés* ou bulbeux (vol. pour 1776, *Mémoires*, p. 431 à 460, avec nombreuses planches). Il surveillait la vente des champignons sur les marchés et signalait à la Faculté les espèces mises en vente qui lui paraissaient suspectes. (*J. de Méd.*, t. LVII, p. 552.) Voir sur ce point les éloges que lui décerne Sallin dans un de ses discours (C., p. 1402).

Il avait fondé en 1775 la *Gazette de santé*, dont il abandonna au bout de quelques années la direction.

Paulet était censeur royal en 1786 et, en 1789, professeur de pathologie. Il est appelé *Priolet*, par faute d'impression, C., p. 1126.

— PAGE 576 —

Paulet était membre pensionné de la Société Royale, ce qui lui produisait 1.500 livres.

———

L'article 29 des Statuts de 1751 reproduit intégralement l'article 25 des Statuts de 1696 et dit : « Afin que l'accès des grades ne soit pas fermé aux déshérités de la fortune, on fera remise des droits de la licence et du doctorat à ceux qui seront manifestement pauvres, si, d'ailleurs, il est prouvé qu'ils sont instruits et honnêtes, à la condition qu'ils promettent et s'engagent, par un acte public, à rembourser ces droits dès qu'ils seront parvenus à une situation meilleure. C'est l'examen *favore Jubilæi ad me liorem fortunam.*

— Page 580 —

Le Roux des Tillets (Jean-Jacques), né à Sèvres le 17 avril 1749, mort à Paris le 9 avril 1832. Il prit sa première

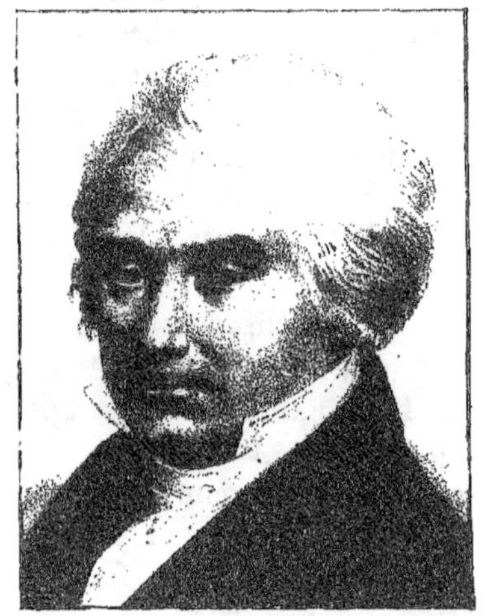

J.-J. Le Roux des Tillets.
(Lithographie de Ducarme, d'après Garnier.)

inscription en janvier 1770. Grâce à la négligence du doyen Le Thieullier, il put commettre une petite fraude, en faisant lui-même l'inscription de son condisciple Bourdois de la Motte, inscription qui devait être absolument personnelle (M. 328, p. 773). Docteur régent de 1777. Thèse pathologique avec de Brotonne (C., p. 11). Thèse médico-chirurgicale avec Goubelly (C., p. 15). Vespéries avec Pajon de Moncets et thèse de doctorat (C. p. 18).

Professeur de pharmacie élu en 1780, en remplacement de Bertrand décédé. Professeur de chirurgie française en 1783-1784. C'était un des principaux rédacteurs du *Journal de Médecine* de Bacher. Il y faisait les comptes rendus des assemblées de *Prima mensis* à la Faculté, résumait tous les rapports (cimetière de Malte) et analysait tous les ouvrages importants. (Voir *J. de Méd.,* t. LIX, LX, LXI, *passim.*)

Le Roux joua un rôle important pendant la Révolution, le 17 juillet 1791 ; c'est lui qui proclama, le drapeau rouge à la main, la loi martiale. Sous l'Empire, il succéda à Thouret comme doyen de la Faculté de Méde cine (1er décembre 1810); il était doyen le 1er janvier 1820. (Voir *Bull. de la Fac. de Méd. et de la Société établie dans son sein,* t. VII, 1820-21. Paris, imprimerie Migneret.) Il inaugura la clinique médicale de la Charité (30 juillet 1806).

— Page 583 —

Sur l'origine des appariteurs et de leurs masses, par Pajon de Moncets, docteur régent. Paris, 1782, in-12 de 176 pages.

La masse du premier appariteur était d'argent. Le second n'eut longtemps qu'une masse de bois. En 1455, Jacques Despars fit hommage à la Faculté d'une masse d'argent estimée 60 écus d'or, pour être portée par le sous-bedeau (Hazon, *Él. hist.,* p. 25).

— Page 584 —

Édit du Roy portant règlement pour l'étude et l'exercice de la mé-

decine donné à Marly au mois de mars 1707, registré en Parlement le 18 mars 1707. in-4 de 14 pages. A Paris, chez Jacques Quillau, libraire juré de l'Université en 1728.

Cet édit est destiné à organiser les études médicales dans le royaume. Il est probable que l'origine était le besoin de médecins qu'avaient fait naître toutes les guerres du règne. L'organisation des Facultés de Paris et de Montpellier n'était en rien touchée.

Voici quelques-uns des articles les plus intéressants pour notre sujet.

Art. XVII. — Les étrangers peuvent être admis aux études et prendre des degrés sans observer les *interstices* spécifiés pourvu qu'ils aient étudié pendant le tems porté à cet édit, soit dans les Universités du Royaume, soit dans les pays étrangers dont ils apporteront des attestations dûment légalisées. Mais ne pourront les degrés par eux obtenus leur servir dans notre Royaume.

Art. XXVI. — Nul ne pourra, sous quelque prétexte que ce soit, exercer la médecine, donner aucun remède, même gratuitement, dans les villes et bourgs de notre Royaume s'il n'a obtenu le degré de licentié dans quelqu'une des Facultés de Médecine qui y sont établies, à peine de 5oo livres d'amende applicables moitié à Nous, moitié à la Faculté ou aggrégation la plus prochaine du lieu où ceux qui ne sont pas gradués auront exercé la médecine.

Art. XXVII. — Voulons que tous religieux mendians ou non soient et demeurent compris dans la prohibition portée par l'article précédent, et, en cas de contravention de la part de ceux qui ne sont pas mendians, voulons que l'amende de 5oo livres soit payée par le Monastère où ils font leur demeure, et à l'égard des men-

dians ils seront renfermés pendant un an dans une des maisons de leur ordre, éloignée de 20 lieues au moins du lieu où ils auront pratiqué la médecine, et, en cas qu'ils en sortent pendant ledit tems, permettons à la Faculté de Médecine la plus prochaine de les faire arrêter en obtenant préalablement la permission par écrit du lieutenant général de police de la ville où la Faculté sera établie.

Et attendu que, par l'examen que nous avons fait faire des Statuts et usages de la Faculté de Médecine de Paris (ceux de 1696) il a été reconnu qu'on n'y peut rien ajouter pour le bon ordre et l'utilité publique, nous déclarons que nous n'entendons point comprendre ladite Faculté dans notre présent édit, ni rien changer à ses Statuts, que nous voulons à l'avenir être observés selon leur forme et teneur, comme ils l'ont été par le passé.

Ce document est relié dans le registre n° 326 des manuscrits de la Bibliothèque de la Faculté de Médecine.

L'édit de 1707 réglait le temps de vacances pour chaque Faculté, en laissant chacune suivre ses usages, à la condition de ne pas dépasser trois mois, en quelque temps que l'usage soit de les prendre (art. IV).

— Page 587 —

Il s'agit de la publication des comptes rendus de la séance publique annuelle tenue aux frais de la succession Malouin. Celle du 5 novembre 1778 avait paru chez Quillau, in-4, en 1779. Celle du 9 décembre 1779, chez le même, in-4 de 235 pages, Paris, 1780.

Le 6 septembre 1781 avait eu lieu la séance annuelle fondation Malouin.

Le *Journal de Médecine*, qui en rend compte (t. LVI, p. 381), ne dit pas où la séance a été tenue. Mais les *Commentaires* (p. 773) disent qu'elle a été tenue encore aux Écoles extérieures de Sorbonne.

Pajon de Moncets y lut un mémoire sur le ver solitaire, *Sallin* sur le siège de la rage, *Sigault* sur les avantages de la douche froide, *Saillant* sur la maladie de Pierre Pouble, *Le Roux des Tillets* sur la maladie des porcelainiers de Sèvres, *Delaplanche* sur un nouvel aréomètre ; *Laservolle* lut l'éloge de Lieutaud, *Philip* celui de Busson, *Le Preux* celui de Bertrand.

On ne trouve plus ensuite dans le *Journal de Médecine* trace de publication de la séance publique des années 1780, 1781, 1782.

En 1783, on trouve dans le numéro d'octobre le compte rendu de la séance publique tenue le 1er du mois dans les Écoles de la rue Jean-de-Beauvais. Aucun prix n'avait été attribué et les sujets étaient restés les mêmes au concours, avec montant du prix doublé.

— PAGE 588 —

Il y avait, jusqu'à l'ordonnance royale du 25 avril 1777, qui avait réuni tous les apothicaires sous l'autorité du collège de pharmacie, deux catégories d'apothicaires : les marchands apothicaires de Paris, exerçant sous l'autorité du grand prévôt, et les apothicaires privilégiés titulaires de charge. Les lettres patentes du Roi décidant leur réunion ne furent données que le 10 février 1780.

— PAGE 590 —

Publication des assemblées. — La Faculté semble avoir lâché la proie pour l'ombre. Les premières séances, celles de 1778 et 1779, avaient été publiées par Quillau, imprimeur de la Faculté, à ses frais et sans doute à son bénéfice. Comme nous l'avons vu à la note de la page 587, on ne trouve plus par la suite de compte rendu de la publication des séances ultérieures dans le *Journal de Médecine* : la partie bibliographique de ce journal est pourtant beaucoup plus soignée à partir de 1780 que dans les années antérieures. La Faculté a donc vraisemblablement quitté Quillau sans pouvoir s'entendre avec un autre imprimeur, ou du moins sans que l'entente avec Méquignon ait de suite. (Voir C., note p. 726.)

— PAGE 591 —

Articles XLIV et XLV. — Ce sont les articles XLI et XLII des Statuts de 1696.

Art. 41. — Le nouveau docteur ne sera admis à la régence qu'à la condition de présider à la Saint-Martin suivante une thèse quodlibétaire hors tour, de soutenir un acte pastillaire dans lequel un candidat en médecine devra répondre à une question médicale proposée par le nouveau docteur.

Art. 42. — Dès que le nouveau docteur aura présidé à la question quodlibétaire hors tour, suivant les rites solennels accoutumés, il sera admis le lendemain à commencer ses leçons et sera inscrit au nombre des régents.

Le livre des Statuts. *Statuta Facultatis Medicinæ parisiensis Supremi Senatûs authoritate confirmata.*

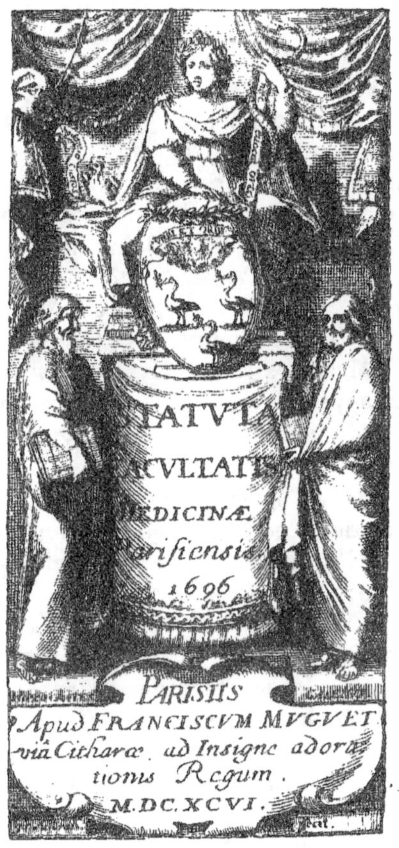

Titre du volume des Statuts de 1696.
(Vraie grandeur.)

Anno MDCCLI Parisiis, Typ. G.-F. Quillau, Universitatis et Facultatis Medicinætypographi. MDCCLI, in-16 de 130 pages, plus un index détaillé non paginé. — Les 84 articles des Statuts ne tiennent que 56 pages. Le reste est composé de déclarations royales, d'arrêts du Parlement ou du Conseil d'État. Il ne faudrait donc pas s'ima-

giner Dumangin faisant un beau geste oratoire avec un grand in-4 dans la main. Le volume des Statuts tenait presque dans la main fermée. comme on peut juger d'après le frontispice que nous donnons de la grandeur du volume.

— PAGE 592 —

Le premier décanat de J.-C. Des Essartz, en 1776-1777. La Faculté avait décidé. à partir de septembre 1777, que chaque page des comptes serait certifiée par la signature d'un des commissaires aux comptes. (Voir C.. p. 593.)

— PAGE 595 —

A la fin du tome XXIII. comptes pour l'année 1776-1777.

— PAGE 597 —

Chapelle Saint-Symphorien à Saint-Germain-des-Prés. — C'était la chapelle où saint Germain, fondateur de l'abbaye, était enterré lui-même. Desservie par les religieux de l'abbaye, elle servait de paroisse aux séculiers logés dans son enclos. Elle se trouvait à l'entrée de l'église, du côté du midi. (THIÉRY, *Guide*, t. II, p. 511.)

— PAGE 597 —

Bucquet. — Voir C., note p. 274. D'après le *Calendrier médical* de 1778, Bucquet faisait tous les ans, de novembre à avril, un cours d'histoire naturelle et de chimie, avec des notions de matière médicale et de pharmacie les lundi, mercredi et vendredi à 11 heures du matin, dans l'officine de Delaplanche rue de la

Monnaie. L'éloge de Bucquet fut lu à la *Société Royale* par Vicq d'Azyr le 29 août 1780 (*Hist. Soc. Roy. pour 1779*, p. 74). Il était fils d'Antoine-Joseph Bucquet, avocat au Parlement. Il avait préféré la médecine au droit. Concurrent au concours de Diest, il n'avait pas eu le prix, mais il obtint le premier lieu à la licence. Professeur de pharmacie en 1775. Remplaçant de Roux au cours de chimie en 1777. Il publia : *Introduction à l'étude des corps naturels tirés du règne minéral* (2 vol. in-12, 1771), *puis du règne végétal* (2 vol. in-12, 1773), donna un grand nombre de mémoires à l'Académie des sciences. Il s'était montré conciliant dans la querelle entre la Faculté de Médecine et le collège de pharmacie.

Très sujet aux migraines, il avait pris l'habitude d'absorber de l'opium et surtout de l'éther en grande quantité. En avril 1779, il abandonna son cours particulier pour faire le cours officiel à la Faculté de Médecine ; ce cours achevé, très péniblement, il fut pris de telles souffrances qu'il abusa des calmants au point d'absorber en un jour une pinte d'éther.

Il laissait une femme encore toute jeune et enceinte.

Son autopsie fut faite. Le siège principal de la maladie était le côlon, trouvé rétréci, squirrheux et ulcéré.

— PAGE 598 —

Belleteste (*Jean-Jacques*), né à Paris, docteur régent en 1738, doyen de la Faculté en 1762-66 ; il avait donc été réélu trois fois, ce qui est exceptionnel (*Cal. méd.*, 1768). Mé-

decin pensionnaire de l'Hôtel-Dieu (*A. R.*, 1764), médecin du collège Louis-le-Grand, y résidant (*A. R.*, 1770).

———

Bertrand (*B.-Nicolas*), né à Paris en 1715, était docteur régent de 1748. Il avait été député aux *prima mensis* en novembre 1779 (*C.* p. 439) en remplacement de Barbeu du Bourg. Professeur désigné de pharmacie en remplacement de Guenet, démissionnaire (*C.*, p. 461). Avait été délégué avec Solier de la Romillais et Maloet pour rendre compte du traitement de Mesmer. Il a laissé : *Éléments de physiologie*, Paris, 1756, in-12 : *De partu viribus maternis absoluto*, Paris, 1771, in-4.

Fils de *Thomas-Bernard Bertrand*, l'un des régents qui ont le plus fait pour l'histoire de sa Compagnie. Né à Paris le 22 octobre 1682. Bachelier le 31 mars 1708 (*Ann. Med.*, p. 457). Docteur régent le 11 décembre 1710. Professeur de chirurgie en 1724, de pathologie (on disait alors *du Cours*) en 1732, de pharmacie en 1738, de matière médicale en 1741 ; élu doyen en 1740, et donné comme tel, par erreur, par Franklin (*Rech.*, p. 131), car il abdiqua sur le champ le décanat.

Médecin de l'Hôtel-Dieu en 1722, il exerça cette charge pendant plus de trente ans. Mort le 19 avril 1751. Il avait laissé en manuscrit une *Notice des hommes les plus célèbres de la Faculté de Médecine en l'Université de Paris*, que J.-Alb. Hazon rédigea et publia en 1778, in-4 de 470 pages.

C'est lui qui a résumé la collection

des *Commentaires* en un volume in-folio de 484 feuillets manuscrits, intitulé : *Annales medici a 1324, seu de rebus medicis parisiensibus ad medicæ Facultatis historiam pertinentibus descriptis, ad 1732 cum indice locupletissimo.*

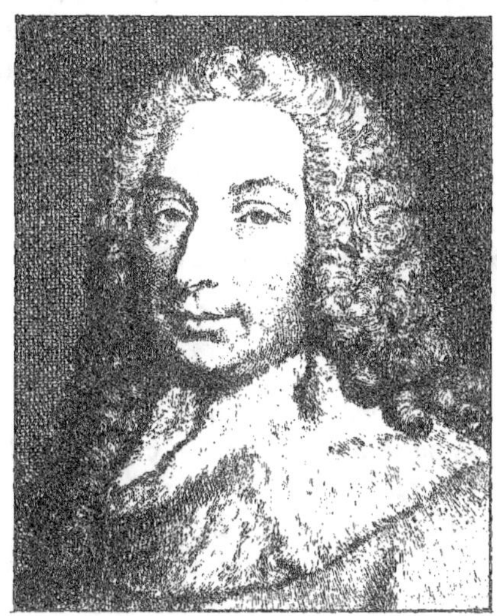

Thomas-Bernard Bertrand.
Gravure de Petit, d'après la Nouelle, 1751, dédiée par B.-N. Bertrand à la mémoire de son père.

Puis, au verso : *Inceptum opus januario, peractum cum indice alphabetico novembri ejusdem anni 1722 à Thomâ Bernardo Bertrand, doctore medico Parisiensi.*

C'est un des manuscrits précieux de la Bibliothèque de la Faculté de Médecine de Paris.

— Page 601 —

Nicolas Louvel (l'abbé), proviseur et principal du collège d'Harcourt (*A. R.*, 1764, 1775, 1780) ; disparu de l'*Almanach Royal* en 1781.

Litteras commendatitias. — Des témoignages de satisfaction.

— Page 602 —

Antonius Maltor. — Ancien professeur de rhétorique au collège de Beauvais, né à Fréjus ; avait été recteur en 1766.

Drou, avocat aux conseils du Roi depuis 1754 (*A. R.*, 1780, p. 270), rue des Rosiers, au Marais.

22 *juin* 1783. — « *M. Drou*, avocat aux Conseils, vient de mourir précisément au moment où les infirmités l'obligeoient de penser à la retraite. Il n'est aucun de ses confrères qui ait été aussi fréquemment interdit, et c'est son plus grand éloge. C'est qu'il se chargeoit volontiers de la cause des opprimés, des foibles, des pauvres et qu'il ne ménageoit jamais les puissans adversaires contre lesquels il écrivoit. Plusieurs de ses mémoires sont des chefs-d'œuvre d'éloquence et de logique. » (*Mémoires pour servir à l'histoire*, Londres, 1784, t. XXIII, p. 20.)

— Page 603 —

La congrégation de l'Oratoire, instituée en France, en 1611, par Pierre de Bérulle, plus tard cardinal, possédait alors environ 80 maisons, y compris les collèges et séminaires.

« C'est une Société de prêtres séculiers dépendant de leurs supérieurs et, en même temps, des évêques. Louis XIII avait désigné les Oratoriens comme chapelains du Roi.

« Les Pères de l'Oratoire de la ville de Tours, qui n'a pas d'Université, demandent à être agrégés à l'Université d'Angers. » (*Dict. hist.*, art. *Oratoire.*)

— Page 604 —

Litteras Cantoris. — Il y avait deux classes de maîtres de pension : ceux qui étaient maîtres ès arts, approuvés par l'Université, et enseignaient l'histoire, la géographie, les mathématiques, le grec, le latin, au nombre de 40.

Les maîtres des *petites Ecoles*, qui dépendaient du grand chantre de Notre-Dame, ne pouvaient enseigner qu'à lire, à écrire, le service divin, le calcul et la grammaire. (Voir C., note p. 386.)

— Page 606 —

Le receveur général des finances des États de Bretagne. — La Faculté de Médecine avait une partie de ses fonds placée en rentes sur les États de Bretagne. (Voir C., p. 813, *Caput primum : Ex annuo reditu Facultatis.*)

— Page 607 —

Synode. — Voir C., p. 388.

— Page 608 —

Brunck (Richard-François-Philippe), né à Strasbourg le 30 décembre 1729, mort le 12 juin 1803. D'abord commissaire des guerres, il apprit le grec assez tard, mais se livra à cette étude avec passion. Il avait la manie de corriger les auteurs grecs, voyant partout des fautes introduites par les copistes, mais il rendit de grands services par le nombre de ses éditions des auteurs grecs et latins.

Dialogues des Morts, traduits en français avec des remarques élémen-taires, à l'usage des collèges de l'Université, par Gevil. Paris, Baudouin, 1780, in-12 de 103 pages.

— Page 611 —

Chefs-d'œuvre d'éloquence poétique à l'usage des jeunes orateurs, ou discours français tirés des auteurs tragiques les plus célèbres, par l'abbé Ch. Berteux.

— Page 612 —

Brunck. — *Apollonii Rhodii Argonautica emendata*, grec et latin. Strasbourg, 1780, in-8.

— Page 613 —

Philibert Lhéritier est indiqué au catalogue des maîtres en chirurgie de l'*Almanach Royal* de 1782 comme reçu en 1778, mais c'est une erreur, car l'*Almanach Royal* de 1780, imprimé en 1779, arrête la promotion de 1778 après Petitbeau, que suit immédiatement Lhéritier dans le catalogue. L'erreur est, d'ailleurs, rectifiée au catalogue de l'*Almanach* de 1784.

———

Auvity. — C'est le futur chirurgien de l'hôpital des Enfants-Trouvés. (*A. R.*, 1787, p. 118.)

C'est un professionnel heureux des concours de médecine : *Mémoire sur la maladie aphteuse des nouveaux-nés*, 2e prix (*Mém. Soc. Roy. pour 1787-1788*, p. 122) ; *Mémoire sur l'endurcissement du tissu cellulaire*, 1er prix (*Eod. loco*, p. 397).

— Page 619 —

La déclaration du Roy portant

règlement pour les professions de la pharmacie et de l'épicerie à Paris, donnée à Versailles le 25 avril 1777, registrée en Parlement le 13 mai 1777, occupe les feuillets 2 et 3 du registre des délibérations du collège de pharmacie allant de 1777 à l'an XI.

C'est un manuscrit de 187 feuillets, cotés et paraphés par J.-C.-P. Le Noir, chevalier, conseiller d'État, lieutenant général de police, destiné à insérer la création, l'histoire, les statuts, arrêts et règlements et les délibérations du collège de pharmacie.

Le folio 4 est reproduit réduit (C., p. 621).

— PAGE 621 —

Le 27 août 1672, la Faculté décrète que le doyen de la Faculté conserve cette qualité vis-à-vis des apothicaires de Paris et des épiciers ; qu'il prendra connaissance le premier de leurs lettres testimoniales et les revêtira de sa signature ; elle confirme la sentence rendue par les avocats-arbitres et le pacte (*Concordat*) auquel ont adhéré la Faculté et les gardes apothicaires, pacte par lequel il est statué que le doyen et les deux professeurs de pharmacie seront avisés d'assister aux examens des candidats apothicaires, mais sans aucuns droits, ni émoluments. Les gardes sont tenus d'avertir le doyen et les professeurs quand on apportera au bureau les drogues, les simples et les médicaments ou compositions pour qu'ils les examinent s'il leur convient ; s'il y a lieu d'actionner des marchands étrangers, la Faculté soutiendra le procès en commun avec les apothicaires, etc. (*Ann. Med.*, p. 234.)

— PAGE 622 —

Statuts anciens des apothicaires. — Les aspirants apothicaires, avant d'être obligés chez aucun maître de cet art pour apprentis, le maître sera tenu de l'amener et présenter au Bureau par devant les gardes, pour connaître s'il a étudié en grammaire et s'il est capable d'apprendre la pharmacie ; après qu'il aura achevé ses quatre ans d'apprentissage et servi les maîtres pendant six ans, il en rapportera le brevet et les certificats. Il sera présenté au Bureau par un conducteur et demandera aux gardes un jour pour subir l'examen. A cet examen assisteront tous les maîtres et deux docteurs en médecine de la Faculté de Paris, lecteurs en pharmacie ; en présence de la Compagnie, l'aspirant sera interrogé durant l'espace de trois heures par les gardes et par neuf autres maîtres que les gardes auront choisis et nommés.

Si l'aspirant est trouvé capable à la pluralité des voix, il lui sera donné un jour pour subir le second examen appelé *Acte des Herbes*, qui sera encore fait en présence des maîtres et des docteurs qui auront assisté au précédent.

Si l'aspirant est trouvé capable, les gardes lui donneront un chef-d'œuvre de cinq compositions. Après avoir disposé ce chef-d'œuvre, l'aspirant fera la démonstration de toutes les drogues qui doivent entrer dans sa composition. (DELAMARE, *Traité de la Police*, t. I, livre IV, titre X, p. 618, in-folio. Paris, 1722, chez Michel Brunet.)

A cette date, le chef-d'œuvre était donc le troisième et dernier examen.

— PAGE 623 —

C'est le manuscrit n° 84 de la Faculté de Médecine, *Liber seu Codex professoris pharmaciæ*, 1631 à 1731.

L'article 37 des Statuts de 1696 dit que, d'après le pacte de 1631, le doyen a repris le droit d'inspecter les boutiques des apothicaires comme par le passé, droit qui était tombé

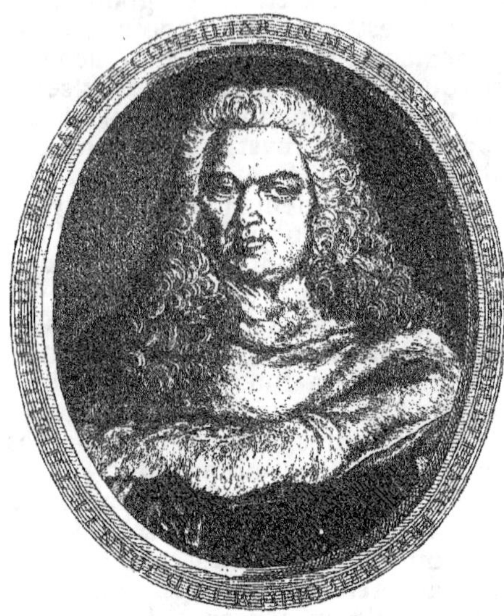

Le Thieullier.
(Gravure de Fessard.)

en désuétude, en vertu duquel, d'après le Concordat conclu le 22 août 1672 sous le décanat de Denys Puylon, d'après la sentence des avocats-arbitres, prononcée le 12 août et confirmée par arrêt de la Cour du 7 septembre, le doyen pourra, toutes les fois qu'il le voudra, présider aux examens et à la maîtrise en pharmacie avec les deux professeurs de pharmacie de la Faculté et interroger lui-même.

Les serments seront signés dans un livre fait à ce sujet, qui sera mis tous les ans par le doyen de la Faculté entre les mains de l'ancien professeur député.

Codex. — En tête de l'édition de 1748 se trouve placé l'arrêt du Parlement. (Voir C., note p. 310.)

———

Le Thieullier (Louis-Pierre Félix René), né à Paris, fils de Louis-Jean, reçu au doctorat en 1752. Con-

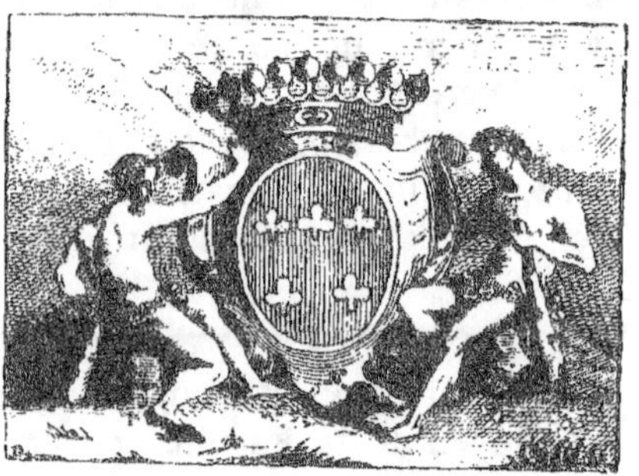

VIGILANTISSIMO
DECANO,
LUDOVICO-PETRO-FELICI-RENATO
LE THIEULLIER.

Hoc Opus, tibi consecrandum suasit grati studium animi, voluit Collegarum pietas ac reverentia, jussit Magistrorum amor & existimatio. Omnium cordi inhæres, prædicaris ore, oculis arrides. Hæc tua laus : hoc meum incitamentum.

Offerebat humillimus, addictissimus
& obsequentissimus servus,
J. F. J. ROUSSILLE DE CHAMSERU,
S. F. M. P. Baccalaureu. Emeritus.

Frontispice de la thèse quodlibétaire soutenue le 28 avril 1772, sous la présidence de Pathiot. Elle forme 24 pages et contient 109 propositions, ce qui est très exceptionnel. Par exception également la mention : *Typis mandetur* BERCHER, Decanus, termine la thèse.
Disputants : Guillotin, Coquereau, Bucquet, Belanger, Lemoine, Coutavoz, Lorry, Bertrand et Geoffroy. Roussille de Chamseru est l'auteur de la thèse.

seiller du Roi, médecin ordinaire du Grand Conseil et de la maison du

Roi, professeur désigné de physiologie en 1767, doyen de la Faculté de 1768 à 1773 (*Cal. méd.*, 1767).

Éloy commet une erreur singulière au sujet de Jean Le Thieullier. Il le fait mourir en 1751, tandis que Jean Le Thieullier fut doyen de la Faculté de 1768 à 1772.

L'élection de Le Thieullier comme doyen ne fut pas du goût de tout le monde. Voici ce qu'en dit Bachaumont :

« 5 novembre 1768. Chaque parti a formé des brigues pour faire élire un chef qui lui fût favorable. On a donné réciproquement l'exclusion à tous ceux dont on redoutait la fermeté et le zèle trop ardent pour leur opinion. Il paraît qu'on s'est enfin réuni à nommer un homme mou, d'aucune consistance et absolument nul. C'est le sieur Le Thieullier, médecin obscur et médiocre, qui sera vraisemblablement de l'avis du plus fort, ou se laissera gouverner par ceux qui, l'obsédant le plus près, prendront sur lui le plus d'ascendant. »

— Page 629 —

Ce livre, qui devait faire suite au manuscrit n° 84, arrêté en 1731 et déposé *in arcà Facultatis* par le doyen Baron, le 6 novembre 1734, en exécution du décret rendu le 19 octobre 1731 à l'instigation de Pierre Afforty, premier professeur de pharmacie, a disparu des Archives.

— Page 632 —

Rouelle (*Guillaume-François*), né en 1703 près de Caen, mort à Passy le 3 août 1770. Entré, en 1744, à l'Académie des sciences comme adjoint : préparateur de Bourdelin au cours de chimie du Jardin du Roi. Il refusa la charge de premier apothicaire du Roi et fut nommé inspec

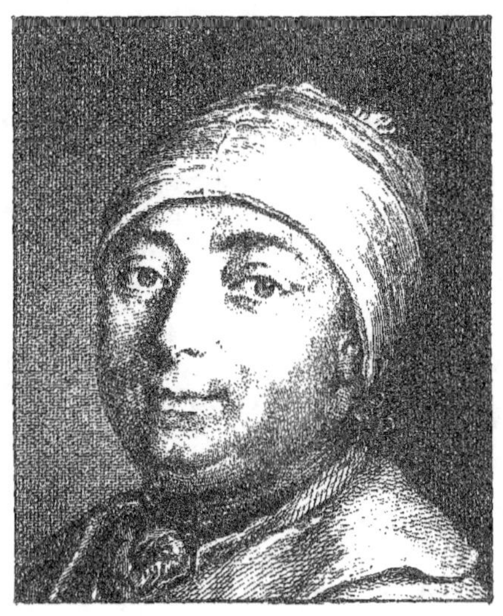

G.-Fr. Rouelle,
(Gravé par Le Mire, d'après Frédon, 1762.)

teur de la pharmacie de l'Hôtel-Dieu. Il fut le beau-père de Darcet et le maître de Lavoisier.

Rouelle jeune, son frère, qui lui succéda, en 1768, au Jardin du Roi.

———

Boulduc (*Gilles-François*), né à Paris le 20 février 1675, maître apothicaire en 1695. Échevin, juge-consul, démonstrateur en chimie au Jardin du Roi, membre associé de l'Académie des sciences en 1727. Reçu premier apothicaire du Roi en 1712, de la Reine en 1735. Il mourut à Versailles le 17 janvier 1742, fort regretté de Leurs Majestés.

Il était fils de *Simon Boulduc*,

célèbre apothicaire de Paris, qui avait été démonstrateur de chimie au Jardin du Roi, et membre de l'Académie des sciences, mort en 1729.

———

Geoffroy (*Claude-Joseph*), né à Paris en 1685, mort le 9 mars 1752. Premier prévôt des apothicaires, échevin, membre de l'Académie des sciences (1705) et de la Société Royale de Londres. Il a adressé de 1707 à 1751 soixante-quatre mémoires à l'Académie des sciences ; il s'occupa surtout des huiles essentielles retirées des plantes. Il avait dédié à la mémoire de son frère, Étienne-François *Geoffroy*, né à Paris le 13 février 1672, docteur régent en 1704, une magnifique gravure, d'après le portrait peint par Largillière.

Étienne-François fut préparateur du cours de chimie de Fagon au Jardin du Roi en 1707, en remplacement du sieur Yon, professeur de médecine et de pharmacie au collège de France, en remplacement de Tournefort.

En 1712, Fagon se démit de sa charge de professeur de chimie au Jardin du Roi en faveur de Geoffroy. En 1726, il fut élu doyen de la Faculté ; son élection fut contestée, mais l'élection fut confirmée par la Cour. Ses deux années de décanat écoulées, il fut réélu de nouveau et par les suffrages de ceux mêmes qui avaient contesté la première élection. Le procès dont il eut à s'occuper au cours de son décanat contre les chirurgiens lui causa de grands soucis et de grandes fatigues, et il mourut accablé de fatigues le

6 janvier 1731. Il avait eu cependant le temps de mettre la dernière main au *Codex medicamentarius* de la Faculté de Paris (édition de 1732).

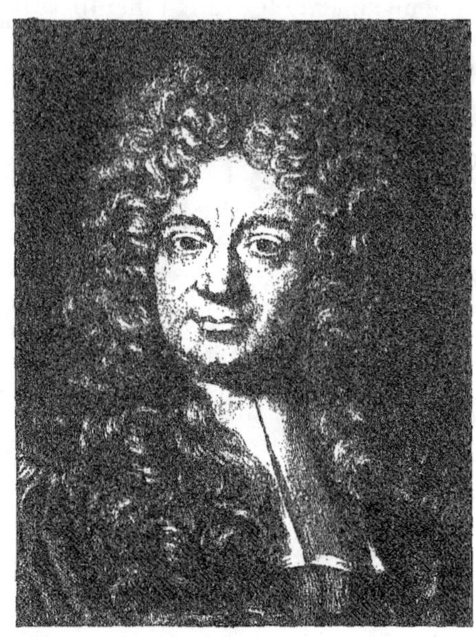

Math.-Fr. Geoffroy,
prévôt du collège des apothicaires.
(Gravure de Chéreau,
d'après le portrait de Largillière, 1747).

Étienne-François Geoffroy a laissé comme ouvrage principal : *Tractatus de Materiâ medicâ*, qui a eu 5 éditions. Paris, 1741, 3 vol. in-8. Venise, 1742, 2 vol. in-4, par les soins de M. de Jussieu. Venise, 1746, 3 vol. in-4.

— PAGE 633 —

Trevez est, en 1779, prévôt en exercice ; *Simonnet* et *Becqueret*, tous deux prévôts adjoints en exercice (A. R.). Tous trois ont la maîtrise de 1755. En 1780, Simonnet et Becqueret sont prévôts en exercice (A. R.). A la séance d'installation du collège de pharmacie, tenue le 14 juin 1777, sous la présidence de Le Noir, Trevez et Brun avaient été nommés prévôts, Simonnet et Becqueret, prévôts adjoints. Trevez, premier prévôt, avait prononcé le discours de remerciement au lieutenant général de police.

— PAGE 637 —

Le Concordat commence ainsi : « Suyvent les articles qui ont été présentés par les gardes, jurés et maîtres apothicaires de Paris à M. René Moreau, Docteur-Régent et doyen de la Faculté de Médecine, le troisième jour de septembre 1631, pour estre observés de leur part en cas que ladite Faculté les ait pour agréables, et ce, afin de se remettre en l'amitié des médecins, leurs pères et leurs maîtres. »

— PAGE 648 —

Joly de Fleury. — Voir C., note p. 437.

— PAGE 651 —

Les arbitres. — C'étaient trois avocats à la Cour : Guillaume Chesnuot, Jacques Mareschaux et Jean Laureusset. La sentence d'arbitrage fut rendue en vertu d'un compromis passé par devant Le Chanteur et de Troyes, notaires au Châtelet, le 20 juillet 1672, pour terminer à l'amiable le procès pendant au Parlement depuis le 3 mars 1671 sur les différends entre la Faculté et la communauté.

« La sentence et l'arrêt d'homologation devaient être transcrits dans le livre qui doit être dans les mains du plus ancien de charge desdits professeurs (de pharmacie à la Faculté). Lecture en sera faite lors du premier examen de chaque année, de laquelle lecture certificat sera donné par les maîtres et gardes. Les aspirants à la maitrise d'apothicaire promettront d'entretenir et garder ladite sentence et les articles arrestés le 15 octobre 1631, de laquelle promesse ils écriront la déclaration dans ledit livre et avant que d'être présentés au lieutenant de police. »

Du folio 15 au folio 21 du manuscrit n° 84 de la Bibliothèque F. M. P., on trouve : l'extrait des registres du Parlement ; la requête de la Faculté tendant à l'homologation de la sentence arbitrale rendue entre Me Denys Puylon, doyen de la Faculté, et Mrs Robert de la Rivière et Antoine Delay le 12 août 1672 ; l'acte d'approbation de ladite sentence par les parties le 22 août. L'arrêt d'homologation est du 7 septembre. L'acte d'approbation et ratification de la sentence a été signé par devant Chupin et Gigault, notaires au Châtelet, dans le cabinet de Puylon, rue des Deux-Écus ; les deux gardes apothicaires élisent domicile au bureau de la communauté, cloître Sainte-Opportune.

— PAGE 657 —

Mémoire remis pour décider la séparation des apothicaires de la communauté qu'ils formaient avec les épiciers, au mois d'août 1776.

Par édit de février 1776, le Roi avait supprimé les jurandes et les communautés de commerce ; en août 1776, il donna un nouvel édit portant création de 6 corps de marchands et de 44 communautés d'arts et métiers.

Les épiciers formaient le deuxième des corps de marchands créés par cet édit. Ils réunissent le commerce des drogues simples sans manipulations, vinaigre, eau-de-vie, liqueurs, café, graineterie. Droit de réception, 800 livres. (Voir *Dict. hist.*, t. III, p. 339.)

— PAGE 658 —

Le procès pendant entre la Faculté et le collège de pharmacie, au grand regret des pharmaciens, qui avaient, de tout temps, préféré la conciliation, n'était pas encore terminé au moment où s'arrête le tome XXIV des *Commentaires*. Le tome XXV n'est, comme on le sait, composé que d'un petit nombre d'éléments disparates, et il n'y a rien à en tirer au point de vue de cette question. Aussi Varnier était-il remonté aux sources, et il a laissé dans ses dossiers une analyse complète du registre des délibérations du collège de pharmacie de 1777 au 5 brumaire an V (26 octobre 1797). Cette analyse permet de suivre l'étude de cette question en écoutant le son des deux cloches. Il est donc intéressant de reproduire ici les parties de cette analyse qui ont rapport au procès qui nous occupe.

Le registre n° 44 est un in-folio de 187 feuillets, cotés et paraphés par J.-C.-P. Le Noir, chevalier, conseiller d'État, etc.

Folio 1. — Le premier feuillet a été reproduit page 621 des *Commentaires.*

Folios 2 *et* 3. — La déclaration du Roy portant règlement pour la profession de la pharmacie et de l'épicerie à Paris, donnée à Versailles le 25 avril 1777 et registrée en Parlement le 13 may 1777, occupe les feuillets 2 et 3.

Folio 4. — Il contient le procès verbal de l'installation du Collège le lundy 30 juin 1777, sous la présidence de Le Noir, à 4 heures de relevée, dans la grande salle, en présence de tous les maîtres en pharmacie, sur billets imprimés et signés de MM. Trevez et Simonnet, gardes élus. Le Noir fait un discours, puis son secrétaire donne lecture de l'extrait des registres du Conseil d'État ordonnant la nomination d'office, et pour cette fois seulement, de deux prévôts et de deux adjoints parmi les maîtres et titulaires de charge ayant au moins 10 ans de réception, lesquels seront chargés, sçavoir les prévôts pendant une année, et les adjoints pendant deux années dont la seconde en qualité de prévôts, de l'administration des affaires, de la manutention des revenus ainsi que de la police parmi les membres et élèves dudit collège ; plus, parmi les maîtres ayant au moins 6 ans de réception, 12 députés, lesquels représenteront ledit collège pendant une année seulement et formeront en ladite qualité, avec les prévôts et adjoints qui les présideront, les délibérations qui intéresseront les droits dudit collège et rédigeront le projet des nouveaux Statuts, sans néanmoins que les délibérations qu'ils auront prises, puissent être exécutées qu'après avoir été dûment homologuées ou autorisées par le sieur Lieutenant général de police. Enfin, le nombre suffisant de maîtres pour commencer incessamment les cours publics et gratuits autorisés par l'article 11 de la déclaration du 25 avril dernier.

Sont nommés prévôts et adjoints : Trevez, Brun, Simonnet et Becqueret. Députés : Gillet, Richard, Passon, Demoret, Pia, Bataille, Laborie, Tassart, Rouelle, Delacour, Charlard et Bayen, de plus Desprès et Cheminard, qui sortaient de charge, et les quatre apothicaires du corps du Roi : Habert, Jamard, Forgeot et Martin.

Ce dernier est seul absent, et il s'est excusé par une lettre très obligeante, écrite à MM. les Prévôts, « la Reine ayant pris médecine ce même jour ». Les démonstrateurs des cours sont : Mitouard, Brongniart, Deyeux, Sage, de Machy, Valmont de Bomare, Beurion et Parmentier. Trevez, premier prévôt, prononce un discours de remerciements.

Folio 7. — Ouverture solennelle de démonstration en présence de Le Noir, de Joly de Fleury, avocat général, de M. de Villeveau, maître des requêtes, et M. Moreau, procureur du Roi. Discours par Habert, par Trevez, par de Machy ; première leçon de Mitouard, qui expose les principes de la chymie.

Folio 15. — 5 septembre 1777. L'assemblée authorise les prévôts à toucher un droit de 12 livres pour les visites qui vont avoir lieu des officines de pharmacie, tant de la ville que des fauxbourgs de Paris, décision homologuée par Bernard de Boulainvilliers, prévôt de Paris.

Folio 17. — 1er juillet 1778. Projet de mémoire de Habert, prévôt honoraire, relatif à la suppression présumée de la Commission Royale de médecine. Le collège en a déjà présenté un aux ministres et aux magistrats, mais on transcrit copie du mémoire de Habert, que celui-ci avait envoyé de Versailles le 28 juin, en suppliant qu'on lui gardât le secret.

« La Commission Royale, formée des trois corps de la médecine, est d'une si grande utilité qu'il est inouï qu'elle ait pu exciter l'envie d'une société qui ne s'est formée que pour dresser autel contre autel et ne s'est soutenue que par une ambition démesurée, dont il est aisé de comprendre le but. La

volonté du feu Roy lui avait donné la surintendance des eaux minérales. Elle y a mis une police sévère, a diminué d'un quart le prix des eaux et se propose de le baisser encore. Les inspecteurs font plusieurs fois l'an la visite des bureaux qui les distribuent ; elle a fait sceller les bouteilles d'un cachet, elle fait en sorte que les sources et les bâtiments soient toujours bien tenus. Elle a contribué à faire voir que la France contenait des eaux acidulées et purgatives que l'on tirait autrefois de Seltz et de Sedlitz. Cet établissement était d'autant plus nécessaire qu'une Compagnie s'était présentée pour contrefaire à Paris toutes les eaux minérales du royaume.

« Le premier médecin a fait tous ses efforts pour qu'on lui rendît les eaux minérales ; il a échoué. Aujourd'hui, la Société Royale fait tout pour se procurer les revenus des eaux, c'est l'unique motif de ses entreprises. »

Folio 19. — Copie du mémoire du 5 octobre 1788, présenté au nom du collège à M. Amelot, ministre et secrétaire d'Etat, au nom des prévôts du collège.

Les prévôts sont alarmés du bruit qu'on fait courir que les pharmaciens seront exclus de la Société Royale.

Folio 20. — Copie du mémoire adressé à Maurepas et à Le Noir sur le même sujet. Les prévôts ajoutent : « Si on a pu voir qu'à cause de la minorité que formaient les pharmaciens à la Commission, on accordait la permission de vendre de l'eau de puits comme eau minérale, du sel d'Epsom à cinq fois sa valeur en déguisant son nom, une eau mercurielle à trente fois sa valeur, que ne devra-t-on craindre si les pharmaciens sont exclus de la Société Royale? »

Folio 21. — Arrêt du Conseil tenu à Versailles ce 11 septembre 1778, signé *Amelot*, qui règle provisoirement la forme des examens en attendant les Statuts. L'article 5 dit : « Dans lesdits examens, l'aspirant sera interrogé par le doyen et deux docteurs de la Faculté de médecine, par les quatre prévôts en exercice et par onze maîtres tirés au sort au moment de l'examen, etc. »

L'article 6 : « L'aspirant ne pourra être reçu maître que lorsqu'il aura réuni à chaque examen les deux tiers des voix des examinateurs qui seront données par voie de scrutin, etc. »

Folio 22. — Mardi 10 novembre 1778. Assemblée générale qui entend lecture de la lettre du doyen annonçant la décision de la Faculté de poursuivre l'exécution du Concordat, à propos du refus de le signer opposé par Duprat et Delaplanche. Les prévôts déclarent que le Concordat est tyrannique et humiliant et que, d'ailleurs, la déclaration du 25 avril 1777 a expressément dérogé à tous écrits contraires, donc au Concordat. Tous les maîtres nommés sous l'ancien régime déclarent que leur signature n'a été apposée au bas du Concordat que par surprise, sans qu'ils eussent connaissance préalable du contenu ; les titulaires de charge déclarent qu'ils refusent de se soumettre à cet acte. Les prévôts sont autorisés à se pourvoir contre toute prétention de la Faculté tendant à l'exécution du Concordat.

Lundy 25 janvier 1779. M. Soyer, procureur du collège au Parlement, est autorisé à défendre dans le procès qui a lieu avec la Faculté.

Il est décidé qu'à partir du 1er janvier 1782 les aspirants devront justifier de lettres de maîtres ès arts.

Folio 30. — 28 juillet. Le Noir envoie le projet des Statuts et règlements : deux assemblées par mois, deux assemblées générales par an, 3 démonstrateurs et 3 adjoints nommés pour six ans et pouvant être prolongés.

Pour les examens, rien de changé au règlement provisoire. L'article 16 prévoit qu'outre la visite annuelle faite avec la Faculté de Médecine, les prévôts en feront deux autres chaque année, à 6 livres par visite.

Folio 34. — Droits et frais de réception. Il est spécifié : « Le tout sans préjudice des honoraires et droits de présence appartenant au doyen et aux deux professeurs de pharmacie de la Faculté. »

Folio 46. — 1er mars 1780. Opposition faite en date du 12 février 1778 par la corporation des épiciers aux statuts du collège. L'affaire est arrangée à l'amiable, et les épiciers donnent mainlevée à l'enregistrement.

17 mars 1780. L'assemblée arrête que les prévôts feront opposition sur l'heure à l'enregistrement des statuts de diverses corporations qui usurpent sur l'état de pharmacie : épiciers, parfumeurs, vinaigriers, pâtissiers, limonadiers, confiseurs, merciers, fruitiers, orangers et maréchaux.

Folio 47. — Assemblée générale du 29 mars 1780. Les prévôts annoncent que l'enregistrement des statuts est arrêté par deux oppositions de la Faculté : que, d'abord, ils ont assigné la Faculté en levée d'opposition, puis ont écrit au doyen pour lui proposer un arrangement *à l'amiable*. La Faculté a nommé cinq commissaires ; le collège en nomme également cinq : Becqueret, Charlard, Tassart, Brun et de Machy.

Folio 53. — 19 octobre 1780. Les prévôts sont autorisés à procéder aux examens des aspirants, malgré les oppositions de la Faculté. Les prévôts expriment la crainte que la procédure *nouvelle* suivie par la Faculté, qui a substitué l'opposition à la protestation qu'elle faisait auparavant, ait pour effet d'empêcher certains candidats de se présenter à leurs examens. Le comité autorise les prévôts, dans le cas où quelques aspirants se présenteraient, et où la Faculté ferait une première opposition avant même le premier examen, à donner jour aux aspirants, à inviter, suivant l'usage, les députés de la Faculté et, dans le cas où ces messieurs s'absenteraient même avec une opposition, de n'en pas moins procéder à l'examen en levant procès-verbal qui mentionne l'absence des députés de la Faculté, le nom des examinateurs, le nombre des votants, etc.

Folio 56.— Jeudi 7 septembre 1780. Arrêté que les prévôts laisseront la Faculté donner son suffrage aux différents actes dans la manière accoutumée, sauf par eux à protester contre cette manière de voter.

Mercredi 10 janvier 1781; les prévôts prendront l'avis de MM. Gauthier et Sohier pour la distribution des mémoires dans la contestation avec la Faculté.

Folio 59. — MM. Becqueret et de Machy sont chargés de donner leurs observations sur l'avis de l'Académie et de la Faculté dans l'affaire des saisies faites chez différents épiciers.

Folio 69. — 7 juillet 1781. Les prévôts informent le comité des démarches faites par la Faculté et les médecins de Versailles, tendant à maintenir le Concordat et à détruire l'existence du collège. Ils sont d'avis qu'il faudrait s'entendre avec les confrères de Versailles et rédiger des mémoires instructifs éclairant les ministres et les magistrats de l'état de la contestation.

Folio 77. — 9 avril 1782. Retour offensif des épiciers avec un arrêt du Conseil.

Folio 85. — 24 novembre 1783. Les prévôts font lecture d'un projet de conciliation avec la Faculté; le Comité y apporte quelques corrections.

Depuis cette date, jusqu'en novembre 1786, on ne trouve plus dans le registre des délibérations du collège de pharmacie d'allusions au procès avec la Faculté.

Il faut arriver au mois d'août 1787 pour rencontrer une délibération portant sur ce sujet. Le procès n'est d'ailleurs pas encore jugé quand le collège passe sous l'autorité de la Municipalité de Paris, en juillet 1790; et il ne se termine que faute de combattants quand la Faculté meurt, en 1793.

———

Le Febvre d'Amécourt. — Conseiller au Parlement depuis le 29 janvier 1740. En 1780, il siégeait à la Grande Chambre, et on disait de lui qu'il était « tout au travers des plus grandes affaires ».

On parlait de lui comme Contrôleur général des finances, mais à la chute de Necker, il se vit préférer Joly de Fleury. Membre du Bureau d'administration des collèges réunis (*A. R.*, 1787, p. 498).

— PAGE 661 —

Voir C., note p. 666.

— PAGE 666 —

Petit (Antoine), né à Orléans en 1718. Docteur régent en 1746, après avoir passé ses examens sans payer les droits (*ad meliorem fortunam*). Il succéda à Ferrein à la chaire d'anatomie et de chirurgie du Jardin des Plantes (1769). Membre associé de l'Académie des sciences en 1760. Inspecteur des hôpitaux militaires. Depuis 1775, il se faisait suppléer dans son cours d'anatomie et de chirurgie par Vicq d'Azyr (*J. de Méd.*, t. XLVII, p. 277). Quand il renonça au professorat pour se retirer à Olivet, près d'Orléans, il eut le chagrin de se

voir remplacer par Portal, qui avait
la chaire en survivance, mais qu'il
n'aimait pas, tandis qu'il avait dési-

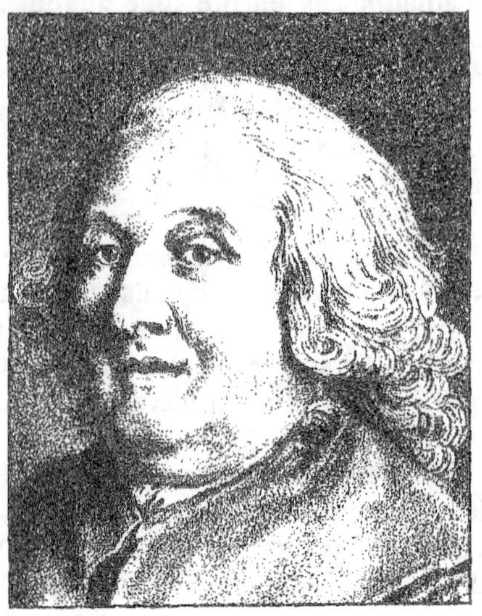

Antoine Petit.
(Gravé par M⁰ Lingré, d'après Cochin.)

gné Vicq d'Azyr. Il avait le titre de
professeur d'anatomie de la Faculté,
et les étudiants en médecine devaient

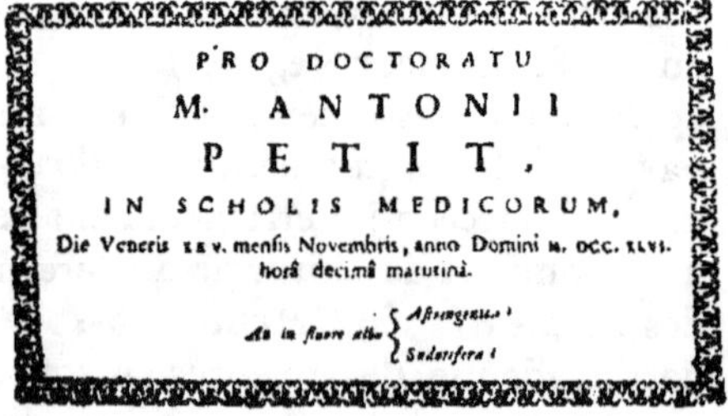

Affiche du doctorat d'Antoine Petit, réduite au tiers.

suivre les cours d'anatomie au Jardin
des Plantes. Aussi la Faculté refuse-
t-elle à Petit-Radel le titre de professeur d'anatomie. (Voir C., p. 1067.)

Litteræ patentes. — Il ne s'agit
plus ici des lettres patentes d'établissement de la Société Royale, registrées
en Parlement le 1ᵉʳ septembre 1778,
mais du *Règlement pour la Société
Royale de médecine donné par le Roi
sous la forme de lettres patentes du
1ᵉʳ février 1780, registrées le 25 avril
de la même année.* XXVIII articles.
(Voir *Hist. Soc. Roy. pour* 1779.
Paris, 1782, p. 16 à 24).

— PAGE 677 —

De La Grange, chapelain de la
Faculté. Son compte fait l'objet d'un
article semestriel, au lieu d'être réglé
annuellement comme aux comptes de
dépenses 1778-79.

D'après les *Ritus et Usus* de Baron,
il y avait célébration de la messe à la
chapelle des Écoles, sauf pendant les
vacances du 29 juin au 15 septembre,
tous les samedis et à tous les jours
de fête de la sainte Vierge, de saint
Luc, de sainte Catherine, de saint
Nicolas Les honoraires du chapelain
pour la messe étaient de 23 s. 4 d.
(HAZON, *Él. hist.*, p. 61).

Il y avait aussi, en dehors des vi
giles, des obits de fondation, dont la
liste suit :

Le mardi après le dimanche de Lætare, messe pour Jean Rosée et Guillaume de Algia.

Le 25 février. — Michel Le Masle,
conseiller d'État, notaire apostolique,
chanoine et grand chantre de l'église
de Paris, abbé des Roches, Notre-
de Dame-s-Champs, Longport et autres lieux. Poussé par Lancelot de
Frades, cet abbé, qui était fort riche,

fit à la Faculté en 1643 une donation de 30.000 livres, pour la construction de nouvelles Écoles ; il demanda en même temps que la Faculté fît grâce de quatre mois d'études au fils de Mauvillain, son ami, bibliothécaire du cardinal de Richelieu. La Faculté ne voulut même pas accorder à Mauvillain la faveur d'un jubilé. L'affaire n'eut point de conclusion avant la mort de Le Masle, en 1662. Son testa-

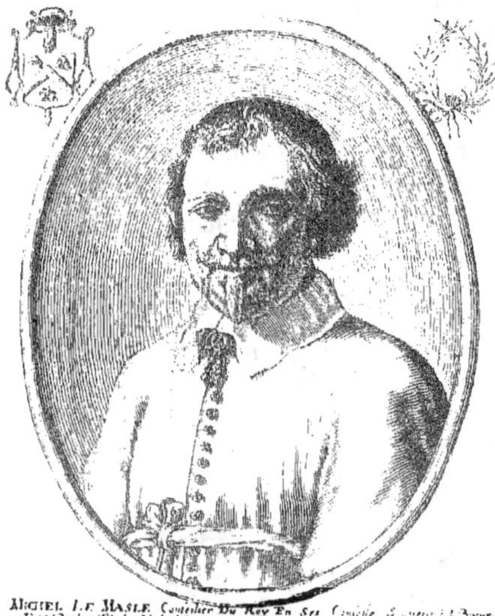

MICHEL LE MASLE Conseiller Du Roy En Ses Conseils d'Estat Et Prieur Des Roches Et de Nostre Dame Des Champs Chantre Et Chanoine De L'eglise De Nostre Dame De Paris.

ment faisait l'Hôtel-Dieu légataire universel, et les administrateurs de l'hôpital composèrent avec la Faculté et lui firent délivrer 20.000 livres. En reconnaissance, la Faculté fit d'avance remise des droits de licence au fils de de Frades et lui accorda 200 livres de pension. Elle statua que 12 compagnons chirurgiens de l'Hôtel-Dieu seraient admis à l'amphithéâtre sans frais. Elle décida enfin la fondation d'une messe pour Le Masle (celle dont il

s'agit ici) et fit placer au-dessus de la porte des Écoles une plaque de marbre portant en lettres d'or le témoignage de sa reconnaissance (HAZON, Él. hist., p. 74).

Cette plaque existe encore aujourd'hui, et en voici une reproduction.

A chaque extrémité de la Bibliothèque (de la Sorbonne), il y a des

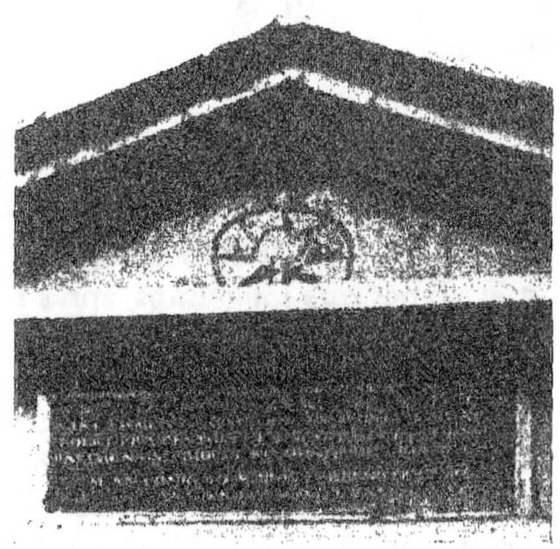

La porte de Le Masle aux Écoles de la rue de la Bûcherie. État actuel. L'inscription est ainsi conçue :

AERE D. D. MICHAELIS LE MASLE REGI A SANCTIORIBUS CONSILIIS PROTONOTARII APOS- TOLICI PRÆCENTORIS ET CANONICI ECCLESIÆ PARISIENSIS PRIORIS AC DOMINI DES ROCHES ETC. M. ANTONIO LEMOINE PARISINO DECANO ANNO R. S. H. MDCLXXVIII

cheminées, sur l'une desquelles est le portrait du cardinal de Richelieu en habit de sa dignité, et sur l'autre celui de Michel Le Masle, son secrétaire. (*Dict. hist.*, art. *Sorbonne*.)

Le 25 avril. — Michel de Colonia, chantre et chanoine de Notre-Dame. Vigiles, messe en chappes, 8 livres sont distribuées aux docteurs présents. (Voir C., p. 1199.)

Le lendemain de la Saint-Luc, messe pour les docteurs défunts, présence obligée de tous les régents, sous peine d'amende d'une livre.

18 novembre. — Messe pour G. Luçon, les docteurs présents reçoivent 25 livres.

31 décembre. — Messe pour Th. Le Cirier.

Chaque fois qu'un régent meurt, il y a messe pour le repos de son âme le samedi qui suit le décès, en présence de la famille.

— Page 685 —

C'est à peu près la règle que les comptes ne soient transcrits, approuvés et signés que longtemps après la descente de charge du doyen.

Le compte de 1777-78 est signé en janvier 1781, celui de 1778-79 en décembre 1782, celui de 1779-80 en août 1783. On n'obtint les comptes de Philip pour son deuxième décanat qu'en 1790. Quant à ceux du deuxième décanat de Sallin et à ceux de Bourru, ils ont disparu dans la vente des papiers personnels de Bourru après son décès ; c'est la source qui a formé le *Dossier Monteil-Chasles* (t. XXV des *Commentaires*).

— Page 686 —

Pourfour du Petit (Étienne), né à Paris. Docteur régent en 1746. Bien qu'il ait été doyen de 1782 à 1784 et qu'il ait rendu à la Faculté des services financiers importants, il est beaucoup moins connu que son père, François Pourfour du Petit. (Voir son portrait, C. p. 1082.) Celui-ci, né à Paris le 24 juin 1664, étudia la médecine sous Chirac à Montpellier, prit son doctorat dans cette ville et revint à Paris en 1690. Il y étudia la chirurgie à la Charité et se présenta pour servir aux hôpitaux à l'armée ; il fut envoyé successivement à Mons, à Namur et à Dinant et revint à Paris en 1697 ; puis il repartit en campagne et ne rentra à Paris qu'en 1713.

Entré à l'Académie des sciences en 1722, il y occupa en 1725 la place de Du Verney. Il se consacra surtout, au point de vue scientifique, aux maladies des yeux. Mort à Paris en 1741. Pourfour n'avait pas été sans reproches dans le procès Guilbert de Préval ; sa principale préoccupation était, il est vrai, d'éviter tout procès.

— Page 687 —

Philip (Joseph), né à Entrevaux-sur-le-Var, diocèse de Glandèves ; docteur régent de 1764, doyen de la Faculté.

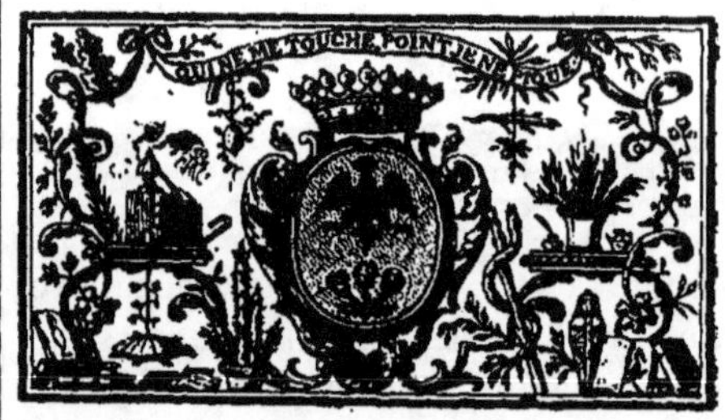

Frontispice de la thèse de Philip, dédiée à L. Chomel.

Philip avait été l'élève favori et le protégé de Louis Chomel, doyen de la Faculté ; il hérita de lui le privilège de distribuer dans les provinces les médicaments, dont la composition avait été achetée dans ce but par le

Roi. Ce privilège fournissait un très gros revenu, ce qui permit sans doute à Philip d'accepter les charges redoutées du décanat. Lorsqu'il présida sa première thèse quodlibétaire pour avoir le titre de régent, il la fit imprimer, la dédia à son maître et fit graver spécialement un frontispice dont le motif principal est l'écu des Chomel. (*Les Chomel médecins*, p. 59).

Cet hommage de l'auteur de la thèse n'était pas exceptionnel; voyez, C. p. 702, les armes de Lieutaud,

d'après la dédicace de la thèse de Sigault. Tournefort avait orné la sienne d'un portrait gravé de son président Fagon, et nous avons largement puisé dans ces documents pour l'illustration de ces notes.

Philip est professeur désigné de pharmacie en 1777-78 ; en 1783, il est médecin pensionnaire de l'Hôtel-Dieu ; en 1785, il succède comme médecin à l'Hôpital général à Gaulard mort depuis 1782.

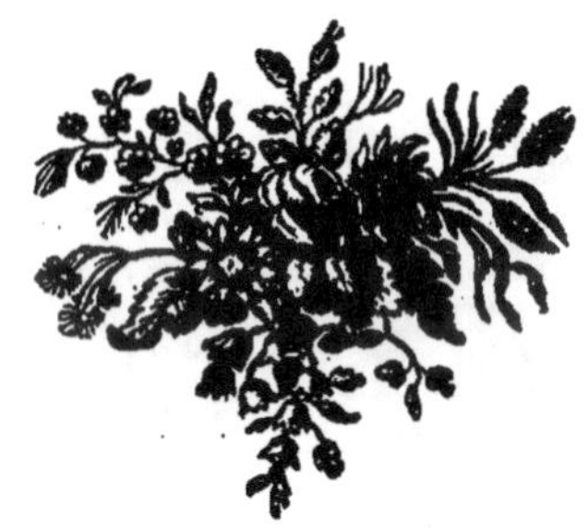

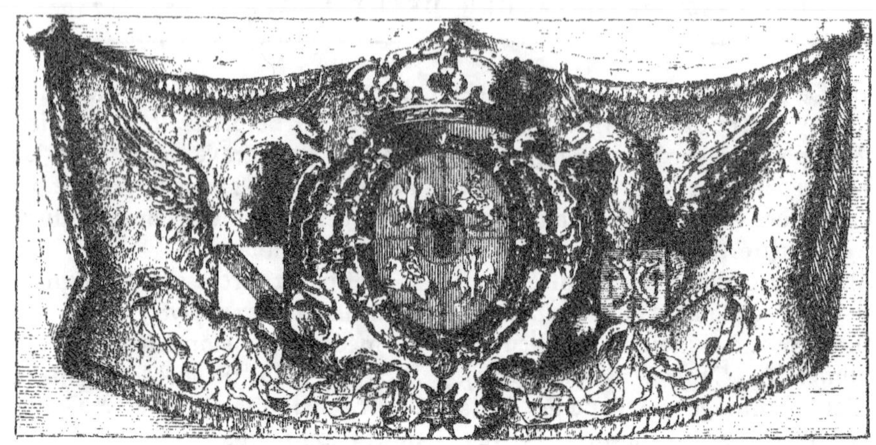

Frontispice de la thèse quodlibétaire, présidée par Lallemant le 29 avril 1760 et dédiée par lui
à Stanislas Ier, roi de Pologne.

PREMIER DÉCANAT DE J. PHILIP

— Page 692 —

Bosquillon (*Edouard-François-Marie*), né à Montdidier le 20 mars

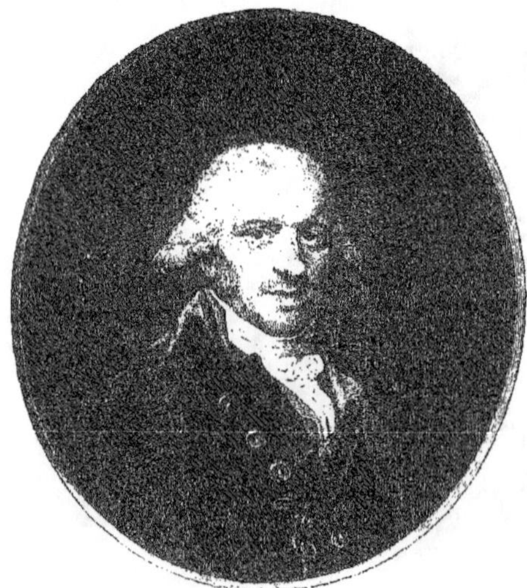

Bosquillon.
(Gravure de Saint-Aubin, d'après Isabey, 1798.)

1744, mort le 22 novembre 1816, docteur régent en 1772. Professeur de langue et de philosophie grecques au Collège de France en 1776. Censeur royal en 1778. Médecin de l'Hôtel-Dieu en 1789. Possédait une très riche bibliothèque médicale (plus de 30.000 volumes), dont le catalogue formait plus de 400 pages in-8.

Il a publié une édition des *Aphorismes d'Hippocrate* (voir C., p. 1073), citée à plusieurs reprises dans le *Journal de Médecine* (t. LXIV, p. 144; t. LXVII, p. 188 et 390).

— Page 697 —

Paulet. — Voir C. p. 575. Par inadvertance du scribe, Paulet est indiqué au début de cette année scolaire comme régent, tandis qu'il n'a acquis la régence que le 11 novembre. (C. p. 709.)

— Page 699 —

C'est *Soniguet de Pellegrue*; voir l'affaire sur laquelle Pajon de Moncets a rapporté, page 530 et suivantes, et qui se termine par la décision que

Soniguet sera admis à la licence, mais qu'il ne sera reçu docteur qu'après s'être justifié des accusations portées contre lui. Soniguet reste ainsi au catalogue comme licencié jusqu'en novembre 1783. En novembre 1784, il a disparu du catalogue.

— PAGE 702 —

Busson. — Il s'était laissé traiter par Deslon au moyen du baquet de Mesmer. Son éloge fut lu par Philip à la séance solennelle du 6 septembre 1781, aux Écoles extérieures de Sorbonne (C., p. 771).

Bertin (*Joseph - Exupère*), né à Tremblay (Ille-et-Vilaine) en 1712, docteur régent en 1740, membre de l'Académie des sciences en 1744 pour l'anatomie. Il avait, le 18 mai 1745, fait le premier cours professoral d'ostéologie et d'anatomie aux Écoles de la rue de la Bûcherie (voir C., note p. 22). Médecin du prince de Moldavie et Valachie, ancien médecin principal des armées. Son éloge fut lu par Philip à la séance annuelle de la fondation Malouin, le 1ᵉʳ octobre 1783.

Casamajor Antoine, docteur régent de 1732, un des plus anciens régents de la Compagnie. Son éloge fut prononcé à la séance du 1ᵉʳ octobre 1783 par Lafisse. Il avait présidé, le 14 mars 1776, la thèse médico-chirurgicale de Sigault : *An placentæ solutio naturæ committenda ?*

— PAGE 706 —

Le Bailli de Breteuil, ambassadeur de la religion, chancelier, garde des sceaux, chef du conseil et surintendant des maisons, finances et bâtiments du duc d'Orléans, grand-croix de l'Ordre de Malte, abbé de la Charité, de Saint-Éloy de Noyon et de Notre-Dame de Livry, prieur de Saint-Martin des-Champs. (*A. R.*, 1780.)

Son Altesse sérénissime Monseigneur le Grand Maître avait chargé l'ambassadeur de la religion de proposer à la Société Royale de Médecine plusieurs questions relatives aux inconvénients que l'ouverture des caveaux destinés aux sépultures d'une des églises paroissiales de l'Isle de Malte pourrait occasionner et aux moyens de les prévenir.

Le rapport, signé de Poissonnier Geoffroy, Lorry, Macquer, Desperrières, Dehorne, Michel et Vicq d'Azyr, fut lu dans la séance du 5 décembre 1780 et imprimé à Malte aux dépens de la Religion en 1781, in-4 de 54 pages.

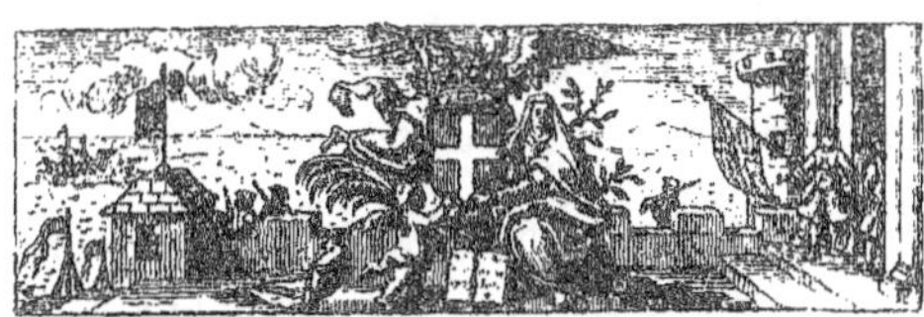

Frontispice, aux armes de l'Ordre de Malte, du rapport lu à la Société Royale, réduit au tiers.

Voir aussi *Notice sur le rapport relatif aux sépultures de l'église paroissiale*, par Le Roux des Tillets (in *J. de Méd.*, 1783, t. LIX, p. 157) et MARET, *Mémoires sur l'usage où l'on est d'enterrer dans les églises et l'enceinte des villes*, in-8, Dijon

1773 (in *J. de Méd.*, 1773, t. XL, p. 478).

Maret était un des deux censeurs royaux pour la médecine en province. Il était agrégé au Collège de Dijon, secrétaire perpétuel de l'Académie de Dijon, correspondant de l'Académie des sciences, associé régnicole dès la fondation de la Société Royale de médecine.

— PAGE 713 —

Cité Valette, construite de toutes pièces de 1566 à 1571 sur les plans du grand maître La Valette après le siège de Malte et pour la renforcer contre les Turcs.

— PAGE 716 —

En 1466 il survint une grande mortalité; dans la seule prévôté et vicomté de Paris, on compta plus de 40.000 morts. En l'année 1533 il régnait une maladie contagieuse que les registres de la ville qualifient de *peste*. La ville fut obligée d'accepter 5 à 6 arpens de terre dans la place de Grenelle pour y faire un cimetière pour les pestiférés. (Voir les notes du rapport sur le cimetière des Innocents, C. p. 508.)

— PAGE 718 —

Les signataires du rapport n'avaient envisagé que l'utilité publique et avaient par conséquent conseillé la crémation ou le dépôt des cadavres dans la mer. On fit sans doute observer à l'assemblée que ces procédés étaient contraires au rite catholique, d'où la suppression de cette conclusion dans l'exemplaire du rapport adressé au Grand Maître de l'Ordre.

Tissot. — Voir C., notes pages 524 et 542.

Paulet. — Cet ouvrage, publié par ordre du Roi à Paris, en 1775, en 2 volumes in-8, fut épuisé rapidement (voir C., note p. 575).

— PAGE 719 —

Pharmacopée de Genève. — La Faculté, qui publie son *Codex medicamentarius* elle-même, depuis le décanat de Geoffroy, n'entend pas laisser à aucun de ses membres le droit de publier un *Codex* en son nom personnel. Elle n'a pas non plus oublié l'affaire du collège de médecine de Lyon, au moment où Vitet a publié une *Pharmacopée Lyonnaise* (voir C., p. 189). Il n'est plus question dans les *Commentaires* de cette pharmacopée de Genève, mais nous trouvons dans le *Journal de Médecine* de 1781 (t. LVI, p. 286) le compte rendu de ce volume, dû à la collaboration de Laroche, Odier et Dunant, médecins à Genève. Il était publié à Genève, 1780, in-8 de 199 pages, plus la table.

— PAGE 721 —

Chaque mémoire devait être accompagné d'une devise permettant de reconnaître l'auteur du mémoire primé. Toute manœuvre tendant à faire reconnaître l'auteur d'un mémoire avant la rupture des cachets entraînait la mise hors concours du candidat, ce dont la Faculté n'était pas trop contrariée quelquefois, car cela lui permettait de ne pas décerner les prix et de conserver l'argent (*J. de Méd.*, t. LXI, p. 218).

— PAGE 726 —

Voir C., note p. 590. Méquignon propose de prendre en dépôt les exemplaires des séances publiques de la Faculté et de partager les bénéfices de la vente avec le doyen. Mais il n'offrait pas de faire les frais de l'impression. Or, on ne trouve plus trace dans le *Journal de Médecine* de la publication des séances publiques à partir de 1780. A noter aussi que vers cette date les séances de la fondation Malouin ne sont plus tenues aux Écoles extérieures de Sorbonne, mais aux Écoles de la rue Jean-de-Beauvais, et par conséquent avec beaucoup moins d'apparat. C'est que la Société Royale tire à elle toutes les faveurs et toute la publicité.

— PAGE 727 —

Écrits clandestins contre la Société Royale. — Voir note de la page XIV de l'*Introduction*.

———

Pour les renseignements sur les publications qui ont amené l'arrestation de Hallot, voir la note de la page XXIV de l'*Introduction*.

L.-C. Hallot était né à Noyers-en-Bourg, il commença ses études chez les Oratoriens et les acheva à Paris, au collège de Sainte-Barbe. Maître ès arts de l'Université de Paris, docteur régent en 1778. La Faculté, à laquelle on avait interdit d'imprimer ses requêtes, voyait avec plaisir les libelles publiés contre la Société Royale. Vers la fin de 1780, Hallot eut la fantaisie de dire aussi son mot, et il le dit sérieusement dans le *Dialogue* qu'il publia *entre un citoyen et un Docteur-Régent de la Faculté de Médecine de Paris sur la Société Royale*. La Société Royale était agacée de ces pamphlets, elle chercha à s'en venger par l'intervention gouvernementale. Le Noir était associé honoraire de la Société Royale : on obtint l'ordre d'incarcération. Ce fut le 9 janvier 1781 que Hallot, rentrant chez lui le soir, fut averti par sa portière qu'on avait vu rôder, toute la journée, des gens de mauvaise mine, qu'on l'avait demandé plusieurs fois, qu'enfin la femme du libraire qui vendait son *Dialogue* était venue tout en larmes dire qu'on venait d'enlever son mari. Il voulut, d'abord, aller la consoler et la rassurer, mais il était à peine sorti qu'on l'arrêtait, pour le conduire à la police, puis à son appartement pour perquisitionner.

Vers 1 heure du matin, il entrait à la Bastille, inscrit au nombre des *pensionnaires du Roi*. Bourru, chez qui Hallot devait dîner le 10, fut aussitôt instruit de l'incarcération, et la Faculté députa immédiatement son doyen et des délégués vers le Garde des sceaux. Amelot fut consterné et se plaignit d'avoir été trompé, car on l'avait persuadé que personne ne s'inquiéterait de Hallot.

Voici ce que racontent les *Mémoires* de Bachaumont sur l'arrestation de Hallot (t. XVII, p. 61, 62 et 71) :

« 6 *février* 1781. — Ce qu'on avait prévu, M. de Lassone, le premier médecin, se trouvant indirectement injurié dans une note de la lettre du docteur Hallot, a obtenu une lettre de cachet contre lui, et il est à la Bastille depuis quelques jours.

« M. le lieutenant de police l'ayant interrogé pour savoir de lui quel était le nom de l'imprimeur de ses lettres, il a répondu avec une fierté noble à ce magistrat : « Me prenez-vous, « Monsieur, pour un sociétaire ? » M. Le Noir, pensant trop noblement lui-même pour ne pas sentir et apprécier cette réponse, s'est trouvé forcé malgré lui d'exécuter ses ordres. Ils étaient même si sévères que ce prisonnier a été d'abord sans feu ; mais M. Le Noir a si bien fait qu'on a tempéré cet ordre rigoureux, et l'on espère que, grâce aux bons soins de M. le lieutenant de police, il sortira bientôt. »

« 7 *février* 1781. — La Faculté, sensible au malheur d'un de ses membres, est allée en grand cérémonial à Versailles demander à M. le Garde des sceaux l'élargissement du docteur Hallot. Le chef de la justice leur a répondu que cela ne le regardait pas. On n'a pas été peu effrayé à la Cour de voir tous ces ministres de la mort, dont le cortège lugubre n'était point attendu. »

— PAGE 728 —

Un exemplaire du *Mémoire pour les Doyens et Docteurs Régents de la Faculté de Médecine de Paris, défendeurs, contre M. le Procureur Général, demandeur*, est tombé entre mes mains (in-4, 12 pages de l'imprimerie de Quillau).

En plus de la délibération du Conseil, composé de Maultrot, Aubry, Mey, Gervaise et Debonnières, ce mémoire porte encore l'approbation de Target, en date du 16 mars 1781.

C'est avec la plus vive douleur que la Faculté se voit obligée de faire opposition à un arrêt sur requête obtenu par le Procureur Général, mais elle ne peut abandonner des droits établis depuis 350 ans et tant de fois vengés par le ministère public lui-même.

Le mémoire définit le baccalauréat, la licence, qui donne le pouvoir d'exercer la médecine, de consulter avec les autres médecins approuvés ; enfin le doctorat, plus honorifique qu'utile. Les docteurs régents ont, en plus, le droit de professer publiquement. Cette qualité tient si peu à celle de docteur qu'elle peut se perdre par le seul défaut de présence du régent qui est en tour pour présider une thèse quodlibétaire. La Faculté a seule plein pouvoir pour l'admission ou le rejet de ceux qui aspirent à ce titre. Elle n'a pas cru devoir agréer Hallé en janvier 1779, ni trois autres docteurs en novembre 1780 ; les intéressés n'ont point interjeté appel ; aussi la Faculté doit-elle faire opposition à l'arrêt qui lui ordonne de faire connaître les motifs sur lesquels elle a fondé son refus. La Faculté, en effet, tient à conserver la juridiction sur ses membres, juridiction à laquelle elle a droit sans conteste puisque, avant d'être admis à un examen, le candidat doit produire des informations sur sa vie et ses mœurs, et que la Faculté accepte ou refuse le candidat sur l'examen de ces informations. Le cardinal d'Estouteville, en supprimant l'interdiction d'accepter des docteurs mariés, laisse néanmoins la Faculté juge des motifs qui peuvent l'amener à exclure un candidat. La Faculté a donc le droit de juger. Or, jamais il n'a été admis que qui que ce fût pût demander à un juge compte des motifs de sa décision; on peut faire opposition à un arrêt, il n'est pas possible de demander à connaître les motifs de la décision. « La régence est une fonction de pure confiance, c'est de la volonté libre, c'est du choix de la Faculté qu'on peut la tenir; ce simple licencié peut tirer de la médecine toute l'utilité qu'elle est susceptible de procurer, le doctorat met le complément aux grades académiques, la régence n'est due encore une fois qu'à la seule confiance, et la confiance ne se commande point. »

Signé : *M. Joly de Fleury*, avocat général; *Mᵉ Debonnières*, avocat; *Louault*, le jeune, procureur.

Le procès ne fut pas jugé à cette date, car les *Mémoires secrets* de Bachaumont disent, dans le tome XX, à la page 18) :

« 4 *juin* 1782. — La Société Royale de Médecine en est, suivant toutes les apparences, à son dernier choc contre la Faculté. Il s'agit d'un grand procès au sujet du refus que cette dernière fait depuis un an d'admettre à la Régence les membres de l'autre qui seraient dans le cas d'y monter. Ils sont exclus, au moyen de cette difficulté, des assemblées, de leurs jetons et de presque toutes les prérogatives de leur état, ce qui les prive d'ailleurs de l'intérêt d'environ deux mille écus qu'il leur en a coûté pour parvenir au bonnet de docteur. Ce procès est pendant au Parlement depuis plus d'un an et la Société Royale en craignant les suites, d'ailleurs désirant en éviter les longueurs, travaille à faire évoquer au Conseil la contestation. Elle use de son crédit pour employer à cet effet l'autorité qui l'a si bien servie jusqu'à présent.

« Les jeunes gens même qui souffrent spécialement du retard reprochent à M. de la Sone, son chef, son indolence et sa mollesse. »

— PAGE 729 —

Avis au peuple sur les hernies ou descentes, par Foujols, docteur en médecine de l'Université de Montpellier, médecin ordinaire au Grand Conseil, ci-devant médecin et chirurgien-major de la 1ʳᵉ compagnie de mousquetaires, in-16 de 170 pages, Paris, 1781, chez l'auteur, rue Saint-Thomas-du-Louvre, avec approbation et privilège du Roi.

— PAGE 735 —

Il était, en effet, bien clair que ce n'était pas une petite affaire que mettre opposition à un arrêt du Parlement, surtout quand on savait que cet arrêt n'était que le résultat de l'intervention de la Société Royale, et par conséquent du Roi lui-même.

— PAGE 737 —

Étain de Malac, peut-être l'étain de Malacca, provenance de l'étain dur.

— PAGE 738 —

La question ne soulevant aucune opposition, le vote eut lieu sans doute à mains levées pour gagner du temps. On trouve rarement signalés dans les *Commentaires* ces votes à mains levées, sauf pour la désignation d'un doyen ou sa prorogation. En général, les votes se faisaient par bulletins déposés dans la *capse*. La capse était fermée à clef et le doyen avait la garde de cette clef. Aussi parfois, on voit se produire des incidents quand le doyen absent est remplacé par l'ancien.

Ainsi, dans la séance où Astruc fit opposition aux faveurs qu'Helvétius demandait pour Combalusier, la séance étant présidée par l'ancien, il fallut, après le dépôt des bulletins dans la capse, envoyer chercher la clef chez le doyen, et Astruc en profita pour prendre la parole et soulever des incidents contre Combalusier. (Voir C., note p. 275.)

Quand il ne s'agissait que du tirage au sort entre plusieurs candidats, le doyen tirait un des bulletins mis dans un bonnet (*in pileo*).

— PAGE 745 —

Ouvrage présenté par Berthollet. (Voir C., note, p. 492.)

— PAGE 746 —

Le cardinal d'Estouteville (Guillelmus Totavilleus), chargé en 1452 d'opérer la réforme de l'Université. Il ne trouva que peu à changer dans les statuts de la Faculté de Médecine, et les éditions de ces statuts débutent toutes par cette remarque à la gloire de la Faculté. C'est Guillaume d'Estouteville qui ordonna que les bacheliers soutiendraient une thèse sur l'hygiène, laquelle prit, en l'honneur de cette initiative, la dénomination de thèse cardinale.

———

Ritus, Usus et laudabiles Facultatis Medicinæ parisiensis consuetudines authoritate totius ejusdem Ordinis excusa, Mo Hyacintho-Theodoro Baron, decano. Parisiis, 1751.

Le précieux volume qui porte ce titre figure en unique exemplaire à la Bibliothèque de la Faculté de Médecine sous le nº 32716. Il est formé : *a*) d'une première partie qui porte le titre ci-dessus et forme 176 pages, et se compose d'un panégyrique sur l'antiquité et la dignité des Écoles de Médecine (99 pages), des éloges de neuf docteurs par Gabriel Naudé et de mélanges ; *b*) d'une deuxième partie enfermée sous un titre exactement semblable à la première, et qui comprend réellement les usages et règlements de la Faculté en 46 articles ; *c*) d'une troisième partie : *Statuta Facultatis Medicinæ parisiensis Supremi Senatûs authoritate confirmata anno* 1751. Ce sont les derniers Statuts dont l'ensemble ait régi la Faculté. Ils sont formés de 84 articles, dont Corlieu a donné la traduction à la fin de son volume, *l'Ancienne Faculté* (Paris, 1877). Cette troisième partie comprend encore : 1º la Déclaration royale du 3 mai 1694 pour la suppression de la Chambre Royale de médecins des Universités provinciales ; 2° l'arrêt du Conseil d'État qui enregistre cette suppression le 29 juin 1694 ; 3° l'arrêt du Conseil d'État du 12 mars 1695, qui interdit aux médecins de la soi-disant Chambre Royale de faire aucune requête contre la Déclaration royale du 3 mai 1694 ; 4° Déclaration du Roi du 29 mars 1696 réglant la pratique de la médecine à Paris ; 5° Déclaration royale du 19 juillet 1696 concernant l'agrégation dans la Faculté de Paris ; 6° arrêt du Parlement du 3 septembre 1696, confirmant la sentence de police contre les médecins des Universités provinciales ; 7° la sentence du Châtelet du 8 mars 1696 ; 8° l'édit du Roi, registré en Parlement, du mois de mars 1707, portant règlement pour l'étude et l'exercice de la médecine. (C'est celui qui est encore en vigueur à l'époque qui nous occupe. 9° Déclaration royale du 27 août 1711, par laquelle ceux qui ont fait trois ans d'études médicales à Paris sont dispensés d'un an d'études dans les autres Universités du Royaume ; 10° arrêt du Parlement du 23 juillet 1748, qui confirme les anciens règlements pour l'exercice de la médecine et ordonne l'exécution du dispensaire dressé par la Faculté (*Codex medicamentarius*, édité en 1748); 11° arrêt du Parlement du 13 mai 1644, pour la visite des pauvres malades.

Après ce résumé du contenu du volume de Baron, il faut dire que la lecture du paragraphe XX (p. 62 de la deuxième partie, *Ritus et Usus*) ne légitime en rien l'allusion que fait l'arrêt du Parlement. Tout ce qu'on peut dire est que ce paragraphe XX est intitulé : *De reformatione Facultatis medicinæ per Emin. cardinalem de Touteville*, mais que rien ne paraît s'y rapporter au cas de Hallé, Fourcroy et consorts.

Le plus important article de cette réformation se rapporte à l'abrogation de l'obligation du célibat pour les médecins.

Les *Ritus et Usus* de Baron sont d'une telle importance pour l'étude de la vie de la Faculté au dix-huitième siècle que nous en publions une traduction complète aux documents annexes, et y joignons, avec l'autorisation du docteur Corlieu, celle des *Statuts de la Faculté* de 1751.

— PAGE 752 —

Dehorne n'était pas docteur de la Faculté de Paris, mais médecin consultant du comte d'Artois. Il avait donc fait une véritable usurpation de titre. (Voir C., note p. 559.)

————

Levure incorruptible. — Question traitée par Delacourt et de Machy à la séance publique du collège de pharmacie de 1782. Leur conclusion est défavorable. (*J. de Méd.*, t. LVIII, p. 474.)

— PAGE 753 —

De la pulmonie, de ses symptômes, de ses causes, de ses différences et de sa curation, par Jeannet des Longrois, docteur régent, in-16 de 210 pages, dédié à la princesse de Montmorency. (Paris, 1781, chez Méquignon. Réimpression en 1782.) Se termine par le rapport favorable de Morisot-Deslandes, Descemet, Coutavoz et Delaplanche.

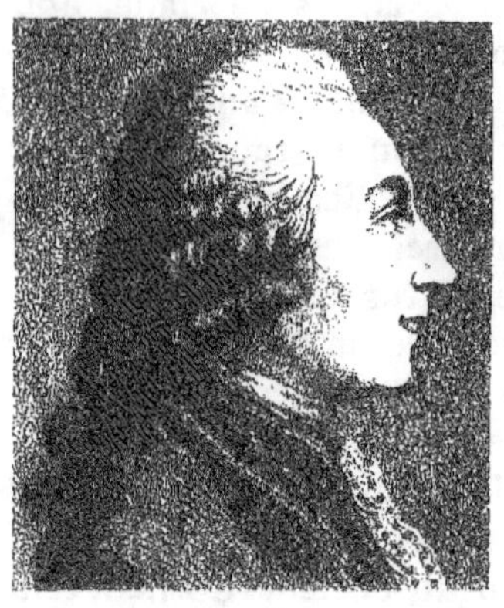

Jeannet des Longrois.
(Gravé par Civil, d'après Desrais, 1782.)

Jeannet des Longrois a aussi publié : *Conseils aux femmes de quarante ans*, in-12 de 225 pages. Paris, 1787. (Anal. in *J. de Méd.*, t. LXXIV, p. 516.)

— PAGE 758 —

Le marquis de Bandol. — La question de la rage et de son traitement est une des grosses préoccupations médicales de l'époque. Les comptes rendus des Sociétés savantes sont remplis de mémoires relatifs à cette obscure question ; le sujet est mis et remis au concours : de temps à autre, on trouve le remède spécifique, puis on l'abandonne en voyant qu'on a eu affaire à des cas heureux. Le remède le plus généralement adopté est la friction mercurielle. Le volume pour 1783 des *Mémoires de la Société Royale de Médecine* est consacré exclusivement aux travaux

sur le traitement de la rage (223 et 358 pages).

Il n'est pas étonnant que le marquis de Bandol s'adresse à la Faculté en cette occasion, puisqu'il est grand messager juré de l'Université (voir C , p. 602). C'est même à ce titre qu'il spécifie bien que c'est à la Faculté, fille de l'Université, qu'il s'adresse, et non pas à la Société Royale (C., p. 760).

Andry (*Charles-Louis-François*), né à Paris en 1741, mort le 8 avril 1829, docteur régent de la Faculté, est désigné dans l'*Almanach Royal* de 1787 comme breveté pour le traitement de la rage. Il avait publié en 1778 et 1779 des *Recherches sur la*

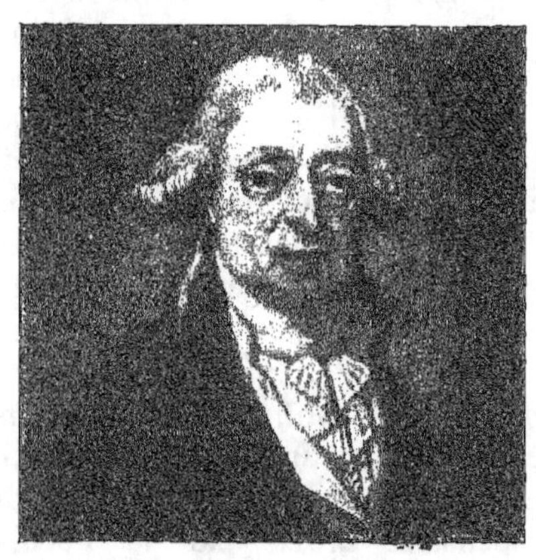

Andry.

rage, insérées au tome I des *Mémoires de la Société Royale de Médecine*. Le *J. de Méd.* des années 1772 à 1785 contient un grand nombre d'observations relatives à cette affection.

— PAGE 760 —

Le curé de Bandol confond, en effet, comme le dit le marquis dans sa lettre. la Faculté et la Société Royale. C'est cette Compagnie qui avait. dans sa première séance de 1778, mis au concours. avec un prix de 600 livres fondé par Le Noir, la question du meilleur *traitement de la rage*. Le prix avait été porté à 1.200 livres et devait être distribué en 1781. Aucun mémoire ne reçut le prix, mais l'*Histoire de la Société Royale pour* 1779 rend compte des mémoires qui ont mérité des encouragements de 100 livres. Dans ce compte rendu, on constate que le *Journal de Genève* est cité en note comme ayant publié des observations de rage confirmée guérie par des frictions mercurielles à haute dose. C'était le traitement qui guérissait à cette époque.

— PAGE 766 —

Joly de Fleury. — Il s'agit ici de Jean-François, né en 1718, fils de Guillaume-François, l'ancien Procureur au Parlement (1746 à 1777), frère de Guillaume-François-Louis, né en 1710, Procureur général alors en fonctions (il avait succédé à son père en 1746), et de Omer, né en 1715, président à mortier depuis 1768. Il était, l'année précédente, simple conseiller d'État ordinaire (de 1760) au Conseil des dépêches et au Conseil royal de commerce.

———

Joly de Fleury succédait à Necker, qui avait envoyé sa démission de Contrôleur général des finances (19 mai 1781). Les circonstances étaient d'ailleurs critiques, le compte rendu de Necker, qui présentait le budget comme en excédant de plus de 10 millions, étant un trompe-l'œil. Joly de Fleury n'était pas à la hauteur du rôle qu'on voulait lui faire jouer.

En 1783, il était remplacé lui-même par de Calonne.

— PAGE 769 —

Sublimé corrosif. — Les questions d'empoisonnement avaient une grande importance à cette époque, à cause de la difficulté qu'on éprouvait à constater la présence des poisons quand il y avait eu crime. Certains auteurs contestaient même la possibilité d'une constatation scientifique quelconque. De plus, les traitements chimiques de l'empoisonnement n'étaient pas en faveur à la Faculté, comme en témoignent les querelles de Majault avec Navier, Bucquet et Fourcroy. (Voir le refus de la thèse de ce dernier, C., p. 847.)

Il y avait d'ailleurs un autre motif aux inquiétudes de la Faculté touchant ce produit. Chaque jour, surgissait un nouveau remède pour le traitement des maladies vénériennes : pilules de Keyser, eau médicinale de Husson, eau de sécurité du sieur Henriet, eau fondante et préservative de Guilbert de Préval, etc. La possibilité pour les charlatans de se procurer le sublimé corrosif, base du traitement vénérien, était donc un encouragement pour eux à la création de nouveaux spécifiques plus efficaces que les traitements végétaux, que prônoient alors certains docteurs régents tels que Mittié. (Voir C.. note p. 1141.)

———

— Page 772 —

Le doyen avait annoncé les communications suivantes : Doublet, *Suite des mémoires pour l'histoire des maladies régnantes ;* Delaplanche, *Extrait des thèses soutenues aux Ecoles de la Faculté* ; Sigault, *Avantages de la douche froide dans les maladies nerveuses et autres affections, notamment les engorgements de matrice ;* Le Roux des Tillets, *Maladie particulière des ouvriers de la manufacture royale de porcelaine établie à Sève.* (*J. de Méd.*, t. LVI, p. 382.)

— Page 780 —

C'est *Labbé-Dumesnil* (et non l'abbé), apothicaire du Grand Conseil, reçu en 1780.

Martin, au contraire, n'apparaît pas dans les promotions successives d'apothicaires.

— Page 783 —

Samoïlowitz. — Assesseur des collèges de S. M. Impériale de toutes les Russies, docteur en médecine, chirurgien-major du Sénat de Moscou, membre de la commission contre la peste.

Le *Journal de Médecine* (1783, t. LIX, p. 460) analyse :

1° *Lettre sur les expériences des frictions glaciales pour la guérison de la peste et autres maladies putrides,* par Samoïlowitz, à Paris (chez Leclerc, 1782, in-8 de 54 pages). Dans cette lettre Samoloïwitz attribue l'invention des frictions glaciales à l'impératrice Catherine II et demande qu'on désigne le remède sous le nom de *Anti-pestilentiale Catharinæ II.*

2° *Mémoire sur l'inoculation de la peste, avec la description de trois poudres fumigatives antipestilentielles.* (Paris, chez Leclerc, in-8 de 36 pages.) Samoïlowitz propose de pratiquer l'inoculation de la peste, comme celle de la petite vérole, pour énerver l'action du virus. Il renvoie à un mémoire qu'il a fait sur la peste qui a régné à Moscou en 1771.

— Page 784 —

De diebus feriatis. — Le *Calendrier médical pour* 1778 donne la liste des jours fériés des Écoles universitaires :

28 janvier, saint Charlemagne ; le jeudi qui précède le carnaval, le lundi et le mardi gras, le jeudi de la Mi-Carême, le mercredi saint jusqu'à Pâques, le lundi de la Pentecôte, le 9 mai, saint Nicolas, le lundi qui suit la Saint-Barnabé, le jour de la distribution des prix du concours général et le lendemain ; le 23 août, jour de la naissance du roi ; la veille de la Toussaint ; le 25 novembre, sainte Catherine ; le 6 décembre, saint Nicolas ; la veille de Noël ; les quatre jours des processions du Recteur.

— Page 785 —

Dettes de la Faculté. — Le 1er octobre 1751, le doyen Baron, effrayé de la situation financière de la Faculté, crut devoir informer par une circulaire imprimée chacun des membres en particulier de la situation des affaires de la Compagnie.

Voici quelles étaient alors les dettes de la Compagnie :

Sommes dues en principal par la Faculté :

A M. Lépy	8.000 l.
A M. Cosnier père. . .	37.000
A M. Boyer.	8.000
A M. Baron père . . .	12.000
A M. Fontaine. . . .	3.000
Au sieur Bret. . . .	5.500
A la demoiselle Annoteau	700
Total	74.200 l.

État des rentes annuelles dues par la Faculté :

1° Rentes perpétuelles :

A M. Lépy	400 l.
A M. Cosnier père . . .	1.850
A M. Boyer.	400
A M. Baron père . . .	600
A M. Fontaine	150
Au sieur Bret	275
A la demoiselle Annoteau.	35

2° Rentes viagères :

A M. Quinel.	1.000
A la demoiselle de Renval.	300
Total.	5.010 l.

« Il faut encore observer : 1° qu'indépendamment de ces sommes, la Faculté doit considérablement à son Doyen, pour les remboursements qu'il a faits aux Doyens ses prédécesseurs. La somme due au Doyen doit, selon l'usage, lui être remboursée par son successeur, ce qui éloigne du Décanat bien des Docteurs qui rempliraient la place avec honneur. » (*Quæstiones medicæ parisienses*, 1750-52.)

— Page 792 —

Voir C., note de la page 753.

— Page 793 —

Hospice de Vaugirard. — Cet hospice, établi pour guérir les enfants nouveau-nés infectés du mal vénérien, ouvert aux femmes grosses syphilitiques et à leurs enfants, est l'objet d'une étude très détaillée dans le *Journal de Médecine* (t. XXIII, p. 289, 445 ; t. LXIV, p. 3, 169), étude due à Colombier, docteur régent, inspecteur général, et à Doublet, sous-inspecteur général des hospices civils (t. LXVI, préface).

D'après eux, la fondation de cet hospice est due à Le Noir, lieutenant général de police (*Hist. Soc. Roy.*, pour 1779, p. 181, et *J. de Méd.*, t. LVII, p. 171). Le *Journal de Médecine*, dans le tome LXXXVI, p. 11, dit, au contraire, que l'hospice a été établi et est administré par Mme Necker.

Voir *Mémoire sur les symptômes et le traitement de la maladie vénérienne dans les enfants nouveaux-nés*, lu à l'assemblée particulière de la Faculté de Médecine, dite *prima mensis*, le 15 octobre 1781, par M. Doublet, docteur régent, médecin de l'hospice de charité de Saint-Sulpice (hôpital Necker) et de l'hospice de santé de Vaugirard. (A Paris, 1781, chez Méquignon, in-12 de 77 pages.)

— Page 795 —

F. de Fontenilles remplaçait Camyer à la Nation de France ; il fut lui-même remplacé presque aussitôt par Hérivaux.

Camyer était devenu syndic en 1784. La même année, Frémyn de Fontenilles est censeur de la Nation de France (A. R.).

— **Page 796** —

Marie-Thérèse, impératrice d'Allemagne, reine de Hongrie et de Bohème, mère de Marie-Antoinette ; née le 13 mai 1717, elle était morte le 29 novembre 1780.

— **Page 797** —

Le procureur de chacune des quatre Nations avait un adjoint ou *Censeur*, qui avait pour fonctions de veiller à l'observation des statuts dans chaque Nation. Les officiers des quatre Nations sont alors :

France : Procureur, Frémyn de Fontenilles ; censeur, Maltor ;

Picardie : Procureur, D'Arragon ; censeur, Lange ;

Normandie : Procureur, Clément ; censeur, Cerisier ;

Allemagne : Procureur, Cook ; censeur, Dally.

———

Auger (l'abbé Ath.). — Helléniste, membre de l'Académie des Inscriptions, né le 12 décembre 1734, mort le 7 février 1792. *Pensées morales extraites des œuvres d'Isocrate et traduites.* Paris, 1782, in-12. (Il y a discordance dans la date de publication, puisque l'offre est faite le 13 janvier 1781.)

Auger a publié aussi : *Isocratis opera omnia gr. et lat. cum versione novâ, triplici indice variantibus lecitonibus et notis.* Parisiis, Fr. Amb. Didot, 1783.

———

Delneuf (Jean), nommé receveur de l'Université (A. R., 1781), en remplacement de Le Bel : il le reste en 1782, 1783 et 1784. Puis est élu recteur en 1785 et 1786 (voir C., p. 1184). Redevient questeur de 1787 à 1790.

— **Page 799** —

Il s'agit ici, sans doute, du maître des cérémonies, M. Desgranges et non pas du Grand Maître, le marquis de Dreux : celui qui avait invité la Faculté à envoyer deux docteurs pour faire l'autopsie de Louis XIV s'appelait également Desgranges : c'était probablement le père de celui dont il s'agit ici. L'*Almanach Royal* de 1734 indique M. Desgranges comme maître des cérémonies, et celui de 1782, M. Desgranges, en fonctions depuis 1746.

———

Dupuis (Ch.-F.). — Membre de l'Académie des Inscriptions et Belles-Lettres, né à Try-le-Château, entre Gisors et Chaumont, le 26 octobre 1742, mort à Is-sur-Tille, le 29 septembre 1792. *Laudatio funebris Aug. Mariæ Theresæ Austriacæ,* 1781, in-4.

— **Page 800** —

Charbonnet (Pierre-Mathias), recteur en 1782, 1783 et 1784.

— **Page 801** —

Louis-Jos.-Xav.-François. Dauphin, né à Versailles le 22 octobre 1781, mort le 4 juin 1789, en laissant le titre de dauphin à son jeune frère Louis-Charles, duc de Normandie, né le 27 mars 1785 à Versailles, mort le 8 juin 1795 au Temple.

— Page 803 —

Sue (*Jean-Joseph*), fils, petit-fils et neveu de chirurgiens : né à Paris le 13 janvier 1760, mort le 21 avril 1830. Docteur d'Édimbourg ; chirurgien militaire, médecin en chef de la garde impériale en 1809, professeur d'anatomie à l'École des beaux-arts, membre de l'Académie de médecine (1821). Son père, Jean-Joseph Sue, dit *de la Charité*, à cause de son séjour prolongé à cet hôpital comme substitut, puis comme chirurgien en chef, avait été l'élève favori de Verdier, auquel il avait succédé dans l'enseignement de l'anatomie au collège de chirurgie.

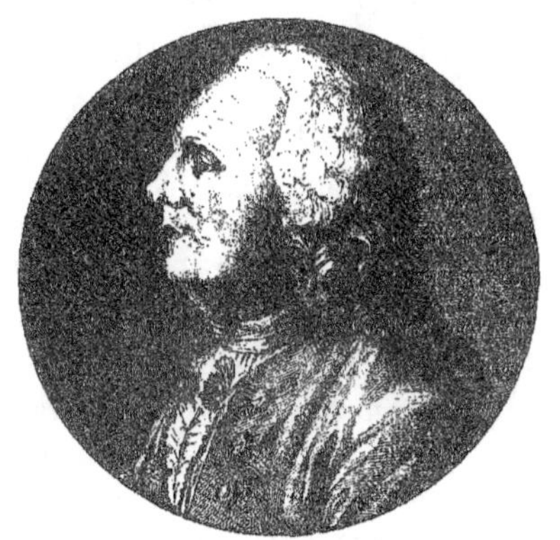

Jean-Joseph Sue.
(Gravé par Lebeau, d'après Binet.)

Son oncle, Pierre Sue, dit *le jeune*, avait été reçu maître en 1753, professeur et démonstrateur à l'École pratique en 1767, trésorier du Collège, professeur de thérapeutique au moment de la suppression du Collège. En 1794 il fut nommé bibliothécaire de l'École de santé.

———

Sédillot (*Joseph*), né aux Vaux-de-Cernay le 13 janvier 1757, mort le 5 août 1840, était élève de l'Hôpital général ; reçu maître en chirurgie en 1781. Soutint sa thèse de doctorat en médecine à Reims en 1784 et devint médecin des princes de Condé. Rédigea pendant vingt ans le *Journal général de médecine*. Il était beau-frère du pharmacien Bertrand Pelletier.

———

Andravi, né à Barême, diocèse de Senez (Basses-Alpes), maître ès arts de l'Université de Paris, docteur de la Faculté de Nancy ; soutint son acte public pour la maîtrise, le 13 octobre 1781 : *De gingivarum excisione*, en 24 propositions, sous la présidence de J.-J. Dubois-Foucon, chirurgien-dentiste, maître ès arts et en chirurgie.

— Page 804 —

Le lieutenant du premier chirurgien du Roy est alors non pas Andouillé, qui est premier chirurgien en survivance, mais *Lassus*, inspecteur des Écoles Royales de chirurgie.

Pierre Lassus, né à Paris le 11 avril 1741, était fils d'un maître en chirurgie. Il parvint à la maîtrise le 1ᵉʳ juin 1765 et fut nommé en 1781 substitut de la chaire d'anatomie au Collège de chirurgie. Chirurgien de Mesdames Victoire et Sophie en 1770, il acheta en 1779 la charge de lieutenant du premier chirurgien du Roi. Inspecteur des Écoles de chirurgie, trésorier de l'Académie de chirurgie. Émigré en 1793 avec les filles de Louis XV, qu'il suivit en Italie, il rentra en France à la création de l'École de santé, où il professa l'histoire de la médecine et la pathologie externe.

Membre et secrétaire, puis bibliothécaire de l'Institut, chirurgien consultant de l'Empereur. Il a surtout publié des traductions de l'anglais : Alanson, *Manuel pratique de l'amputation des membres*, in-12, 1784 (anal. in *J. de Méd.*, t. LXII, p. 96); Percivall Pott, *Traitement des fractures et luxations*, Paris, 1783, in-12 de 178 pages (analysé in *J. de Méd.*, t. LX, p. 387). Il mourut le 16 mars 1807.

(Voir son portrait C., p. 1089.)

Les quatre prévôts en charge sont alors Lesne, Brun, Brasdor et Guyenot. D'après l'arrêt du Conseil d'État du 12 avril 1769, art. 1er, la Faculté n'assiste plus qu'à un seul examen, qui est public. (Voir, pour les rapports entre les chirurgiens et la Faculté, C., note de la page 893.)

— PAGES 805 ET 806 —

Voici quelques renseignements sommaires sur l'organisation des études en chirurgie à l'époque qui nous occupe : ils sont en partie empruntés à la brochure de Corlieu sur l'*Enseignement du Collège de chirurgie* (Paris, 1890, in-8, 64 p.). Malheureusement il n'y est donné aucun détail sur l'enseignement de la chirurgie à la Charité, où les règlements étaient différents de ceux de l'Hôtel-Dieu et de l'Hôpital général (dont les administrateurs étaient les mêmes), comme cela se voit clairement d'après le texte, au point où nous sommes.

Les élèves en chirurgie de l'Hôpital général étaient d'abord *externes*, puis *pensionnaires, puis compagnons*. Pour être admis comme externe, il fallait se présenter au bureau, avoir 18 ans accomplis, et présenter un acte de baptême et un certificat de bonne vie et mœurs. L'examen avait lieu quand il y avait des places vacantes, il était très sommaire, et les recommandations ou titres de parenté étaient d'un grand poids pour l'admission. Les pensionnaires, nourris, mais non logés, étaient recrutés parmi les externes, qui subissaient, pour être nommés pensionnaires, un examen beaucoup plus sérieux que le premier, et suivant le rang de leur inscription à l'externat rigoureusement. Le jury était constitué des six médecins de l'Hôtel-Dieu, du maître chirurgien et du compagnon gagnant maîtrise.

Les examens, à partir de mai 1769, avaient lieu, tous les ans, en mai et juin. Antérieurement les externes passaient pensionnaires à l'ancienneté, sans examen.

Parmi les pensionnaires se recrutaient les compagnons, qui étaient logés, nourris, chauffés, éclairés et blanchis à l'hôpital. Enfin, le compagnon gagnant maîtrise était nommé au concours, et pouvaient se présenter soit les compagnons en exercice à l'hôpital, soit les chirurgiens ayant subi leurs examens et déjà sortis de l'hôpital (voir C., p. 806). C'était en quelque sorte le chef de clinique chirurgicale ; il faisait un stage de six ans dans son service, ce qui lui donnait une grande expérience, et il était dispensé, pour être reçu maître-chirurgien juré, du diplôme de maître ès arts, de la soutenance de la thèse et du chef d'œuvre. L'article III de l'arrêt du Conseil d'État du 12 avril 1749 disait que les chirurgiens jurés devraient être maîtres ès arts ; l'article IX disait que ceux là seuls auraient droit de porter la robe et le bonnet. Le compagnon gagnant maîtrise avait autorité sur les compagnons, pensionnaires et externes.

ral : la Salpêtrière, Bicêtre, la Pitié dépendaient de cet hôpital. Le concours de l'Hôpital général était fait suivant le règlement de septembre 1699, article 61. Cet article prescrivait vingt-huit actes à l'aspirant et ne l'obligeait de mander le doyen et deux docteurs qu'à trois de ces actes, non pour interroger, ni donner leur suf-

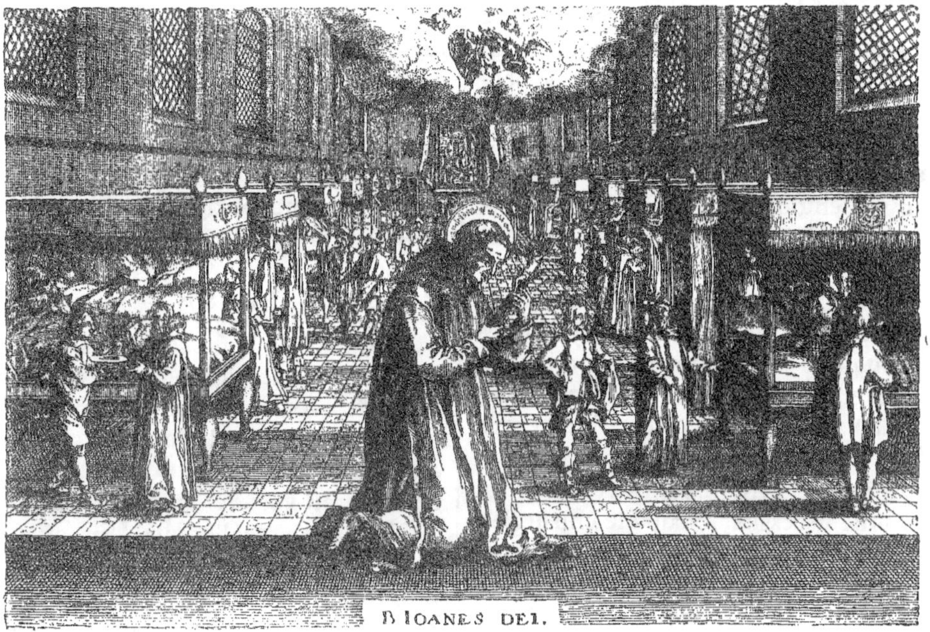

Une salle de l'ancienne Charité des hommes. Probablement celle de lithotomie.

Les fonctions des compagnons étaient déterminées par un règlement en date du 14 juillet 1655. Les compagnons portaient un tablier blanc, les pensionnaires devaient attacher leur tablier blanc avec un ruban rouge. Les externes avaient le tablier noir.

Il n'y eut d'abord de compagnon gagnant maîtrise qu'à l'Hôtel-Dieu ; plus tard il y en eut à l'Hôpital géné-

frage, mais uniquement pour en être les spectateurs muets. On voit qu'à la Charité les choses se passaient autrement, et combien le doyen se félicite d'avoir joué au concours de la Charité un rôle tout différent du personnage muet.

— PAGE 806 —

La Charité. — Les frères de la Charité reconnaissaient pour fonda-

teurs Jean Ciudad, Portugais, cano-
nisé en 1690 sous le nom de saint
Jean de Dieu (*Joannes Dei*). En 1602,
Marie de Médicis installa quatre de
ces frères à Paris, quai Malaquais,
sur l'emplacement qu'occupèrent plus
tard les Petits-Augustins (actuellement École des Beaux-Arts). En 1606,
ils furent transportés dans une maison voisine d'une chapelle dédiée à
saint Pierre (dite par corruption
Saint-Père, d'où le nom actuel de la
rue), et ils en obtinrent la pleine propriété en 1612. Aussitôt ils démolirent
l'ancienne chapelle et en reconstruisi-
rent une nouvelle, terminée en 1621,
qu'ils entourèrent de bâtiments, formant l'*Hôpital de la Charité des
hommes.*

En 1721 on leur adjoignit un maître en chirurgie. En 1724, il y eut des
tentatives d'interdire à tous religieux
d'exercer l'art de chirurgie, mais ces
défenses ne furent pas longtemps
suivies d'effet, et en 1761 la permission leur était rendue d'exercer en
cas de nécessité, lorsque le chirurgien
en chef, ou son substitut, ou le gagnant maîtrise n'y pourraient vaquer.

La gravure que nous reproduisons
est beaucoup moins connue que la célèbre grande salle, reproduite maintes
fois. Elle représente sans doute la
salle Saint-Raphaël comportant 16 lits
destinés aux calculeux.

La Charité avait plusieurs succur-
sales, notamment une à Charenton.
Deschamps, le chirurgien qui reçoit
des éloges de Des Essartz pour l'emploi
de la Poudre de Fowler (C., p. 358),
était chirurgien de la Charité.

Examen des chirurgiens. — Le 10
août 1764 le doyen est invité par les
Administrateurs de l'Hôtel-Dieu et
de l'hospice des Incurables à assister à
l'examen de Jean Angerville, aspirant
à la place de compagnon gagnant
maîtrise.

Le 18 août l'examen a lieu en présence du doyen, qui reste muet ;
après l'examen, de Tilliers, administrateur de l'Hôtel-Dieu, demande au
doyen d'exprimer son avis sur les
réponses du candidat. Cette demande
motive la protestation par acte public
des chirurgiens de Saint-Côme contre
la présence du doyen à cet examen,
protestation qui est immédiatement
l'objet d'une opposition de l'administrateur de Tilliers. (*Comm.*, t. XXII,
p. 837.)

— PAGE 808 —

L'examen du compagnon gagnant
maîtrise semble avoir eu beaucoup de
rapports avec ceux qui existent aujourd'hui pour le clinicat ; le candidat nommé devait être souvent celui
que désirait voir désigner son maître,
le chirurgien de l'hôpital. En effet,
malgré l'importance très grande de
la situation de compagnon gagnant
maîtrise, nous voyons que le concours entre huit candidats se termi-
nait en une seule journée pour les
épreuves de théorie et les épreuves
de médecine opératoire. Ce concours
était donc dérisoire vis-à-vis des
épreuves que devait subir l'élève pour
obtenir ses lettres de maîtrise.

Après avoir accompli son stage dans
les hôpitaux, le garçon chirurgien
avait à soutenir le *grand chef-
d'œuvre.*

Il se composait : 1° de l'*Immatri-*

cule, simple formalité d'inscription ; 2° de la *Tentative*, examen de physiologie avec treize maîtres comme juges ; 3° le *premier examen*, deux mois au moins après la Tentative : il portait sur la pathologie chirurgicale ; neuf maîtres étaient juges ; 4° l'examen *des quatre semaines : a)* pendant quatre jours, examen sur l'ostéologie ; *b)* pendant sept jours, sur l'anatomie, théorie, préparations et dissections ; *c)* pendant sept jours, théorie et pratique des opérations ; *d)* pendant deux jours, examen sur les médicaments chirurgicaux ; 5° le *dernier examen* portait sur la thérapeutique chirurgicale et la pratique avec une consultation écrite ; 6° *l'acte public*, soutenance d'une thèse latine qui devait durer au moins quatre heures, en présence du doyen de la Faculté, de deux docteurs régents, du lieutenant du premier chirurgien du Roi, des quatre prévôts en charge et des autres officiers du collège.

En général, les chirurgiens étaient peu lettrés, et Philip rappelle, au début de ce paragraphe, que, comme toujours, les candidats se sont montrés peu familiarisés avec la langue latine.

— Page 819 —

Marin, reçu maître en 1764, rue Saint-André-des-Arcs. Les années précédentes, c'étaient Liège (en 1779-80) et Solomé (en 1778-79) qui avaient préparé le cours.

— Page 822 —

De Cursay (Thomasseau). — Médecin ordinaire de Louis XIV ;

mort le 8 mars 1710 ; son portrait fut offert à la Faculté par son fils. (*Cal. méd.*, 1778, p. 105.)

— Page 824 —

Amoreux, de Montpellier, associé régnicole de la Société Royale ; lauréat de la Faculté, en 1780, au concours sur la *présence des vers et leur curation* (C. p. 721). Accessit du concours de la Société Royale sur les *Maladies héréditaires.* (*Hist. Soc. Roy.*, 1787-1788, p. XI.)

— Page 833 —

Cette expression de mépris montre que Philip fait une affaire personnelle de la querelle de Fourcroy avec la Faculté. Il prend ses mesures pour que ce dernier ne puisse échapper aux responsabilités qui résultent de la façon dont Fourcroy dissimule la réalité des faits, et il enferme dans le coffre les lettres qu'il a reçues de lui. Il ne pouvait penser qu'un jour viendrait où Fourcroy aurait la disposition de ces clefs et ferait disparaître ces témoignages gênants. Par contre, Fourcroy ne s'est jamais douté du supplément de précautions pris par Philip lorsqu'il inscrivit l'histoire de ces démêlés dans un *appendice* au compte rendu de son décanat.

— Page 834 —

Ma nouvelle demeure. — Philip demeurait dans la maison qui existe encore et fait le coin nord-est de la place Saint-Sulpice. C'était le bâtiment neuf de la place. On le voit à gauche sur la gravure (C., p. 843).

— Page 841 —

Varnier m'a entretenu souvent de la conviction qu'il était arrivé à se faire sur la mauvaise foi de Fourcroy. Il était persuadé que Fourcroy avait profité du passage à la direction de l'École de santé de son ami Thouret pour fouiller les Archives de la Faculté et en faire disparaître les traces de sa félonie ; il s'était même vraisemblablement assuré qu'à la date correspondante du compte rendu il ne restait pas trace des assurances mensongères de fidélité qu'il avait adressées à la Faculté. On peut voir, en effet, que le compte rendu de la séance du 11 novembre (C. p. 709) ne fait aucune allusion aux protestations de Fourcroy, et cela parce que Des Essartz s'est formellement opposé à la transcription de sa lettre dans les *Commentaires* (voy. C. p. 496). Mais, in *caudâ venenum :* Philip, contrairement à tous les précédents, avait épanché sa rancune dans un appendice où la duplicité de Fourcroy est dévoilée et où nous la constatons aujourd'hui.

Le *Dossier Monteil-Chasles* contient sous le n° 29 une chemise de papier bleuté qui porte en gros titre :

Différentes pièces portant témoignages d'une promesse de Fourcroy de ne point être de la Société Royale de Médecine. La chemise est vide.

La rue Royale est actuellement la rue de Birague, ce qui donne l'emplacement exact de la demeure de Levacher de la Feutrie ; l'hôtel Turgot est connu sous le nom d'hôtel Sully, qui l'a construit et habité.

— Page 842 —

Fourcroy. — La mémoire de la Faculté devait payer plus tard les rancunes que Fourcroy avait amassées contre la Compagnie qui lui avait refusé sa thèse de doctorat et la régence. Ces rancunes se retrouvent dans des ouvrages ultérieurs, à la rédaction desquels Fourcroy n'a pas pris part, mais dont les auteurs s'étaient pénétrés d'idées fausses dans les documents que Fourcroy avait eu soin de laisser dans les dossiers. Il avait été en effet directeur général de l'Instruction publique depuis 1802.

« Des documents officiels attestent que les brevets de docteur se délivraient sans aucun rapport personnel entre les juges et les candidats, par correspondance.» L'auteur cite à l'appui de son dire l'exposé des motifs du projet de loi sur l'exercice de la médecine, présenté par Fourcroy au Corps législatif du 19 ventôse an XI (mars 1803).

«On peut se demander à bon droit si la Faculté de Médecine de Paris n'eut pas pour effet ou, du moins, pour but d'étouffer magistralement les progrès de cette science. »

« L'histoire de cette École, pendant toute la dernière période de son existence, est celle d'une lutte opiniâtre, obstinée contre toutes les découvertes intéressantes opérées dans ce genre d'études. En 1780, un jeune savant, déjà connu par des preuves éclatantes de capacité, ne fut admis, pour ainsi dire, que de vive force à obtenir le brevet de docteur. Trop pauvre, malgré ses fortes études et de précoces succès, pour acquitter la somme de 6.000

livres que coûtait alors ce diplôme, il eut encore à lutter contre une opposition systématique, dont ses lumières mêmes étaient la cause réelle et profonde. Grâce à l'aide personnelle de protecteurs puissants, que le candidat avait su se concilier, celui-ci reçut enfin le bonnet de docteur que la Faculté ne pouvait plus lui refuser; mais elle lui dénia à l'unanimité le titre de docteur régent et lui ferma ainsi l'accès d'un enseignement qu'il aurait infailliblement illustré. »

Fourcroy était fils de l'apothicaire du duc d'Orléans, neveu du régent de Brotonne. Il n'était nullement pauvre. Les protecteurs puissants qu'il avait su se concilier étaient les officiers de la Société Royale pour laquelle il avait trahi la Faculté.

Dans le discours qu'il prononce à la *Séance de l'École de Médecine du 23 vendémiaire an IX*, Fourcroy montre encore sa rancune. « Cette Société, qui s'organise en ce moment, renouvellera, sous de nouveaux auspices, et l'Académie de chirurgie, si célèbre par les grands et rapides progrès qu'elle a fait faire à l'Art, et l'ancienne Société de Médecine qui, depuis 1776 jusqu'en 1793, a été la source de tant de gloire et de tant de peines pour son illustre fondateur, Vicq d'Azyr, ainsi que pour quelques-uns de ceux qui s'étaient associés à ses travaux. Au milieu d'une orageuse existence de 17 années, la dernière de ces Sociétés, supérieure aux obstacles dont on a constamment essayé d'environner ses pas, a marché glorieusement vers le but utile de son institution ; elle a laissé dans dix volumes de Mémoires un monument que l'envie n'a pu atteindre (p. 33). »

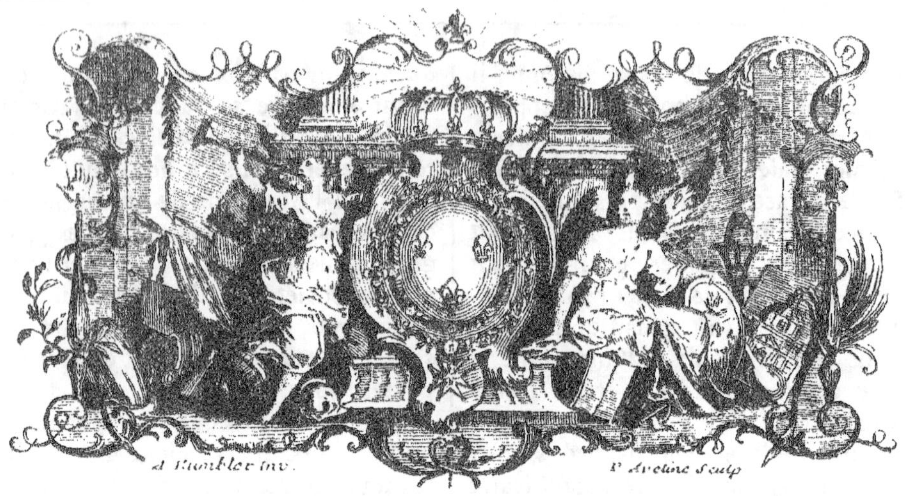

Frontispice employé fréquemment vers 1750 pour les thèses latines du Collège de chirurgie.

DEUXIÈME DÉCANAT DE J. PHILIP

— PAGE 869 —

L'ouvrage que Vrignault offre et dédie à la Faculté est : *Nouvelles Recherches sur l'économie animale*, par M. Vrignault, docteur en médecine de la Faculté de Montpellier, in-8 de 388 pages, Paris, 1783. (*J. de Méd.*, septembre 1783, t. LX.)

— PAGE 875 —

Bacher contre Bouvart. — La polémique débute par *Lettre de M. Bacher, docteur régent, à M. Bouvart, docteur régent, le 1ᵉʳ janvier 1782* (*J. de Méd.*, t. LVII, p. 14). L'archevêque Christophe de Beaumont, comte de Lyon (né au château de La Loque, diocèse de Sarlat, le 26 juillet 1703, évêque de Bayonne en 1741, archevêque de Vienne en 1745, archevêque de Paris en 1746), était mort d'hydropisie le 12 décembre 1781, au château de Conflans. Il avait été soigné par Bouvart, puis en consultation par Cochu,

Bouvart et Bacher. Bouvart tenait pour le régime sec et ne permettait au malade, pour 24 heures, que 24 *cuillerées de suc de cerfeuil passées sur* 100 *cloportes écrasées, avec* 24 *grains de sel de genet.* Bacher proposait un régime délayant, bouillons apéritifs, 3 verres de limonade et 3 verres d'eau et de sirop de vinaigre. Cochu tentait une conciliation impossible. La querelle naît aussitôt après la mort de l'archevêque.

Bacher était rédacteur, propriétaire en partie du *Journal de Médecine* de Roux ; il y publie donc tous ses arguments contre Bouvart avec détails. La question avait d'ailleurs pour lui un intérêt scientifique, en dehors de la question de personnes, car, dès 1777, il avait publié chez Didot un volume de *Recherches sur les maladies chroniques et particulièrement sur les hydropisies et les moyens de les guérir.* Veuve Thibaut, in-8.

(Anal. in *J. de Méd.*, t. XLIX, p. 565.)

La lutte retentissante entre Bacher et Bouvart détermina la Société Royale à mettre au concours en 1783 la question suivante : « Déterminer quels sont les différents cas d'hydropisie dans lesquels on doit donner la préférence au régime délayant ou au régime sec. »

Les motifs qui avaient conduit la Société Royale à mettre ce sujet au concours ne sont peut-être pas autres que le désir de voir deux régents entrer en lutte publique. En effet, elle venait en 1782 de décerner à Camper un prix pour un mémoire ayant concouru sur le même sujet. (*Hist. Soc. Roy.* pour 1780-81, Paris, 1785, p. 3.)

Bouvart avait des discussions avec beaucoup de ses collègues. Il avait eu une querelle très grave avec Bordeu, qu'il avait accusé de s'être approprié la montre et la tabatière d'un malade décédé pour se payer de ses honoraires.

Le 6 juin 1764, il se plaint des attaques de son collègue Robert et le fait condamner à faire amende honorable. Le 6 juin 1764, Bourdelin expose au nom de ses collègues la plainte de Bouvart contre Robert qui l'a injurié gravement. La Faculté condamne Robert à faire amende honorable. (*Comm.*, t. XXII, p. 836.)

Mac-Mahon (Jean), Irlandais, ancien médecin des armées et hôpitaux militaires, docteur régent de 1751, médecin ordinaire de l'école militaire.

— Page 876

L'article 48 des Statuts dit : « Quiconque aura manqué à son tour de présider une thèse quodlibétaire sera rayé de la liste des régents et privé de ses privilèges. S'il veut y rentrer, après avoir obtenu la permission de la Faculté, il le pourra, et après avoir présidé hors tour à la première thèse quodlibétaire, il fournira aux dépenses habituelles dans ces circonstances. Dès qu'il aura rempli ces formalités, il sera replacé à son rang.

L'article 80 dit que le doyen ne pourra accorder aucune faveur qui paraisse forcer les Statuts sans le consentement unanime de toute la Compagnie ; l'opposition d'un seul membre présent empêche la conclusion.

Gauthier s'est mis dans le cas de la suppression de ses privilèges de régent, et il suffit de l'opposition du doyen pour qu'il ne puisse être réintégré. Il figure néanmoins au catalogue des régents de 1782-83.

Villes universitaires. — Angers, Aix, Strasbourg, Orange, Orléans, Avignon, Besançon, Bourges, Bordeaux, Caen, Douai, Montpellier, Pont-à-Mousson, Nantes, Pau, Paris, Perpignan, Poitiers, Reims, Toulouse, Valence. (*Cal. méd.*, 1772, p. 86.)

— Page 891 —

Le cas d'un candidat au baccalauréat qui avait déjà fait des études en chirurgie n'était pas rare, et il était prévu depuis longtemps dans les Statuts. L'article 26 des Statuts de 1696 spécifiait déjà que les candidats qui seraient dans ce cas devraient s'engager, par un acte écrit devant notaire, à ne jamais pratiquer à l'avenir ni la chirurgie, ni aucun métier manuel. C'était l'article 28 des Statuts de 1751. Bourdois de la Motte propose ici une aggravation à cette règle.

— PAGE 893 —

La Faculté estime sagement qu'elle a assez de difficultés à régler, sans se lancer encore, de nouveau, dans de vieilles querelles avec les chirurgiens. Nous pouvons, à cette occasion, rappeler rapidement quelle était la situation respective de la Faculté, des chirurgiens de robe longue et des barbiers à la suite des différentes déclarations du Roi ou arrêts de la Cour.

Voici, d'abord, ce que dit Hazon dans son *Éloge historique de la Faculté* (p. 5) : « La Faculté prit aussi en considération l'état de la chirurgie. Elle en conçut l'importance ; elle sçavoit qu'une littérature fine et ornée est plutôt un obstacle à cet art qu'elle n'en procure l'avancement. C'est ce qui la porte à prendre sous sa protection les chirurgiens non lettrés dont elle connaissait l'émulation, la docilité et la dextérité. Elle fit, au commencement du seizième siècle (1505), sous le décanat de Jean Avis, un contrat avec eux, par lequel elle s'engageait à leur apprendre la chirurgie, à leur nommer un professeur, à

établir des cours d'opérations, le tout sous la condition du serment de l'obéissance, à titre d'étudiant, et de la dépendance de leur part. Cent cinquante ans après la transaction de ce contrat, la Faculté voulut bien consentir à la réunion des deux Compagnies, les chirurgiens de robe longue et les chirurgiens non lettrés, avec les mêmes engagements d'obéissance et de scolarité acceptés par ces derniers. »

En août 1613, Louis XIII délivre des lettres patentes qui unissent et incorporent les deux corps des professeurs chirurgiens jurés du Collège Royal de l'Académie de Paris et des lieutenant, syndic et gardes de la communauté des maîtres barbiers-chirurgiens de la même ville en un seul et même corps pour jouir dorénavant et concurremment des droits et privilèges les uns des autres. Lettres enregistrées au Parlement le 7 septembre 1613.

Le 20 novembre 1613, les professeurs de chirurgie près du Collège Royal présentent requête au Parlement pour désavouer ces lettres patentes.

Le 23 janvier 1614, le Parlement révoque les lettres patentes et remet les choses en l'état. Le 16 avril 1614, il enjoint aux maîtres barbiers de retirer de leur enseigne les boîtes, insignes de saint Côme et saint Damien.

Juin 1644. — S'obligent les barbiers de faire payer à la Faculté les droits à elle dus de 3 liv. 12 s. 6 d. pour chaque barbier-chirurgien qui sera reçu maître et les anciens droits dus pour les maîtres reçus.

La Faculté casse son décret fait en faveur des étuvistes le 13 octobre 1643, en délivre un autre aux barbiers-chirurgiens, fait le 24 mars précédent.

Octobre 1655. — Contrat d'union entre les prévôts du Collège de chirurgie de robe longue et les barbiers-chirurgiens pour ne faire qu'un même corps et jouir concurremment des droits et privilèges attribués à l'un et à l'autre, et ce, du consentement de la Faculté de Médecine.

En *mars 1656*, les lettres patentes ratifiant ce contrat d'union sont délivrées, à la condition que les deux communautés unies demeureront sous la garde et juridiction du premier barbier ou sous-lieutenant et sous la dépendance de la Faculté de Médecine.

Septembre 1699. — Lettres patentes confirmant les statuts des chirurgiens communiquées aux médecins et enregistrés en Parlement le 3 février 1701. En voici quelques articles intéressants abrégés :

Art. 24. L'art de chirurgie est réputé un art libéral.

Art. 61. Prescrivant à l'aspirant 28 actes pour parvenir à la maîtrise et n'obligeant de mander le doyen de la Faculté et deux docteurs qu'à 3 de ces actes : *à la Tentative*, au premier et au dernier examen, « non pour interroger, ny donner leur suffrage, mais uniquement pour en être les spectateurs muets ».

Mars 1724. — Arrêt du Parlement qui met les médecins hors de cour sur toutes leurs chimériques prétentions et leur conserve néanmoins « ce que les chirurgiens ne leur avoient point refusé depuis l'union, c'est-à-dire l'honneur et le respect pour la Faculté, le transport annuel de ses quatre prévôts à la Faculté, la prestation du serment », la redevance des arrérages échus et la présentation du catalogue des maîtres. (Voir le manuscrit nº 326 à la Bibliothèque de la Faculté de Médecine : *Extrait des titres concernant la chirurgie, servant à faire voir sur quel pied elle a été et reconnue par les Rois prédécesseurs de Sa Majesté depuis saint Louis jusqu'à présent.*)

Le premier des documents remonte à 1268.

Arrest du Conseil d'État du Roy du 12 avril 1749 *au sujet des contestations qui se sont formées entre les médecins et les chirurgiens de Paris.*

Article I. La Faculté n'assiste plus qu'à un seul examen, qui est public : le répondant y invite trois docteurs que la Faculté choisit, lesquels y auront une séance distinguée et les distributions et honoraires qu'ils avoient auxdits examens.

Art. II. Le répondant remettra au doyen copie des lettres qui lui seront expédiées.

Art. III et VI. Les chirurgiens jurés devront être maîtres ès arts, et ceux-là seuls auront le droit de porter la robbe et le bonnet et d'entrer de droit à l'Académie de chirurgie.

Art. VII. Le catalogue sera présenté au doyen de la Faculté à la séance qui suit la Saint-Luc.

Art. VIII. Chaque chirurgien devra appendre à sa porte une enseigne et tenir toujours prête dans sa maison une salle d'opération et un élève prêts à répondre aux cas d'urgence.

Art. IX. En cas de consultation

avec les médecins, les chirurgiens parlent les premiers.

Art. X. Défense leur est faite de composer, vendre médicaments ou remèdes destinés à entrer dans le corps humain et de signer des ordonnances pour en faire composer par apothicaires ou autres.

— Page 894 —

L'article IX des Statuts de 1751 dit : « Les candidats doivent présenter leurs lettres de baptême légalisées, et il doit y apparaître qu'ils ont accompli leur vingt-deuxième année. » La Faculté accorde à Demours et à Pluvinet l'autorisation de concourir ; mais, comme la règle est que les licenciés, lesquels doivent avoir au moins 23 ans, ne jouissent du droit de suffrage aux assemblées que deux ans après leur admission, la Faculté spécifie que, si Demours et Pluvinet sont admis, ils ne prendront aucune part aux délibérations avant l'âge de 25 ans accomplis.

L'article 43 des Statuts de 1696 était beaucoup plus complet que celui qui l'a remplacé dans les Statuts de 1751 (art. 46). D'après son texte, un nouveau régent ne peut jouir des émoluments et prétendre aux fonctions de professeur qu'après deux ans de régence, à compter de la date de la première thèse quodlibétaire qu'il aura présidée hors tour. Il ne peut jusque-là présider ni à une thèse cardinale, ni à une vespérie, ni à une maîtrise, ni pour son compte, ni comme suppléant. Même après deux ans de doctorat, il ne peut suppléer un ancien qu'à défaut d'un autre ancien, sauf aux thèses quodlibétaires, pour les-

quelles la suppléance est permise. Par le décret du 13 octobre 1659, la Faculté avait décidé que, pour un acte quelconque, un ancien ne pouvait être remplacé que par un ancien, un jeune par un jeune, néanmoins qu'un jeune ayant 10 ans de régence pouvait présider vespéries et doctorat. En 1672, la Faculté décréta que dix ans de régence équivalaient à l'ancienneté, mais qu'un ancien seul pouvait présider une pastillaire.

— Page 898 —

Voir C., p. 479. Les commissaires du concours de Diest avaient déclaré que, si on décernait le prix, il devrait échoir à Vrignauld, mais la Faculté avait décidé à une grande majorité de ne le décerner qu'au concours suivant.

— Page 899 —

Guérin (François-Nicolas), né à Tulle, professeur d'éloquence au collège de Plessis et au collège Mazarin ; syndic de l'Université depuis 1755, recteur de l'Université en 1751-52, puis de 1773 à 1776, procureur de la Nation d'Allemagne en 1754, syndic de 1764 à 1770, puis de 1777 à 1781.

———

C. *Camyer* avait été recteur en 1763-1764 au collège de Lisieux.

— Page 902 —

Les prix qu'indique Philip ne sont guère d'accord avec la copie des pièces comptables qui figurent dans le *Dossier Monteil-Chasles* (t. XXV des *Commentaires*). Nous y trouvons, par exemple, une pièce se rapportant à tous les frais d'examen supportés par Leclerc, Adet et Cozette, le second admis *ad meliorem fortunam* et qui n'a rien payé pour le moment.

Le compte se décompose ainsi pour Leclerc :

Examen de physiologie. . . .	900 l.		
Examen de matière médicale . . .	696		
Thèse de physiologie	333	18 s.	6 d.
Thèse d'hygiène. .	256	13	»
— de pathologie.	271	10	6
— de chirurgie .	148	5	»
Examen d'anatomie	357	5	9
— d'opérations.	358	15	9
— de pratique .	1.420	15	»
Doctorat	1.129	19	»
Régence	812	10	»
Total . .	6.685 l. 12 s. 6 d.		

Ce compte est déjà supérieur aux 6.000 livres qui sont indiquées comme le prix total du bonnet dans l'éloge de Roux. (*J. de Méd.*, 1777, t. XLVII, p. 9.)

Sous Charles IX, en 1562, Ramus, dans l'*Avertissement sur la réforme de l'Université de Paris*, estime le doctorat en médecine de son temps à au moins 881 l. 5 s., ce qui équivaudrait, d'après Vallet de Viriville, à 3.300 francs de notre monnaie. (*Hist. de l'Instr. publique*, p. 227.) Cette somme de 6.686 livres comprenait, d'ailleurs, les faux frais, et il est intéressant de s'en rendre compte d'après un autre document du *Dossier Monteil-Chasles*, dont voici copie :

Frais et faux frais de la vespérie et doctorat.

Pour la lettre de docteur.	36 l.	»
Au président qui donne le bonnet à la vespérie.	9	12 s.
A la doctorie	6	8
Pour le bonnet . . .	6	»
Pour 16 l à 4 l. 10 s. chaque tête	724	10
Pour 7 têtes à 3 l. 10 s.	24	10
Pour la tapisserie de la Faculté à la vespérie et doctorie	36	»
Pour les chaises à la vespérie	3	»
Pour chaises et fauteuils à la doctorie. . . .	6	»
Pour la course des deux officiers à la vespérie et à la doctorie. . .	16	»
Pour leur dîner le jour de la course de la doctorie	6	»
Pour les billets d'impression	6	»
Pour 2 paires de gants .	2	»
Pour 4 robes rouges. .	4	»
Pour les officiers de l'Université.	36	»
Pour le carrosse, 18 livres entre MM. Leclerc, Cozette et Adet. . .	6	»
Pour le dîner, café et glace, 17 l. 5 en trois.	5	15
Pour M. Leclerc qui a le premier lieu . . .	6	»
Pour 3 docteurs qui font du latin	9	12
Pour la Faculté . . .	180	»
Pour la chapelle . . .		12
Total. . .	1.129 l. 19 s.	

Voici un autre détail des frais d'une *thèse de physiologie*, celle de Gille :

Faculté	220 l.	10 s.
Imprimeur	22	»
Vin	15	15
Pain	5	»
Paté	13	»
Feux	4	»
Langue et cervelas . .	3	10
Robe du président . .	1	»
Chaises	3	»
Garçon	1	4
2 bouteilles	»	10
3 verres cassés	»	18
Couvert	»	12
Bougies	1	12
Saint-Luc	19	15
Total. . .	312 l.	06 s.

Voici enfin un état des frais et faux frais de l'examen de pratique et des paranymphes en 1786 :

Aux deux suisses de Notre-Dame	12 l.	»
Aux suisses de l'archevêché	12	»
Aux suisses de la Faculté le jour des paranimphes	7	4 s.
Au concierge de Notre-Dame	6	12
Douze bouettes de dragées à M. le Doyen . . .	24	»
Une à M. le Chancelier .	2	»
24 livres de dragées tant à l'archevêché qu'au paranimphe . . .	36	»
4 livr. aux deux officiers .	6	»
Pour avoir porté et rapporté à la buvette 7 robes à 12 sols chaque . .	4	4

Idem pour le jour de la présentation à Notre-Dame . . . .

Idem pour le jour de la présentation à Notre-Dame	4 l.	4 s.
Pour le jour des paranimphes 7 robes . .	7	»
Pour les courses des deux officiers avec MM. les Emerittes chez MM. les Docteurs	8	»
Pour leur dîner le même jour.	6	»
Pour le passage du petit Pont	1	4
Pour toutes les courses au sujet des paranimphes pour chaque officier 1 l. 10 de chaque émerite	21	»
Pour leur dîner le jour de l'invitation au Parlement	6	»
Pour la tenture de l'archevêché et celles des paranimphes. . . .	100	»
Pour la faculté, la tapisserie	36	»
Pour 2 paires de gans le jour des paranimphes.	2	»
Pour un carosse de remise le jour de la course chez MM. les Docteurs . .	18	»
Pour le déjeuner et le dîner à la buvette du Palais.	116	7
Pour aller à la ville un carosse.	1	16
2 carosses pour aller au Châtelet	3	12
Pour 8 glaces ce même jour.	4	16
Total . . .	445 l.	19 s.

— PAGE 906 —

Les *Ritus et Usus* disent (p. 23) :
Le *professor Scholarum* peut faire un
cours d'ostéologie théorique, si cela
lui convient ; mais chaque année il
doit faire à l'amphithéâtre des démonstrations d'anatomie, la première
année en physiologie, la seconde en
pathologie. Le plus souvent il appelle
un chirurgien de Paris pour faire la
médecine opératoire ; autrefois, les
chirurgiens-barbiers étaient tenus de
lui fournir un anatomiste habile à la
dissection qu'ils payaient eux-mêmes.
Actuellement la Faculté donne 20 livres au préparateur anatomiste. Mais
si un docteur régent veut, à l'exemple
de Riolan, de Littre, de Winslow,
faire les dissections, il reçoit les
mêmes honoraires et, si c'est le professeur lui-même, 30 livres.

— PAGE 920 —

Dupré père est en effet porté comme
absent en 1754, et en résidence à Stenay depuis 1760 (*A. R.*).

— PAGE 926 —

Ducos était entré en licence en 1780
et avait signé le serment avec Lendormi-Laucour, Pujo, Corvisart, de
Montaigu, Petit-Radel, Laverne et
Louiche-Desfontaines, le 18 mars.

— PAGE 927 —

Abbé de Beaudevant. — Le rapport
signé de Pourfour du Petit est un manuscrit du *Dossier Monteil-Chasles*
(t. XXV des *Commentaires*).

— PAGE 933 —

Pourfour du Petit.—Voir C., note
p. 686.

— PAGE 936 —

*Collège de Hubant ou de l'Ave
Maria.* Ce collège fut fondé en 1336
par Jean de Hubant, clerc, conseiller du Roi, dans une maison qu'il
acheta moyennant 180 livres, pour y
loger quatre étudiants pauvres, un
maître et un chapelain. Il donna à
cet effet une maison rue des Poirées,
le tiers des dîmes du territoire de
Cornilliers et la maison où est le collège.

Les boursiers devaient être des environs de Hubant en Nivernais.

— PAGE 939 (*) —

Saillant (Charles-Jacques), né à
Paris, le 8 avril 1747. Docteur régent
de la Faculté de 1772. La légende de
son portrait le donne comme ancien curé titulaire de Villiers-le-Bel.

Il mourut dans cette localité, le
6 août 1814.

Il avait été nommé, dès la première fournée, membre de la Société Royale (1776). Il lit à la Société,
le 6 mai 1778, des *Recherches sur une
maladie convulsive, attribuée par
quelques observateurs à l'ergot de
seigle et confondue avec la gangrène
sèche des Solognots.* Il démissionne
en même temps que Guénet, Darcet,
Maloet et Bouvart. Il a publié un *Mémoire sur la goutte médullaire*, dont
le *Journal de Médecine* rend compte
(t. LVIII, p. 148 et 255), et un *Tableau
historique et raisonné des épidémies
catarrhales, vulgairement dites la
« grippe », depuis* 1510 *jusqu'à celle
de* 1780, in-12 de 131 pages, Paris,
1780.

En 1783, il rentre à la Société Royale comme *associé vétéran*.

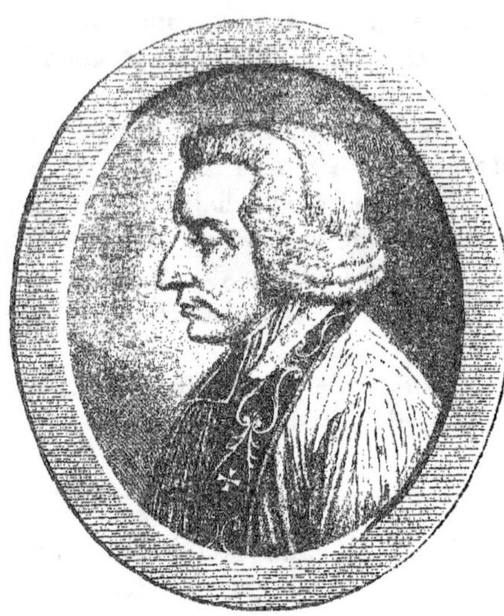

Ch.-J. Saillant.
(Gravé par Tassaert.)

Médecin de l'Hôpital général, infirmerie de la Salpêtrière (*A. R.*, 1787).

— Page 941 —

Édit portant suppression du dixième établi par la Déclaration du 29 *avril* 1741. Marly, mai 1749. Voir : *Recueil général des anciennes lois françaises depuis l'année* 420 *jusqu'à la Révolution de* 1789 (Isambert), t. XXII. Paris, Verdière, 1830.

— Page 943 —

Il faut noter que Philip signe ici une note datée d'avril 1789, mais que sa signature est absente à l'approbation de ses comptes du deuxième décanat, qui eut lieu le 29 janvier 1790.

(Voyez C., p. 1038, et la suite C., p. 1426.)

— Page 961 —

Maintien du doyen au delà de quatre ans. On en trouve un exemple dans le dernier des doyens. Ed.-Cl. Bourru, qui nommé en novembre 1788 était encore doyen en 1793, à la suppression de la Faculté. Il faillit bien d'ailleurs, en novembre 1790, n'être pas réélu ; Guilbert, que les électeurs voulaient désigner, ne jouissant pas du droit de rotule, avait conseillé lui-même de proroger Bourru ; cette prorogation parut d'abord interdite par l'opposition de Bosquillon. Celui-ci retira bientôt son refus, et Bourru signe le plumitif, sur lequel il indique lui-même qu'il est élu de nouveau *propter res benè gestas et rerum circumstancias nimis arduas*, et à condition que cela ne serve pas de précédent. (Pièce du *Dossier Monteil-Chasles.*) C'est le type de plumitif de la note C. p. 151.

— Page 972 —

Homologation du 7 septembre 1778.

— Page 973 —

Ce règlement remplace le paragraphe 4 des *Ritus et Usus*, intitulé : *De iis quæ ad Decanum spectant*, et les articles 30, 57, 61, 64 et 65 des Statuts de 1751.

— Page 983 —

Les Oracles de Cos par Aubry, docteur en médecine, conseiller, médecin ordinaire du Roi, intendant des Eaux minérales de Luxeuil, à Paris, 1776, in-8, chez Cavelier. Analyse de 20 pages dans le *Journal de Médecine* (1776, t. XLVI, p. 99). On reproche à Aubry d'avoir confondu des ouvrages apocryphes d'Hippocrate avec des ouvrages authentiques, de diviser uniquement les maladies d'après leur terminaison, de publier ces oracles en langue vulgaire et mal écrite.

L'ouvrage eut une nouvelle édition à Montpellier, chez Tournel, en 1810, in-8 de 686 pages.

Aubry était médecin consultant en survivance du comte et de la comtesse d'Artois.

— PAGE 984 —

Voir *Mémoire sur une espèce de colique observée sur les vaisseaux*, in-12 de 29 pages, Paris, 1783, par Gardanne, docteur régent, censeur royal. Elle n'attaque presque jamais les officiers. Gardanne la trouve analogue à la colique nerveuse et l'attribue à la peinture des bâtiments. Il la compare à la maladie des monastères, notamment à celle de la Chartreuse de Port-Sainte-Marie, pour laquelle la Faculté a été consultée en 1782. Ce mémoire avait été lu à la séance publique annuelle le 1ᵉʳ septembre 1783, aux Écoles de la rue Jean-de-Beauvais (*J. de Méd.*, t. LXI, p. 305). L'étiologie indiquée par Gardanne fut violemment attaquée plus tard par le fabricant des peintures et vernis employés sur les vaisseaux.

Gardanne (*Joseph-Jacques*) était né à La Ciotat. Docteur de Montpellier, docteur régent de la Faculté de Pa-

ris en 1766. Le *Journal de Médecine* donne les analyses de plusieurs de ses travaux : *Leçons publiques et gratuites sur le traitement des maladies vénériennes par ordre du Gouvernement*. Cours destiné à instruire les étudiants et les élèves en chirurgie (1775, t. XLIV, p. 189); *Catéchisme sur les morts apparentes dites asphyxies* (t. LVII, p. 179); *Des Maladies des créoles en Europe*, in-8 de 215 pages, Paris, 1774 (t. LXV, p. 675).

— PAGE 996 —

Le rapport manuscrit existe en entier au *Dossier Monteil-Chasles* (t. XXV des *Commentaires*) sous le nº 14, daté du 15 mars 1782.

— PAGE 998 —

C'est *Cornarius* (*Jean*), né en Saxe en 1500; ayant trouvé avec peine les œuvres des médecins grecs, il en entreprit la traduction en latin. La publication des œuvres d'Hippocrate lui coûta 15 ans de travail. Il traduisit aussi Aetius, Paul d'Egine et la plupart des anciens médecins. Il mourut à Iéna dans sa cinquante-huitième année. (*Dict. d'Eloy.*)

— PAGE 1000 —

Doulcet (*Denis-Claude*), né à Paris le 14 août 1722, mort le 22 mai 1782. Docteur régent en 1747. Médecin de l'Hôtel-Dieu.

Mémoire sur la fièvre à laquelle on donne le nom de fièvre puerpérale, ou observations faites à l'hospice de santé de Vaugirard sur les maladies produites par les métastases et les dépôts laiteux dans la cavité abdominale, par François Doulcet, docteur régent. Mémoire remis au Gouvernement et à l'Administration en février 1782. L'analyse de ce mémoire, faite sans doute par Doulcet lui-même, est insérée dans le *Journal de Médecine* (t. LVIII, p. 502).

Dans l'assemblée de *prima mensis* du 16 septembre 1782 fut communiqué le *Mémoire sur la fièvre puerpérale rédigé par les Médecins pensionnaires de l'Hôtel-Dieu*. Ce mémoire, suivi du décret de la Faculté, se trouve en entier dans le *Journal de Médecine* (novembre 1782, t. LVIII, p. 448 à 463).

Les conclusions de la Faculté qui suivent cet article avaient été prises après lecture d'un rapport signé de *Dejean, Majault, Montabourg, Danié, Solier, Mallet, Duhaume* et *Philip* comme médecins pensionnaires de l'Hôtel-Dieu.

Ce rapport dit que le service rendu par Doulcet à l'humanité est inappréciable. Le traitement consiste en administration d'ipécacuanha à la dose de 15 grammes, en deux prises, à une heure et demie d'intervalle.

Les statistiques de Doulcet paraissaient alors péremptoires, cinq ou six morts sur deux cents cas. C'était un pourcentage merveilleux pour l'époque.

La méthode de feu M. Doulcet pour le traitement de la fièvre puerpérale fit l'objet d'un rapport, lu à la *Société Royale* le 6 septembre 1782, signé de *de Lassone, Geoffroy, Lorry, Mauduyt, Vicq d'Azyr, Jeanroy* et

Hallé. Le mémoire de Doulcet avait été publié sous le titre de : *Traitement de la fièvre puerpérale*. Rapport fait par ordre du Gouvernement. Paris, Pierres, 1783.

On trouve dans une petite brochure de Lepelletier, médecin-accoucheur, intitulée : *Mémoires ou Observations pratiques sur les accouchements*, une note intéressante sur l'historique du traitement de la fièvre puerpérale par l'ipécacuanha, considéré alors comme un spécifique, et dont on attribuait le mérite à Doulcet. Il semble, d'après Lepelletier, devoir revenir à Mme Dugès, sage-femme en chef de l'Hôtel-Dieu, qui, voyant Doulcet désespéré de perdre un si grand nombre d'accouchées, prêt à donner sa démission, administra en secret l'ipécacuanha et décida ainsi Doulcet à systématiser ce traitement. Une série heureuse le fit considérer d'abord comme la solution définitive.

La question était, d'ailleurs, loin d'être épuisée après la mort de Doulcet, et Doublet la reprit presque aussitôt : *Mémoire sur la fièvre à laquelle, on donne le nom de fièvre puerpérale* ou observations faites à l'hospice de Vaugirard sur les maladies produites par les métastases et les dépôts laiteux dans la cavité abdominale, par M. Doublet, docteur régent (*J. de Méd.*, 1782, t. LVIII, p. 502). Comme l'indique ce titre, Doublet voyait toute l'étiologie de la fièvre puerpérale dans des métastases laiteuses. Un certain De La Roche, médecin ordinaire du duc d'Orléans, eut l'audace de ne pas partager les convictions de Doublet et de le dire dans ses *Re-*

cherches sur la nature et le traitement de la fièvre puerpérale (Paris, Didot, 1783, in-12 de 317 pages). Doublet traite de haut son contradicteur et le combat dans deux articles du *Journal de Médecine* (décembre 1783, t. LX, p. 513 à 548, et janvier 1784, t. LXI, p. 3 à 36).

De La Roche répond dans le numéro de juin 1784 (t. LXI, p. 561) et se plaint de la façon dédaigneuse dont Doublet l'a traité.

Le 7 juin 1788, Doublet lit à la Société Royale de *Nouvelles Recherches sur la fièvre puerpérale*, mise au net d'un rapport abrégé lu au mois d'août 1786. Il y rappelle les observations qu'il avait faites, à ce sujet, à l'hospice de Vaugirard. Cet hospice est, dit-il, consacré au traitement des enfants nouveau-nés attaqués de la maladie vénérienne. Comme on y guérit les enfants en traitant leurs nourrices, on y reçoit des femmes grosses attaquées de la même maladie, et voisines du terme de leur accouchement. (*Mém. Soc. Roy.*, 1785, Paris, 1790, p. 178. Le mémoire est cité in *J. de Méd.*, t. LXXX, p. 441.)

— PAGE 1002 —

Delneuf. — Voyez C., p. 797.

O'Neil, alors principal du collège des Lombards, est, en 1785, censeur de la Nation d'Allemagne. Il avait été nommé au bénéfice d'une chapelle de Saint-André-des-Arcs le 5 février 1780. [Les *Commentaires* l'appellent par erreur Oncill.] Il disparaît de l'*Almanach Royal* en 1786.

A la procession du recteur, les procureurs des quatre Nations étaient en robe rouge herminée. (*Dict. hist.*, t. IV, p. 159.)

Par les lettres patentes données à Versailles le 21 novembre 1763, le Roi avait réuni à Louis-le-Grand les boursiers de tous les collèges dans lesquels il n'y avait plus plein exercice, à l'exception du collège de Boncourt, réuni à celui de Navarre, et de ceux des Écossais et des Lombards (rue des Carmes), qui subsistaient séparément par des considérations particulières (*A. R.*).

La chapelle du collège des Lombards existe encore, rue des Carmes.

— PAGE 1003 —

Le cardinal de Rohan. — Louis-René-Édouard, prince de Rohan, né

SERENISSIMO PRINCIPI
LUDOVICO-RENATO-EDUARDO
DE ROHAN,
CANONICO ARGENTORATENSI,
Cùm Theses de Universâ Philosophiâ in Collegio
SORBONÆ-PLESSÆO
Die Dominicâ nonâ mensis Julii, an. Dom. 1752, propugnaret.

Frontispice du titre de l'ode dédiée par Quervelle, professeur au Collège du Plessis, au prince de Rohan.

à Paris le 17 septembre 1734, mort à Ettenheim le 17 février 1803. Évêque de Canope *in partibus* (1760), ambassadeur extraordinaire à Vienne (1772), grand aumônier (1777), cardinal (1778), proviseur de Sorbonne (1782). C'est le cardinal de l'affaire du collier.

———

Guérin. — Voyez C., p. 899.

— PAGE 1004 —

L'Université de Bourges compre-nait les étudiants d'Italie, d'Espagne, de Syrie, d'Égypte, d'Arménie, de Perse, etc. Elle avait été fondée en 1463 par Louis XI (*Cat. méd.*).

— PAGE 1008 —

Primarii Regis chirurgi vicario. — C'est le lieutenant du premier chirurgien du Roi, Pierre Lassus. (Voir C., p. 804 et 1089.)

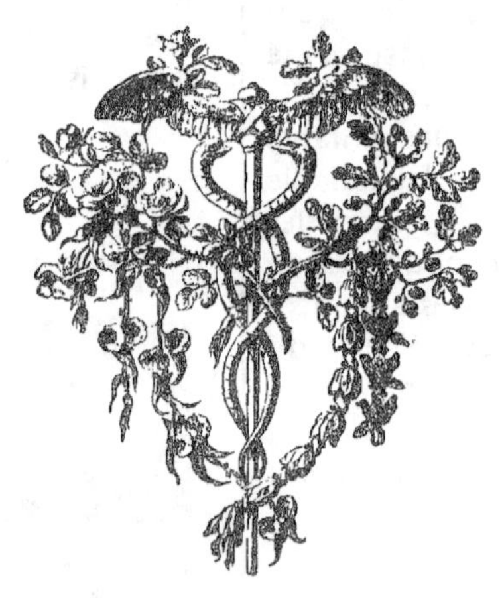

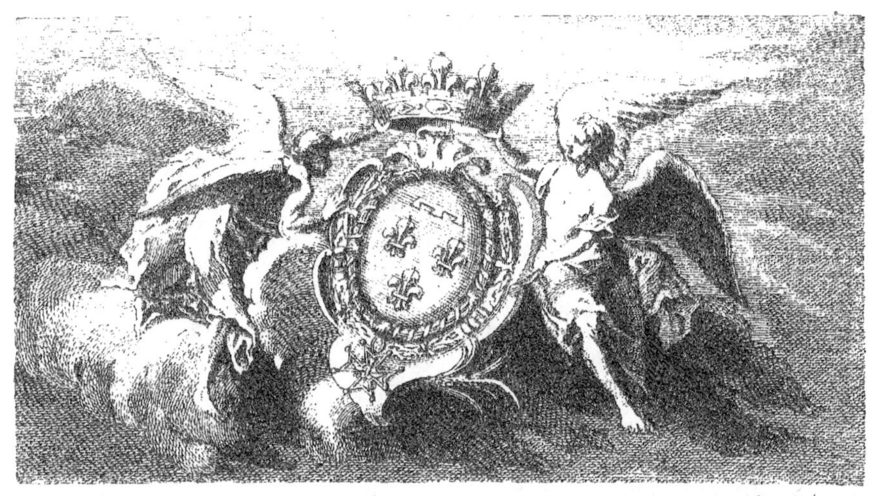

Frontispice de la thèse cardinale soutenue le 8 mai 1749 par le bachelier Alleaume et dédiée par lui au duc d'Orléans.

PREMIER DÉCANAT DE ST. POURFOUR DU PETIT

— Page 1051 (*) —

Bourdier de la Moulière (Joseph-François), né le 14 novembre 1757 à Belley-en-Bugey (Ain). Fils d'un ingénieur des ponts et chaussées. Son aïeul avait été médecin de l'établissement thermal de Bourbon-l'Archambault. Un de ses oncles était médecin des établissements français aux Indes orientales. En 1778, élève de l'École pratique au Collège Royal de chirurgie où il a le prix de thérapeutique. Bachelier en médecine (mars 1782). Passa le 2 janvier 1783 sa thèse de physiologie, le 1er avril 1783 sa thèse cardinale, le 6 mars 1784 sa thèse médico-chirurgicale, docteur le 30 septembre 1784, préside la thèse quodlibétaire de Cozette le 30 décembre 1784. Bientôt après, chef de l'hôpital militaire de Pont-Sainte-Maxence. En 1794 fut rappelé à Paris pour professer la pathologie interne avec son ami Doublet. Médecin de Marie-Louise ; médecin de l'Hôtel-Dieu. N'a rien publié. Mort le 24 janvier 1820.

— Page 1052 (*) —

Rose de l'Epinoy a publié un *Avis aux mères qui veulent allaiter*, Paris, Didot le jeune, in-12 de 55 pages, dont le *Journal de Médecine* rend compte (t. LXV, p. 491).

— Page 1054 (*) —

Lorry (Anne-Charles), né à Crosnes, près Paris, le 10 octobre 1726, publia, à vingt-huit ans, un *Essai sur l'usage des alimens, pour servir de commentaire aux livres diététiques d'Hippocrate*. Paris, 1753, in-12. Cet *Essai* parut en 2e édition en 1781 (*J. de Méd.*, t. LVI, p. 95). Quelques années plus tard : *Apho rismi Hippocratis grecè et latinè*. Paris, 1759. in 8. En 1777, *Tractatus de morbis cutaneis*. Paris, 1777, in-4. Tous les ouvrages de l'auteur étaient remarquables par leurs qualités de style. Lorry était d'un désintéressement tel qu'il mourut à Bourbonne-les-Bains, le 18 septembre 1783, dans un état voisin de la gêne. Il était l'oncle de Noël Hallé, à qui la Faculté refusait la régence. (Voir son portrait C., p. 1054.)

— PAGE 1056 (*) —

Thériaque (préparation). — Le *Journal de Médecine* (t. LXIV, p. 106)

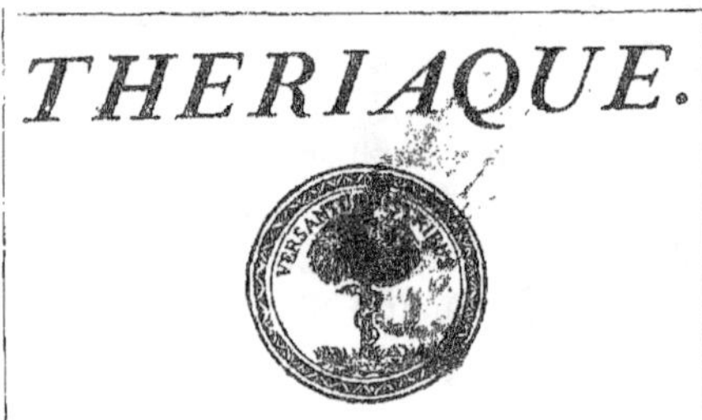

contient l'extrait du discours prononcé au mois de septembre 1784, pour la préparation publique de la thériaque, par M. Grossin Duhaume, docteur régent. La thériaque fut inventée par Andromaque, médecin de Néron, et calquée sur un antidote déjà célèbre à Rome, rapporté par Pompée après la défaite de Mithridate. Elle comprend près de 90 sortes différentes. On aurait bien de la peine à se rendre raison de ce que peut produire un pareil mélange. à moins de dire avec Lémery que les inventeurs de la thériaque ont cru qu'ils obtiendraient d'une drogue ce qu'ils ne pouvaient obtenir de l'autre, « *le remède se trouvant parfois plus savant que celui qui l'ordonne* ».

Peut-être, la fermentation qui se produit a-t-elle pour effet de former de ce mélange un remède de bon aloi.

Duhaume se garde de lui accorder toutes les vertus dont on a fait étalage, et « ce remède est comme tous les autres : son effet dépend de sa juste application. Il serait utile de simplifier considérablement la pharmacopée dans toutes ses parties ». Par contre, il est d'avis que cette préparation en public serait à souhaiter pour une série de remèdes plus importants que la thériaque.

— PAGE 1060 —

L'objet du conflit entre le doyen Philip et ses collègues est fort important. La majorité réclame l'adoption du libellé : « *Nec non de aliis rebus ad Facultatem pertinentibus deliberaturi* ». Or, maintes fois, le doyen a pu s'opposer à ce qu'une question dangereuse fût mise en délibération, sous le prétexte qu'elle n'avait pas été portée à l'ordre du jour.

Avec le libellé proposé, il ne pouvait plus faire d'obstruction, et une question quelconque pouvait être mise en délibération sur l'heure, ce qui pouvait être très dangereux si les auteurs de la discussion avaient pris la précaution de convoquer d'avance leurs amis et de s'assurer la majorité. Ce danger était, il est vrai, conjuré par la nécessité des trois délibérations. Pourçour du Petit avait d'abord accepté la rédaction, mais Philip ne reste pas inactif ; il a, sans doute, l'aide des anciens doyens, et à l'assemblée du 30 novembre, Des Essartz et Philip entraînent une grande majorité pour la suppression définitive de la mention.

Voir ultérieurement les modifications aux Statuts sur ce point (C., p. 973).

— PAGE 1063 (*) —

Tessier (*Henri-Alexandre*), né à Angerville, près d'Étampes, le 16 octobre 1741, mort à Paris le 11 décembre 1837. Il porta le titre d'abbé, mais ne reçut point les ordres. Docteur régent de 1776, il fut dès la fondation nommé membre de la Société Royale. Membre de l'Académie des sciences en 1783. Pendant la Révolution il devint médecin de l'hôpital militaire de Fécamp et y connut Cuvier, qu'il adressa à la Société philomatique de Paris. La Convention le nomma inspecteur général des Bergeries, et il devint membre de l'Institut dès sa fondation. C'est à lui que l'on doit la conservation et la multiplication du troupeau de mérinos qui avait été envoyé à Louis XVI par le roi d'Espagne en 1786.

Il prit la défense de la Faculté dans le procès contre Guilbert de Préval et étudia l'analyse et la synthèse de son Eau fondante (voir C., note p. 133). Il fut chargé en 1778 d'une mission pour étudier l'ergotisme, connu antérieurement sous le nom de feu Saint-Antoine, en Sologne, et publia, à cette occasion, un *Mémoire sur la Sologne,*

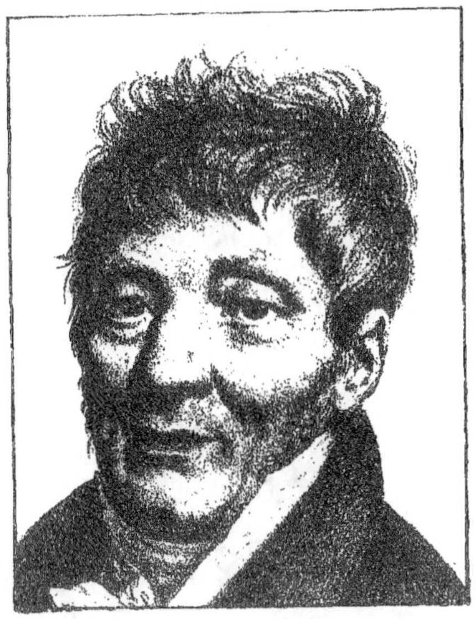

Tessier.
(Lithographie de Boilly le fils.)

dans lequel on lit : « Une seule chose semble récompenser les malheureux habitants de la Sologne. L'un et l'autre sexe est très enclin à l'amour ; j'ai été étonné d'y voir cette passion se développer de bonne heure, au point que des garçons même de 7 à 8 ans ont commerce avec des filles de leur âge. » Tessier recherche la cause de cette précocité et il la trouve « dans l'oisiveté et la libre communication des garçons et des filles, qui gardent les troupeaux ensemble et couchent dans la même chambre ». Il l'attribue aussi en partie à la nourriture composée surtout de *sarrasin*.

Il fit des expériences sur l'ingestion de seigle ergoté chez les animaux et annonça le 2 janvier 1778 à la Société Royale une suite de travaux personnels sur les maladies des grains. C'est le volume que refuse dédaigneusement la Faculté.

— PAGE 1065 —

La Faculté de Paris tient à donner à la Faculté de Médecine de Poitiers une marque de solidarité en refusant le candidat qui a cherché à créer des difficultés à cette Compagnie. Mais, comme ces difficultés se sont traduites par une sommation judiciaire et que

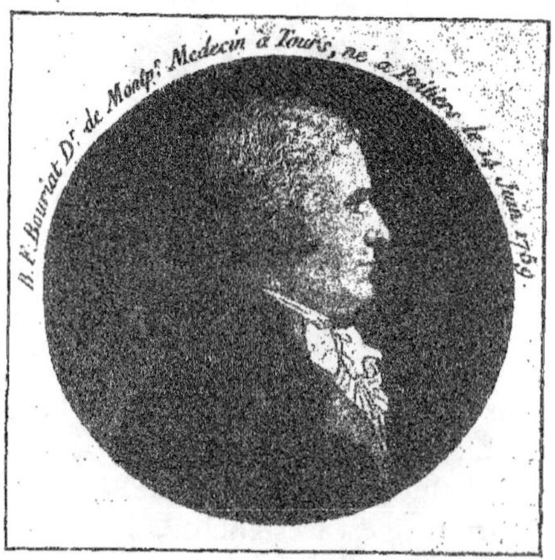

la Faculté est avertie de l'intervention possible du président Rolland en faveur de Bouriat, elle prend des précautions minutieuses pour mettre le vote de refus à l'abri de toute contestation. (Voir, C. p. 876, l'origine de la candidature Bouriat et, C. p. 1140, ce qu'il en arrive.)

Un hasard a mis entre mes mains un portrait de Bouriat de la collection du physionotrace de Quenedey. Cette collection, formée de profils obtenus par des procédés à peu près exclusivement mécaniques, donnerait des renseignements bien plus précieux sur l'histoire de la fin du dix-huitième siècle si tous les portraits portaient, comme celui-ci, le nom du sujet. Cette gravure nous apprend qu'après avoir échoué à Paris, malgré son incroyable ténacité, Bouriat se retira à Tours pour y exercer la médecine.

— PAGE 1066 —

Eau d'absinthe. — Les circonstances ont changé depuis cette époque et les Sociétés savantes n'estiment plus la question alcoolique comme *rem minimi momenti*.

— PAGE 1067 —

Petit-Radel, voir C., p. 469 et 1094. — Le cours d'anatomie à l'amphithéâtre de la Faculté est fait par le *Professor Scholarum* ; il n'y a donc point de titulaire à proprement parler du cours d'anatomie, et Antoine Petit n'aurait pu être titulaire *depuis longtemps* de ce cours, puisque le titulaire changeait tous les deux ans. Par contre, Antoine Petit est porté au catalogue comme professeur d'anatomie et de chirurgie au Jardin des plantes, et on sait que les philiàtres étaient astreints à la présence à ces cours, puisqu'ils devaient en rapporter des lettres d'assiduité aux leçons du Jardin Royal. Il était donc réellement le professeur d'anatomie de la Faculté, non soumis à l'élection et pour une période qui ne dépendait pas de la Faculté. C'est ce titre que Petit-Radel ambitionne à peine reçu docteur. La Faculté refuse le titre, mais, comme A. Petit commence à vieillir, elle autorise Petit-Radel à faire un cours d'anatomie complémentaire à l'amphithéâtre de Winslow. Antérieurement à 1745, le cours d'anatomie était fait non par un professeur, mais par le *Doctor anatomicus*, lequel désignait parmi ses élèves celui qui était le plus apte à lui servir d'aide pour les démonstrations et qui prenait le titre d'*Archidiaconus*. (Voir *Stat. F. M. P.*, 1696, *Appendix ad reformationem*, articles V, VI, VII et VIII, p. 73.) L'archidiacre était, en général, désigné par les étudiants, le plus souvent parmi eux : mais, si un bachelier

DIEU AIDANT.

ANTOINE PETIT.

DOCTEUR-REGENT

DE LA FACULTÉ DE MEDECINE

EN L'UNIVERSITÉ DE PARIS,

EXPOSERA publiquement la Structure des Os du Corps Humain, de leurs Ligamens, Cartilages, &c. & il en expliquera les Usages.

Il commencera le Lundi quatrième jour du mois de Novembre 1748, à trois heures précises après midi, & continuera, à la même heure, tous les autres jours, excepté le Jeudi.

DANS L'AMPHITHEATRE DES ECOLES DE MEDECINE.

Affiche du cours d'Antoine Petit, réduction au tiers.

voulait être archidiacre, il devait être préféré : et c'est ainsi qu'en 1601 Jean Riolan le fils, voulant être archidiacre et les étudiants en ayant élu un autre, l'élection fut cassée et Riolan fut installé.

———

Le copiste a écrit : *petiit à Facultate*

M. *petiit a Facultate* M. *Petit Radel*. Cette répétition, causée par la ressemblance graphique de *petiit* et de *petit*, indique que la copie du scribe était faite machinalement et non pas sous la surveillance directe du doyen qui avait rédigé le plumitif.

A signaler, dans le même ordre d'idées, une faute du copiste qui indique que le texte lui était dicté. Au feuillet 900 du manuscrit, on dicte au copiste *Ortos veteri prosapiâ*. Il écrit *hortos*, faute qui est ensuite corrigée en barrant *h*.

— PAGE 1068 —

Hildebrand, né en Suisse, demeurant à Lyon, alors à Paris, rue du Four-Saint-Honoré, inventeur d'une machine fumigatoire examinée par Mauduyt, Varnier et Fourcroy pour la Société Royale. Rapport favorable. Application sous le contrôle des gens de l'art. (*J. de Méd.*, t. LVII, p. 380.)

— PAGE 1069 —

De Brotonne (Jean-Charles), né à Loudun, patrie de Théophraste Renaudot, docteur régent de 1774, oncle de Fourcroy, ce qui n'est pas fait à cette date pour lui attirer les sympathies de la Faculté. *L'eau médicinale*, que ce régent qualifiait de divine, était de l'invention de Husson, ancien officier résidant à Sedan. Voir, dans les *Nouvelles instructives* de Retz (1785, p. 155), trois observations défavorables d'usage de l'eau médicinale de Husson, qui n'est qu'une infusion de gratiole dans du vin d'Espagne, purgative et vomitive.

— Page 1070 —

Il y a deux doyens du nom de Douté : 1° Philippe Douté (1710-1712); 2° Amand Douté (1716-1720). La Faculté ne possède aucun de ces deux portraits, mais elle a le jeton de Amand Douté (Corlieu, *Jetons des doyens*, Paris, 1887). Il était né à Paris et docteur régent de 1688. Il avait été nommé doyen en 1716 par acclamation. La Faculté voulut même le proroger en 1720, mais il y eut opposition et procès, que perdit la Faculté. Il mourut en décembre 1721. Son homonyme n'est pas cité dans le *Tableau de la Faculté* de Hazon.

— Page 1072 —

Le président Rolland (Barthélemy-Gabriel), né en 1734, président de la Chambre des requêtes depuis 1760, membre du Bureau d'administration des Collèges réunis. Ennemi acharné des Jésuites. Il publia un compte rendu très défavorable de la façon dont ils avaient administré leurs collèges. Arrêté sous la Terreur et exécuté le 20 avril 1795.

— Page 1079 (*) —

Ledru (Nicolas-Philippe), dit Comus, né à Paris en 1731, mort le 6 octobre 1807. Il obtint comme prestidigitateur à la Cour de grands succès, et Louis XV lui donna le brevet de professeur de physique des Enfants de France. En 1766, le Gouvernement l'envoya en Angleterre, en le chargeant de papiers importants qu'on ne voulait pas faire remettre à l'ambassadeur par un agent ordinaire. Il profita de son séjour pour apprendre à aciérer le fer et obtint en rentrant un brevet pour exploiter ce procédé et construire des appareils de physique. Il tenta ensuite l'application de l'électricité à certaines maladies et, grâce à l'intervention royale, obtint la nomination d'une commission de 7 docteurs-régents pour suivre le traitement de 13 épileptiques par sa méthode. Le rapport fut favorable et publié en 1783. Il valut à Ledru et à ses fils le titre de physiciens du Roi et de la Faculté. Il ouvrit aussitôt un établissement important au couvent des Célestins (*Biog. gén.*).

Le *Journal de Médecine* (1774, t. XLII, p. 152) publie une série d'expériences nouvelles sur le fluide électrique par le sieur Comus.

« Le sieur *Le Dru*, qui est aussi un *Magnétisant* dans son genre, est toujours chargé de l'hôpital que le Gouvernement a confié à ses soins ; mais plus que jamais brouillé avec la Faculté dont les commissaires se sont retirés, il a fallu que S. M. donnât des lettres de cachet à quelques-uns pour continuer à suivre le traitement. »

« Les sieurs *Mesmer, Deslon, Le Dru*, on ne peut le dissimuler, opèrent quelques cures, mais en trop petit nombre pour pouvoir les attribuer à leur art plutôt qu'au temps, à la nature, aux circonstances, ou aux remèdes connus, dont ils font usage aussi. » (*Mém. secrets pour servir à l'histoire*, Londres, 1786, t. XXV, p. 219.)

— Page 1081 (*) —

Bourdelin (Louis-Claude), fils et petit-fils de médecins, né à Paris le 18 octobre 1696. Docteur en 1718. Membre de l'Académie des sciences en 1725, dans la section de chimie ; en 1736, doyen de la Faculté ; en 1743, professeur de chimie au jardin du Roi comme successeur de Lémery fils; en 1761, premier médecin ßde Mesdames; il mourut tombé en enfance le 13 septembre 1777, âgé de 81 ans. (*J. de Méd.*, t. LI, p. 77.) Le *Calendrier médical de* 1778 indique sa mort au 27 septembre.

— PAGE 1085 —

L'*Almanach Royal* ne mentionne ce *Pierre Jacquin* comme examinateur des boursiers du collège Louis-le-Grand et collèges y réunis qu'en 1785, c'est-à-dire comme si la nomination datait du courant de 1784. Il a alors remplacé Lallemand et a pour collègues Turquet, Cahours, Hérivaux et Bérardier.

De 1782 à 1784 la liste est :

Lallemand, de la Nation d'Allemagne ;

Cahours, de la Nation de Normandie ;

Turquet, de la Nation de Picardie ; .

Mazéas, de la Nation de France ;

Bérardier, principal du collège Louis-le-Grand.

Jacquin est recteur de l'Université en 1769-1770.

La chapelle des Ursulines de la rue Saint-Jacques. Sainte Ursule était la patronne des Sorbonnistes, et voici la reproduction d'une eau-forte, qui appartenait au curé de Saint-Sulpice et avait été prêtée à J. Du Breul en 1612 pour illustrer son volume des *Antiquités de Paris* (p. 624).

— PAGE 1087 —
Cochu, avocat aux Conseils du Roi

depuis 1771, rue des Fossés-Montmartre (*A. R.*, 1784).

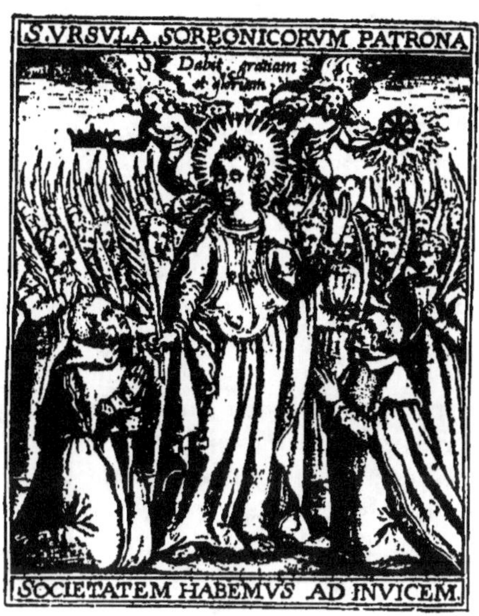

Sainte Ursule.

Concours général. — En 1746, le 8 mars, le Parlement avait rendu un arrêt qui ordonnait qu'un legs fait par l'abbé Le Gendre, chanoine et sous-chantre de Notre-Dame, serait appliqué à établir, dans l'Université de Paris, des prix pour tous les collèges de plein exercice depuis la rhétorique jusqu'à la troisième. Le legs de Le Gendre était de 1.900 livres.

« En 1758, l'abbé Collot fonda des prix depuis la quatrième jusqu'en sixième. Les compositions se font dans la salle Saint-Thomas des Jacobins de la rue Saint-Jacques. Les sujets sont indiqués par le Recteur. » (*Dict. hist.*, t. I, p. 311.)

La distribution des prix du concours général se faisait tous les ans

dans la grande salle des Écoles exté
rieures de Sorbonne en grande pompe.
Le Parlement y assistait. Le premier
président donnait le premier prix et
embrassait le lauréat. La séance s'ou
vrait toujours par un discours latin,
prononcé par un des professeurs de
l'Université, et cet usage a été main
tenu jusqu'à ces dernières années.
(*Dict. hist.*, t. IV, p. 756.)

— PAGE 1088 —

Coignard, ci-devant imprimeur du
Roi et de l'Académie, ancien syndic de
la communauté et conservateur des
hypothèques, fonda en 1750 un prix
d'éloquence latine en faveur des maîtres ès arts des Universités de Paris,
de Reims et de Caen ; on y concourt
par un discours latin sur un sujet que
M. le Recteur annonce par un man-

dement public. Le prix est une bourse
de 400 livres. (*Dict. hist.*, t. IV,
p. 756.)

Pour pouvoir concourir au prix, il
faut être maître ès arts de l'Uni
versité de Paris, mais ne pas être
docteur d'une Faculté, ni professeur
de philosophie ou de rhétorique dans
un collège de plein exercice, ni prin
cipal d'un de ces collèges, ni membre
d'une congrégation religieuse.

Les professeurs de rhétorique et
d'humanités de l'Université de Reims
et de Caen peuvent concourir, même
s'ils ne sont pas maîtres ès arts de
l'Université de Paris.

La remise des ouvrages se fait au
greffe de l'Université, sous enveloppe
portant une devise. Ils ne doivent pas
correspondre à plus d'une demi-heure
de lecture. Le prix est de 400 livres.

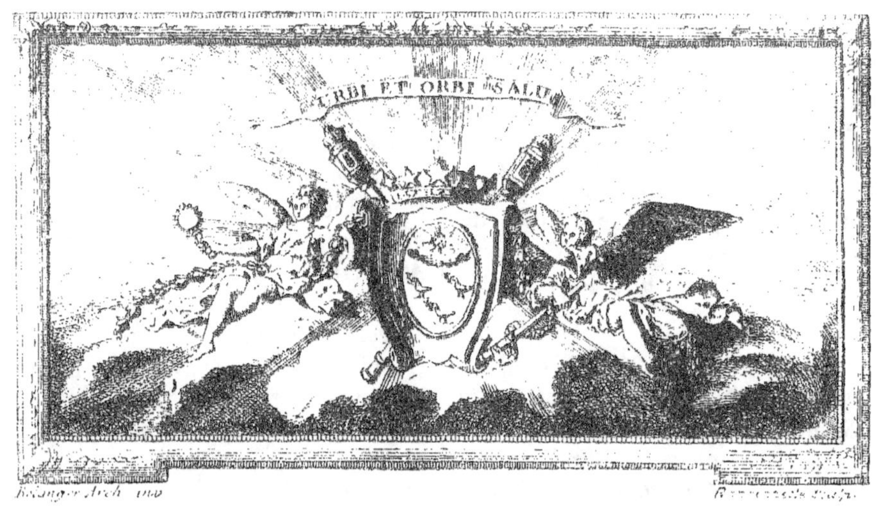

Frontispice de thèse aux armes de la Faculté, tiré en taille douce
et employé rarement vers 1750.

DEUXIÈME DÉCANAT DE ST. POURFOUR DU PETIT

— PAGE 1113 —

Le greffier présente son compte rendu dans une forme un peu différente de celle adoptée antérieurement. Ainsi, le chapitre *Theses quodlibetariæ* est fondu dans les *Quæstiones medicæ omnes*. Pourfour du Petit étant mort, la rédaction de ses comptes, surveillée par Du Frasne (voyez C., p. 1042) et se rapportant déjà d'ailleurs à des faits un peu anciens, se ressent de l'absence du principal intéressé.

— PAGE 1141 —

Mittié (Jean-Stanislas), né en 1727 à Paris, mort en 1795. D'abord médecin du roi Stanislas à Nancy, vint à Paris après la mort du roi et y passa sa thèse en 1766. Il publia : *Observations sommaires sur tous les traitements des maladies vénériennes particulièrement avec les végétaux*, in-8 de 44 pages, 1779 (compte rendu in *J. de Méd.*, t. LIII, p. 108), puis une brochure très singulière sous la plume d'un régent :

Traitement anti-vénérien. Requête au Roi, in-4 de 8 pages (sans nom d'imprimeur, ni permis d'imprimer).

« A DEUX SOLS PAR HOMME, *M. Mittié* fera un traitement antivénérien, qui ne gênera en rien et ne sera susceptible d'aucun inconvénient. Les officiers, soldats et matelots feront leur service, quoique malades, en été, en hiver, sur mer, sur terre, en paix, en guerre, aussi exactement qu'en parfaite santé. »

Ce prospectus étrange est apprécié très sévèrement dans le *Journal de Médecine* (t. LVIII, p. 185).

— Page 1143 —

Guillaume de Farcy, doyen, 1700-1702. (Voir *Introduction*, p. XXXII.) Corlieu, qui l'appelle Dominique, cite le jeton comme manquant. (Corlieu, *les Jetons des Doyens*, Paris, 1887, p. 9.)

— Page 1145 (*) —

Duplain, libraire, offre la *Gazette de Santé* au nom des nouveaux directeurs qui ne sont pas nommés. Antérieurement, la *Gazette de Santé* était dirigée par Paulet et Delaplanche (voir C. p. 898). Vicq d'Azyr avait ultérieurement protesté quand on avait accusé la *Gazette de Santé* d'être devenue le journal officiel de la Société Royale de Médecine.

— Page 1151 —

Retz (dit *de Rochefort*), né à Arras, mort en 1810, fit ses études médicales à Paris, prit part comme chirurgien à la guerre d'Amérique, puis devint médecin de marine à Rochefort : destitué en 1784, il vint à Paris, où il devint médecin du Roi et membre de la Société Royale. On lui doit diverses publications, notamment :

Nouvelles instructives bibliographiques, historiques et critiques de médecine, chirurgie et pharmacie, Paris, 4 vol. 1785-1786 et 3 vol. 1789-1791. La Bibliothèque de la Faculté possède en double le premier, mais ne possède pas le dernier. C'est un recueil écrit un peu à la diable, et où les confrères sont rarement ménagés.

Un *Traité des maladies de la peau*, publié par lui en 1785, est analysé dans le *Journal de Médecine* (t. LXVIII, p. 121) avec aussi peu de bienveillance que Retz en montrait lui-même pour les régents de la Faculté. C'est sans doute question de concurrence entre les *Nouvelles* et le *Journal de Médecine*.

Il a publié encore : *Fragments sur l'électricité humaine*, Paris, 1785. (Analysé in *J. de Méd.*, t. LXXII, p. 323.)

En 1780, Retz est encore à Rochefort correspondant de la Société Royale.

Il apparaît dans l'*Histoire de la Société Royale* (1779, p. 120) pour le récit d'une symphyséotomie malheureuse exécutée avec Lescardé, chirurgien à Arras. Cette symphyséotomie provoqua une critique de la part des médecins et chirurgiens d'Arras, critique que Retz réfuta dans une brochure de 66 pages, intitulée : *Observations intéressantes en faveur de la section du pubis.* (*J. de Méd.*, t. L, p. 80.)

———

Thouret (*Michel-Augustin*), né le 5 septembre 1749 à Pont-Lévêque. Docteur de la Faculté de Caen, fut agrégé en 1774 à la Faculté de Paris. A peine reçu docteur, il fut nommé membre de la Société des épidémies et fit partie, dès sa fondation, de la Société Royale de Médecine, dont il fut vice-directeur en 1790 et directeur en 1791. Son adhésion à la Société rivale le fait naturellement très mal voir à la Faculté, ce qui explique le refus de son volume et la qualification de *filius ingratus*, qui lui est appliquée à cette occasion. Son volume : *Recherches et Doutes sur le magné-*

tisme animal était un in 12 de 250 pages, Paris, chez Prault, 1784 ; il est analysé dans le *Journal de Médecine* (t. LXII, pp. 293 et 341.)

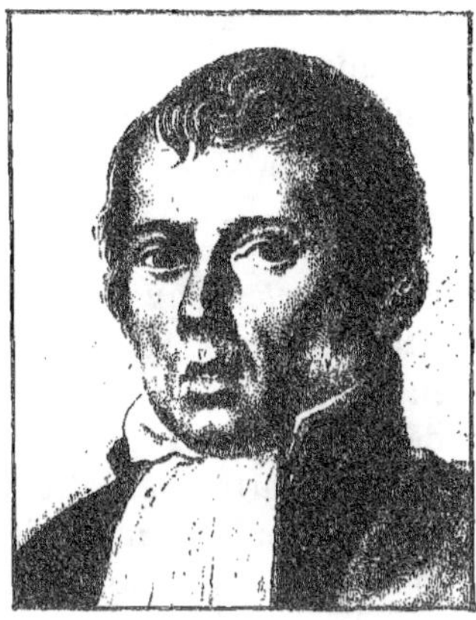

Thouret.
(Gravure de Forestier.)

Thouret avait publié antérieurement avec Andry un mémoire très copieux *sur l'usage de l'aimant en médecine* ou *Mémoires sur le magnétisme animal*; ce travail, lu le 29 avril 1780 à la Société Royale, tient 150 pages du compte rendu de la Société pour 1779, imprimé en 1782 (p. 531). Signalons en passant l'incohérence avec laquelle ces comptes rendus étaient publiés et la difficulté des recherches qui en résulte. Un mémoire, lu en août 1780, est publié dans le volume pour 1779 et imprimé en 1782.

Ce mémoire comprend une bibliographie très détaillée, remontant au seizième siècle, sur la question de l'emploi de l'aimant en médecine. Les auteurs y font mention de Mesmer comme d'un partisan de la cure

magnétique jusqu'à l'époque où, « se livrant à des procédés d'un genre inconnu et extraordinaire, on ne l'a plus vu dans ses essais recourir à l'aimant ».

Thouret avait lu également à la Société Royale le 17 août 1779 (même volume, p. 416) des *Réflexions sur la conformation des os du crâne chez le nouveau-né*, dont un compte rendu est inséré au *Journal de Médecine* (t. LX, p. 384), puis, plus tard, le 2 mars 1784, des *Recherches sur la structure des symphyses postérieures du bassin*, insérées, toujours avec la même incohérence, à la page 156 des *Mémoires de la Société Royale* pour 1789 et publiés en l'an VI.

Thouret dirigea en 1785 les exhumations du cimetière des Innocents. Il fut adjoint en 1789 à Colombier comme inspecteur des hôpitaux civils et maisons de force, médecin au département de la police. La Révolution supprima tous ses postes. Mais le 2 décembre 1794, à la fondation de l'École de santé, il fut nommé directeur de l'École et désigna lui-même ses collaborateurs d'accord avec Fourcroy, dont l'influence était alors prépondérante. (Voir C., note p. 841.)

En 1801, Thouret fut nommé administrateur des hospices et du Mont-de-Piété : en 1802, il rédigea comme membre du Tribunat le rapport sur l'enseignement et l'exercice de la médecine. En 1809, malgré son opposition à l'Empire, il fut nommé conseiller de l'Université et doyen de la Faculté de Médecine. Il était beau-frère de Desgenettes. Il mourut au Bas-Meudon, le 19 juin 1810.

— PAGE 1153 (*) —

Sainte-Barbe. — Il est bien question dans l'histoire de ce collège d'un projet de vente, mais il remonte à 1679. La Faculté de droit avait obtenu du Roi un arrêt qui ordonnait la vente du collège pour y établir de nouvelles Écoles de droit ; mais, l'année suivante, le Roi révoqua cet arrêt, et Sainte-Barbe fut maintenue. Sa situation financière était depuis longtemps précaire, et l'Université lui donna 48.750 l. en 1683 pour payer ses dettes, réparer ses bâtiments et construire une chapelle. Par contre, Sainte-Barbe cédait à l'Université des bâtiments dans lesquels étaient réunis 200 écoliers pauvres, que l'on nommait Gilotins, du nom de G. Gilot, docteur en Sorbonne, qui en avait le premier rassemblé en ce collège. (*Dict. hist.*, t. II, p. 469.)

— PAGE 1156 —

Le 10 septembre 1763, les prévôts de pharmacie avisent la Faculté que la cérémonie de la confection de la thériaque se fera dans le jardin des Apothicaires, ce qui est accepté par la Faculté (*Comm.*, t. XXII, p. 796).

Cependant, d'après une estampe qui se trouve à Carnavalet, la préparation publique de la thériaque se faisait à la Salpêtrière.

— PAGE 1157 (*) —

Thomas d'Onglée n'était pas partisan de Deslon ni de Mesmer, et il protestait qu'il n'emploierait jamais le baquet, mais il avait été froissé de l'attitude de juge au criminel qu'avait prise la Faculté, et il avait refusé par amour-propre de signer la formule qu'on voulait lui imposer. Il publia sa justification dans un mémoire intitulé : « Rapport au public de quelques abus auxquels le Magnétisme animal a donné lieu. » (BERTRAND, *Du Magnétisme animal en France*, Paris, 1826, p. 49.)

———

Varnier (Charles-Louis) était Parisien ; il était docteur régent de 1772. Étant encore bachelier émérite, il faisait déjà des cours privés dans l'amphithéâtre particulier d'Antoine Petit : l'hiver, cours d'anatomie ; le printemps, cours de physiologie expérimentale ; l'été et l'automne, cours de pathologie générale. (*Cal. méd.*, 1772, p. 84.)

Nous le trouvons, à l'*Almanach Royal* de 1774, installé rue Planche-Mibray, près le quai Pelletier ; il y figure encore à cette adresse en 1780 ; néanmoins, sur la liste des associés régnicoles de la Société Royale, publiée dans le volume pour 1776, il figure à la date de mars 1778 comme docteur régent de la Faculté de Paris, habitant à Caen.

— PAGE 1161 —

Beauvais Depréaux. — Censeur royal à Orléans ; en 1785, il n'y a que deux censeurs royaux résidant en province pour la médecine. Beauvais-Depréaux à Orléans et Maret à Dijon (*A. R.*, 1785, p. 489).

— PAGE 1171 —

Sabatier. — Absent au moment où

on expulse Deslon. En effet, il est à Brest comme premier médecin de l'hôpital militaire, sur ordre du Roi.

— PAGE 1177 —

Demours. — Voir C., p. 1231. Ce chapitre devrait être intitulé : *Actus pro vesperiis et doctoratu.*

— PAGE 1178 —

Pajon de Moncets. — Voir C., note p. 521.

— PAGE 1181 —

Il y avait deux établissements des Frères des Écoles chrétiennes, l'un rue Notre-Dame-des-Champs, l'autre rue Saint-Victor (*Dict. hist.*).

— PAGE 1182 —

Cosson (Pierre-Charles), né à Mézières le 27 février 1737, mort à Paris le 17 juillet 1801. Maître ès arts en Sorbonne, remporta, deux ans de suite, le prix d'Éloquence (1762 et 1763) ; professeur au collège Mazarin en 1767. C'était un précurseur en fait d'éducation. Pour rendre à ses élèves l'étude du latin plus facile et plus attrayante, son *Tite-Live* à la main, il faisait jouer aux uns le rôle des Romains, aux autres celui des Carthaginois et leur faisait exécuter toutes les manœuvres que décrivait l'auteur (*Biog. gén.*).

———

Crouset (Pierre), né en Picardie en 1753, mort en janvier 1811, professeur au collège de Montaigu, dont il devint principal en 1791. En l'an III,

directeur de l'Institut des jeunes Français ; en 1801, directeur du Prytanée à Saint-Cyr, avant son tranfert à La Flèche ; puis proviseur du lycée Charlemagne (*Biog. gén.*).

— PAGE 1183 —

Noel. — Il s'agit, très vraisemblablement, ici de François-Joseph-Michel Noel, né à Saint-Germain-en-Laye en 1755 et mort à Paris le 29 janvier 1841.

Boursier au collège des Grassins, puis à Louis-le-Grand où il fut le condisciple de Robespierre. Il avait porté la soutane jusqu'à la Révolution, dont il embrassa les principes avec ardeur. Il a laissé des œuvres très nombreuses ; les plus célèbres sont ses grammaires grecque, latine, allemande, anglaise, ses dictionnaires, son *Gradus ad Parnassum*, publiés en collaboration avec Chapsal (*Biog. gén.*). C'est le lauréat du prix d'éloquence Coignard du mois d'août 1783 (C., p. 1088).

———

Charbonnet (Pierre-Mathias), né à Troyes en 1733, mort à Paris le 9 février 1815. Fit ses études à Paris, prit la soutane, fut professeur de rhétorique au collège Mazarin. Élu recteur de l'Université en 1782.

Chargé après le 10 août de la surveillance de la famille royale enfermée au Temple. Mourut professeur au lycée Charlemagne (*Biog. gén.*).

— PAGE 1184 —

Delneuf. — Voir C., p. 797.

— Page 1187 —

Bertrand Pelletier, né le 30 juillet 1761 à Bayonne, préparateur du cours de Darcet au Collège de France, chargé de la direction de la pharmacie de Rouelle après la mort de celui-ci. Après la Révolution, inspecteur des hôpitaux, commissaire des poudres et salpêtres ; membre de l'Institut, professeur de chimie à l'École polytechnique, mort le 21 juillet 1797. Il était beau-frère de Joseph Sédillot, le chirurgien. Son fils, Pierre-Joseph, né le 22 mars 1788 à Paris, fut aussi un chimiste de haute valeur ; ses travaux avec Caventou sur le quinquina et les sels de quinine resteront comme un véritable monument.

— Page 1198 —

Le scribe répète le titre : Chapitre XXIX sans qu'on en aperçoive le motif.

— Page 1199 —

Comme plus haut le copiste répète chapitre V ; on ne voit pas pourquoi il sépare en deux parties ces rubriques qui ont toutes deux rapport aux frais funéraires.

Michel de Colonia (Michel de Cologne), Picardus, canonicus et insignis Ecclesiæ parisiensis cantor meritissimus. Il fut doyen de la Faculté en 1490-1491 ; en 1521, après la messe de la Saint-Luc, il donna un grand repas dans sa maison, il fit présent de cinq beaux ornements de damas blanc à fleurs, avec des franges d'or, pour la chapelle, et y ajouta 200 livres tournois pour un Obit et les Vigiles, ce qui permit de constituer annuellement un honoraire de 8 livres à distribuer aux présents. « L'Obit tombe le 14 avril ; on y assiste en habit de cérémonie, robe rouge et fourrure. »

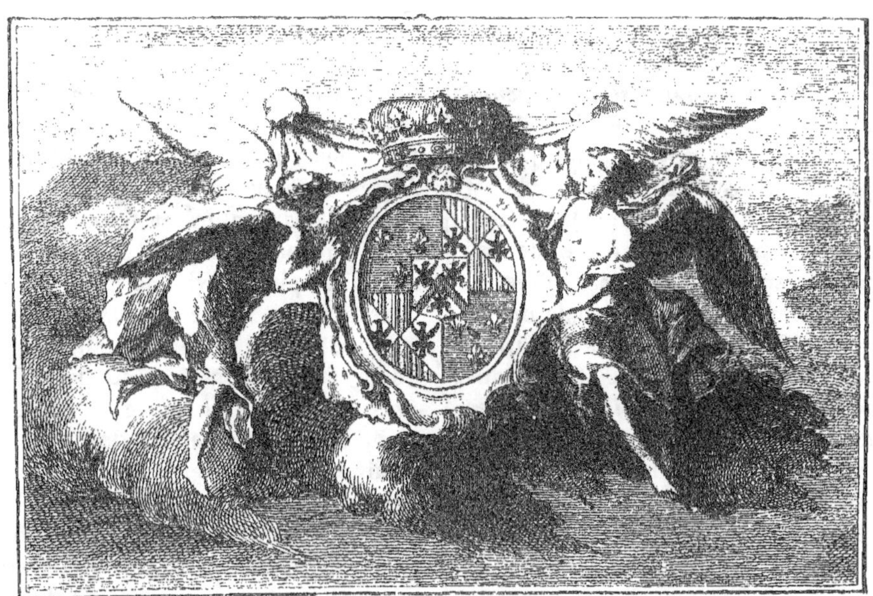

Frontispice de la thèse latine de chirurgie de Gayat, soutenue le 28 juin 1754
et dédiée au prince de la Trémouille.

PREMIER DÉCANAT DE J.-CH.-H. SALLIN

— Page 1211 —

Le procès-verbal de cette séance a déjà été donné en abrégé à la fin du compte rendu des séances de *prima mensis* de 1783-1784 (voir C. p. 1173). Voir de même le compte rendu de la séance de nomination de Philip, le 4 novembre 1780, inséré (C. p. 596) sous la signature de Levacher de la Feutrie et répétée (p. 691) sous celle de Philip.

— Page 1212 —

La signature de Sallin n'est représentée ici, comme bien souvent par la suite, que par ses prénoms et sa qualité. Le scribe qui transcrivait le plumitif sur le registre, préparait la signature et laissait en blanc le nom seul de Sallin. Bien qu'absente à la fin de ce compte rendu d'élections, la signature de Sallin est apposée presque constamment pour toutes les séances du premier décanat : elle figure même à l'approbation des comptes de cet exercice, le 25 novembre 1791. Mais pour le deuxième décanat, rédigé sur le registre en 1792, comme le prouve l'inadvertance du scribe de la page 1377 des *Commentaires*, il n'a été apposé aucune signature de Sallin, et il ne figure que par ses prénoms J.-Charles-Henri et sa qualité de doyen. C'est l'origine d'une erreur bien singulière commise par le docteur Corlieu dans son *Ancienne Faculté de Médecine* (Paris, 1877). Dans la liste des doyens, qu'il publie page 108, le doyen de 1784 à 1788 est dénommé Charles Henri (1). M. Corlieu n'a pas eu la patience de lire assez de feuillets de ce décanat, et il a dénommé Charles Henri le doyen *Joannes Carolus Henricus Sallin*. Il a, d'ailleurs, rectifié cette erreur dans une publication postérieure sur les jetons des doyens de la Faculté.

Sallin était docteur régent de 1762, et il avait soutenu son acte de vespéries du 24 octobre sur la question :

An hilaritas ex potu vini { *Conferat sanitati ?* / *Foveat generationi ?*

Il était médecin ordinaire du Roi au Châtelet (*A. R.*, 1778), ce qui l'entraînait à l'étude des questions de médecine légale. Il avait fait un mémoire sur la gale spéciale aux prisonniers et un autre sur le siège des lésions anatomiques de la rage, qu'il localisait dans les membranes de la moelle épinière. (RETZ, *Nouv. Inst.*, 1785.)

En 1790, il rédigeait les résumés du *prima mensis* pour le *Journal de Médecine* (t. LXXXV, p. 255).

— PAGE 1213 —

Le scribe qui a transcrit le catalogue des régents pour le deuxième décanat de Pourfour du Petit, mais

sous la direction de De Frasne après la mort de Pourfour du Petit (C. p. 1114), avait déjà abandonné la tradition d'après laquelle ce catalogue faisait mention des qualités et fonctions de chaque régent. Le plus souvent, le nom n'est plus suivi que du lieu de naissance. Le scribe de l'exercice de 1784-1785 va plus loin : il supprime même l'indication du lieu de naissance. La rédaction de ce scribe fainéant laisse tellement à désirer que certaines parties demeurent incompréhensibles, notamment dans les discours latins de Sallin, qui sont, d'ailleurs, de véritables chefs-d'œuvre de nullité pompeuse, d'après l'avis des universitaires à qui j'ai dû parfois les soumettre pour éclaircir les points douteux ; ils étaient nombreux.

— PAGE 1217 —

Voir le titre de la thèse de Pluvinet (C., p. 1213).

— PAGE 1218 —

Le scribe écrit *quodlibetarii*, bien qu'il s'agisse ici d'une thèse cardinale, comme le montrent le titre de la rubrique et celui de la thèse. Les thèses cardinales portaient toujours, comme on le sait, sur un sujet d'hygiène.

L'époque à laquelle ces thèses sont soutenues, indique, d'ailleurs, leur nature de thèse cardinale (art. XVII des Statuts de 1751).

— PAGE 1221 —

De Machy (Jacques-François) né à Paris en 1728, maître apothicaire, professeur d'histoire naturelle ; a traduit les *Éléments de chymie* de Jun-

(1) Une erreur de même ordre existait dans le classement des jetons à la Monnaie, et Varnier a pu la signaler au conservateur du Musée. Le doyen *Philip* est dénommé *Intervallœus Glandatensis*, c'est-à-dire d'Entrevaux, diocèse de Glandève, sur son jeton. Le nom patronymique de Philip avait été pris pour le prénom Philippe d'un doyen hypothétique Glandas.

ker (1757), les *Dissertations chymiques* de Pott (1759), les *Opuscules chymiques* de Margraaf (*Dict. hist.*, t. I, p. 467), *l'Art du distillateur* (1774). Censeur royal, membre de l'Académie des curieux de la Nature et de la Société Royale de Berlin, professeur d'histoire naturelle au Collège de pharmacie (*J. de Méd.*, t. LX).

— PAGE 1225 —

Saint-André-des-Arcs. — Un des chapitres dont la nomination était à l'Université. Le titulaire de la charge était Desbois de Rochefort, frère du docteur régent (voir C., note p. 232).

— PAGE 1226 —

Voir C., note p. 211. En 1855, existaient encore dans la décoration de Notre-Dame la statue de saint Denis mutilée, œuvre de Nicolas Coustou, et la statue de la Vierge de Vassé (DE GUILHERMY, *Itin. archéol. de Paris*, 1855, p. 112). La statue de Vassé est encore à Notre-Dame, malheureusement entourée d'ornements modernes du plus mauvais goût.

— PAGE 1231 —

Demours (Antoine-Pierre), né à Paris le 16 décembre 1762, mort le 4 octobre 1836. Son ophtalmostat est décrit en détail dans le *Journal de Médecine* (t. LXIV, p. 445). Cette description est suivie d'une lettre, dans laquelle Demours reconnaît que son instrument a beaucoup d'analogie avec celui de Rumpelt, de Dresde. Le rapport favorable, lu à la Faculté le 1ᵉʳ décembre 1784 par Sallin et Goubelly, avait été inséré intégralement

au tome LXIII du *Journal de Médecine*, p. 230, avec la figure de l'appareil que nous reproduisons (C., p. 1233).

— PAGE 1234 —

Le Blanc. — Le dossier n° 13 du tome XXV des *Commentaires* comprend une série d'observations non signées, recueillies de 1781 à 1784 sur les malades traités par les préparations de M. Leblanc.

Il s'agit de Nicolas Leblanc, né à Issoudun en 1753, mort en 1806, chirurgien du duc d'Orléans en 1780, et qui inventa les procédés de préparation industrielle de la soude, en partant du sel marin. L'*Almanach Royal* de 1783 n'indique aucun chirurgien du nom de Leblanc, car il n'avait pas pris ses grades à Paris.

L'Académie des sciences avait proposé comme sujet du prix extraordinaire de 2.400 livres qui devait être distribué à la Saint-Martin 1783, le procédé le plus simple pour décomposer le sel marin, en extraire l'alcali pur à un prix au plus égal à celui des soudes étrangères. En 1783, pas de prix ; prorogé en 1785. (*J. de Méd.*, t. LX, p. 587.) Nicolas Leblanc n'était nullement apparenté à Louis Leblanc, chirurgien du duc d'Orléans comme Nicolas.

— PAGE 1236 —

M. Chamousset (Claude-Humbert-Piarron de), Parisien, maître des Comptes, auteur d'un mémoire sur la conservation des enfants. Les tentatives de ce philanthrope furent faites à Rouen en 1763, elles échouèrent. (Voir JEANROY, *Réflexions sur l'allaitement* artificiel des enfants nouveaux-nés, *Mém. Soc. Roy.* pour 1786, Paris, 1790, p. 116.)

« Avant la lecture de ce mémoire, M. Colombier s'était occupé, d'après le vœu du Gouvernement, à tenter de nouveaux essais sur l'allaitement artificiel des enfans, et depuis il a été formé par M. de Crosne, lieutenant général de police, un nouvel établissement de ce genre, dont la direction est confiée à des commissaires nommés par la Société Royale. » (*Eod. loco*, p. 114.)

La Société Royale avait rédigé un programme de concours pour des mémoires sur l'allaitement artificiel dans la séance du 12 février 1788. Elle reçut un très grand nombre de mémoires et distribua 4 médailles d'or de 300 livres, 5 médailles d'or de 100 livres, 6 jetons d'or. (*Hist. Soc. Roy.*, 1787-1788, Paris, 1790, p. 6.)

Enfants trouvés de l'hôpital d'Aix. — (Voir *Consultation de la Faculté de Médecine de Paris en faveur des enfants trouvés de l'hôpital d'Aix-en-Provence.* (Paris, Imprimerie Royale 1773, in-4 de 20 pages.) Cette consultation était signée de De l'Épine, de Gévigland, Bertrand, Cosnier, Gardanne, Le Preux, Des Essartz, Alphonse Le Roi, commissaires-députés (*J. de Méd.*, 1779, t. XLIV, p. 321). Un rapport est signalé (C., p. 445) comme lu par Duhaume à la séance publique du 9 décembre 1779 sur divers mémoires adressés à la Faculté sur cette question.
Voir sur cette consultation les *Mé-moires de la Société Royale de* 1786. (Paris, 1790, p. 115.) Il y est dit que Duhaume rédigea le rapport et le lut à la Faculté le 9 novembre 1779. Colombier fit en 1780 de nouveaux essais à l'hospice de Vaugirard. Le résultat fut déplorable.

Doublet. — Voir C., note p. 793.

— PAGE 1237 —

Provinces méridionales. — Il y a là une erreur du copiste puisqu'on lit dix lignes plus haut : *è plagis septentrionalibus.*

La bryone (*Bryonia dioica*). — Cucurbitacée à racine volumineuse, dont l'emploi alimentaire semble abandonné aujourd'hui.

« Harmand de Montgarny assure que la poudre de bryone fait vomir d'une manière douce et sans troubles, et purge très doucement. Il l'a employée dans le traitement de la dysenterie. » (*Hist. Soc. Roy.*, 1780-81, p. 251.)

— PAGE 1239 —

Voir l'analyse de ce livre in RETZ, *Nouvelles instructives, bibliographiques, historiques et critiques de Médecine*, 4 vol. in-8, Paris, 1785-86. p. 238 du volume de 1786.
Lorsque l'ouvrage fut formé de dix volumes, Vachier le soumit de nouveau à l'examen de la Faculté, et il fut approuvé de nouveau par elle, le 4 février 1789, sur le rapport de Bercher, Danié-Despatureaux, Sallin et Baget (*J. de Méd.*, t. LXXXIX, p. 113.

— PAGE 1240 —

De Wenzel (Jacob), né à Tournai en 1755, docteur de Nancy en 1778, docteur de Paris en 1780.

Quoique docteur régent, il figure dans l'*Almanach Royal* comme oculiste reçu à Saint-Come, à côté des deux Grandjean. Au moment où il passe sa licence, il est déjà spécialisé, et les rapporteurs de l'examen du 22 juillet 1780 le signalent comme meilleur oculiste que médecin.

— PAGE 1243 —

Cet *etc.* est sans doute le premier exemple, dans les *Commentaires*, d'une désignation aussi cavalière des examinateurs. Tous les scribes antérieurs n'avaient jamais paru craindre les redites et les longueurs, quand il s'agissait d'observer les formes, et un juge jamais n'avait été désigné par *etc.*

— PAGE 1244 —

De Vergennes (Charles Gravier, comte), né à Dijon le 28 décembre 1717, mort à Versailles le 13 février 1787. Ambassadeur à Constantinople pendant treize ans : rappelé en 1768. Ambassadeur en Suède en 1771. Ministre des Affaires étrangères en 1774. Rédigea le manifeste justifiant la révolte des États-Unis. Chef du Conseil Royal des finances en 1783.

— PAGE 1246 —

D'Arcet (Jean). — Voir C., note p 96.

———

Le Baron de Breteuil (Louis-Auguste le Tonnelier), né en Touraine en 1733, mort à Paris le 2 novembre 1807. Ministre plénipotentiaire en Russie, ambassadeur en Suède, puis à Vienne, où il fut remplacé par le cardinal de Rohan ; ambassadeur à Naples. Ministre d'État, puis chargé de la maison du Roi en 1783. Il y fit

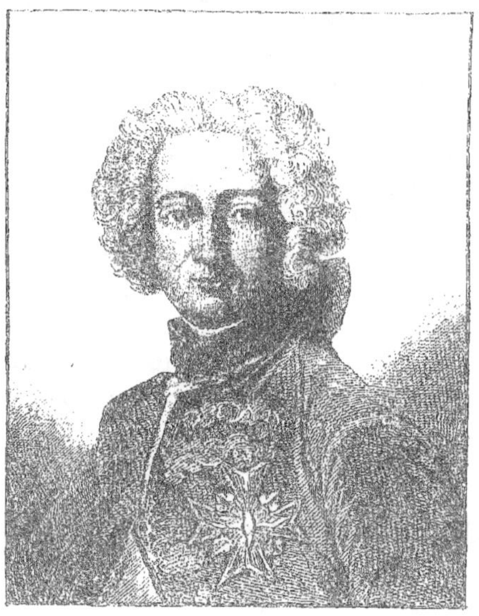

Le Baron de Breteuil.

revivre les lettres de cachet. Élu, en janvier 1786, associé de la Société Royale. C'est lui qui présida à la transformation du cimetière des Innocents en marché public. L'*Histoire de la Société Royale pour* 1784-85 (p. 21) le qualifie, à ce propos, de « Père des pauvres, ami des lettres et fléau des charlatans ». Cette transformation est, d'ailleurs, bien plutôt l'œuvre du nouveau lieutenant de police, de Crosne. Comme ministre de la maison du Roi, il avait la haute main sur l'Imprimerie royale (THIÉRY, *Guide*, t. I, p. 378).

C'est sur la proposition du baron de Breteuil que les classes de l'Académie des sciences avaient été réorganisées et augmentées de deux nouvelles, l'une de physique générale et l'autre d'histoire naturelle. Il y avait ainsi 8 classes de 6 académiciens, dont 3 pensionnaires et 3 associés. Il y avait, de plus, 12 honoraires, 7 pensionnaires vétérans, 12 associés libres, 3 associés vétérans, 8 associés étrangers et 100 correspondants régnicoles et étrangers (THIÉRY, *Guide*, t. I, p. 348).

La salle des audiences de ce ministre sert pour les assemblées de la Société Royale (t. I, p. 353). Sa Majesté vient de décider qu'il y aurait un *cabinet de physique* à ce Collège (Royal), et c'est à M. le baron de Breteuil, ministre du département de Paris, que les sciences auront cette obligation (THIÉRY, t. II, p. 692).

Deslon (Charles-Nicolas), né vers 1740 à Toul, mort en 1786, docteur régent de 1766, médecin ordinaire du comte d'Artois. Il avait publié en 1780 : *Observations sur le magnétisme animal*, in-12 de 151 pages, analysé très longuement dans le *Journal de Médecine* (t. LIV, pp. 193 et 289).

L'histoire de son amitié, puis de sa brouille avec Mesmer, est contée tout au long dans le même recueil (février 1783, t. LIX, p. 79). On y trouve la lettre datée d'Aix-la-Chapelle (oc-tobre 1782), écrite par Mesmer à Philip, doyen de la Faculté, en réponse au discours prononcé par Deslon à l'assemblée du 20 août 1782.

On a aussi de Deslon : *Lettre à M. Philip, doyen en charge.* (La Haye, 1782, in-8 de 144 p.). Le *Journal de Médecine* dit (t. LVIII, p. 188) : « On assure que cette lettre est supprimée par ordre de la police. Nous en félicitons M. Deslon, qui, sans doute, l'a désavouée et dénoncée lui-même. » (Voir C., note p. 546.)

— PAGE 1247 —

Maloet. — Voir C., note p. 379.

— PAGE 1249 —

Franklin, Bailli, Le Roy et Lavoisier. — Voir les remerciements que

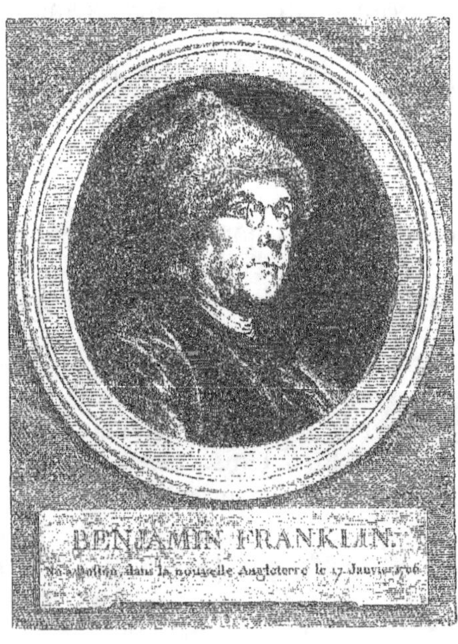

Franklin.
(D'après Cochin fils.)

La Faculté vote aux quatre commissaires de l'Académie des sciences dans sa séance du 24 août 1784.)

Franklin (Benjamin), le célèbre physicien et homme d'État américain, né à Boston le 17 janvier 1706, mort à Philadelphie le 17 avril 1790. Associé étranger de l'Académie des sciences depuis 1772.

Bailly (Jean-Sylvain), né à Paris le 15 septembre 1736, mort le 10 novembre 1793. Membre de l'Académie

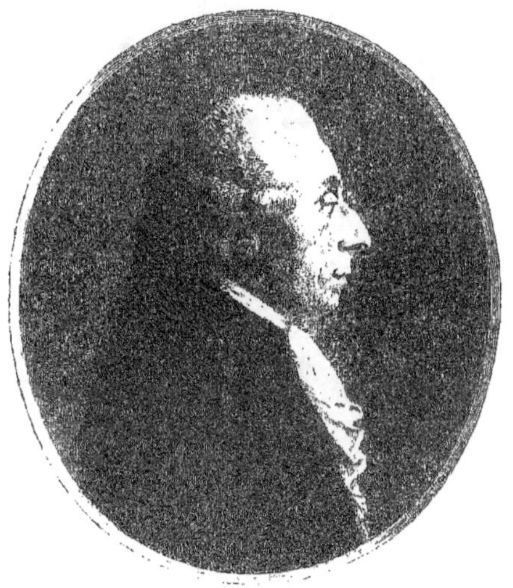

Bailly.

des sciences pour l'astronomie depuis 1763. C'est le futur président de l'Assemblée constituante, maire de Paris.

———

Le Roy (Jean-Baptiste), frère de Charles Le Roy, docteur non régent, membre de l'Académie des sciences depuis 1751 pour la mécanique, auteur de nombreux travaux sur l'électricité.

Lavoisier (Antoine-Laurent), le fondateur de la chimie moderne, né à Paris le 26 août 1743, mort guillo-

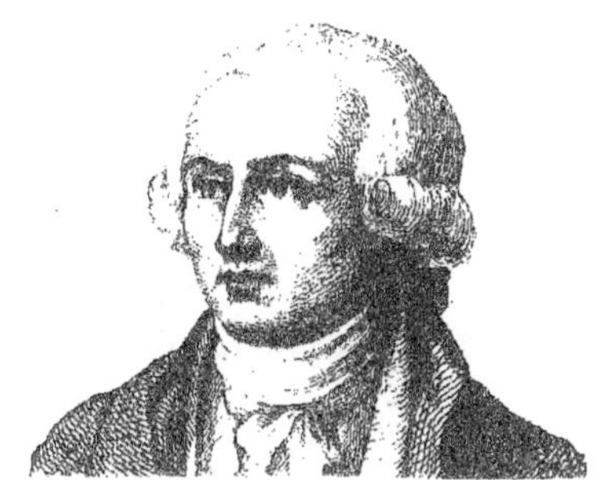

Lavoisier.
(Gravure de Nargeot, d'après Boilly.)

tiné le 8 mai 1794. Membre de l'Académie des sciences depuis 1768.

———

Adjonction de commissaires de la Société Royale. — En avril 1784, la Société Royale était dans toute sa force : les efforts de Sallin pour empêcher le Gouvernement de nommer des commissaires de cette Société pour rendre compte des théories de Mesmer ne pouvaient que rester inutiles. La Société Royale ne tenait même plus à faire œuvre commune avec la Faculté, le fossé était creusé, et il faut se rendre compte que la Société Royale tenait alors le haut du pavé.

— PAGE 1250 —

Bergasse (Nicolas), né à Lyon en 1750, mort le 28 mai 1832 ; avocat à Lyon, débuta en publiant en 1784 des *Considérations sur le magnétisme animal* (La Haye, in-8 de 149 pages), volume que nous avons eu entre les mains : fut mis en vedette par le procès de Kornmann contre l'ancien lieute-

nant de police Le Noir, qu'il accusait
d'avoir levé la lettre de cachet qu'il
avait obtenue contre sa femme pour
adultère, dans le seul but de la livrer
au prince de Nassau contre 600.000 livres. Bergasse perdit le procès, mais y
gagna une immense popularité, qui
le conduisit aux États généraux.

— PAGE 1256 —

*Bochart de Saron (Jean-Baptiste
Gaspard)*, né à Paris en 1730, mort
guillotiné le 20 avril 1794. Président
à mortier du Parlement, membre honoraire de l'Académie des sciences
depuis 1770 ; rue de l'Université (*A.
R.*, 1784).

Le comte d'Angivilliers. — C'est
le comte de la Billardrie, un des personnages les plus titrés de l'époque :
conseiller du Roi, mestre de camp de
cavalerie, chevalier de l'Ordre de
Saint-Louis, commandant de l'Ordre
de Saint-Lazare, pensionnaire vétéran
de l'Académie des sciences, intendant
en survivance du Jardin du Roi,
directeur et ordonnateur général des
bâtiments du Roi, jardins, arts, Académies et Manufactures Royales.
Membre de l'Académie de peinture
et sculpture, ancien gentilhomme de
la Manche des Enfans de France,
administrateur général de la manufacture de Sèvres, associé libre de la
Société Royale de médecine, membre
de l'Académie Royale d'architecture.

De Montigny, membre de l'Académie des sciences pour la mécanique
depuis 1739, trésorier de France, com-

missaire du Conseil, de l'Académie
de Berlin, membre associé libre de
la Société Royale de Médecine dès
1777.

Daubenton (Louis Jean-Marie), né
à Montbard le 29 mai 1716, mort le
1ᵉʳ janvier 1800. Docteur en médecine, lecteur et professeur royal d'histoire naturelle, garde et démonstra-

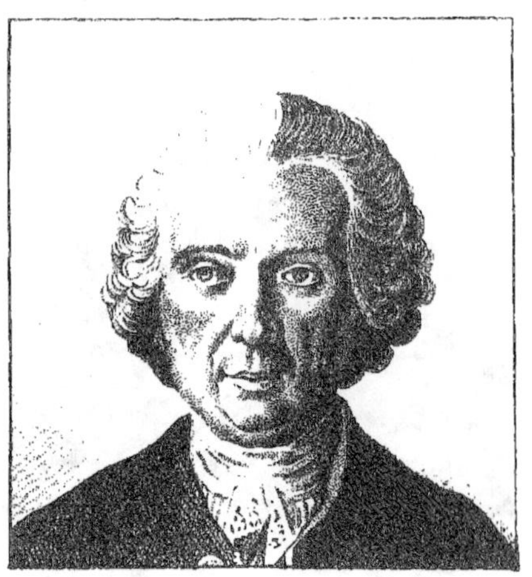

Daubenton.
(Gravure de A. Tardieu.)

teur du cabinet d'histoire naturelle
au Jardin du Roi, membre de la
Société Royale de Médecine, des Académies de Londres, de Pétersbourg
et de Berlin. Membre de l'Académie
des sciences pour l'anatomie depuis
1744.

— PAGE 1266 —

D'Espréménil (J.-Jacques Duval),
né à Pondichéry en 1746.
D'abord avocat du Roi au Châtelet,
puis conseiller au Parlement. Fut un
des accusateurs les plus ardents de la

Reine dans l'affaire du collier. Prôneur de Mesmer et de Cagliostro, dont il rédigea peut-être les mémoires. Il joua un rôle de premier ordre dans la lutte entre le Roi et le Parlement qui aboutit à la convocation des États généraux. Élu député de la noblesse, son rôle politique finit avec son opposition au pouvoir. Ses habitudes de discussion sans mesure et sans dignité lui firent perdre toute influence dans l'Assemblée constituante. Au 10 août il fut reconnu par la foule et ne dut son salut qu'à l'intervention de Pétion, qui le fit arrêter. Retiré près du Havre, il vivait oublié, lorsqu'en 1793 il fut arrêté, ramené à Paris, traduit au tribunal révolutionnaire et condamné avec Lamoignon de Malesherbes en avril 1794 (*Biog. gén.*).

— PAGE 1268 —

Appointement. — Il était d'usage, lorsqu'un procès paraissait trop embrouillé ou le jugement trop délicat. de renvoyer les parties à une décision qui devait être prise ultérieurement sur le vu des pièces.

C'était ce qu'on appelait l'appointement, moyen parfois employé pour ajourner indéfiniment le jugement.

———

Fredi ou Fresdi, conseiller au Parlement depuis 1747, rue Saint-François au Marais (*A. R.*, 1784, p. 301).

———

Le président du Parlement. — Le premier président était à cette date Messire Étienne-François d'Aligre, il n'apparaît à aucun moment dans cette affaire ; la visite importante était celle des députés à Messire Louis-François-de-Paule Lefèvre d'Ormesson, doyen des neuf présidents à mortier. (Voir C., note p. 1280.)

— PAGE 1272 —

En manière de dérision, Varnier prend comme épigraphe le libellé exact de la décision de la Faculté sur la proposition de Millin dans la séance du 23 juin 1783. (Voyez C., p. 1145.)

———

Mémoire à consulter. — Lorsqu'une cause était soumise à une juridiction, les parties avaient le droit de faire imprimer des *Mémoires à consulter* et de les remettre à toutes les personnes pouvant avoir une influence dans la cause. Ces mémoires, qui n'auraient dû être imprimés qu'au nombre des intéressés et pour les besoins de la cause, n'étaient pas considérés comme de véritables imprimés et se trouvaient affranchis à ce titre de la censure royale. On avait bien vite trouvé le moyen d'utiliser ce privilège pour se soustraire à l'obligation de la censure, et quand un auteur craignait de ne pas trouver le censeur qui consentirait à couvrir sa marchandise, il feignait d'être intéressé dans un procès quelconque et rédigeait un mémoire à consulter, qui n'avait le plus souvent aucun rapport avec la cause, mais qu'il pouvait ainsi faire imprimer sans le visa du censeur royal et qu'il distribuait alors à profusion.

— PAGE 1280 —

Debonnières, avocat au Parlement

en 1769, parvis Notre-Dame (*A. R.*, 1778, p. 331).

———

Séguier (Antoine-Louis), né à Paris le 1ᵉʳ décembre 1726, Avocat général au Grand Conseil en 1751, Avocat général au Parlement en 1755. Membre de l'Académie française en 1757, à 31 ans. Il se montra très peu libéral envers les gens de lettres, et l'Académie finit par décider qu'elle ne communiquerait plus avec lui.

En avril 1771, au coup d'État Maupeou, il donna sa démission et ne reprit ses fonctions qu'en 1774, lors du rappel des Parlements. Il émigra, l'un des premiers, à Tournai, où il mourut le 26 janvier 1792.

———

D'Ormesson (Aimé-Louis-François-de-Paule Lefèvre), né à Paris le 27 juillet 1718. Élevé sous les yeux du chancelier d'Aguesseau, son oncle maternel. D'abord avocat du Roi au Châtelet (1739), Avocat général au Grand Conseil (mars 1741), puis au Parlement (déc. 1741). Président à mortier en remplacement de M. de Chauvelin (1755). Médiateur intègre entre la Cour et le Parlement, il soutint avec fermeté les prérogatives de sa Compagnie. Succéda à M. d'Aligre en novembre 1788 comme premier président et fut lui-même remplacé après sa mort (26 janvier 1789) par Bochard de Saron. Il laissa deux fils, dont l'aîné fut appelé en 1783 au contrôle général des finances, mais ne réussit nullement dans ce poste. Le second, d'Ormesson de Noyseau, fut conseiller au Parlement, président

à mortier (1779), bibliothécaire de Louis XVI, en remplacement de Le Noir (1790), arrêté et condamné avec Bochard de Saron (1793).

— Page 1284 —

Il y a évidemment quelque désordre dans la copie du scribe. Ce titre d'un mémoire vient couper le discours de Séguier, on ne sait pourquoi.

— Page 1288 —

L'accusation portée contre Le Noir montre bien la rancune de la Faculté contre le membre associé de la Société Royale, fondateur d'un prix pour le traitement de la rage. D'ailleurs, il n'est plus besoin de se gêner. Le Noir tombé en disgrâce vient d'être remplacé à la lieutenance générale de police par de Crosne (voir C. p. 365), et le moment n'est pas loin où l'avocat Bergasse va publier contre lui des mémoires où il l'accusera d'avoir reçu 600.000 livres du prince de Nassau dans le procès de Kornmann.

— Page 1291 —

Lefebvre d'Amécourt. — Voir C., note p. 658.

— Page 1293 —

Apothicaires du Roi. — « Il y a quatre apothicaires en chef servant par quartier et quatre aides. Ils sont payés : les chefs chacun 2.600 livres, avec des suppléments notables à chaque service ; les aides 1.200 livres environ. Le Roi a, de plus, deux apothicaires-distillateurs à 600 livres et un chymiste-distillateur à 100 livres. Leurs fonctions sont définies par un règlement du 14 août 1671. Outre les remèdes, ils fournissent quelques confitures et autres compositions de coriandre, d'anis et de fenouil, de l'écorce de citron, de l'esprit de vin et des liqueurs. Ils font encore les sachets de senteur pour les habits, linges et perruques du Roi. Lorsque les drogues arrivent à Paris, les syndics des apothicaires doivent avertir ceux du Roi, afin qu'ils prélèvent d'abord la quantité nécessaire pour le service du Roi. » (*Dict. d'Eloy*, t. I, p. 150.)

A l'installation du collège de pharmacie dans le Jardin des Apothicaires le 30 juin 1777, sous la présidence de Le Noir, les *apothicaires des corps de Sa Majesté, ainsi que leurs successeurs, ont été désignés prévôts honoraires et perpétuels.* (*J. de Méd.*, 1777, t. XLVIII, p. 190.)

De Calonne (*Charles-Alexandre*), né à Douai en 1734, mort le 30 octobre 1803. Avocat général au Conseil principal d'Artois, procureur général au Parlement de Douai, puis maître des requêtes, ce qui lui donnait entrée au Conseil royal. Se perdit de réputation dans l'affaire La Chalotais. Nommé en 1783 Contrôleur général des finances, il ne se proposa d'autre but que de plaire à la Cour et accumula emprunts sur emprunts, en épuisant le crédit. En 1786 il prépara une assemblée des notables, au moyen de laquelle il voulait établir la répartition égale de l'impôt et supprimer les privilèges de la noblesse.

Attaqué par tous, il réussit d'abord à faire disgracier Hue de Miromesnil, mais, le lendemain même, de Breteuil venait de la part du Roi lui demander sa démission et l'exiler en Lorraine (*Biog. gén.*). De Calonne était docteur honoraire de la Faculté des Droits.

— PAGE 1299 —

D'Aguesseau, fils du grand chancelier, conseiller d'État ordinaire depuis 1734. Est à la fin de 1781 doyen du Conseil, au Conseil des dépêches, au Conseil royal du commerce, commandeur des ordres du Roi, prévôt, maître des cérémonies de l'Ordre du Saint-Esprit. Disparaît de l'*Almanach Royal* de 1783.

Le manuscrit *Synopsis rerum*, attribué à tort par Franklin à Pajon de Moncets, mais qui est de la main du doyen Bertin Dieuxevoye, viendrait, d'après Chéreau, de la bibliothèque de d'Aguesseau (renseignement oral dû à M. Hahn). Cette bibliothèque devait être fort riche, et Chomel dit qu'il a pu y consulter un extrait manuscrit de Jacques Mentel sur l'Histoire de la Médecine à Paris.

Capellanis savœsianis. — Les titulaires des chapelles de Savoisy. A la fin du dix-huitième siècle, l'Université avait quatorze bénéfices auxquels elle avait droit de nommer : trois cures et onze chapelles. Sur ces onze chapelles, cinq étaient dénommées de Savoisy. (*Dict. hist.*, t. IV, p. 755.)

Nous avons vu E.-M. Desbois de Rochefort nommé à la cure de Saint-André-des-Arcs (C., p. 232) et O'Neill nommé au bénéfice de la chapelle de la Vierge de la même église (C. p. 604).

Les cures étaient celles de Saint-André-des-Arcs, de Saint-Cosme et

Damien, et de Saint-Germain-le-Vieux ; ces trois cures appartenaient autrefois à l'abbaye de Saint-Germain-des-Prés ; elles avaient été cédées à l'Université en 1345 comme indemnité des empiétements de l'abbaye sur le Pré-aux-Clercs et en échange de la chapelle de Saint-Martin-des-Orges, dont Charles V avait eu besoin pour fortifier l'abbaye contre les Anglais. Une partie des chapellenies étaient dites du Châtelet, parce que la rente en était payée sur les deniers de la recette ordinaire de Paris ; d'autres étaient dites du Trésor royal, pour un motif analogue ; enfin, les cinq chapellenies dites de Savoisy tenaient leur nom de Messire Charles de Savoisy, grand chambellan de France et l'un des favoris de Charles VI ; ses gens ayant attaqué une procession du recteur à Sainte-Catherine et blessé des étudiants de l'Université, Charles de Savoisy fut révoqué par le Roi, et son hôtel démoli. (Du Breul, p. 613.)

— Page 1299 (*) —

Saint-Joirre, que remplaçait Bouchor de Chameil, était en 1754 censeur au collège de la Marche (*A. R.*).

———

D'Aguesseau. — La veuve de d'Aguesseau, née d'Henneval, n'avait pas de liens avec la Faculté par les d'Aguesseau. Il est donc probable qu'elle était sœur du d'Henneval (Jean), de Lisieux, maître ès arts de Caen, qui prenait des inscriptions en médecine à partir de 1757.

— Page 1300 —

Belime était notaire au Châtelet depuis 1767, rue de la Harpe, près la rue Percée (*A. R.*).

———

Il faut attendre la mort de Fourneau pour que le Tribunal académique désarme et laisse Girault de Kéroudou faire fonctions de greffier *jusqu'à nouvel ordre,* sans même lui en donner le titre.

Girault démissionna d'ailleurs peu après en faveur de d'Arragon, 12 décembre 1785 (C., p. 1431).

— Page 1316 —

Vérifié Danié : — C'est le premier état de finances de la Faculté dont la vérification soit attestée page par page par la signature des commissaires aux comptes. Cette vérification était cependant réglementaire, mais il est probable qu'elle se faisait sur l'état des comptes soumis aux commissaires, qui n'était transcrit sur le registre qu'après l'approbation de la Faculté. Toute l'histoire des décanats de Sallin est d'une rédaction si médiocre qu'on peut douter que la marche régulière ait été suivie pour la transcription ; de là, sans doute, cette approbation signée des commissaires sur le registre même. Il ne faut pas oublier que l'approbation des comptes est donnée le 25 novembre 1791.

— Page 1328 —

L'erreur à laquelle il est fait allusion ici se trouve, C. p. 1319, au *Caput*

octavum. Il s'agit du produit des inscriptions et du droit de sceau pour
340 élèves, à chacun 7 livres 10 sols.
Le total doit, en effet, fournir dans
ces conditions 2.550, livres et non
2.850 livres. La différence est de 300 livres, supérieure par conséquent à l'article du chapitre 12, page 1327, par
lequel on accorde 240 livres à Sallin
en rectification d'écritures.

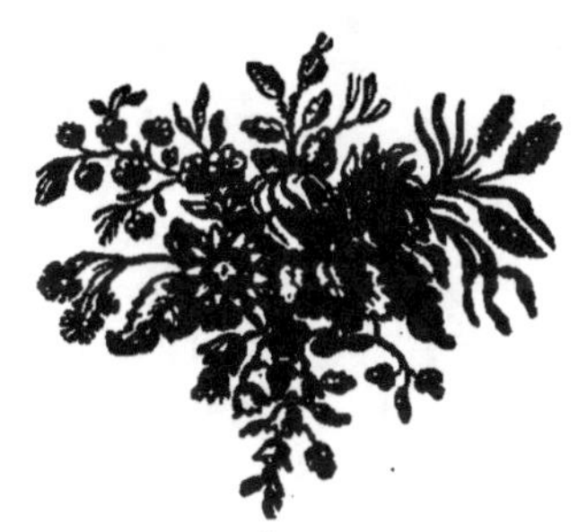

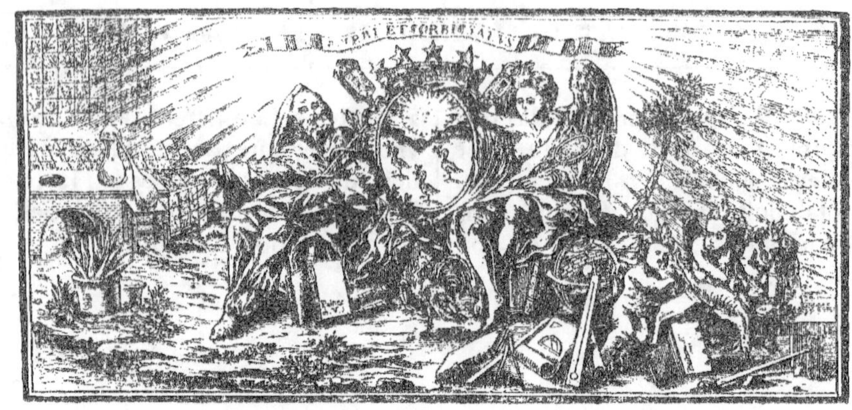

Frontispice de thèses aux armes de la Faculté, employé fréquemment vers 1749.

DEUXIÈME DÉCANAT DE J.-CH.-H. SALLIN

— PAGE 1341 —

Corvisart avait soutenu une thèse, le 17 février 1782, exactement sur le même sujet : *An noxiæ vulneribus turundæ ?*

— PAGE 1344 —

Pia de Grandchamp. — Il y a trois pharmaciens de ce nom en 1785. Pia Iᵉʳ (Phil.), maître de 1744, est ancien échevin, administrateur de l'Hôpital général, chevalier de l'Ordre du Roi ; le *Journal de Médecine* rend compte d'un ouvrage de lui : *Succès de l'établissement que la Ville de Paris a fait faire en faveur des personnes noyées* (t. LIV, p. 185).

Pia II (Jean-Baptiste), celui dont il s'agit ici, est maître de 1765.

Enfin Pia III n'a la maîtrise que de l'année même, 1785.

— PAGE 1357 —

Pour qu'un candidat soit admis au Jubilé, il faut qu'il n'y ait aucune opposition dans le Conseil. Il en est de même d'ailleurs pour toutes les mesures dites de *grâce*, de quelque nature qu'elles soient ; l'opposition d'un seul suffit pour que la mesure soit rejetée.

— PAGE 1365 —

L'ouvrage de Thiéry : *Vie de l'homme respectée et défendue dans ses derniers moments* est analysé in RETZ (*Nouv. Inst.*, 1788, p. 397).

— PAGE 1373 (*) —

Bains de M. Albert. — Projet présenté à la Faculté en 1769. L'établissement est approuvé par le décret de la Faculté du 1ᵉʳ août 1783, par l'Académie Royale de chirurgie, le 6 novembre 1783, et la Société Royale le 14 mai 1784.

Au coin de la rue de Belle-Chasse, ouverts à toute heure du jour et de la nuit. Prix 40 sous par abonnement de six bains. (*J. de Méd.*, t. LXV, p. 357.)

Le *Journal de Médecine* (t. LXXI, p. 187) donne la description complète de l'établissement.

La supplique et le rapport sont en entier en original au *Dossier Monteil-Chasles*, n° 6.

— PAGE 1375 —

Macbride (David), né en Irlande en 1726, mort en 1778 à Dublin, membre étranger de la Société Royale de Médecine. Il étudia sous Hunter et Smellie. L'ouvrage dont il s'agit est : *Methodical Introduction to the theory and practice of the art of Medicine*. Londres, 1772, in-4. La traduction annotée de Petit-Radel, faite sur la 2ᵉ édition de 1777, datée de 1787, est en 2 volumes in-8. L'ouvrage a été aussi traduit en latin et en allemand (*Biog. gén.*). Le *Journal de Médecine* (t. LXXI, p. 490), qui en donne l'analyse détaillée, dit que l'édition française est de 1782, 2 vol. in-8, chez Pierre Duplain.

— PAGE 1377 —

9 *avril* 1792. — Nous saisissons sur le vif la date à laquelle la transcription sur le registre des rapports et des comptes a été opérée. Il y avait longtemps que Sallin n'était plus doyen, et il est probable que cette transcription s'est faite sans aucun contrôle. Le plus souvent le scribe recopiait la date à laquelle le rapport avait été déposé par les commissaires. Cette fois il a indiqué par inadvertance la date à laquelle il écrivait lui-même.

— PAGE 1380 —

l est intéressant de comparer ce rapport avec celui qu'on trouve sur l'hospice de Saint-Sulpice, établi pour montrer la possibilité de soigner les malades seuls dans un lit sans excéder un prix déterminé. Dans le *Journal de Médecine* (t. LXXXII, p. 193), on trouve les comptes rendus de l'hospice de 1781 à 1788. La topographie de l'hospice et son service intérieur font l'objet d'un article. (*J. de Méd.*, t. LXII, p. 516 et t. LXIII, p. 16.)

— PAGE 1395 (*) —

Dorure au mercure. — L'Académie Royale des sciences avait proposé comme sujet de concours l'étude de la nature et des causes des maladies des doreurs, et de la manière de les éviter. Le prix avait été décerné à A. Gosse, de Genève. (*J. de Méd.*, t. LX, p. 85.)

— PAGE 1405 —

Tout ce discours de Sallin est une compilation mal digérée d'un *Abrégé de l'Histoire de la Faculté de Médecine*, publié en 1762 comme annexe à un mémoire intitulé : *Défense de la Faculté de Médecine pour servir à l'instruction de la cause pendante en la Grand' Chambre du Parlement au sujet de la place de médecin de l'Hôpital général.* (Paris, in-16 de 194 p., chez la veuve Quillau.) Ce petit volume, que je possède, est anonyme ; il contient, sous la même reliure, une *Lettre sur les Paranymphes. Exposé de tout ce qui concerne les travaux de licence en médecine depuis les premiers temps de la Faculté, les présentations des bacheliers émérites au chancelier, les Paranymphes et les Bénédictions de licence qui se trouvent contenus dans les registres de la Faculté depuis 1330.*

Cette lettre se trouve seulement signée à la fin des initiales P... de M..., ce qui suffit pour désigner Pajon de Moncets. J'aurais donc été porté à lui attribuer la paternité de la *Défense de la Faculté*, car cet auteur s'était spécialisé dans les notices historiques, si des recherches ultérieures ne m'avaient prouvé que la brochure était, en réalité, l'œuvre de Combalusier, comme l'indique Hazon dans les notes de son *Éloge historique*. (Sur Combalusier, voir C., note p. 275.)

Sallin a aussi pillé le volume de Jean Riolan (*Curieuses Recherches*, voyez C., note page 1408) : il lui emprunte une citation de Cœlius Aurelianus, qu'il appelle Cœlius, la citation de Claudien, *Divitiis animosa suis* (Riolan, p. 29), enfin la citation relative à Crinas, qu'il reprendra plus loin une deuxième fois dans son discours latin.

— PAGE 1407 —

Capitulaire de Charlemagne, daté de Compiègne d'après l'*Éloge de la Faculté de Médecine.* (Paris, 1762), de Thionville d'après Et. Baluze (*Capitularia regum Francorum*, in FRANKLIN, *Rech. sur la bibl. de la Fac.*, p. 2).

———

Rigord, né en Languedoc, mort en 1207 à l'abbaye de Saint-Denis. Après avoir exercé la médecine, il entra au monastère de Saint-Denis, y écrivit la vie de Philippe-Auguste et dédia son livre au fils de Philippe, qui le nomma son chronographe en titre. Son histoire s'arrête en 1207 et a été continuée par Guillaume le Breton.

———

Isaac. — Ishak ben Soleiman el Israeli, connu sous le nom d'Isaac le Juif, mort vers l'an 932. A laissé divers traités de médecine : *De Diœtâ, De Urinâ, de Pulsu arteriarum, De Febribus*, qu'il donne lui-même comme son œuvre capitale (HIRSCH, *Biog. Lexicon*, Wien, 1855).

———

Constantin, surnommé l'Africain, né à Carthage, mort en 1807. Apprit la médecine à Babylone, puis se rendit à Salerne, et il peut être considéré comme un des fondateurs de cette École. Il dit lui-même qu'il est impossible de séparer dans ses ouvrages ce qui lui appartient de ce qu'il n'a fait que traduire ou abréger, notamment d'après Isaac et Haly Abbas. Ses œuvres ont été imprimées à Bâle, en 1536, 2 vol. in-folio. (DEZEIMEIRIS, *Dict. Méd.* et *Biog. gén.*)

———

Gilles de Corbeil vivait vers 1200; étudia la médecine à Salerne, professa ensuite à Montpellier, puis à Paris, où il fut premier médecin de Philippe-Auguste. Gabriel Naudé le donne comme un des doyens de l'ancienne Faculté. Tous ses ouvrages médicaux sont en vers : un traité *De Pulsibus*, un autre *De Urinis* (RIOLAN, *Cur. Rech.*, p. 92). Naudé, dans son mémoire *De Antiq. et Dignit. Facultatis*, remercie Mentel, bachelier de la Faculté, de lui avoir communiqué les œuvres manuscrites de Gilles de Corbeil (nommé Ægidius Corboliensis), constituées par 6.000 vers latins sur *Les vertus des médicaments composés*, œuvres qui n'avaient pas encore été imprimées.

Au dire de Chomel (*Essai historique*), ce Jacques Mentel, né à Château-Thierry, fort érudit, avait composé lui-même une *Histoire de la Médecine à Paris*. Chomel avait pu en consulter un extrait manuscrit dans la bibliothèque du chancelier d'Aguesseau, et il pensait que le manuscrit complet et correct était à la Bibliothèque impériale de Vienne. Jacques Mentel fut censeur de l'Académie en 1660-61, bien qu'il n'ait pas été doyen de la Faculté.

Gilles de Corbeil vient d'être le sujet d'une publication spéciale de M. C. Vieillard, dans laquelle le poème *Des Urines* est traduit complètement (Paris, 1903).

———

Foës (*Anuce*), né à Metz en 1528, fit ses études à Paris jusqu'au grade de bachelier. Il succéda à Gauthier d'Andernac à Metz. Il publia en 1595 à Francfort les œuvres complètes d'Hippocrate ; épuisé par ce labeur, il mourut la même année. Gui Patin parle de son petit-fils, médecin à Metz (*Dict. d'Eloy*).

———

Duret (*Louis*), né en 1527 à Bugey-en-Bresse, précepteur d'Achille de Harlay ; il fut en médecine élève de Houllier, de Fernel et de Silvius. Docteur régent de [1552. Professeur au Collège Royal, médecin ordinaire de Charles IX et de Henri III, mort à Paris le 22 janvier 1586. Il savait, dit-on, toutes les œuvres d'Hippocrate par cœur. Son fils, Jean Duret, lui succéda comme médecin du Roi et comme professeur au Collège Royal, mais il n'était pas régent, ayant laissé passer son tour de présider une thèse quodlibétaire. (CHOMEL, *Essai historique*, p. 24.)

Il était médecin du prince de la Roche-sur-Yon. Celui-ci souffrait d'une céphalalgie rebelle ; Duret fit venir Ambroise Paré et lui ordonna de faire l'artériotomie de la temporale, qui guérit le malade. (HAZON, *Tabl.*, p. 55).

———

Houllier ou *Hollier* (*Jacques*), né à Étampes, docteur régent en 1536, doyen en 1546-1548. Il a laissé de nombreux ouvrages, qui furent tous publiés après sa mort, survenue en 1562 (*Dict. d'Eloy*).

———

Chartier (*René*), né à Vendôme en 1572. Docteur régent le 14 août 1608, professeur de chirurgie et de pharmacie à la Faculté, médecin des Dames de France et médecin ordinaire du Roi en 1613, professeur au Collège Royal en 1617. Il entreprit une édition complète d'Hippocrate et de Galien, mais s'y ruina sans l'achever ; elle fut terminée après sa mort. Il mourut à Paris, frappé d'apoplexie étant à cheval, le 29 octobre 1654 (*Dict. d'Eloy*).

———

Henri de Hermondaville, dont Guy

de Chauliac parle comme de son maître. Les chirurgiens et les médecins se disputent la gloire de l'avoir compté dans leurs rangs. Il paraît avoir été médecin de Philippe le Bel en 1535, mais avoir pratiqué surtout la chirurgie (*Dict. d'Eloy*).

De Baillou (*Guillaume*), né à Paris en 1538, bachelier en 1568, docteur régent en 1570, doyen en 1582-1584 : c'est pendant son décanat que les chirurgiens tentèrent d'introduire un cinquième corps dans l'Université. Ces prétentions des chirurgiens se reproduisirent par la suite, mais elles ne purent jamais aboutir, même aux époques où ce corps jouissait de la

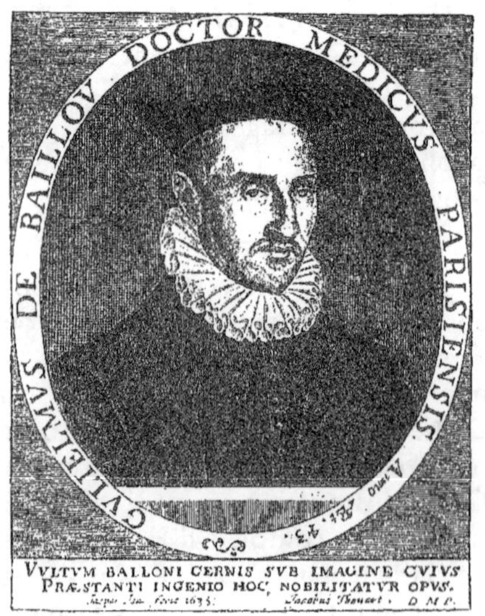

Guillaume de Baillou.

plus grande influence. Ainsi, lorsque Louis XV fit, en 1749, une ordonnance pour expliquer son arrêt en faveur des chirurgiens, il y fut spécifié

par l'article XX que, malgré toute dénomination d'École ou de Collège employée par les maîtres en chirurgie, ils ne pourront s'attribuer aucun des droits des membres et suppôts de l'Université de Paris (*Dict. hist.*, t. I, p. 157).

Baillou mourut en 1616, étant l'ancien de la Faculté. Il avait une argumentation si serrée qu'on l'avait surnommé *le fléau des bacheliers*.

— PAGE 1408 —

Gauthier d'Andernac (*Jean*), né en Alsace en 1487, vint à Paris étudier la médecine en 1525 ; bachelier en 1528 sous le décanat de Pierre Allen, condisciple de Fernel : docteur régent en 1530, médecin de François Ier en 1535 ; bien qu'on dise qu'il ait été le maître de Vésale, ce dernier prétendait que Gauthier n'avait jamais disséqué que *ce qu'on lui servait à table*. En 1537, Gauthier embrassa le protestantisme et se retira à Metz, puis à Strasbourg, où il mourut le 4 octobre 1574 (*Dict. d'Eloy*).

« L'École de Paris, dit *Galien*, fut la première où l'on enseigna l'anatomie ». Cette amphibologie ne manque pas d'un certain piquant. Nous n'en parlerions pas, si ce n'était un exemple de plus de l'infériorité du style de Sallin ou de son secrétaire.

Jean Riolan (*le père*), né à Amiens, docteur régent le 26 août 1574, doyen de la Faculté en 1586-1588. Il combattit énergiquement la secte des médecins alchymistes, dits *Paracel-*

sistes, et la Faculté lui témoigna sa reconnaissance par l'offre d'une salière d'argent, pleine de sel, symbole de la sagesse de ses remarques. Il mourut le 18 octobre 1606.

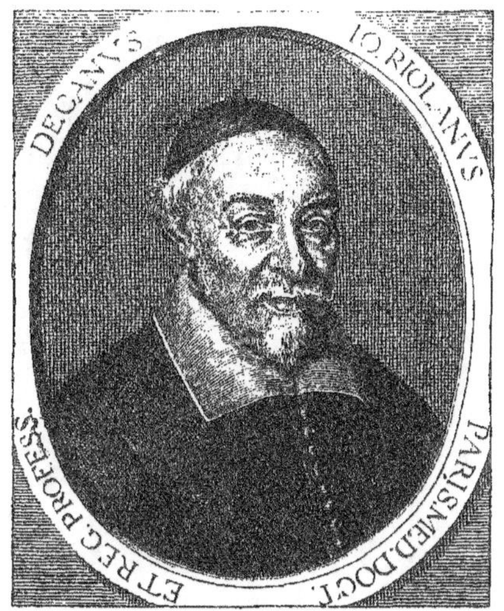

Riolan le vieux.
(Gravure de G. Rousselet, d'après Varie.)

Son fils, Jean Riolan, né à Paris, obtint le premier lieu à la licence et fut proclamé docteur régent le 1ᵉʳ juillet 1604. Il avait été, dès son baccalauréat, archidiacre des Écoles, c'est-à-dire démonstrateur d'anatomie ; il devint par la suite médecin ordinaire de Henri IV et de Louis XIII. Il fut d'abord en désaccord aigu avec la Faculté, qu'il voulait obliger à construire un amphithéâtre d'anatomie avec des fonds qui avaient été désignés à cet effet, mais avaient subi des virements. Le procédé n'est pas d'invention moderne, comme on le voit. L'affaire fut étouffée, et, en 1622, il inaugura le nouvel am-

phithéâtre : sa première leçon fut interrompue par l'irruption d'une troupe armée de chirurgiens, qui enlevèrent le cadavre qui servait à la démonstration. Il prit une part ardente à la défense de la Faculté contre les entreprises de Théophraste Renaudot et formula cette défense dans un volume intitulé : *Curieuses Recherches sur les Escholes de médecine de Paris et de Montpellier, par un ancien docteur en médecine de la Faculté de Paris*, chez Gaspar Méturas, à Paris, rue Saint-Jacques, à la Trinité, près les Mathurins, M DC LI, avec privilège du Roi, in-12 de 291 pages, plus XI pages non foliotées. Le privilège est accordé au sieur Jean Riolan le 9 février 1648.

Ce réquisitoire contre la Faculté de Montpellier nous paraît aujourd'hui un peu long et plein de répétitions. Une ophtalmie, qui atteignit Riolan en 1654, lui fit abandonner à Guy Patin, son ami, sa chaire du Collège Royal. Il mourut en 1657 de rétention d'urine. (Voir son portrait C., p. 1223.)

———

Tournefort (Joseph Pitton de), né à Aix le 5 juin 1656, étudia la médecine à Montpellier, fut appelé à Paris en 1683 par Fagon, qui le fit nommer professeur de botanique au Jardin des Plantes ; membre de l'Académie des sciences en 1692, publia en 1694 des *Éléments de botanique* ou *Méthode pour connaître les plantes*, 3 volumes, Imprimerie Royale du Louvre ; en 1698, *Histoire des plantes qui croissent dans les environs de*

Paris, avec leur usage dans la mé-
decine. Après la suppression de la
Chambre Royale en 1694, il entra en
licence et soutint, en 1696, sa thèse,
qu'il dédia à Fagon et orna de son
portrait.

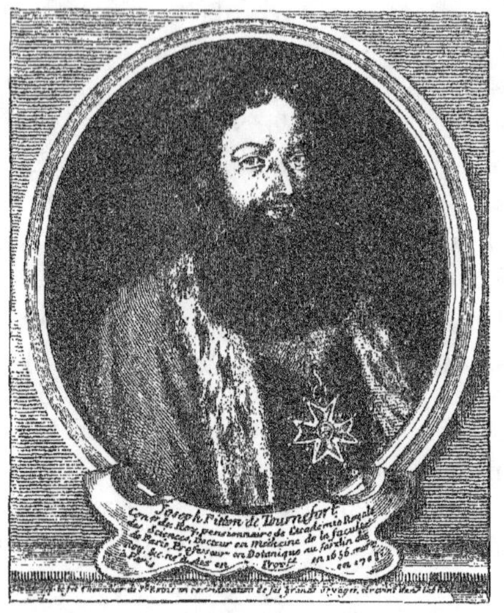

Tournefort.

En 1700, Louis XIV l'envoya en
mission scientifique en Grèce, en
Asie. La peste l'empêcha de poursuivre sa mission en Afrique. A son
retour, il fut nommé professeur de
médecine au Collège de France et publia une relation de son voyage, qui
reste un modèle. Pris entre un mur
et l'essieu d'une charrette en sortant
de l'Académie, il mourut le 28 décembre 1708. (Hazon, *Tabl.* p. 176.)

* * *

Vaillant (Sébastien), né à Vigny
(en Vexin) le 26 mai 1669, entra à
l'Hôtel-Dieu de Pontoise comme garçon chirurgien, puis passa à l'hospice
d'Évreux et ensuite à l'Hôtel-Dieu
de Paris : distingué par Tournefort,
il fut pris par Fagon comme secrétaire ; devenu professeur au Jardin
des Plantes, il obtint la construction
de deux grandes serres, dont la première serre chaude qui ait été construite.

Membre de l'Académie des sciences
en 1716, il mourut d'asthme le 26 mai
1722 à Paris, à 53 ans.

A sa prière, Boerhaave avait consenti à se charger de la surveillance
de l'impression des manuscrits qu'il
laissait, et le *Botanicon parisiense*
parut par les soins du savant hollandais (*Biog. gén.*).

* * *

Lémery (Louis), né à Paris le
25 janvier 1677, docteur régent en
1698 à 21 ans, membre de l'Académie des sciences (1712), médecin
de l'Hôtel-Dieu (1710), médecin du
Roi en 1722, professeur de chimie
au Jardin du Roi en 1731, mort le
9 juin 1743. Son père, Lémery (Nicolas), était aussi un chimiste très
distingué. Né à Rouen le 17 novembre 1645 ; reçu apothicaire à Paris.
Il fit sa fortune en vendant du blanc
d'Espagne, qu'il savait seul préparer.
Publia en 1675 un *Cours de chimie*.
Associé de l'Académie des sciences en
1699 pour la chimie, puis pensionnaire à la place de Bourdelin. Mort
le 19 juin 1715 (*Dict. d'Eloy*).

* * *

Baron (Hyacinthe-Théodore), né
à Paris en avril 1686, docteur régent
le 30 octobre 1710. Doyen de 1730
à 1734. C'est à sa fermeté que la Fa-

culté dut de voir échouer les projets de Chirac, premier médecin du Roi, pour la fondation d'une Académie de Médecine. Sous son deuxième décanat, il y eut une licence très nombreuse. C'est aussi à son époque que fut commencée la Bibliothèque de la Faculté par le legs de Picoté de Belestre ; elle s'enrichit ensuite par les dons de Hecquet et de Mme la présidente Amelot. Il prépara une édition du *Codex* en 1732 et établit le règlement de la Bibliothèque. Il mourut le 28 juillet 1758, laissant deux fils.

L'aîné, qui portait les mêmes prénoms que son père, né à Paris, docteur régent le 29 octobre 1732 : il fut doyen de 1750 à 1754. Il était médecin en chef des camps et armées du Roi en Allemagne et en Italie.

C'est à lui que sont dûs le précieux petit recueil *Ritus, Usus et laudabiles Fac. Med. paris. consuetudines* (Paris, 1751) et le *Recueil des titres* des thèses soutenues à la Faculté de 1539 à 1752, avec la liste de la suite des doyens, bacheliers, licenciés de cette Faculté depuis 1295 jusqu'en 1752. [Nᵒ 20721 B. F. M. P.]

Un second fils, également docteur régent de 1740, fut membre pensionnaire de l'Académie des sciences pour la chimie.

Macquer. — Voir C., note p. 95, et son portrait, p. 1121.

— PAGE 1409 —

Baumes, docteur à Nimes, associé régnicole de la Société Royale, de l'Académie royale des sciences, belles-lettres et arts de Dijon, associé national du cercle des Philadelphes. C'est un professionnel des concours académiques : à chaque concours il est couronné ou mentionné. Il est lauréat de la Société Royale, février 1782 (accidents de la dentition), août 1782 (contagion du scorbut), mars 1783 (signes de la disposition à la phtisie et moyen de la prévenir). Il serait lauréat de la Faculté en 1784 (convulsions de l'enfance), s'il ne s'était pas fait connaître indirectement comme l'auteur, circonstance que la Faculté saisit au bond : lauréat du concours de 1785 (ictère des nouveau-nés), lauréat de la Faculté le 22 novembre 1787 (carreau des enfants) : ce mémoire a été imprimé à Nimes en 1788. 3ᵉ médaille au concours de la Société Royale sur les *Émanations des Eaux stagnantes* (*Hist. Soc. Roy.*, 1787-1788, t. II). Baume est un collaborateur assidu du *Journal de Médecine.* (Voir aussi C., p. 721.)

L'épigraphe de son mémoire est transcrite inexactement sur les *Commentaires*. Elle est empruntée à Harris (Walter), médecin anglais, né en 1651 à Glocester, dont le traité *De Morbis acutis infantum,* paru à Londres en 1689, eut d'innombrables éditions en anglais, en hollandais, en français et en allemand.

— PAGE 1410 —

Ce discours n'est qu'une réédition latine du discours français si parfaitement plat prononcé par Sallin à la séance publique du 15 juillet 1786. Sallin ne variait pas beaucoup ses sujets.

— Page 1411 —

Alexander (*Alexandre de Tralles*) vivait vers l'an 560 sous Justinien le Grand : martyr des Gaules à Lyon, sous l'épiscopat de saint Potin.

Cesarium (saint Césaire). — Frère de saint Grégoire de Naziance, médecin de Julien l'Apostat.

Chrysippum. — Eloy ne cite sous ce nom que des médecins antérieurs à l'ère chrétienne.

Rusticum Elpidium. — Rustique Elpide, diacre de l'église de Lyon, médecin de Théodoric, vécut à Arles, puis à Spolète en Italie.

Didon. — Abbé de Saint-Pierre-le-Vif, à Sens.

Abbon. — Abbé de Fleury, né en 1250; demeura longtemps à Paris et y composa un ouvrage célèbre qui lui valut le surnom de *Conciliator*. Il retourna ensuite à Bologne, où il fut soupçonné de magie.

———

Obizon. — Praticien célèbre, médecin de Louis le Gros, qu'il avait guéri d'une grave maladie ; il mourut chanoine et bienfaiteur du monastère de Saint-Victor.

Jean de Tholouze, chanoine et chancelier de l'abbaye Saint-Victor, conservait dans les Annales de l'abbaye une histoire d'Obizon (Naudé, *De Ant. et Dign.*, p. 47). Son épitaphe se trouvait dans le cloître, vis-à-vis du lavoir et de la cloche pour appeler les religieux au réfectoire (Riolan, *Cur. Rech.*, p. 91).

— Page 1412 —

Gerbert, né à Aurillac ; emmené par Borel, comte de Barcelone, en Espagne, il y fréquenta les maîtres arabes ; présenté au pape Jean XIII, il ouvrit à son instigation une école, où l'on accourut de tous les points de l'Europe ; puis il devint conseiller de Adalbéran, archevêque de Reims, et fonda dans cette ville une école florissante. Après la mort d'Adalbéran il lui succède à l'archevêché. En 999 il est appelé à succéder à Grégoire V au pontificat, grâce à l'appui de l'empereur Othon III. Il a laissé de très nombreux ouvrages (*Biog. gén.*, et Riolan, *Cur. Rech.*)

———

Pierre l'Espagnol, dit aussi Pierre le Portugais, fit ses études à Paris et prit des grades dans toutes les Facultés. Il remplit les fonctions d'archiâtre auprès de Grégoire X, qui le créa évêque-cardinal à Frascati. Il fut élu pape à Viterbe le 15 septembre 1276, mais mourut très peu de temps après, sa maison s'étant écroulée ; il composa plusieurs livres de médecine, et notamment un *Régime de santé*, qu'il adressa à la Reine Blanche, mère de saint Louis. Sallin le cite après Abbon, dont Pierre l'Espagnol fut, dit-on, le maître.

———

Démosthène le Gaulois, né à Marseille, vivait au premier siècle de l'ère chrétienne ; auteur de plusieurs formules médicales, qui ont été conservées par Galien.

— Page 1414 —

Sallin est si content de la citation de Riolan qu'il a faite dans son discours français du 15 juillet, qu'il la reprend ici. Quant au médecin marseillais auquel Sallin fait allusion, c'est celui dont parle Pline l'Ancien dans son *Histoire naturelle* (29, V, 3 à 5). « Sous le règne de Néron, le crédit. de Thessalus fut éclipsé par celui de Crinas, de Marseille. Celui-ci, pour paraître plus religieux et plus soigneux, joignait deux arts. Il ordonnait les aliments d'après le mouvement des astres, consigné sur les éphémérides mathématiques, et il observait les heures. Tout récemment, il vient de laisser dix millions de sesterces, après avoir dépensé une somme presque égale pour construire les murs de sa ville natale et bâtir dans d'autres villes. » (Note due à l'obligeance de M. Clerc, directeur du Musée d'archéologie de Marseille.)

———

Jacques Despars, né à Tournai selon Merchlin, à Paris suivant Riolan; eut le premier lieu en 1410; chanoine et trésorier de Tournay, chancelier de Saint-Quentin et chanoine de Paris, fut député de l'Université au concile de Constance avec Gerson : premier médecin du duc de Bourgogne, puis de Charles VII. Il faillit perdre la vie dans une sédition des baigneurs-étuvistes de Paris, parce qu'au moment d'une épidémie il avait conseillé de faire fermer les étuves. Il était docteur régent de 1410 et mourut le 24 janvier 1437 (Chomel, *Essai historique*, p. 17).

Parvenu à une grande fortune, il voulut en faire bénéficier la Faculté, et en 1454 il fit convoquer une assemblée au bénitier de Notre-Dame, dans laquelle il proposa un projet pour la bâtisse des nouvelles Écoles ; il fit présent pour cela de 300 écus d'or, d'une partie de ses meubles et de ses manuscrits. Avec ces fonds on acheta la maison de Guillaume Chanteloup, rue de la Bûcherie, et, avec l'aide d'autres docteurs, on entreprit la construction sur le terrain uni avec celui de la vieille maison acquise en 1369, attenant la rue voisine.

La Faculté statua en 1455 qu'elle ferait célébrer tous les ans une messe pour la conservation de ses jours. Il mourut le 3 janvier 1457 et fut inhumé derrière le chœur de Notre-Dame.

———

Martin Akakia. — Il y eut plusieurs médecins célèbres de ce nom ; le premier, né à Châlons-sur-Marne à la fin du quinzième siècle et mort en 1551 ; c'est évidemment celui dont il s'agit ici puisque le concile de Trente commença en 1543. Il avait été reçu docteur à Paris avec le premier lieu en 1524 ; lecteur au Collège de France en 1530. Son fils, né à Châlons-sur-Marne en 1539, docteur en 1572, professeur de chirurgie au Collège Royal en 1574, mourut en 1588.

Ultérieurement la Faculté eut pour doyen un de leurs descendants, Jean Akakia (1618-1620), qui fut exclu de la Faculté pour avoir consulté avec des médecins étrangers et en mourut de chagrin (Hazon, *Tabl.*, p. 30). Plus tard encore, un Martin Akakia eut le premier lieu le 7 juin 1688. Le chancelier J.-B. Des Comptes lui posa cette question : *Undè natorum similitudo cum parentibus ?* Le discours d'Akakia parut peut-être alors très décisif à ses auditeurs.

— PAGE 1419 —

La taille. — Impôt personnel et foncier levé sur les roturiers. Les classes nobles et privilégiées en étaient exemptes ; c'était le plus lourd des impôts pour le peuple. Les pays d'États avaient le droit de faire voter la taille par leurs élus (CHÉRUEL).

— PAGE 1421 —

La Faculté eut souvent l'occasion de s'opposer à l'exercice de la médecine à Paris par des docteurs étrangers. Je trouve des renseignements précieux sur un cas de ce genre s'appliquant à un certain Mahony : *Pièces de la cause par la Faculté de Médecine contre le sieur Mahony* et *Mémoire pour le Doyen et les Docteurs régens de la Faculté de Médecine de Paris contre le sieur Mahony.* Cette dernière pièce est malheureusement incomplète.

Si l'on en croyait, disent ces documents, le sieur Mahony, il était gentilhomme irlandais et avait le brevet de médecin de Jacques III, roi d'Angleterre, et de médecin du Prince de Galles. Il avait reçu le bonnet de docteur à Reims en 1737, à titre étranger. Depuis lors, il était venu pratiquer à Paris, y jouissait de la considération générale et consultait même parfois, ce qui était irrégulier,

avec des docteurs régents. Toutefois il prenait grand soin de ne pas signer ses ordonnances, ce qui fut un élément d'attaque pour ses ennemis. Il aurait continué tranquillement sa pratique jusqu'à son dernier jour, s'il n'eût eu la fâcheuse idée de poursuivre au Châtelet, en paiement d'honoraires, les demoiselles Moisy comme héritières de la demoiselle Lémery qu'il avait longtemps soignée. Les héritières, peu désireuses de payer, comme cela arrive souvent en pareil cas, adressèrent à la Faculté des plaintes, d'abord peu écoutées, mais qui se renouvelèrent si souvent que la Faculté arrêta par décret que le sieur Mahony serait assigné à la Chambre de Police pour exercice illégal de la médecine. Mahony employa tous les moyens pour retarder le jugement et crut en trouver un décisif dans le brevet qu'il obtint de médecin consultant du Roi. L'affaire devenait immédiatement plus grave pour la Faculté. Néanmoins elle la poursuivit et plaida que la qualité de médecin consultant non appointé ne plaçait pas Mahony dans la catégorie des médecins qui pouvaient exercer d'après l'article 74 des Statuts, car il n'était pas *re ipsâ inserviens.* De plus, il était dit dans l'article 34 de l'édit de 1707, relatif à l'exercice de la médecine dans tout le royaume par les médecins du Roi, que *mention devrait être faite dans la provision délivrée aux Médecins du Roi de leurs grades dûment obtenus dans une des Universités du Royaume, à peine de nullité.*

Or, Mahony n'avait pas de grade dûment obtenu à la Faculté de Reims puisqu'il n'avait été reçu que comme docteur à titre étranger. Ce procès eut lieu en 1770, sous le décanat de Le Thieullier, Joly de Fleury étant avocat général, Cochu avocat et Thomazon procureur de la Faculté.

Faculté de Médecine de Reims. — Depuis sa fondation jusqu'en 1794 la Faculté de Reims promut au doctorat 3.222 étudiants. Sur ce nombre 94 seulement étaient Rémois ou du territoire de Reims. On comptait : 1.654 Français du Nord ; 244 Français d'outre-Loire ; 657 Irlandais ; 243 Écossais ; 103 Anglais ; 248 Allemands. (Dubourg-Maldan, *Chronique de Champagne*, décembre 1838.)

Parmi les médecins célèbres qui prirent le bonnet à Reims, on peut citer Exupère Bertin, Bouvart, Colombier, Daubenton, Des Essartz, Duchanoy, Gastelier, Guillotin, Hecquet, Helvétius, de Horne, de Jussieu, Mahon, Malouin, Navier, Petit-Radel.

— Page 1422 —

Une histoire de la Faculté de Médecine de Reims, publiée en décembre 1838 dans la *Chronique de Champagne* par Dubourg-Maldan, donne des renseignements précieux sur l'organisation et les statuts de la Faculté de Reims. Les statuts furent promulgués en 1620 ; composés de 24 articles, pour ainsi dire calqués sur ceux de la Faculté de Paris, ils déterminaient l'obligation d'être maître ès arts avant de commencer les étu-

des en médecine, l'inscription trimestrielle, l'obligation rigoureuse de quatre années d'études pour le baccalauréat et de deux pour la licence, le mode des quatre examens à subir, les droits des docteurs régents, les droits et l'élection du doyen, les formes à suivre pour pouvoir exercer à Reims ou se faire agréger à la Faculté, la prééminence des docteurs sur les chirurgiens et les apothicaires. Mais en 1606 les jésuites se présentèrent avec des lettres patentes d'Henri IV et élevèrent un collège rival de celui de la Faculté ; ils réussirent même à se faire agréger à l'Université. Il en résulta un tel abaissement des études que l'Université de Paris refusa de reconnaître les gradués de Reims. Le recteur Thomas Mercier provoqua une réforme ; Guy Patin fut un des commissaires délégués pour aller l'étudier sur place. Les réformateurs limitèrent à dix le nombre des médecins de Reims, mais ils réduisirent à deux années le temps des études du baccalauréat, et à 40 jours la durée de la résidence à Reims nécessaire pour que les étudiants munis de lettres de scolarité d'autres Universités pussent prendre leurs grades à Reims.

Il y avait trois sortes de réceptions : 1º celle *in majore ordine*, qui donnait droit d'exercer à Reims et de délibérer aux assemblées. Les honoraires étaient de 2.400 livres. 2º la réception *in minore ordine*, qui ne coûtait que 300 livres, donnait le droit d'exercer la médecine dans tout le royaume, sauf dans les villes où existait un collège de médecine. Les candidats devaient être Français, maîtres ès arts, avoir trois ans d'études médicales d'une Faculté du royaume. Ils étaient nommés bacheliers après un examen de théorie et une thèse de physiologie quodlibétaire ; après un interstice de trois mois, ils passaient l'examen de licence, soutenaient une thèse cardinale et étaient admis au serment. 3° Le doctorat des étrangers n'obligeait à aucun interstice et ne coûtait que 3oo livres, mais il ne donnait aucun droit d'exercer la médecine en France.

Le détail du cours de licence est à peu près la reproduction du règlement de Paris : les frais de chaque examen sont de 3oo livres, plus 3 livres de bougies pour chaque docteur. Les fils des docteurs rémois étaient avantagés, comme l'étaient à Paris. ceux des régents parisiens. Le statut relatif aux étudiants pauvres était le même à Reims qu'à Paris. Les usages pour la pratique, les consultations, les messes et les enterrements étaient identiques.

En apparence tout était donc pour le mieux. En réalité les réceptions au petit ordinaire étaient devenues d'une facilité dérisoire, et chaque Université provinciale essayait d'attirer par des réductions de prix et des facilités aux examens les étudiants qu'effrayaient la rigueur des examens de Paris et les 6.000 livres qu'y coûtait le bonnet. Certains dictons traduisaient l'opinion publique sur ce point : « On arrive le soir à Reims, on se couche, le lendemain on s'éveille docteur. » — « Un Anglais, après sa réception, demande au président s'il ne pourrait aussi faire recevoir son cheval. » — Ce

relâchement fit accepter facilement la suppression complète des Facultés provinciales en 1794.

— Page 1423 —

Les membres du Bureau d'administration sont à cette date le prince de Rohan, Lefebvre d'Amécourt, le président Rolland, l'abbé Tandeau de Marsac, Le Rebours, président aux Enquêtes, de Samfray, de Villiers de la Noue, Chuppin, Rat de Mondon, Dupuy, Bérardier, principal du Collège, et Girault de Kéroudou, grand maître.

— Page 1426 —

Le *Dossier Monteil-Chasles*, à la date du 18 janvier 1790, contient une lettre de Philip au sujet de ses comptes. L'affaire est mise en délibération. Descemet propose d'accorder 8 jours à M. Philip. Si les comptes ne sont point rendus dans ce délai, Dumangin et Defrasne devront se transporter chez Philip, enlever les registres et faire terminer les comptes. D'autres voudraient qu'on se transportât sur l'heure chez Philip, pour y prendre possession de toutes les pièces. Par 7 voix contre 5, la Faculté nomme Lézurier, Defrasne et Borie commissaires, pour se rendre chez Philip le lendemain et jours suivants, pour suivre l'avancement de la transcription des comptes de sa deuxième année. Si la transcription n'est pas terminée à la fin de la semaine, les commissaires devront enlever les registres et faire opérer la tanscription aux frais de Philip.

— Page 1427 —

Le scribe copiait évidemment tout ce qui lui tombait sous la main, car la formule d'ordre universitaire qu'il a transcrite ici n'a rien à voir avec les affaires de la Faculté de Médecine.

— Page 1446 —

Tout ce compte a été transcrit sans aucun soin, il est plein d'inexactitudes. Dans cet article en particulier se trouve un compte de deux mille neuf cent quatre-vingt-dix et *douze* livres.

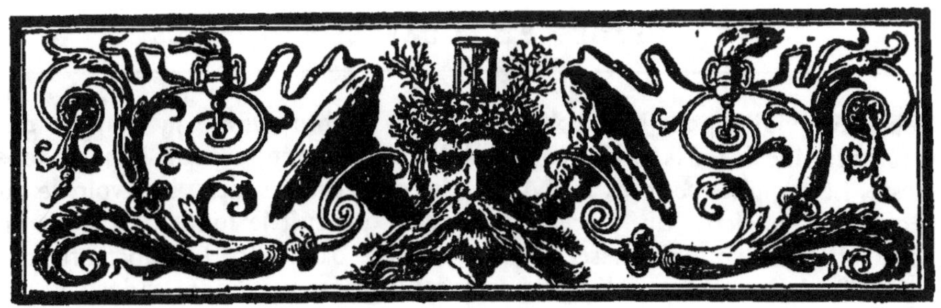

RITES, USAGES ET LOUABLES COUTUMES

DE LA

FACULTÉ DE MÉDECINE DE PARIS

RÉDIGÉS D'APRÈS LES DÉCISIONS DE LA COMPAGNIE

M. HYACINTHE-THÉODORE BARON ÉTANT DOYEN

Le Collège de Médecine mérite les plus grands éloges, car, si l'on en croit la tradition, il sut établir et conserver une discipline si exacte que, en l'an 1452, l'éminent cardinal d'Estouteville affirma n'y avoir trouvé que peu de choses à réformer.

Par la suite des siècles, la Faculté ne s'est pas écartée de sa rigoureuse discipline, et elle a transmis à la postérité ses Rites pour qu'ils continuent à être fidèlement observés, comme ils l'ont toujours été sans interruption.

Dans l'exposition et la rédaction de ces usages de la Faculté de Paris, en vigueur encore aujourd'hui et qui devront être conservés par nos descendants, nous avons ordonné et disposé les articles, de façon à ne pas confondre ceux qui concernent la Faculté et ceux qui se rapportent à l'Académie de Paris, aux chirurgiens, ou aux pharmaciens.

§ I. — DES CÉRÉMONIES SACRÉES.

Il était autrefois d'usage que les messes solennelles étaient célébrées à sept heures du matin, et que l'assemblée était fixée à huit heures. Mais, quand l'assemblée eut été reportée à dix heures du matin, la messe fut retardée à neuf heures par un décret rendu à l'unanimité le lundi 7 mars 1644, sous le décanat de M. Michel Delavigne.

Or, il faut savoir que tous les samedis, sauf pendant la période des vacances, c'est-à-dire du 29 juin au 15 septembre, on célèbre à la chapelle des Écoles une messe en l'honneur de la Sainte Vierge et de même à toutes les fêtes de la Vierge, de saint Luc, de sainte Catherine et aux deux fêtes de saint Nicolas.

De plus, on célèbre à la chapelle des Écoles les obits suivants :

En janvier. — Le 3, fête de sainte

Geneviève, vigiles pour M. Jacob Despars, chanoine de Paris ; le lendemain, messe. Le 4, vigiles pour M. Jean Avis [Loysel], l'ancien, du diocèse de Bayeux ; le lendemain, messe.

En février. — Le mardi après le dimanche de Lætare, obits pour MM. Jean Rosée et Guillaume de Algia, une messe basse et une grand' messe ; vigiles, le lundi précédent. Le 25, messe pour M. Michel Le Masle, conseiller royal, protonotaire apostolique, premier chantre de Notre-Dame, prieur et seigneur des Roches.

En mars. — Le 21, fête de saint Benoît, vigiles pour M. Regnier Hannegrève ; le lendemain, messe.

En avril. — Le 14, vigiles pour M. Michel de Cologne, chanoine et chantre de Notre-Dame ; le lendemain, messe en chapes ; il est distribué 8 livres aux docteurs présents.

En octobre. — Le lendemain de la Saint-Luc, messe pour les docteurs défunts ; tous les docteurs sont invités *per juramentum* à assister à cette messe ; les absents sont à l'amende d'une livre. Le 24, vigiles pour M. Jean de Langrenais, prêtre ; le lendemain, messe.

En novembre. — Le dimanche qui suit le jour des Morts, vigiles pour les morts et messe le lendemain. Le 18, messe pour M. Guillaume Luçon ; il est distribué 25 livres aux docteurs présents.

En décembre. — Le jour de la Saint-Thomas, vigiles pour M. Henri Tibout, pénitencier, chanoine de Notre-Dame, messe le lendemain. Le 30, vigiles pour M. Théodore le Cirier ; le lendemain, messe.

On célèbre aussi à la chapelle des Écoles une messe pour l'âme de tous les docteurs décédés : à savoir, le samedi qui suit le jour où la mort est connue du doyen. Les docteurs sont convoqués pour rendre les derniers devoirs à leurs collègues par la formule suivante :

Convocentur Doctores Medici omnes in Scholarum Sacellum, die sabbati... mensis... anni.., interfuturi sacro solemni quo clarissimo collegæ nostro M... Saluberrimus Ordo parentabit.

Datum Parisiis, die...

..., Decanus.

Des convocations semblables sont adressées à la famille du défunt, qui, si elle assiste aux obsèques, est placée au grand banc, aux côtés du doyen.

Pour éviter que l'assemblée soit trop peu nombreuse, trois docteurs anciens et trois jeunes sont désignés d'après l'ordre du catalogue pour y assister, et chacun reçoit pour sa présence un jeton d'argent, pris sur les fonds de la Faculté. Les jetons destinés aux absents sont attribués aux plus anciens docteurs présents des deux ordres.

§ 2. — CONSULTATION DES INDIGENTS MALADES.

Ce service pieux a été institué à la Faculté de Paris en 1639 sous le décanat de M. Simon Bazin. A cette époque, quatre docteurs seulement étaient chargés de donner des consultations écrites aux indigents. Mais ce service fut développé par le décret du lundi 7 mars 1644, sous le décanat de M. Michel Delavigne, confirmé par arrêt du Parlement du 13 du même mois, et six docteurs, trois anciens et trois jeunes, y furent affectés. En 1731, sous le décanat de Hyacinthe-Théodore Baron, la Faculté fut convoquée à trois reprises pour délibérer sur le service des consultations pour les indigents malades ; la Faculté, ayant constaté que cette consultation rendait les plus grands services aux citoyens, qu'elle était de grande importance pour la dignité de la Compagnie, voulant que l'observation exacte d'un service aussi sage parût toujours nécessaire, et de crainte que par la suite des temps elle ne subît quelque relâchement, décida que cette consultation serait exactement continuée, que les malades seraient examinés avec soin et recevraient tous les secours médicaux. Pour cela, chaque samedi, six docteurs, trois anciens et trois jeunes, convoqués à cet effet par les appariteurs, se rendent avec le doyen aux Écoles supérieures après la messe célébrée à la chapelle, les jeunes depuis dix heures, les anciens depuis onze heures jusqu'à midi. Après examen des malades, ils donnent à chacun des avis et lui remettent une consultation écrite. Pour que les pauvres ne manquent pas de conseils par suite de l'absence ou de l'insouciance, les docteurs désignés, s'ils sont en fonctions à la Cour, absents, ou indisposés, doivent se faire remplacer par un collègue. Si l'un des docteurs désignés n'est pas présent à l'heure indiquée, ou manque complètement la consultation, ou

bien, si absent ou malade il ne s'est pas fait remplacer, il est mis à l'amende de 2 livres, qui sont versées à la Faculté et réparties ultérieurement par le doyen.

La consultation a lieu toute l'année, sans excepter les vacances, aux Écoles supérieures. Les bacheliers sont tenus d'écrire les ordonnances prescrites par les docteurs.

§ 3. — DES ASSEMBLÉES PRIMA MENSIS.

Il y avait autrefois aux Écoles supérieures des assemblées mensuelles, où il était question de tous objets intéressant la Faculté, et notamment de ceux qui touchaient à sa dignité, comme on le voit par le décret du 1er octobre 1675, sous le décanat de M. Antoine-Jean Morand.

Ces assemblées furent rétablies en 1701, sous le décanat de M. Dominique de Farcy ; puis, à nouveau, le 5 mars 1712, sous le décanat de M. Philippe Douté ; enfin le 27 juillet 1727, sous le décanat de M. Étienne-François Geoffroy ; après un abandon de quelques années, elles furent confirmées, et il fut arrêté que le premier jour de chaque mois, ou le lendemain si le premier tombait un jour de fête, se tiendrait une assemblée à dix heures et demie du matin, dans laquelle on discuterait des maladies régnantes et de tous les objets intéressant la Faculté, surtout de ceux qui touchent à sa dignité. S'il se produit quelque incident important, le doyen doit convoquer la Faculté pour délibérer sur ce point le plus rapidement possible. Pour éviter que l'assemblée ne soit pas en nombre, la présence sera obligée à chaque séance pour douze docteurs, six des anciens et six des jeunes, désignés chaque mois d'après l'ordre du catalogue et convoqués par les appariteurs ; chacun d'eux recevra un jeton d'argent, le doyen et l'ancien en recevront deux ; la distribution sera faite à la fin de la séance. Les docteurs désignés ne peuvent se faire suppléer. Les autres docteurs peuvent assister s'il leur convient à la séance, mais ils ne reçoivent pas d'honoraires.

Dans ces assemblées, chaque docteur expose, à son tour, ce qu'il a appris sur les maladies régnantes, ou ce qu'il a observé de remarquable dans les maladies ou les traitements de sa pratique. Toutes les observations sont notées par le doyen et transcrites dans les *Commentaires* de la Faculté; nos descendants pourront y trouver ainsi l'histoire des épidémies. (Voir *Statuts*, art. III.)

Voici la formule par laquelle les docteurs désignés sont convoqués à l'assemblée :

Doctor sapientissime,

Aderis, si placet, menstruis Comitiis, prima mensis dictis, die......mensis..... anni..... horâ sesquidecimâ matutinâ in Scholis superioribus de morbis grassantibus, nec non de rebus ad Facultatem pertinentibus nobiscum deliberaturus.

Datum Parisiis, die.....

..., Decanus.

§ 4. — DES CHOSES QUI ONT RAPPORT AU DOYEN.

Chaque année, le samedi qui suit la Toussaint, même s'il tombe un jour férié, la Faculté est convoquée spécialement par un billet porté par les appariteurs, et ainsi conçu :

Convocentur Doctores omnes Medici in Scholas superiores die sabbati..... novembris anni..... horâ decimâ matutinâ post sacrum, Decanum, Professores et Bibliothecæ præfectum electuri.

Datum Parisiis, die..... mensis..... ejusdem anni.....

..., Decanus.

Le mode actuel d'élection du doyen fut adopté par la Faculté et confirmé par trois assemblées régulières, en 1566, sous le deuxième décanat de M. Simon Piètre ; il tend à faciliter le maintien de la concorde entre les docteurs, tandis que l'usage ancien de faire élire le doyen par quatre docteurs des quatre Nations favorisait trop souvent l'ambition pour le poste de doyen et les autres fonctions, et engendrait des querelles et des haines. La nouvelle forme d'élection est indiquée complètement par l'article 64 des Statuts, approuvés par arrêt du Parlement ; il convient seulement d'y ajouter ce qui suit :

Les docteurs s'étant assemblés à l'heure et au jour indiqués, le doyen descendant de charge dépose les insignes du décanat, c'est-à-dire la chape écarlate, le livre des Statuts, les sceaux, les clefs de la Faculté et de l'Académie. Puis il remercie la Compagnie de lui avoir conféré la dignité de doyen et expose l'état des affaires de la Faculté; enfin il fait un compte rendu abrégé de ce qui s'est passé à l'Académie, chez les chirurgiens et les pharmaciens. Ce discours terminé, chaque professeur sortant de charge remercie la Compagnie de la fonction qui lui avait été confiée et rend compte de son exercice, chacun à son tour.

Le *Professor Scholarum* parle le premier, puis le professeur de chirurgie [latine], le professeur de botanique, celui de pharmacie, enfin celui de chirurgie française ; le bibliothécaire prend la parole en dernier.

Le professeur de pharmacie dépose en même temps devant la Faculté le livre sur lequel sont transcrites les conventions arrêtées entre la Faculté et les pharmaciens, et où l'on inscrit les maîtrises en pharmacie, signées de la main des maîtres. Ce livre de pharmacie est transmis par le professeur à celui qui lui succède.

Puis les électeurs sont tirés au sort suivant l'article 64 des Statuts. La Faculté délègue ses pouvoirs aux électeurs désignés par le sort pour élire le doyen, les professeurs et le bibliothécaire. Aussi, avant qu'ils se retirent à la chapelle, ils doivent prêter le serment suivant :

SERMENT DES ÉLECTEURS DU DOYEN

Juratis quod bonâ fide eligetis in Decanum, Professores et Bibliothecæ præfectum illos è Regentibus quos sciveritis utilissimos esse ad hujusmodi officia exercenda.

Aussitôt les électeurs, sans que personne ait brigué les fonctions à remplir, se retirent à la chapelle pour implorer l'aide de Dieu, suivant l'usage ancien, et ils s'appliquent à parfaire les élections qui leur sont confiées, à la majorité des suffrages, suivant les articles 64, 66, 67, 70, 72 et 73 des Statuts. Puis ils font connaître le résultat de l'élection, le plus ancien prenant la parole. Dès que le doyen est élu, il reçoit de celui qui descend de charge les insignes, et il prête entre ses mains le serment qui suit :

PRIMO. — *Jurabis quod, omnibus omissis, fideliter et cum omni diligentiâ, quantum poteris, exercebis officium Decanatûs per totum annum et frequentabis congregationes generales et acta communia Universitatis vel unum alium substitues loco tuî, qui circa prædicta, ut dictum est, diligenter vacabit.*

ITEM. — *Quod ipse procedes viriliter contra illicitè practitantes, nulli parcendo.*

ITEM. — *Quod non facies congregationes clandestinas, sed omnes Magistros super casûs exigentiam sufficienter facies convocari.*

ITEM. — *Quod librum in quo sunt Statuta diligenter custodies, et quod in ipso nihil addes nec diminues, nisi de consensu Magistrorum ad hoc sufficienter vocatorum.*

ITEM. — *Quod èlapso tempore tui Decanatûs intra quindecim dies computabis, coram omnibus Magistris ad hoc specialiter congregatis, et reddes Decano successori bona Facultatis, ut et præcessori tuo debita persolves, aut facies ea de quibus possit contentari.*

Le grand et le petit sceau de la Faculté sont confiés au doyen ; de même les clefs des coffres dans lesquels on conserve les *Archives* et les antiques *Commentaires* de la Faculté. Suivant le décret du 29 mars 1645, sous le décanat de M. Jean Merlet, il lui est interdit d'y rien ajouter ou d'en rien retrancher sans l'assentiment de la Faculté.

Le doyen est tenu de rendre clairement compte, devant la Faculté, de ses états de dépenses et de recettes, et de montrer les *Commentaires*, ou histoire de son décanat ; ces *Commentaires* doivent préalablement être examinés par quelques docteurs, suivant le décret du 8 novembre 1710, confirmé par trois assemblées convoquées à cet effet sous le décanat de M. François Afforty.

La convocation pour l'élection des examinateurs des comptes est libellée comme suit :

Convocentur Doctores Medici omnes in Scholas superiores, die..... horâ..... mensis..... anni..... Examinatores rationum (prioris vel *posterioris) anni Decanatûs M..... electuri.*
Datum Parisiis, die.....
..., Decanus.

Dans cette assemblée trois anciens et trois nouveaux sont tirés au sort par le doyen pour examiner les *Commentaires* et les comptes avec la collaboration d'un ancien doyen, et ils font leur rapport à la Faculté, convoquée à cet effet par la formule suivante :

Convocentur Doctores Medici om-
nes in Scholas superiores, die..... horâ..... mensis..... anni..... clarissimorum virorum qui examinandis commentariis et rationibus (prioris vel *posterioris) anni Decanatûs M..... à Facultate præpositi fuerunt, relationem audituri et deliberaturi.*
Datum Parisiis, die.....
..., Decanus.

Le plus ancien des examinateurs ayant lu son rapport, le doyen ou l'ex-doyen est autorisé à transcrire ses *Commentaires* et ses comptes sur les registres. Dès que la transcription est faite, la Faculté est convoquée comme il suit :

Convocentur Doctores Medici omnes in Scholas superiores, die..... mensis..... anni..... horâ post meridiem..... rationes (prioris vel *posterioris) anni Decanatûs M..... audituri.*
Datum Parisiis.....
..., Decanus.

Voici comment la reddition des comptes est opérée. Parmi les docteurs présents, quatre sont choisis par le doyen pour faire les calculs, et dans ce but on leur remet, suivant l'usage antique, des jetons de bronze. Le doyen ou ex-doyen, qui rend ses comptes, fait l'appel de chaque chapitre. Au bas de chaque page le plus ancien docteur présent inscrit le total de la page ; dès qu'on en est arrivé aux comptes de dépenses, un autre docteur contrôle les additions inscrites par l'ancien ; puis, collation faite des comptes de recettes et de dépenses, le doyen demande si la

Faculté approuve ces comptes de dépenses et de recettes. Après approbation par la Faculté, le plus ancien docteur transcrit cette approbation, qui est confirmée par la signature du doyen et de chaque docteur.

Le doyen a aussi la garde des clefs du sceau de l'Université et des coffres dans lesquels sont conservés les fonds de l'Académie chez le Recteur.

Au tribunal académique, il a le troisième rang après le Recteur ; il y connaît avec le Recteur de toutes les contestations entre membres de l'Académie, et rien de valable ne peut être fait par le Recteur en ce qui touche l'Académie si le doyen n'a pas été consulté.

Le doyen jouit aussi du privilège de faire frapper des jetons à son effigie pour l'honneur de sa mémoire. Il est d'usage que ces jetons, distribués aux docteurs en diverses occasions, portent, d'un côté, le profit du doyen et, de l'autre, soit les armes de la Faculté, soit celles du doyen, soit un emblème gravé en l'honneur de la Faculté, soit la représentation d'un événement important qui s'est produit au cours du décanat. On frappe avec le même coin des jetons de bronze, qui servent, suivant l'ancien usage, aux calculs pour la reddition des comptes.

Pour former une histoire métallique de la Faculté, chaque doyen doit remettre, entre les mains du bibliothécaire, deux exemplaires de chaque jeton qu'il fait frapper, l'un en argent, l'autre en bronze. Ces exemplaires sont conservés dans les coffres de la Bibliothèque.

§ 5. — DES CHOSES QUI ONT RAPPORT AUX PROFESSEURS.

Dès que le doyen est élu, il tire au sort les professeurs dans la liste proposée par les électeurs. Les professeurs sont tenus de prêter aussitôt le serment suivant entre les mains du doyen :

SERMENT DES PROFESSEURS

Jurabis quod cum veste talari et manicatâ, pileo quadrato, humerali coccineo et colli amictu (1), publicè, diligenter et accuratè legetis per horam ad minus singulis anni diebus, exceptis tantum festis et feriatis diebus, Statutorum articulo sexagesimo recensitis.

ITEM. — *Quod continuabitis vestras lectiones sine interruptione et non facietis eas celebrari per alios regentes, nisi ex consensu Facultatis, vel maximâ urgente necessitate.*

ITEM. — *Quod litteras studiosorum testimoniales illis tantum concedetis qui, testante per schedulam suâ manu subsignatam Decano, nomen suum, cognomen et patriam bis in anno in Codicem inscriptionibus destinatum retulerint, et qui preterea frequentes et assidui manu et auribus vestras prælectiones exceperint.*

Les devoirs des divers professeurs de médecine, de chirurgie, de matière médicale, de pharmacie, de chirurgie française pour les chirurgiens, d'anatomie et d'obstétrique pour les sages-femmes sont définis dans les

(1) Autrefois ils étaient obligés de professer en chape.

articles spéciaux des Statuts, que nous complétons ici par quelques détails.

Le dimanche qui suit la première thèse quodlibétaire après la Saint-Martin, le *Professor Scholarum* fait son discours inaugural ; le dimanche suivant, le professeur de chirurgie française fait aussi son discours inaugural en public. Ces discours ne peuvent être prononcés aux Écoles avant d'avoir été lus et approuvés par le doyen, suivant le décret du samedi 20 décembre 1771, sous le décanat de M. Philippe Douté.

Le *Professor Scholarum* peut faire des leçons théoriques sur l'ostéologie, si cela lui convient ; mais il doit enseigner l'anatomie pratique chaque année à l'amphithéâtre, à savoir : la première année, l'anatomie normale ; la seconde année, l'anatomie pathologique. Pour la démonstration, il est d'usage de faire appel à un chirurgien parisien. Autrefois, les chirurgiens-barbiers étaient tenus de fournir un préparateur, habile aux dissections, et de le payer de leurs deniers. Actuellement la Faculté attribue 20 livres au chirurgien préparateur. Mais si un docteur veut se charger de cette fonction, comme l'ont fait Riolan, Littre, Vinslow et d'autres, il reçoit du doyen les mêmes honoraires que le professeur, c'est-à-dire 3o livres, pourvu qu'il persiste jusqu'à la fin du cours d'anatomie ; autrement, il ne reçoit rien.

Il en est de même pour les cours de chirurgie que les professeurs font à l'amphithéâtre, l'un en latin pour les philiâtres, l'autre en français pour les chirurgiens.

Le pharmacien qui, sous la direction du professeur de pharmacie, répète les manipulations galéniques et chimiques du cours de pharmacie, reçoit les mêmes honoraires que les préparateurs du cours de chirurgie, d'après le décret du 8 avril 1702, sous le décanat de M. Dominique de Farcy. Il n'est rien attribué au professeur de pharmacie.

Pour que l'ordre ne soit pas troublé aux Écoles, on désigne à chaque professeur l'heure à laquelle il doit faire son cours ; il est interdit aux professeurs de la matinée de permuter avec ceux de la journée, d'après le décret du 12 novembre 1745, sous le décanat de M. Joseph De l'Épine. Mais entre les heures de la matinée ou de la journée les professeurs peuvent choisir celles qui leur sont le plus commodes ; le choix est fait d'abord par le *Professor Scholarum*, puis par le professeur de botanique, de façon que, dans les heures qui restent à prendre, la matinée reste au professeur de pharmacie et la journée au professeur de chirurgie ; ou bien les professeurs font entre eux des conventions amicales, comme il convient entre collègues.

§ 6. — DES VACANCES ET JOURS FÉRIÉS.

Le Collège de Médecine est en vacances depuis la fête des saints Pierre et Paul jusqu'à l'Exaltation de la Sainte-Croix. Les études, interrompues à cette date par les vacances de l'Académie, sont reprises dans un ordre tel que, tout d'abord, la bibliothèque publique de la Faculté est ouverte ; à la Saint-Rémy qui suit, les leçons ordinaires des professeurs sont reprises dans les Écoles inférieures ; l'interruption des études ne peut jamais excéder un trimestre, d'après l'édit royal du mois de mars 1707 (art. IV). Les discours solennels des professeurs des Écoles et de chirurgie française ont lieu les dimanches qui suivent la Saint-Martin. Quelques professeurs s'étant plaints que les jours de leçons étaient trop peu nombreux à cause de l'excès des jours fériés, la Faculté a complètement supprimé les jours fériés antérieurement comme veilles de fêtes ou pour d'autres motifs, et elle ne reconnaît plus que ceux qui ont été spécifiés à l'article 60 des Statuts.

De plus, la Faculté a interdit par un décret du 6 novembre 1745, sous le décanat de M. Guillaume-Joseph De l'Épine, que les professeurs de pharmacie, de botanique et de chirurgie fissent seulement trois leçons par semaine, comme cela avait été parfois pratiqué abusivement, et elle a ordonné que tous les professeurs devraient faire régulièrement une leçon chaque jour de la semaine, ce qui depuis a été confirmé par arrêt du Parlement. (Voir art. 60 des Statuts.)

Pour que l'assistance aux actes de Vespéries, de Doctorat et de Pastillaires ne soit pour aucun professeur un motif d'interrompre son cours, il a été décidé que les professeurs devraient faire, le matin, leurs leçons à huit, neuf et dix heures, suivant l'article 51 des Statuts, et que les actes de Vespéries et autres seraient toujours reportés à onze heures.

§ 7. — DE L'ANCIEN.

Le doyen étant le chef unique de la Faculté, élu chaque année, l'ancien des maîtres de la Faculté ne peut usurper ni le titre ni les fonctions de doyen, comme cela résulte de l'arrêt du Parlement du 2 septembre 1575.

Bien qu'il ne doive pas avoir le titre de doyen, il a le droit de convoquer la Faculté s'il en est requis par un docteur, après qu'il a été bien constaté que le doyen s'est refusé à la convocation demandée. Si l'ancien est malade, absent, ou non consentant, ce droit appartient à celui des docteurs qui le suit en rang d'ancienneté.

Lorsque l'ancien vient aux Écoles inférieures, les appariteurs doivent marcher devant lui avec leurs masses, et il occupe la petite chaire, placée à la droite de la grande.

L'honoraire double qui est dû à l'ancien, présent ou absent, ne lui est payé que pour les actes où un honoraire simple est payé aux docteurs régents. Dans les autres cas : dispute de thèse quodlibétaire, présidence de thèse cardinale, etc., il ne lui est payé qu'un honoraire simple.

§ 8. — DU CENSEUR DE L'ACADÉMIE.

Ordinairement, le doyen descendant de charge est élu, par acclamation, censeur de l'Académie, et cette fonction lui est maintenue tant que le même doyen reste en charge. Son office principal était autrefois de faire la visite des collèges avec le Recteur, et de statuer avec les trois censeurs des Facultés de Théologie, de

Droit et des Arts sur les réformes à apporter dans l'Université, comme cela est dit dans l'article 70 des Statuts de la Faculté des Arts, confirmé par les arrêts du Parlement du 15 septembre et 17 décembre 1660. Mais, comme aujourd'hui les visites des collèges sont faites par le Tribunal académique, où siège seul le doyen pour la Faculté de Médecine, le censeur ne remplit plus cette fonction.

En 1709, sous le décanat de M. François Afforty, la Faculté décréta à l'unanimité que le doyen devrait s'adjoindre le censeur de l'Académie pour toutes les affaires concernant la Faculté ou l'Académie, et jamais un autre docteur, à moins que le censeur eût refusé cette fonction pour motifs d'empêchements ou de convenance.

Le censeur de l'Académie désigné par la Faculté a une place particulière dans les assemblées aux Écoles supérieures ; il siège à l'extrémité gauche du bureau du doyen ; aux Écoles inférieures il occupe la petite chaire à la gauche de la balustrade.

§ 9. — DES INSCRIPTIONS.

Sur le registre des inscriptions, le doyen doit mentionner les lettres de maîtrise ès arts, ou les certificats de deux ans d'études en philosophie que chaque philiâtre est tenu de lui produire. Vers la fin de l'année scolaire, le doyen adresse à chaque professeur un état des noms et prénoms des étudiants qui se sont inscrits sur le registre comme suivant leur cours, afin que les professeurs remettent des lettres aux seuls étudiants qui ont pris leurs inscriptions et pour le temps de leurs inscriptions ; ces lettres ne sont valables que si elles sont munies du petit sceau de la Faculté. Avant de les munir du petit sceau, le doyen doit collationner les lettres avec le registre d'inscriptions ; il donne à l'appariteur major l'ordre d'apposer le petit sceau sur celles qui sont conformes, et il y appose son approbation dans ces termes :

Has (duas vel tres vel quatuor, etc.) litteras testimoniales studiorum in Medicinâ (per unum, vel duos, vel tres annos) vidi, probavi et parvo Facultatis sigillo munivi.
Datum Parisiis, die... anno...
..., Decanus.

§ 10. — DES EXAMINATEURS DES CANDIDATS.

L'élection des examinateurs des étudiants en médecine qui recherchent le baccalauréat, se fait le samediqui précède la Purification de la Sainte Vierge, suivant la forme prescrite par l'article 71 des Statuts. Elle fut arrêtée par M. Simon Piètre, dans la deuxième année de son décanat, en octobre 1566, mais observée pour la première fois en 1568 (1), M. Jean Rochon faisant fonction de doyen ; depuis cette époque elle a toujours été en usage, et le Parlement l'a confirmée de son autorité.

La teneur du billet, qui est porté la veille chez tous les docteurs, est la suivante :

Convocentur Doctores Medici om-

---

(1) Le texte de Baron dit 1668, par faute typographique. (G.S.).

nes in Scholas superiores, die sab-bati..... mensis..... anni..... horâ de-cimâ matutinâ post sacrum, candi-datorum Examinatores electuri.
Datum Parisiis, die.....

                 ..., Decanus.

Tout d'abord, cinq électeurs tirés au sort prêtent serment.

Juratis quod in Examinatores eos eligetis quos credideritis magis ido-neos, non acceptando personas, nec aliquem ex vobis eligetis illâ vice.

Lorsque l'élection a été faite sui-vant les indications de l'article 71 des Statuts, le doyen tire parmi eux au sort quatre examinateurs, qui prêtent entre ses mains le serment suivant :

Juratis quod officium vobis in-junctum durante tempore vestri Ma-gistratûs (1) fideliter exercebitis.
ITEM. — Quod diligenter examina-bitis in Theoriâ et Practicâ per plu-res dies, et facietis quemlibet candi-datum legere unam lectionem, quam eis assignabitis, et de illâ arguetis contra ipsos quoùsque de examinan-dis fueritis sufficienter informati.
ITEM. — Quod planè et sine quali-cunque modificatione vel conditione, de sufficientiâ vel insufficientiâ can-didatorum à vobis examinatorum coram Facultate referitis.

---

(1) Cette fonction est biennale, de même celle des examinateurs des lettres. Les électeurs du doyen et des professeurs sont désignés pour tout le courant de l'année ; et les électeurs restent les mêmes si une nouvelle élection est nécessaire pendant cette période. Ceux qui ont déjà été pro-posés une première fois par les électeurs, le sont aussi, obligatoirement, dans cette nouvelle élec-tion.

§ 11. — PROMULGATION DES EXAMENS DE MÉDECINE.

Vers le milieu du mois de février, est posée sur les portes de la Faculté et aux carrefours une affiche ainsi conçue :

DE MANDATO M..., FACULTATIS MEDICI-NÆ PARISIENSIS DECANI, ET MM. DOC-TORUM REGENTIUM EJUSDEM FACUL-TATIS.

Notum est omnibus, quorum in-teresse potest, Medicinæ candidatis, hoc anno millesimo septingentesimo ..... habitum iri examen. Quaprop-ter in veste talari, et pileo quadrato, ut moris, ornati sistant se coram Fa-cultate, die sabbati... mensis... horâ decimâ matutinâ post sacrum, nul-lumque aliud aperiendum esse exa-men intelligant nisi post biennium.
Subscripsi et promulgavi, die... mensis februarii, anni....
..., major Facultatis apparitor.

L'affiche est signée de l'appariteur.

§ 12. — SUPPLICATION DES CANDIDATS.

Le samedi qui précède immédiate-ment le quatrième dimanche de la Quadragésime, les docteurs sont con-voqués par un billet ainsi conçu :

Convocentur Doctores omnes Me-dici in Scholas superiores, die sab-bati... anni... horâ decimâ matutinâ post sacrum, Candidatorum suppli-cationem audituri.
Datum Parisiis...

                 ..., Decanus.

Les docteurs étant rassemblés à l'heure dite, un des candidats adresse à la Faculté, au nom de ses collègues, une supplique sous la forme d'un discours bref et élégant ; quand il est terminé, les candidats sont interrogés par les plus anciens docteurs présents, comme il est dit par l'article 8 des Statuts, et ils sont invités à présenter leurs lettres le lundi qui suit.

§ 13. — EXAMEN DES LETTRES DES CANDIDATS.

Au jour dit, dans l'après-midi, chaque candidat remet ses lettres au doyen en présence de la Faculté réunie ; parmi les présents on nomme à mains levées à la majorité six examinateurs des lettres, et le doyen remet les lettres au plus ancien d'entre eux.

Les examinateurs des lettres se rassemblent, examinent les lettres, et le samedi suivant, ils sont tenus de présenter leur rapport sur l'âge, le baptême, la maîtrise ès Arts, le temps d'études et autres points indiqués par les articles 9 et 10 des Statuts, devant la Faculté, convoquée à cet effet dans les termes suivants :

Convocentur Doctores Medici omnes in Scholas superiores, die sabbati… mensis… anni… horâ decimâ matutinâ post sacrum, clarissimorum virorum qui examinandis Candidatorum litteris præpositi sunt, relationem audituri et de eâ suum judicium laturi.

Datum Parisiis, die…

…, Decanus.

Dans cette assemblée, le plus ancien des examinateurs lit un rapport en son nom et au nom de ses collègues sur les lettres de chaque candidat ; le rapport terminé, les docteurs présents donnent leur avis, et on fixe aux candidats admis le lundi suivant et les jours de la même semaine pour subir l'examen.

§ 14. — DU PREMIER EXAMEN DU BACCALAURÉAT.

Les candidats, dans le rang qu'indique le sort, sont interrogés chacun à leur tour : le lundi, sur la physiologie ; le mardi, sur l'hygiène ; le mercredi, sur la pathologie, pendant une demi-heure par le doyen et les examinateurs, en présence de tous les autres candidats, ce qui est la règle pour tous les examens du baccalauréat. Le dernier jour de l'examen, le doyen et les examinateurs, en commençant par le plus ancien, comme c'est la règle dans les examens précédents, indiquent à chaque candidat un aphorisme d'Hippocrate, qu'il devra expliquer le vendredi suivant. Dès que l'explication est terminée, on lui propose quelques questions relatives à l'aphorisme, et ordinairement il doit argumenter par quelque syllogisme contre la conclusion de l'aphorisme.

Pendant l'examen, les examinateurs sont assis au banc des anciens.

Les docteurs doivent assister à la plus grande partie de ces examens pendant les trois jours, s'ils veulent avoir le droit au suffrage et aux honoraires ; les autres sont tenus pour absents, et leurs honoraires sont versés dans la caisse de la Faculté, exception faite pour les médecins de la Cour en service et des malades. Aussi le doyen doit noter sur un registre *ad hoc*, pour cet examen comme pour tous les autres, le nom de tous les docteurs présents.

§ 15. — ADMISSION DES CANDIDATS AU BACCALAURÉAT.

Le samedi de la semaine des examens, les docteurs sont convoqués par la lettre suivante :

Convocentur Doctores Medici omnes in Scholas superiores, die sabbati... mensis... anni... horâ decimâ matutinâ post sacrum, clarissimorum virorum qui Candidatos examinaverunt, relationem audituri et suum posteà judicium per scrutinium laturi.

Datum Parisiis...

..., Decanus.

Autrefois, les avis sur le rapport des examinateurs et les réponses des candidats étaient exprimés de vive voix ; mais par la suite, afin de conserver à chaque docteur toute liberté de suffrage, sans exception de personne, comme la lutte devenait chaque jour plus violente entre les candidats, les bacheliers et les licenciés, la Faculté décréta le 27 mars et confirma dans deux assemblées ultérieures, M. Philippe Hecquet étant doyen, que le scrutin seul serait employé à l'avenir tant pour les examens que pour les thèses de toute nature. Aussi, au jour et à l'heure dits, tous les docteurs étant convoqués, le plus ancien des examinateurs fait un rapport, nominalement et séparément, sur chaque candidat, en son nom et au nom de ses collègues. Le rapport terminé, on appelle au vote chacun des docteurs présents, et les bulletins de vote sont jetés dans l'urne un par un et dans l'ordre d'appel. Suivant l'article 27 des Statuts, les candidats qui obtiennent les deux tiers des suffrages sont élus.

Pour le vote, le bedeau remet à chaque docteur, lorsqu'il entre à l'assemblée, un bulletin contenant les noms de tous les candidats, rangés dans l'ordre alphabétique, avec la formule suivante :

Sufficiens N... Incapax.
Sufficiens N... Incapax.

et ainsi de suite. Chaque docteur efface l'une ou l'autre épithète selon son jugement, avant de mettre son bulletin dans l'urne. La même forme de vote est observée dans tous les autres examens.

Les candidats admis se présentent devant la Faculté ; le doyen leur communique le jugement porté sur eux par la Compagnie et les admet au Principium. Mais, avant de faire leur première leçon, ils prêtent entre les mains du doyen le serment suivant :

SERMENT DES BACHELIERS ADMIS A FAIRE LEUR LEÇON

Juratis quod decreta, ordinationes, consuetudines et Statuta Facultatis, pro posse vestro, fideliter observabitis, ad quemcunque statum deveneritis.

ITEM. — *Quod honorem et reverentiam exhibebitis Decano et singulis Magistris Facultatis in licitis et honestis.*

Item. — *Quod jubebitis Faculta-*
tem contra omnes qui volent aliquid
facere contra Statuta vel honorem
Facultatis, et specialiter contra illi-
citer practitantes, quoties per Facul-
tatem fueritis requisiti.

Item. — *Quod intereritis missis*
omnibus per Facultatem ordinatis,
in cappis vestris, ante finem Episto-
læ et stabitis usque ad finem missæ,
et etiam missis pro defunctis et obse-
quiis Magistrorum decedentium, sub
pœnâ unius nummi aurei, et omnibus
missis quæ singulis sabbati diebus
in Scholarum Sacello celebrantur,
tum et consultationibus in gratiam
pauperum ægrotantium, sub eâdem
pœnâ.

Item. — *Quod intereritis suppli-*
cationibus Academiæ, et venietis ad
omnes disputationes tam quodlibe-
tarias quam cardinalitias per duos
annos.

Item. — *Quod ipsi ter respondebi-*
tis de quodlibetariâ quæstione, et
semel de cardinalitiâ, atque omnibus
actibus et examinibus intereritis à
principio usque ad finem.

Item. — *Quod sectiones anatomicas*
et operationes chirurgicas propriis
manibus exequemini in examinibus
probatoriis, coram universâ Facul-
tate, super humanis cadaveribus.

Item. — *Quod pacem, tranquilli-*
tatem et modum arguendi in disputa-
tionibus per Facultatem ordinatum
observabitis.

Dès que le serment est terminé, le
doyen, les docteurs et les candidats
se rendent aux salles inférieures ; le
doyen siège comme juge ; chaque

candidat, appelé à son ordre alphabétique, monte dans la petite chaire,
revêtu de l'habit de bachelier, et le
premier appariteur les proclame bacheliers chacun à leur tour et à haute
voix d'après la formule suivante :

Hodie... mensis... anni, Baccalau-
reatûs gradum adeptus est in Salu-
berrimâ Facultate Medicinæ Pari-
siensis M... Proindè faciat nunc suum
principium.
Dic.

Alors le bachelier comme première
leçon récite un aphorisme quelconque
d'Hippocrate, ou discute, s'il lui convient, sur une sentence d'un autre auteur. Cette cérémonie se répète autant
de fois qu'il y a de candidats admis.

§ 16. — De l'examen de botanique.

Autrefois, l'examen de botanique
n'était qu'un exercice et nullement
un examen probatoire ; chaque année,
les bacheliers étaient tenus de soumettre au doyen le catalogue des
plantes qui figuraient au jardin des
Écoles. Aujourd'hui, cet examen est
probatoire et porte sur toute la matière médicale. Les bacheliers ont soin
de faire apporter sur la table des
Écoles supérieures des échantillons,
non seulement de toutes les plantes
usuelles, racines, fruits, fleurs et se-
mences, mais aussi de tous les médicaments empruntés au régime animal
ou minéral. Tous les docteurs sont
obligés d'interroger ; celui qui manque à ce devoir, perd ses honoraires,
qui passent au bénéfice de la Faculté
comme pour les autres examens, exception faite des médecins en service

à la Cour et des malades. La convocation est faite par le bulletin suivant :

Convocentur Doctores Medici omnes in Scholas superiores, die... mensis... anni... et sequentibus ejusdem hebdomadæ diebus, novos Baccalaureos de omni materiâ medicinali interrogaturi, et horâ tertiâ ad sextam.
Datum Parisiis...
..., Decanus.

Pour cet examen, comme pour les autres, le doyen fixe l'ordre dans lequel répondront les candidats, par exemple l'ordre alphabétique, et c'est suivant cet ordre, sans qu'aucune faveur y apporte de changement, que chaque bachelier doit répondre aux questions.

Le samedi suivant, les docteurs sont de nouveau convoqués par le billet suivant :

Convocentur Doctores Medici omnes in Scholas superiores, die sabbati... mensis... anni... horâ decimâ matutinâ post sacrum, de novis Baccalaureis, materiæ medicinalis examine tentatis, judicium per scrutinium laturi.
Datum Parisiis...
..., Decanus.

Les bacheliers qui obtiennent les deux tiers des suffrages sont approuvés et admis.

§ 17. — DU JUBILÉ.

Le Jubilé est une sorte de grâce de la Faculté, accordée surtout aux fils des docteurs de Paris, par laquelle un nouvel examen est ouvert aux candidats au mois d'octobre. Mais, comme cette atténuation à une discipline sévère avait trop souvent dégénéré en abus, il en était résulté souvent des querelles aiguës, qui occasionnèrent des procès et nécessitèrent l'intervention du Parlement, comme on le voit par le décret de la Faculté porté le 21 août 1718, sous le décanat de M. Amand Douté, confirmé par arrêt du Parlement du 7 septembre de la même année.

A la Saint-Rémi 1739, de nouvelles querelles surgirent entre les docteurs au sujet de l'ouverture d'un Jubilé ; pour supprimer l'occasion de ces querelles et couper le mal dans sa racine, la Faculté fit appel à M. Louis-Claude Bourdelin, ancien doyen de la Faculté, que les deux partis avaient désigné comme arbitre, et il fut décidé qu'on n'ouvrirait de Jubilé et qu'on n'admettrait avec les fils de Maîtres aucun étranger que s'il ne se produisait aucune opposition.

Ce décret porté en séance solennelle le lendemain de la Saint-Luc 1740, sous le décanat de M. Urbain Léaulté, fut confirmé par le Parlement. (Voir l'article 14 des Statuts.)

Un Jubilé ne doit être ouvert que si le nombre des bacheliers est tout à fait insuffisant pour la dignité des Écoles ; en ce cas, la Faculté est convoquée dans les termes suivants :

Convocentur Doctores Medici omnes in Scholas superiores, die..., horâ... anni... de Jubilæo proximis Remigialibus aperiendo deliberaturi.
Datum Parisiis...
..., Decanus.

Dès que la Faculté a exprimé à l'unanimité l'avis qu'un nouvel examen devait être ouvert à la Saint-Rémi, cette décision est promulguée, vers la fin de septembre, par des affiches apposées sur les portes des Écoles, à peu près dans les mêmes termes que pour le premier examen, en y ajoutant ou changeant seulement ce qui suit :

Notum sit omnibus... rursus aperiendum esse examen hoc anno, primis diebus futuri mensis octobris. Quapropter...

Le samedi fixé par ces affiches doit précéder le dernier dimanche de septembre ou le premier d'octobre, afin que les candidats qui veulent se présenter à l'examen soient admis au principium ou au grade de bachelier avant le 18 octobre, fête de saint Luc.

D'ailleurs, cet examen est réglé comme le premier : la supplique se fait de même, les candidats sont admis aux mêmes conditions, par les mêmes examinateurs, ils sont interrogés dans le même ordre, ils obtiennent le grade de bachelier sous la même formule. (Voir plus haut.)

Les mêmes bacheliers subissent l'examen de botanique pendant une semaine, dans les derniers jours d'octobre ; la marche de cet examen ne diffère en rien de celle de l'examen qui a eu lieu au mois de mai ou de juin.

§ 18. — DES THÈSES QUODLIBÉTAIRES, PHYSIOLOGIQUES ET PATHOLOGIQUES.

Le jeudi qui suit la Saint-Martin commence la soutenance des thèses quodlibétaires, des thèses de physiologie de la première année et de pathologie de la seconde année d'études ; et on continue chaque jeudi, jusqu'à ce que tous les bacheliers aient soutenu leur thèse quodlibétaire.

Les bacheliers, pour se placer sur les bancs, doivent conserver l'ordre des présidents, de manière à ce que celui qui doit avoir un président du banc des jeunes et doit répondre le premier à la prochaine thèse, propose le premier l'argument muet, désigné sous le nom de *resumpte*, et se lève pour répondre au *quodlibet* à la fin de la thèse, et ainsi des autres, chacun suivant le rang de son président.

Le président de la thèse, en chape, doit assister à la thèse depuis le début jusqu'à la fin ; il commence l'acte par quelques phrases relatives au sujet en discussion, et propose au bachelier qui doit répondre quelque syllogisme.

Les neuf docteurs disputants sont tenus d'arriver chacun à l'heure indiquée : les trois plus jeunes à huit heures du matin, les trois suivants à neuf, et les trois plus anciens à dix heures ; tous sont en chape, ils prennent place dans la petite chaire et argumentent contre le bachelier sous forme de syllogismes. Les autres docteurs sont libres d'argumenter si cela leur plaît.

Le président a la direction de l'acte, il règle les disputes, en indique le tour, donne la parole ; mais il n'a pas le droit de commencer l'acte plus tard, ni de le terminer plus tôt que ne le veut le règlement. Car c'est au doyen qu'il appartient de conserver intacte la discipline des Écoles.

Les docteurs doivent assister à ces actes en robe avec la chausse écarlate; ils apposent leur signature sur une liste de présence ; ils reçoivent du bedeau un bulletin avec la formule : *Sufficiens — Incapax*, et portent leur jugement sur le bachelier répondant en mettant dans l'urne la partie du bulletin qui leur convient, mais les suffrages ne sont admis qu'autant que le bachelier n'a pas fini de parler et de répondre. Les docteurs qui arrivent au moment où les autres bacheliers proposent des arguments muets sur la thèse, ou répondent aux *quodlibet*, signent la liste de présence et reçoivent des honoraires s'il y a lieu, mais ils ne doivent pas exprimer leur suffrage sur le bachelier qu'ils n'ont pas entendu parler.

A onze heures, le premier appariteur appelle tout à tour, par leur nom, les docteurs disputants, pour proposer les questions quodlibétaires de la façon suivante :

Ad quodlibeta Domini Doctores :
Domine N...
Domine actis præses, etc.

L'ordre est réglé de façon que l'ancien des disputants qui n'a pas argumenté propose le premier une question ; puis le président de la thèse, de nouveau le plus ancien, puis chacun des disputants par ordre d'ancienneté, jusqu'à ce que tous aient posé leur question. Il est d'usage que l'ancien qui propose la première question choisisse précisément le sujet de la thèse, mais il est libre de choisir une autre question ; et quand le bachelier a répondu, le même maître lui propose quelques arguments.

Les questions posées par les docteurs disputants aux autres bacheliers sont, en général, tirées de la thèse, mais il est permis de choisir tout autre sujet, d'où le nom de *quodlibétaire* donné à l'acte.

Dans toutes les thèses quodlibétaires, avant que les bacheliers répondent de leur banc aux questions qui leur ont été posées, le premier appariteur annonce la thèse qui sera soutenue prochainement.

Die jovis..... mensis..... anni..... disputabit in ordine suo (vel extra ordinem) de quodlibetariâ questione honorandus Magister noster..... et erit quæstio talis, affirmativè (vel negativè) conclusa :
An..... ?

A la soutenance de la première thèse quodlibétaire de chaque année après la Saint-Martin, après l'annonce de la thèse qui suivra, le premier appariteur récite les noms et prénoms de tous les docteurs régents avec leurs charges et dignités, selon la formule suivante :

Sequuntur nomina et agnomina honorandorum Magistrorum nostrorum Saluberrimâ Facultate Medicinæ actû regentium, anno Domini millesimo, etc.
Magister, etc.

Cette liste est transcrite par le doyen dans les *Commentaires*.

La liste terminée, le premier appariteur donne lecture du décret suivant :

« L'an mil six cent soixante treize, le mardi 12 décembre, la Faculté étant régulièrement convoquée aux Écoles supérieures, par un billet remis par les bedeaux suivant l'usage, pour délibérer sur divers objets relatifs à l'Académie de Paris, M. Den ys Puylon, censeur de l'Académie, profita de la circonstance pour demander à la Faculté s'il ne lui paraîtrait pas convenable de s'opposer par un décret à ce que, désormais, les étudiants portassent l'épée à l'amphithéâtre d'anatomie ou aux Écoles inférieures, car le port de l'épée n'est pas convenable et ne regarde pas ceux qui ont charge de maintenir la discipline ; et il la pria de décider que, comme l'usage en existait autrefois, mais n'avait pas toujours été observé assez exactement, il devînt obligatoire d'inscrire sur un registre de la Faculté les noms, prénoms et lieux de naissance de ceux qui voulaient étudier la médecine, écouter et écrire les leçons des professeurs, et obtenir d'eux des lettres testimoniales. La Faculté décréta que l'entrée de l'amphithéâtre et des Écoles inférieures serait interdite aux étudiants qui viendraient armés d'épées pour assister aux conférences anatomiques, aux leçons des professeurs ou aux autres exercices publics ; de plus, que les étudiants seraient obligés de s'inscrire chez le doyen sur un registre à ce destiné, que les professeurs devraient avertir leurs élèves de cette obligation et ne délivrer à l'avenir de lettres qu'à ceux qui prouveraient,

par un billet signé du doyen, qu'ils ont bien inscrit leur nom, prénoms et lieu de naissance sur le registre, et qui, de plus, auraient témoigné leur assiduité pour écrire les leçons.

« Ce décret devra être affiché sur la porte des Écoles et en tous autres points convenables, et chaque année il sera lu à la soutenance de la première thèse quodlibétaire par le premier appariteur.

« Et j'ai conclu.

« Moreau, Doyen. »

« Ce décret lu, les bacheliers répondent, chacun à leur tour, aux questions qui leur ont été posées, dans un langage aussi élégant qu'ils le peuvent. Dès que les réponses sont terminées, le président met fin à la séance en ces termes :

Audistis, Viri clarissimi, quomodo responderit vester Baccalaureus, eum si placeat tempore et loco commendatum habeatis velim.

Puis, les docteurs attestent leur présence sur une liste dressée par le premier appariteur, d'après la formule :

Actus quodlibetariæ cui præfuit in ordine suo (ou *extra ordinem* si un nouveau docteur préside pour la première fois) *M..., respondente Baccalaureo M... die... mensis... anni...*

Le même jour si c'est possible, sinon le samedi suivant dans l'assemblée qui suit la messe, l'urne est ouverte, les suffrages sont comptés, les réponses des bacheliers sont approuvées s'ils ont obtenu les deux tiers des suffrages ; le jugement est porté à la connaissance de la Faculté par le doyen.

Si, d'après le compte des suffrages, les réponses des bacheliers ne sont pas approuvées, rapport est fait sur ce sujet à l'assemblée suivante, afin que la Faculté statue sur le sort du bachelier et sur l'époque à laquelle il est ajourné.

Tous les bacheliers, avant de faire imprimer leurs thèses, doivent les faire approuver par le doyen, et un exemplaire manuscrit doit lui être remis pour lui permettre de constater que rien n'a été changé sur l'exemplaire imprimé; s'il approuve la thèse, le doyen en témoigne sur un second exemplaire par la formule suivante :

Typis mandetur, per me licet die... mensis... anni.

....., Decanum.

Cette formalité doit être scrupuleusement observée pour tout ce qui est confié aux presses pour le service de la Faculté, et l'imprimeur de la Faculté ne doit jamais, sous aucun prétexte, rien imprimer qu'il n'en ait obtenu la permission signée du doyen. Pour que le doyen ait le temps voulu pour examiner une thèse ou pourvoir à ce qu'une autre soit prête pour être soutenue au jour désigné, il a été arrêté par plusieurs décrets de la Faculté que les thèses seraient remises au doyen un mois au moins avant la date de la soutenance aux Écoles.

Tous les docteurs sont obligés de présider à leur tour les thèses quodlibétaires. (Voir art. 48 et 62 des Statuts.) Les médecins du Roi sont as-

treints eux-mêmes à cette obligation, bien que dans tous les autres cas ils soient tenus pour présents quand ils sont absents. (Voir art. 62 des Statuts.)

La Faculté, régulièrement convoquée aux Mathurins le mardi après la Toussaint 1352, M⁰ Gervais Rani étant doyen, n'a reconnu comme cause légitime d'absence que la prison, la détention et les maladies graves ; à ces causes a été adjoint de nos jours le service du Roi.

Si un docteur régent a négligé de présider une thèse quodlibétaire, il ne peut plus reprendre son rang au catalogue que par les moyens indiqués à l'article 48 des Statuts.

§ 19. — DES THÈSES CARDINALES.

Au courant de la Quadragésime de sa première année, chaque bachelier doit soutenir une thèse cardinale ; si le nombre des bacheliers est trop grand, la soutenance peut être reportée entre Pâques et la fête des saints Pierre et Paul, et même du milieu de septembre au 1ᵉʳ novembre. Tout ce qui a rapport à ces thèses est spécifié avec détail dans les articles 17, 19 et 49 des Statuts.

Les docteurs témoignent qu'ils ont assisté à cet acte sur une feuille de présence, libellée comme suit :

Actus cardinalitiæ cui præfuit in ordine suo M..., respondente Baccalaureo M..., die... mensis...

On appelle thèses cardinales celles que les bacheliers doivent disputer sur l'hygiène, comme cela fut institué parle cardinal d'Estouteville. Celui-ci, envoyé par le Saint-Siège pour réformer l'Université, ne trouva à réformer à la Faculté de Médecine de Paris que les points suivants, qu'il a indiqués lui-même en ces termes :

§ 20. — DE REFORMATIONE FACULTATIS MEDICINÆ PER EMIN. CARDINALEM DE TOUTEVILLE DIE PRIMA JUNII 1452, EODEM TEMPORE CONFIRMATA SENATUS AUTHORITATE.

Post sacra Theologiæ et Jurium eminentissimas Facultates, succedit illa salutaris humano generi Medicina, salutem incolumitatemque nostram et servare et restituere profitens, circa quam pauca quædam reformanda et corrigenda videntur.

PRIMO. — Vetus Statutum quo conjugati à Regentiâ in Facultate Medicinæ prohibentur impium et irrationabile reputantes (cum ipsos maxime ad eam Facultatem docendam et exercendam admitti deceat) corrigentés et abrogantes, sanximus deinceps conjugatos, si docti et sufficientes appareant, et morum gravitati decenter ornati, ad regendum in dictâ Facultate admittendos (1), *nisi eos levitas aut vitium aliquod reddat indignos. Super quo judicium et correctionem relinquimus Facultati.*

ITEM. — Cum artium studium et cognitionem Medicinæ utile et expediens videatur, præsertim autem Philosophiæ, ex quâ principia sumantur ad Medicinam, quam constat etiam in rerum naturalium cogni-

tione fundatam ; nimis durum videtur esse Statutum illud antiquum, quo statuitur Regentes in Facultate artium non acquirere tempus in studio Medicinæ. Nos igitur antiqui Statuti severitatem temperantes, ne Medici necessariis careant principiis, nec admodum peregrinis studiis à principali studio Medicinæ distrahantur, statuimus Regentes in artibus ante Baccalaureatum, dimidium temporis in Regentiâ artuum impensi, in Medicinæ Facultate lucrari. Ita quod, pro duobus annis in Artibus, unus annus in Facultate Medicinæ computetur (1). *Post Baccalaureatum autem prohibemus eos alteri quam Medicinæ intendere Facultati, si tempus sibi computare voluerint.*

ITEM. — Statuimus et ordinamus quod, cum a principio Quadragesimæ usque ad festum omnium Sanctorum nulli ne pauci admodum fiant actus in Facultate Medicinæ, præter lectiones ordinarias et extraordinarias quas nolumus intermitti : dicernimus id in hâc Facultate statuendum et servandum quod in aliis Facultatibus est laudabiliter institutum, videlicet quod Baccalaureus licentiandus, intra prædictum tempus, habeat publicâ in disputatione ordinariè respondere, ubi ad utramque partem propositarum quæstionum arguatur. Baccalaurei quoque argumenta proponant (2), *replicent etiam decenter et modestè juxta morem in Facultate Medicinæ hactenus observatum. Interdicimus tamen hujus disputa-*

---

(1) A partir de cette époque, on a supprimé cet article du serment prêté par les candidats avant qu'ils soient admis au principe et au baccalauréat.

(1) Cet article a été abrogé par la réformation de 1598.

(2) Autrefois ces thèses duraient de cinq heures du matin à midi.

tionis prætextu Baccalaureos ad sumptus aliquos vel expensas astringi vel coarctari. Intersint autem dictis disputationibus Magistri regentes ordinarii, ut de Baccalaureorum suficentiâ rectius perhibeant testimonium. Inhibentes prætereà Cancellario, in virtute scilicet obedientiæ, ne quemquam Baccalaureum admittat, nisi prius sibi de dictâ disputatione constiterit.

Hæc autem nostra Statuta et ordinationes in libris antiquorum ipsius Facultatis Statutorum inferi volumus et annotari de verbo ad verbum et per singulos annos in principiis ordinariorum solemniter publicari.

§ 21. — DES THÈSES MÉDICO-CHIRURGICALES.

A partir du mercredi des Cendres et pendant toute la Quadragésime de la seconde année de médecine, si cela se peut, et tout au moins jusqu'au mois de mai, chaque bachelier soutient une thèse médico-chirurgicale. Elles ont été instituées par décret porté le 1er avril 1724 sous le décanat de M. Philippe Caron. Pour la soutenance, on observe la même marche que pour les thèses quodlibétaires.

§ 22. — EXERCICES ANATOMIQUES ET CHIRURGICAUX.

Autrefois la Faculté contrôlait l'habileté en chirurgie des bacheliers par un examen probatoire, qui, suivant l'usage, durait toute une semaine.

En 1733, sous le décanat de M. Hyacinthe-Théodore Baron, la Faculté décida et confirma à l'unanimité dans trois assemblées que l'examen de chirurgie serait remplacé par des exercices anatomiques et chirurgicaux.

En conséquence, entre le 1er octobre et la fin d'avril, selon qu'il y a possibilité d'avoir des cadavres, les bacheliers sont tenus de pratiquer aux Écoles supérieures sur le cadavre humain : la première année, la dissection ; la seconde, la médecine opératoire pendant sept jours de suite, et les candidats ne sont pas admis au principe sans prendre par serment l'engagement d'obéir à ce règlement.

Mais la Faculté n'entend pas que les bacheliers aient à supporter pour ces exercices des frais autres que ceux qu'occasionnait autrefois l'examen en chirurgie, et les dépenses de cadavres sont supportées par le trésor de la Faculté.

Les bacheliers ont le droit de choisir un docteur, qui assiste aux exercices et en a la direction.

Le premier et le second jour de la dissection, les exercices portent sur l'abdomen et ses viscères ; le troisième, sur la poitrine ; le quatrième, sur la tête ; le cinquième sur les muscles en général ; le sixième, sur les vaisseaux et les nerfs ; le septième, sur l'ostéologie. (Voir l'article 16 des Statuts.)

Pour les exercices de chirurgie, ils portent le premier et le deuxième jour sur les opérations abdominales ; le troisième sur la poitrine ; le quatrième et le cinquième sur la tête ; le sixième et le septième sur les membres. (Voir l'art. 22 des Statuts.)

Pour conserver l'ordre dans ces

exercices, la désignation des docteurs qui doivent interroger chaque jour est faite de la façon suivante. Le catalogue des anciens et celui des nouveaux sont divisés chacun en sept parties égales en nombre, autant que cela peut se faire, en commençant par les plus anciens de chaque ordre et terminant par les plus jeunes ; les divisions ainsi réglées, les docteurs sont avertis par un billet du bedeau du jour auquel ils doivent interroger. Les exercices anatomiques sont pratiqués en premier lieu ; le billet d'avis est ainsi conçu :

JUXTA STATUTORUM ART. 16

Exercitationum anatomicarum primo et secundo die abdomen ipsiusque viscera demonstrentur ; tertio die, de pectoris partibus agàtur; quarto de capite tracletur ; quinto, omnes corporis musculi exponentur ; sexto, vasorum et nervorum distributiones explicentur ; septimo, ossa examinentur. De situ, connexione, structurâ et usû partium interrogati Baccalaurei demonstrando respondeant.

Itaque :

Convocentur Doctores Medici omnes in Scholas superiores, die..... mensis..... et diebus..... proximè sequentibus, anni..... ab horâ post meridiem secundâ ad quintam, Baccalaureos sectiones et demonstrationes super..... cadavere propriis manibus exercentes, interrogaturi.
Datum Parisiis.....

..., Decanus.

M... est prié de se trouver, s'il lui plaît, aux Écoles (le lundi, mardi ou mercredi, etc.) (premier, second ou troisième, etc.) jour de l'examen ci-dessus pour interroger sur l'anatomie.

Pour les opérations chirurgicales, les docteurs sont convoqués comme il suit :

JUXTA STATUTORUM ART. 22

Exercitationum chirurgicarum primo et secundo die in abdomine conficiantur operationes ; tertio die operationes in pectore celebrentur ; quarto et quinto die, operationes in capite perficiantur ; sexto et septimo die artus chirurgicis operationibus subjiciantur. De causis, signis, eventu et curatione morborum chirurgicâ, de medicamentorum applicatione externâ, de instrumentis chirurgicis interrogentur Baccalaurei, atque operationis modum et spleniorum fasciarumque applicandis rationes, operi admovendo exponant.

Itaque :

Convocentur Doctores omnes Medici in Scholas superiores, die..... mensis..... et diebus..... sequentibus anni, ab horâ post meridiem..... ad Baccalaureos, operationes chirurgicas super..... cadavere propriis manibus exercentes interrogaturi.
Datum Parisiis, die.....

..., Decanus.

M... est prié de se trouver, s'il lui plaît, aux Écoles (le lundi, mardi ou mercredi, etc.) (premier, second ou troisième, etc.) jour de l'examen ci-dessus pour interroger sur les opérations de chirurgie.

Le lendemain du dernier examen

ou le samedi qui suit, la Faculté est de nouveau convoquée dans les termes suivants :

Convocentur Doctores Medici omnes in Scholas superiores, die..... mensis..... anni..... horâ decimâ matutinâ, suum de Baccalaureis qui sectiones et demonstrationes anatomicas super... cadavere, propriis manibus exercuerunt (ou, pour les opérations chirurgicales), *qui operationes chirurgicas propriis manibus executi sunt in..... cadavere, judicium per scrutinium laturi.*
Datum Parisiis...

..., *Decanus.*

Ceux des bacheliers qui obtiennent les deux tiers des suffrages sont admis. (Voir art. 27 des Statuts.)

Les examens de dissection et de chirurgie sont annoncés par des affiches posées dans les carrefours de la ville suivant la formule :

De Mandato M....., Facultatis Medicinæ Parisiensis Decani, et MM. Doctorum Regentium ejusdem Facultatis.

Notum sit omnibus ad quos pertinet, die..... et diebus..... sequentibus anni.....ab horâ post meridiem.....ad..... Baccalaureos Medicos peritiæ suæ in sectionibus et demonstrationibus anatomicis (ou, dans les opérations chirurgicales) *super..... cadavere, propriâ manu exercendis, examine probatorio, coram Facultate periculum esse facturos.*
Subscripsi et promulgavi, die..... mensis..... anni.

..., *major Facultatis Apparitor.*

§ 23. — EXAMEN DE PRATIQUE.

Les bacheliers, après avoir accompli le cours de leurs deux ans de licence, se présentent dans le costume convenable devant la Faculté, le jour où les bacheliers sont admis à faire leur principe. L'un d'eux supplie la Faculté, au nom des autres, dans un discours bref et élégant, pour être admis à l'examen de pratique. La supplique entendue et les avis recueillis, il appartient au doyen de fixer le jour de l'examen. En général il a lieu avant la fête des saints Pierre et Paul, car à peu près à cette époque les bacheliers émérites, dès qu'ils ont terminé leur licence, sont interrogés sur la pratique médicale. S'il reste encore à cette époque quelques thèses à soutenir, parce que le nombre des bacheliers a été trop grand pour que les thèses aient pu être soutenues toutes dans la Quadragésime, on donne cependant la licence aux émérites, à la condition qu'ils assistent, suivant l'usage, aux thèses restées en retard.

Autrefois, l'examen de pratique était soutenu en particulier : les bacheliers qui étaient admis à le soutenir, se rendaient à la demeure de chaque docteur et étaient examinés par eux dans leur appartement particulier. Aujourd'hui l'examen est fait en public aux Écoles supérieures, par tous les docteurs régulièrement convoqués à cette fin, et il dure toute une semaine.

La convocation pour cet examen est faite par le bulletin suivant :

Convocentur Doctores Medici omnes in Scholas superiores, die lu-

næ..... mensis..... anni..... et sequentibus ejusdem hebdomadæ diebus, emeritos Baccalaureos de Praxi medicâ examine publico tentaturi ab horâ tertiâ ad sextam.

Datum Parisiis, die.....

        ..., Decanus.

Pour cet examen, l'ordre observé est le même que pour l'examen de botanique.

Le samedi de la même semaine, la Faculté est convoquée par le bulletin suivant pour donner son jugement sur les bacheliers émérites :

Convocentur Doctores Medici omnes in Scholas superiores, die sabbati..... mensis..... anni..... horâ decimâ matutinâ, suum de Baccalaureorum emeritorum, examine pratico tentatorum, responsionibus judicium per scrutinium laturi, nec non de jure Rotuli deliberaturi.

Datum Parisiis.....

        ..., Decanus.

Dans cette assemblée les docteurs mettent chacun dans l'urne leur bulletin ; les réponses des bacheliers qui obtiennent les deux tiers des suffrages, sont approuvées, et le doyen les admet à la licence, moyennant qu'ils soldent les droits réglementaires. (Voir art. 26 des Statuts.)

§ 24. — DU DROIT DE ROTULE.

Le plus souvent le droit de rotule est arrêté dans la même séance (jugement de l'examen de pratique). Le droit d'établir le rôle des licenciés est attribué seulement aux docteurs qui, d'après le relevé des signatures apposées sur les listes de présence, ont assisté à la plus grande partie des thèses quodlibétaires ou cardinales pendant le cours des deux ans de la licence. Si un docteur n'a assisté qu'à la moitié des thèses (1), ou même s'il lui manque une thèse ou deux pour atteindre à ce chiffre, le droit de rotule lui est attribué ou refusé selon la décision de la Faculté, après mise en délibéré.

Le même droit est attribué aux médecins de la cour en activité de service, lesquels, suivant l'article 62 des Statuts, sont toujours censés présents.

§ 25. — PRÉSENTATION DES BACHELIERS ÉMÉRITES.

Les bacheliers émérites admis à la licence sont présentés au chancelier de l'Académie, à Notre-Dame, au jour fixé par le doyen, au nom de toute la Compagnie. La convocation est ainsi libellée :

Convocentur Doctores Medici omnes, cappati, die... mensis... anni... horâ post meridiem tertiâ in aulam exteriorem illustrissimi Archiepiscopi Parisiensis, comitatum præbituri Decano, Baccalaureos emeritos offerenti meritissimo Ecclesiæ Parisiensis et Academiæ Cancellario.

Datum Parisiis...

        ..., Decanus.

Le chancelier de l'Université, quel-

---

(1) C'est ce qui était désigné par l'expression : être *ad æqualia.* D'après les documents manuscrits du tome XXV des *Commentaires,* la Faculté attribuait, d'ordinaire, le droit de rotule à ceux qui étaient *ad æqualia* et leur donnait le droit de prétendre aux chaires. (G. S.)

ques personnages distingués du chapitre de Notre-Dame et les docteurs en chape étant réunis, le doyen présente les licentiandes au chancelier, au nom de la Faculté, par un discours élégant ; dès que le chancelier a répondu, lui aussi par un discours élégant, les licentiandes offrent sur des plateaux des dragées au chancelier, aux membres du chapitre de Notre-Dame, au doyen et aux docteurs présents.

Tous les bacheliers, précédés des bedeaux portant leurs masses, vont au-devant du chancelier quand il se rend à la présentation, et, les discours finis, ils le reconduisent à sa demeure dans le même ordre.

§ 26. — DU PARANYMPHE.

Les bacheliers émérites se répartissent entre eux, au choix ou par le sort, les diverses Chambres du Parlement, du Châtelet et de la Ville, afin de les inviter par des discours brefs et de circonstance aux actes du paranymphe.

Quelques jours avant la solennité, les bacheliers émérites demandent au président du Parlement de fixer le jour pour lequel il veut bien, suivant l'ancien usage, accepter l'invitation, et le jour fixé par lui est communiqué aux présidents des autres Chambres par les bacheliers, qui doivent s'être réparti le soin de les inviter par des discours. Le jour de l'invitation, tous les bacheliers émérites, accompagnés des nouveaux bacheliers, précédés des appariteurs avec leurs masses, se rendent aux diverses Chambres, sans éclat, et, par quelques paroles élé-

gantes, invitent les illustres présidents et les membres des Compagnies à vouloir bien honorer de leur présence la cérémonie du paranymphe qui doit avoir lieu le...

Les bacheliers doivent inviter le prévôt des marchands et les échevins par des discours français.

Après que, suivant l'article 31 des Statuts, les bacheliers émérites ont invité à la cérémonie des paranymphes tous les ordres de la ville, le jour de la cérémonie publique est, en général, fixé au dimanche qui suit.

Un des bacheliers, ou un lettré distingué, prononce d'abord un discours élégant à la louange de la Médecine ; puis il s'adresse à chaque bachelier en particulier et fait son éloge. Tous ces discours doivent être soumis au doyen et approuvés par lui avant d'être prononcés. Quelques jours auparavant, le paranymphe doit aller solliciter le chancelier de Notre-Dame et de l'Université, pour obtenir de lui la permission de faire l'éloge des licentiandes et lui demander pour eux sa bénédiction et le bonnet. La Faculté est convoquée comme suit à cette cérémonie :

Convocentur Doctores Medici omnes in Scholas inferiores, die dominicâ... mensis... anni... horâ post meridiem tertiâ, publicis Paranymphi actionibus interfuturi.
Datum Parisiis...

..., Decanus.

Pour cette cérémonie, les Écoles inférieures sont ornées aussi richement que possible en tapis et en sièges ; des personnages distingués de tout genre y assistent ; le doyen, en chape et pèlerine, prend place à la droite de la grande chaire ; le paranymphe, qui porte le même costume, s'assied à la gauche du doyen ; les bacheliers émérites sont en robe rouge, sans pèlerine, et les nouveaux bacheliers portent leur costume ordinaire.

Le discours fini, avant que le paranymphe fasse l'éloge de chaque bachelier, le premier appariteur, sur l'ordre du chancelier, fait l'appel nominal des candidats et leur indique le jour auquel ils recevront le grade de licencié, dans les termes suivants :

De mandato dignissimi domini cancellarii Ecclesiæ et Universitatis Parisiensis.

Compareat in aulâ illustrissimi Archiepiscopi Parisiensis die lunæ proximo, horâ decimâ matutinâ, M... *emeritus Saluberrimæ Facultatis Parisiensis Baccalaureus, ibi, per Dei gratiam, Licentiæ gradum et benedictionem apostolicam recepturus.*
Datum Parisiis, die.....
..., Ecclesiæ et Universitatis Parisiensis Cancellarius.

Quelques jours avant les paranymphes, plusieurs exemplaires de ce mandement sont présentés à la signature du chancelier par le premier appariteur, car la cérémonie de licence a lieu, ordinairement, le lendemain des paranymphes.

Il était d'usage, autrefois, que les licenciandes, interpellés par le paranymphe, lui adressassent une réponse brève et élégante. Mais, comme ces répliques étaient souvent pleines d'amertume et de paroles mordantes, mélangées parfois même de français, et qu'il en résultait de graves dissentiments entre les bacheliers, la Faculté jugea bon, en 1748, sous le décanat de Jean-Baptiste Martinencq, de supprimer complètement les répliques des licentiandes au paranymphe et de ne laisser prendre la parole qu'à celui-ci, suivant les articles 31 et 32 des Statuts. La cérémonie terminée, les bacheliers émérites offrent à pleins plateaux des gâteaux et des dragées au doyen, aux docteurs et aux assistants, comme cela se fait pour la présentation au chancelier.

§ 27. — Du role des licenciés et de la licence.

Au jour fixé par le chancelier, qui est le plus souvent le lendemain des paranymphes, tous les docteurs en médecine se réunissent dans la grande salle basse de l'archevêché, à 7 heures du matin, pour établir le rôle des licenciés. Le doyen étant assis à côté du chancelier, tous les docteurs qui jouissent du droit de suffrage, d'après l'article 34 des Statuts, ou à qui ce droit a été concédé dans l'assemblée convoquée spécialement, mettent dans l'urne leur bulletin, sur lequel le rôle des licenciés est inscrit comme suit :

ROLE DES LICENCIÉS POUR L'ANNÉE...

A.	N...
B.	N...
C.	N...
D.	N...

et ainsi de suite. Ces bulletins dépouillés par le chancelier, le doyen et les docteurs, l'ordre des licenciés est indiqué, selon l'article 33 des Statuts, par la majorité des suffrages, étant observé que les voix attribuées à un licentiande pour un rang supérieur lui sont comptées pour les rangs suivants.

Les docteurs qui ont le droit de suffrage remettent leur bulletin de vote, non signé, entre les mains du chancelier, en présence du doyen; les docteurs qui ne peuvent assister au vote peuvent charger un de leurs collègues de déposer leur bulletin; dans ce cas ils y apposent leur signature de façon que, lorsqu'elle a été vérifiée par le doyen, elle puisse être séparée du bulletin et déchirée; un docteur ne peut être chargé que du bulletin d'un seul collègue absent. Lorsque la majorité a fixé l'ordre des licenciés, il est, d'après l'article 36 des Statuts, interdit au chancelier d'y rien changer. Si le fait se produisait, le doyen devrait lire, à haute et intelligible voix, devant toute l'assemblée l'ordre du catalogue établi par la Faculté et protester par cette lecture qu'il attribuera la maîtrise aux bacheliers suivant le décret du 3o novembre 1465, M. Jean Rosée étant doyen.

Le même jour, vers dix heures du matin, les licentiandes se rendent aux Écoles, portant les chapes avec lesquelles ils font leurs leçons, et, suivant le décret de la Faculté du 2 mars 1425, ils se rendent dans leur ordre de nomination, conduits par les appariteurs de la Faculté avec leurs masses, à la salle supérieure de l'ar-

chevêché, dite salle des Ordinations. Là, en présence du chancelier, du doyen de la Faculté et de tous les docteurs à qui cela convient, le premier appariteur fait l'appel des noms et prénoms des licentiandes, dans l'ordre qui leur a été attribué par la majorité des suffrages. Le chancelier adresse aux licentiandes un discours bref et élégant, il y ajoute quelques conseils et leur donne enfin le grade de licencié, après qu'ils ont prêté serment suivant l'article 37 des Statuts. Enfin, les licenciés descendent à Notre-Dame, où, la main posée sur l'autel de saint Denis et des saints Martyrs, ils jurent : *se religionem catholicam, apostolicam et Romanam ad effusionem usque sanguinis esse tuituros.* Mais, avant de se rendre à l'autel, ceux des licenciés qui veulent être promus au doctorat au courant des vacances, doivent adresser leur supplique pour les vespéries et le doctorat, sous la forme suivante :

Dignissime Cancellarie, vigilantissime Decane, Viri Medicinæ proceres, supplico pro Vesperiis et pro Doctoratu.

Le serment prêté, les licenciés retournent aux Écoles dans l'ordre indiqué.

Un exemplaire du rôle des licenciés, signé par le chancelier, est remis au doyen, qui le transcrit dans les *Commentaires* de la Faculté ; un autre, signé par le doyen, est laissé au chancelier, afin que des deux côtés subsiste le témoignage du rang des licenciés.

Quelques jours après que les licenciés ont reçu leur grade, la Faculté est convoquée par le doyen dans les termes suivants :

Convocentur Doctores omnes Medici, in Scholas superiores, die... horâ... mensis... anni... Bursarum partitionem definituri.
Datum Parisiis...

...., Decanus.

Dans cette assemblée on traite de la répartition de l'impôt de la capitation, et, s'il y a un reliquat, il est partagé également entre tous les docteurs.

Il faut noter que, si les licenciés négligent de se faire nommer docteurs au courant des deux ans de la licence qui suit, et s'ils laissent un des nouveaux licenciés se faire admettre au doctorat avant qu'ils l'aient obtenu eux-mêmes, ils perdent leur rang et sont placés à la suite du dernier licencié nommé pour obtenir le doctorat.

§ 28. — DE L'ACTE DE VESPÉRIE.

Ceux des licenciés qui, après les vacances, veulent obtenir la dignité de docteur, doivent adresser leur supplique à la Compagnie, quelques jours auparavant, en ces termes :

Decane vigilantissime, Viri Medicinæ proceres, supplico pro Vesperiis et Doctoratu.

La Faculté accède à la supplique, tout droit réservé, si un licencié a désiré être promu au doctorat avant son tour, suivant l'article 41 des Statuts.

La célébration de cet acte est réglée exactement par l'article 43 des Statuts. Si le régent, ayant dix ans de doctorat, à qui incombe d'après son rang la fonction de président, ne peut la remplir, un autre régent des anciens lui est substitué, soit par lui-même, soit par le doyen s'il néglige de le désigner, d'après le décret du lundi 13 octobre 1659, M. François Blondel étant doyen.

Voici la formule des billets par lesquels les docteurs sont invités à la cérémonie aux Écoles inférieures, et qui indiquent les questions qui seront discutées :

PRO VESPERIIS.

M***

IN SCHOLIS MEDICORUM.

*Die..... mensis..... anni..... horâ ipsâ undecimâ matutinâ, M*** Doctore Medico præside :*

An..... { . . . . . . ?
{ . . . . . ?

Les questions doivent être rédigées de façon que, tout en ayant des points communs, elles soient cependant assez distinctes pour ne pas admettre la même conclusion.

Quelques jours avant l'acte le licencié doit présenter ces questions aux docteurs, qui doivent argumenter d'après leur rang.

Mais les billets d'invitation ne doivent pas être imprimés et les questions être présentées avant que le doyen les ait examinées et approuvées de sa signature. Si la première question, exposée dans les deux sens par le président, est d'abord proposée à un candidat en médecine, celui-ci se tient en dehors des bancs des Écoles, revêtu d'une robe longue ; si elle est proposée d'abord à un bachelier, celui-ci reste à sa place dans les bancs, avec la même robe longue, que doivent revêtir seuls les bacheliers pour les vespéries, la chausse fourrée étant réservée au licencié.

Dès que le bachelier ou le candidat a répondu aux questions qui lui étaient proposées, le président lui oppose quelques arguments contraires à sa conclusion ; quand il y a répliqué, le président le propose à l'admission par les termes suivants ou d'autres analogues :

Audivistis, etc. (Voir le paragraphe 18 sur les thèses quodlibétaires.)

La seconde question est exposée dans les deux sens par l'ancien qui a donné le bonnet au licencié précédent, et elle est proposée par lui au vespériande.

§ 29. — DU DOCTORAT.

Dans les quelques jours qui séparent les vespéries du doctorat, le doctorande, revêtu du manteau avec pèlerine fourrée, accompagné de deux bacheliers et des appariteurs de la Faculté en costume décent, fait une visite de politesse à tous les docteurs à leur domicile et les prie de vouloir bien honorer sa maîtrise de leur présence, selon le décret du 10 mars 1441 sous le décanat de M. Robert Julienne ; il leur remet lui-même les bulletins d'invitation portant les questions à disputer, disposées comme pour les vespéries. Par exemple :

PRO DOCTORATU.

M***

IN SCHOLIS MEDICORUM.

*Die..... mensis..... anni..... horâ ipsâ undecimâ matutinâ, M*** Doctore Medico præside :*

An..... { . . . . . ?
         { . . . . . ?

L'habitude d'assister aux actes de vespéries et de doctorat en costume officiel s'était presque perdu ; la Faculté, par un décret du 18 octobre 1710, confirmé dans trois assemblées convoquées *per juramentum*, sous le décanat de M. François Afforty, décida que, pour l'honneur de l'ordre et la dignité de ces actes, on désignerait vingt docteurs, dix des anciens et dix des jeunes, qui seraient tenus d'assister à ces actes en robe longue, chausse écarlate et bonnet carré, sous peine d'être privés de leurs honoraires, lesquels passeraient au profit de la Faculté si les absents ne s'étaient pas fait remplacer.

Le jour du doctorat, avant que la cérémonie commence, le doctorande pénètre dans les Écoles inférieures, par la grande porte, marchant à la gauche du président de l'acte, suivi de tous les docteurs disputants et des bacheliers en costume convenable, et précédé de tous les appariteurs de l'Université avec leurs masses ; puis il monte dans la grande chaire avec le président. Les appariteurs se placent de chaque côté de la chaire et ne se retirent pas avant que le doctorande ait prêté serment. Il y est invité par le grand bedeau dans les termes suivants :

DOMINE DOCTORANDE,

Antequam incipias, habes tria juranda :

1° *Quod observabis Jura, Statuta, Decreta, leges et laudabiles consuetudines hujus Ordinis ;*

2° *Quod comparebis in crastinum Sancti Lucæ in Missâ pro defunctis doctoribus;*

3° *Quod totis viribus contendes adversus illicitè medicinam practitantes, qui civium sanitati ac vitæ insidiantur.*

Vis ità jurare ?

Dès que le doctorande a répondu : « *Juro* », le président après lui avoir rappelé en quelques mots les devoirs du médecin, fait le signe de croix : *In nomine Patris et Filii et Spiritûs Sancti*, avec le bonnet, qu'il lui met sur la tête comme l'insigne du doctorat, puis il lui donne de la main un petit soufflet sur la joue en signe d'affranchissement, et il l'embrasse à titre de collègue. Cela fait, le nouveau docteur étant assis dans la chaire à la gauche du président, un docteur des jeunes, assis dans la petite chaire, lui donne à traiter une première question, qu'il a d'abord exposée dans les deux sens. Dès que le docteur des jeunes a terminé, le président propose à l'ancien qui a déjà parlé à l'acte de vespéries, une question analogue à discuter de même dans les deux sens ; dès que cette discussion est achevée, le nouveau

docteur, dans un discours aussi élégant que possible, rend grâces à Dieu, au président de l'acte, au doyen et aux docteurs, qui par leur concours l'ont aidé à atteindre le but, en un mot à tout le Collège de Médecine.

Cela fait, il sort des Écoles inférieures, et debout au seuil de la porte, environné des docteurs qui ont pris la parole dans l'acte, il remercie tous ceux qui lui ont fait l'honneur d'assister à la séance.

Autrefois le doctorande était tenu, avant son acte inaugural, de donner au président tous les insignes du doctorat ; aujourd'hui il est admis qu'il ne donne plus que le bonnet et les gants.

Le nouveau docteur doit bien se garder dans ses remerciements d'offenser qui que ce soit, car la Faculté a décrété le 12 novembre 1632, sous le décanat de M. François Boujonnier, que tout nouveau docteur qui, dans les remerciements qui suivent son installation, adresserait des insultes soit au président de l'acte, soit à un autre docteur, verrait l'inauguration annulée, serait privé du bonnet de docteur et ne pourrait jamais par la suite être promu au doctorat.

§ 3o. — DE LA RÉGENCE
ET DE L'ACTE PASTILLAIRE.

L'acte de régence consiste en la présidence hors tour d'une thèse quodlibétaire, suivant l'article 45 des Statuts. Mais, la veille, le candidat doit célébrer son acte pastillaire, qui est en quelque sorte une préparation à l'acte solennel du lendemain. Voici quel est l'usage sur cet objet :

M... Doctoris Medici Parisiensis in Scholis medicorum, die..... mensis..... anni..... horâ ipsâ undecimâ matutinâ :

An..... { . . . . . ?
         { . . . . . ?

Le nouveau docteur, assis dans la grande chaire, propose une première question, discutée dans les deux sens ; s'il s'adresse à un candidat en médecine, celui-ci se tient à la place qui a été indiquée pour l'acte de vespéries, et il porte également une robe longue ; s'il s'adresse à un bachelier, celui-ci porte la robe habituelle des bacheliers. Lorsque le candidat ou le bachelier a répondu et répliqué aux arguments qui lui ont été proposés, le président le recommande à la Compagnie par la formule : *Audivistis,*etc., comme pour l'acte de vespéries.

Alors l'ancien qui a assisté aux vespéries et au doctorat du nouveau docteur, propose une seconde question analogue, exposée d'abord dans les deux sens, au même Docteur des jeunes qui lui a déjà répondu le jour du doctorat et qui est assis près de lui dans la petite chaire. Dès que celui-ci a terminé sa réponse, l'acte est tenu pour célébré.

§ 31. — Formules des lettres de baccalauréat, de licence et de doctorat.

LETTRES DE BACHELIER

Nos, Decanus et Saluberrima Medicinæ Facultas in almâ Academiâ Parisiensi, notum facimus omnibus quorum interest, honestum virum M..., *post factam fidem studii convenientis in Medicinâ, in nostris superioribus Scholis examine publico diligenter et accuratè fuisse probatum et de omnibus Medicinæ partibus itâ respondisse, ut eum dignum duxerimus, qui ad gradum Baccalaureatûs admitteretur. Itaquè, solemni et recepto ex Statutis more, Baccalaureus est renuntiatus, publicis indictis Comitiis die sabbati... atque in Scholis inferioribus ad principium eodem die fuit admissus.*

In cujus rei fidem Sigillum parvum Facultatis, quo in talibus utimur, præsentibus apposuimus.

..., Decanus.

De mandato DD. Decani et Doctorum Facultatis.

.., major Facultatis Apparitor.

Si après les deux ans d'études médicales le licencié obtient ses lettres, on ajoute :

Quo Baccalaureatûs gradu insignitus idem M... præterquam quod omnibus et singulis Baccalaureorum Medicorum collegarum suorum interfuit actibus, per biennum licentiæ decursum in quibus interrogatus ex tempore respondit ; quatuor insuper intra præfatum temporis intervallum, actus publicos propugnavit, nimirum de quæstione quodlibetariâ tres, de cardinalitiâ unum ; atque de omni materiâ medicinali per hebdomadam interrogatus, tum et in examinibus anatomicis et chirurgicis luculenta peritiæ suæ testimonia præbuit; et per idem biennium singulis diebus sabbati adfuit in

Scholis, ad invisendos ægros consiliorum Medicorum ergò accedentes, ac tandem de Praxi medicâ publicè interrogatus, gradum Licenciatûs laudabiliter et honorificè adeptus est, die.....

In cujus rei fidem etc.....

LETTRES DE DOCTORAT

Universis præsentes litteras inspecturis, Decanus et collegium Doctorum Saluberrimæ Facultatis Medicinæ in celeberrimâ Universitate Parisiensi actu Regentium, salutem in eo qui est omnium vera salus. Cum universi fidei catholicæ cultores divinæ legis præceptis sint adstricti, ut fidele testimonium perhibeant veritati : multo magis convenit ut viri tam ecclesiastici quam sæculares, maximè vero diversarum artium et scientiarum professores, qui veritatem in omnibus scrutantur et in eâ alios instruunt et informant, ut sic nec amore, vel favore aut aliâ quâcunque occasione devient à rectitudine veritatis et rationis.

*Hinc est quod nos, non solum verâ amicitiâ moti, sed etiam rei veritate, præsens exhibemus testimonium, quod dilectus noster M*** propter insignem et singularem ejus doctrinam cum ante disputationibus omnibus fieri solitis, suam probasset eruditionem, et idcirco Baccalaureatu et Licentiatu donatus fuisset, tandem in Saluberrimâ Facultate Medicinæ gradum Doctoratûs* (additur *et Regentiæ* si thesi quodlibetariâ præfuerit) *secundûm prædictæ nostræ Facultatis Statuta et consuetudines, præhabitis solemnitatibus in talibus*

assuetis, laudabiliter et honorificè adeptus est anno Domini millesimo... die..... mensis.....

In cujus rei fidem et perpetuam memoriam, Sigillum nostrum magnum, quo in talibus utimur, præsentibus apposuimus.

Datum solemniter Parisiis, in aulâ Scholarum prædictæ Facultatis, die.....mensis..... anni millesimi.....

            ..., Decanus.

De mandato DD. Decani et Doctorum Facultatis.

..., *major Facultatis Apparitor.*

§ 32. — DE LA SAINT-LUC.

Le samedi qui précède la Saint-Luc, les bacheliers en robe et manteau se rendent, précédés des appariteurs de la Faculté, à Saint-Étienne-du-Mont et invitent le curé de la paroisse à venir célébrer la messe de la Saint-Luc à la chapelle des Écoles.

Donc le 18 octobre, jour consacré à saint Luc, évangéliste et patron des médecins orthodoxes, une messe solennelle est célébrée à la chapelle des Écoles, à neuf heures du matin.

Le doyen assiste à cette solennité en manteau rouge et précédé des appariteurs portant leurs masses, il s'approche de l'autel et offre un petit présent au célébrant.

Aussitôt après la messe, les docteurs, qui sont venus en grand nombre, se rendent aux Écoles supérieures, après y avoir été invités par le premier appariteur en ces termes : « *A l'assemblée, Messieurs nos maîtres.* » Il ajoute, pour leur rappeler la messe du lendemain pour les morts :

« Demain, à neuf heures précises, la messe des morts. »

Comme les docteurs doivent encore être avertis une dernière fois *per juramentum*, afin de ne pas être exposés à oublier cette messe, les appariteurs portent à chacun le billet suivant :

Doctor sapientissime,

Die..... proximo qui sancto Lucæ, orthodoxorum medicorum patrono, dicatus est, in Scholarum Sacello celebrabitur sacrum solemne, horâ ipsâ nonâ matutinâ, et post sacrum de rebus ad Facultatem pertinentibus agetur, statis in Comitiis.

Postridiè vero, aderis per juramentum Missæ pro defunctis, horâ ipsâ nonâ matutinâ, et a sacro solita habebuntur Comitia.

Datum Parisiis, die .... mensis octobris anni..... ..., Decanus.

Les docteurs s'étant rendus à l'assemblée, il leur est donné lecture par le premier appariteur des articles 1, 2, 6, 77, 81, 83, 84 et dernier des Statuts.

Cette lecture faite, les appariteurs déposent leurs masses et se retirent ; elles ne leur sont rendues que s'il n'existe contre eux aucun sujet de plainte, adressé alors au doyen par les docteurs présents, suivant le décret porté en 1472 sous le décanat de M. Guillaume Bazin.

Avant de reprendre leurs masses, ils prêtent le serment suivant, dont la teneur leur est lue en français par le doyen :

SERMENT DES APPARITEURS

Premièrement. — Vous jurez que vous garderez et observerez les Statuts, les décrets, les usages, les privilèges et les secrets de l'Université et de la Faculté de Médecine en particulier.

Item. — Que vous porterez respect, honneur et obéissance au doyen et à chacun des docteurs dans les choses honnêtes et permises, que vous ne révélerez point leurs secrets, et que vous ne direz rien qui puisse tendre à noircir leur réputation.

Item. — Que vous assisterez aux thèses depuis le commencement jusqu'à la fin, aussi bien qu'aux messes et vigiles de la Faculté, et aux assemblées et cérémonies communes de l'Université et de la Faculté ; que vous avertirez tous les docteurs pour les assemblées, le tout sous la peine de cinq sols tournois d'amende.

Item. — Que vous ne négligerez point le service de la Faculté, sous quelque prétexte que ce soit, à moins que vous n'ayez la permission du doyen.

Item. — Que tous les ans, à pareil jour, vous déposerez vos masses entre les mains du doyen.

Puis les bacheliers sont appelés à l'assemblée pour renouveler le serment qu'ils ont prêté avant d'être admis au baccalauréat.

Dès que le serment est terminé, la Faculté discute les questions importantes, si le doyen en a quelqu'une à lui soumettre.

§ 33. — LE LENDEMAIN DE LA SAINT-LUC.

En 1372, sous le décanat de M. Richard Viardi, la Faculté, réunie au chapitre des Mathurins (comme c'était l'usage) le mardi après la Saint-Luc, décida et décréta à l'unanimité que le lendemain de la Saint-Luc serait célébrée à la chapelle des Écoles une messe solennelle pour tous les docteurs défunts, comme pour tous les maîtres, régents ou non régents, bacheliers et licenciés qui assisteraient à la messe, ce à quoi ils seraient astreints *per juramentum*, sous peine d'une amende de deux sols parisis, s'ils n'ont un motif légitime, qui doit être soumis à l'appréciation de la Faculté à l'assemblée suivante. Les bacheliers ne sont pas admis au principe, les docteurs au doctorat, sans s'être obligés par serment à assister à cette messe.

Ce décret a toujours, depuis cette époque, été suivi fidèlement, et en conséquence, le lendemain de la Saint-Luc, ou le jour suivant si le lendemain tombe un dimanche, une messe est célébrée solennellement à la chapelle des Écoles pour les docteurs défunts.

Aussitôt après la messe les docteurs présents, aussi nombreux que possible, passent à l'assemblée, après y avoir été invités par le premier appariteur en ces termes : « *A l'assemblée, Messieurs nos maîtres.* »

A cette assemblée doivent se rendre le lieutenant du premier chirurgien du Roi, prévôt perpétuel, et quatre autres prévôts des chirurgiens de Paris, et les apothicaires ayant charge sous l'autorité du grand prévôt. Les uns et les autres ont été avertis quelques jours auparavant par un billet de l'appariteur au nom de la Faculté, dont suit la teneur :

MANDEMENT POUR LES CHIRURGIENS

De la part des doyens et docteurs régents de la Faculté de Médecine en l'Université de Paris, le lieutenant de Monsieur le premier chirurgien du Roi et maîtres jurés de la communauté des maîtres chirurgiens de la ville et fauxbourgs de Paris sont avertis de se trouver avec plusieurs de leurs anciens maîtres..... prochain..... du présent mois à dix heures précises du matin au bureau des Écoles de Médecine, afin de prêter serment, rendre à la Faculté les redevances accoutumées et faire ce que de raison.

Donné aux Écoles de Médecine le..... du mois d'octobre mil sept cent.....

Fait et déclaré audit lieutenant du premier chirurgien du Roi et aux maîtres chirurgiens jurés de la ville et fauxbourgs de Paris, en leur bureau sis rue des Cordeliers, paroisse Saint-Côme, parlant à leur clerc, par moi ··· grand bedeau de ladite Faculté de Médecine de Paris, y demeurant dans lesdites Écoles, situées rue de la Bûcherie, paroisse Saint-Étienne-du-Mont, le..... octobre mil sept cent..... à ce qu'ils n'en ignorent et ayent à s'y trouver suivant le mandement ci-dessus, duquel leur a été laissé copie, ensemble des présentes.

MANDEMENT POUR LES APOTHICAIRES

De la part des doyens et docteurs régents de la Faculté de Médecine en l'Université de Paris, les apothicaires servant le Roi, sous la charge et aveu de Monsieur le grand prévôt de l'hôtel, sont avertis de se trouver..... prochain..... du présent mois, à dix heures précises du matin, au bureau des Écoles de Médecine, afin de prêter serment, rendre à ladite Faculté les redevances accoutumées et faire ce que de raison.

Donné aux Écoles de Médecine le..... octobre mil sept cent.....

Fait et déclaré auxdits apoticaires-épiciers du Roi, privilégiés suivant les lois, sous la charge de Monsieur le grand prévôt de l'hôtel, en la maison et domicile de leur syndic sise rue..... parlant à *** par moi *** grand bedeau de ladite Faculté de Médecine de Paris, demeurant aux dites Écoles, sises rue de la Bûcherie, paroisse Saint-Étienne-du-Mont, ce..... octobre mil sept cent..... à ce qu'ils n'en ignorent et ayent à s'y trouver, suivant le mandement ci-dessus, duquel leur a été laissé copie, ensemble des présentes.

A l'heure et au jour dits il a toujours été d'usage que, tout d'abord, seraient appelés et admis à l'assemblée de la Faculté le lieutenant du premier chirurgien du Roi et les prévôts des chirurgiens de Paris, qui offrent au doyen et aux docteurs présents le *Catalogue*, contenant les noms et prénoms des chirurgiens de Paris ; ce catalogue, non relié, est signé du lieutenant et des prévôts et doit être transcrit sur le registre destiné aux inscriptions des étudiants en médecine, afin que les chirurgiens puissent jouir et profiter des privilèges de l'Université comme ils l'ont souvent demandé.

Voici la formule du serment que prêtaient naguère, c'est-à-dire depuis l'année 1713 sous le décanat de M. Philippe Hecquet, et jusqu'aujourd'hui le lieutenant du premier chirurgien du Roi et les prévôts des chirurgiens de Paris. Le libellé leur est lu par le doyen en français.

SERMENT DES CHIRURGIENS

Premièrement. — Vous jurez que vous obéirez au doyen et à la Faculté dans toutes les choses honnêtes et permises, que vous porterez honneur et respect aux docteurs de la Faculté, ainsi que les écoliers le doivent à leurs maîtres.

Item. — Que vous ne divulguerez point les affaires secrètes de la Faculté, supposé que vous les sçachiez, et que vous lui révélerez au contraire ce que vous apprendrez que l'on trame contre ses intérêts.

Item. — Que vous procéderez fortement contre ceux qui exercent illicitement la médecine, c'est-à-dire ceux qui ne sont point approuvés par la Faculté, et que vous l'aiderez de toutes vos forces dans les poursuites qu'elle fera contre eux.

Item. — Que vous n'exécuterez point dans les fauxbourgs les ordonnances d'aucun médecin, à moins qu'il ne soit docteur ou licencié dans ladite Faculté, ou approuvé par elle.

Item. — Que vous n'administrerez point dans Paris ni dans les fauxbourgs aucun médicament purgatif, ni altérant, ni cordial, mais que vous vous mêlerez seulement de ce qui concerne les opérations manuelles de la chirurgie.

Ce serment prêté, le questeur, en signe d'entière communauté, paie deux écus d'or, ou du moins il les payait jusqu'à l'année 1741, ce qui avait été établi au début en 1551 sous le décanat de M. Jean Duhamel, car il était difficile de recevoir de chaque chirurgien deux sols parisis par an pour leur inscription.

Les prévôts des chirurgiens ne sont pas admis s'ils se présentent sans être accompagnés du lieutenant du premier chirurgien du Roi, et ils sont remis à une assemblée ultérieure, dont le jour et l'heure sont à nouveau indiqués par le grand bedeau de la Faculté par ordre de celle-ci. Les docteurs sont, dans ce cas, convoqués *per juramentum* :

Convocentur Doctores Medici omnes in Scholas superiores, die... horâ... mensis... anni... jurijurando à Vicario primarii Regis Chirurgi et à præpositis Chirurgorum postridie Sancti Lucæ non præstito interfuturi.

Datum Parisiis, die...

..., *Decanus.*

Les obligations imposées aux prévôts des chirurgiens de Paris pour le lendemain de la Saint-Luc résultent de l'arrêt du Grand Conseil du Roi, donné le 12 avril 1749 pour terminer le procès entre les médecins et les chirurgiens de Paris.

ARTICLE 7. — *Les prévôts en charge présenteront, chaque année, à la première assemblée de la Faculté de Médecine, qui se tiendra après la fête de saint Luc, un Catalogue contenant les nom et demeure de tous les maîtres en chirurgie, gradués ou non gradués, qui exerceront l'art de la chirurgie dans la ville et fauxbourgs de Paris, lequel Catalogue sera déposé dans les Archives de la Faculté.*

L'arrêt du Grand Conseil du 4 juillet 1750 n'a en rien dérogé au présent article.

Après les chirurgiens, viennent les apothicaires, désignés pour prêter le serment suivant, dont la teneur leur est lue en français par le doyen :

SERMENT DES APOTHICAIRES

Vous jurez que vous porterez honneur et respect au doyen et aux docteurs de la Faculté et que vous les considérerez comme vos maîtres en ce qui concerne la médecine et la pharmacie.

Item. — Que vous n'administrerez aucun médicament sans l'ordonnance de quelqu'un des docteurs de la Faculté ou d'autres médecins approuvés par elle.

Item. — Que vous souffrirez deux fois par an que la visite de vos boutiques soit faite par le doyen et quatre docteurs de la Faculté.

Le serment prêté, la séance est levée, à moins que le doyen n'ait à proposer quelque sujet aux délibérations de la Faculté.

§ 34. — DES ASSEMBLÉES DE LA FACULTÉ.

Le règlement des assemblées est déterminé par les articles 80, 81, 82 et 83 des Statuts. Le doyen prend place à l'extrémité droite, et le censeur de l'Académie à l'extrémité gauche du bureau. Les plus anciens des maîtres occupent leur banc à la droite du doyen, contre le bord supérieur de la table ; les autres docteurs anciens prennent place sur le premier rang intérieur des bancs ; les jeunes occupent les bancs extérieurs, chacun à son rang.

S'il arrive que le Recteur de l'Académie, ou le chancelier, un conseiller d'État, un membre du Parlement, ou quelqu'autre personnage d'importance assiste à la séance, il prend place sur le banc des anciens, à la droite du doyen.

Les autres personnages qui assistent à la séance, lorsqu'ils ont à intervenir dans les affaires en discussion, prennent place sur des sièges placés près du bord inférieur du bureau.

Dès qu'une question est mise en délibération par le doyen, le plus jeune des docteurs présents, prenant le catalogue, fait à haute voix l'appel de tous les régents, et ceux qui sont présents donnent leur avis sur la question, selon l'article 81 des Statuts. Le doyen inscrit chaque avis, et, la délibération terminée, le recensement des votes est opéré ; la décision qui résulte de la majorité des suffrages est adoptée comme décision de la Compagnie entière, et le doyen prend une conclusion en ce sens.

La conclusion prise, rédigée en quelques mots, est signée du doyen et du plus ancien docteur de chaque ordre présent à la séance, selon le décret du 30 juin 1721, M. Guy Erasme Emmerez étant doyen. Ce décret a été plusieurs fois confirmé depuis, et il a été décidé de plus que,

pour les sujets d'importance, la conclusion ou le décret serait relu et confirmé à la séance suivante. Un usage très ancien de la Faculté veut même que, pour les objets de haute gravité, l'assemblée soit convoquée trois fois par le doyen, qu'il y ait une triple délibération et que le décret soit confirmé chaque fois.

S'il arrive que dans l'une ou l'autre délibération, les suffrages soient en nombre égal des deux parts, le doyen a le droit d'emporter la majorité par son suffrage et de confirmer le décret en concluant en ce sens.

Pour éviter que quelques docteurs ne révèlent les secrets de la Faculté, ou ne fassent connaître au dehors ce qui a été proposé ou décidé dans les assemblées, il a été décidé par un décret, rendu le mercredi 18 octobre 1634, sous le décanat de M. François Boujonier, que ceux qui auraient ainsi manqué à leur devoir seraient, sur la proposition du doyen, privés de tous leurs émoluments à la Faculté pendant deux ans.

Pour obtenir la modération et le calme dans les délibérations, il a été décidé par la Faculté, le samedi 24 août 1675, M. Jean-Antoine Morand étant doyen, que tous ceux qui troubleraient l'ordre de l'assemblée, qui couperaient la parole à un collègue ou l'injurieraient d'une manière quelconque, seraient punis, si le fait était évident, d'une amende de quinze livres, consacrée à l'achat d'ornements pour la chapelle. Quand il sera bien établi qu'un docteur a, par des manœuvres sordides, tenté de supplanter un collègue auprès d'un malade, le coupable sera privé de tous ses émoluments aux Écoles et rayé du catalogue des docteurs.

Déjà longtemps auparavant, le 31 août 1574, sous le décanat de M. Jean Le Conte, la Faculté a décrété que, si un docteur fait du tort à un de ses collègues, s'il l'attaque dans sa réputation ou se livre à un acte quelconque injurieux pour la dignité de son nom, il devra être rayé du *Catalogue* et privé de tous les honneurs, émoluments et prérogatives de la Compagnie. Si un candidat en médecine, un bachelier, ou quelqu'autre étudiant en médecine offense un docteur en particulier ou en public, en paroles ou par ses actes, et si le fait est bien constaté, le coupable sera chassé des Écoles et ne pourra être promu à aucun grade.

Pour tous les actes qui ont lieu dans les Écoles inférieures, les docteurs qui doivent disputer les thèses, ou argumenter les bacheliers, sont tenus de venir en chape, à l'heure qui a été indiquée, d'assister à l'acte jusqu'à la fin et de se lever à leur tour pour argumenter.

Les docteurs doivent aussi porter la robe longue à manches, la chausse écarlate et le rabbat pour toutes les messes officielles de la Faculté; ils ne sont pas admis dans un autre costume aux assemblées de la Faculté, aussi bien aux Écoles supérieures qu'aux Écoles inférieures; s'ils y assistent, ils n'ont en ce cas pas le droit de suffrage.

Les bacheliers doivent assister aux actes et aux messes dans un costume décent et en chape ; exception faite pour les actes de vespéries, auxquels ils doivent assister simplement en robe longue ; le vespériande n'abandonne pas encore l'habit de bachelier, et il le revêt pour la célébration de cet acte.

§ 35. — DE LA CENSURE DES LIVRES.

Selon les règlements de la librairie, institués en 1535 par le Parlement, la Faculté de Médecine a charge de la censure des livres qui traitent de médecine, de chirurgie ou de pharmacie, ainsi que cela résulte des arrêts du Parlement des 2 mars 1535, 1er juillet 1542, 16 janvier 1578, 19 mars 1619 ; bien que, depuis lors, il ait été institué des censeurs royaux pour examiner les livres et délivrer aux libraires des privilèges au nom du Roi, cependant la Faculté connaît toujours de ce qui concerne la doctrine. Lorsque le cas se présente, le livre est soumis à une Assemblée de la Faculté, qui désigne, à mains levées, deux ou trois docteurs des anciens ou des jeunes pour lire et examiner soigneusement le livre, d'accord avec le doyen, et présenter leur rapport dans une assemblée solennelle prochaine ; il appartient alors à la Faculté de donner ou de refuser son approbation.

Pour éviter que cet examen soit fait avec négligence et que des approbations ne soient données à tort sur des sujets qui touchent à l'utilité publique, il a été décidé par le décret du 4 juin 1746, M. Guillaume-Joseph De l'Épine étant doyen, que les rapports ne seraient pas présentés dans les assemblées du samedi, consacrées aux consultations des pauvres, ni dans les assemblées de *prima mensis*, mais que les rapporteurs devraient se présenter eux-mêmes à des assemblées spéciales plus nombreuses et plus solennelles pour lire leurs rapports.

Tous les docteurs qui veulent publier un livre sous leur nom, et y mentionner leur titre de docteur de la Faculté de Paris, doivent soumettre l'ouvrage à l'approbation de la Faculté.

Il est absolument interdit à aucun docteur de donner à aucun ouvrage une approbation personnelle sans l'avis de la Faculté, comme cela est dit dans le décret de la Faculté porté en 1673 sous le décanat de M. René Moreau, décret qui fut à cette époque imprimé et distribué à tous les docteurs.

§ 36. — DE LA BIBLIOTHÈQUE.

Gabriel Naudé rapporte dans son *Eloge de la Faculté de Médecine de Paris*, que la Faculté possédait autrefois une collection très nombreuse de volumes, et que la Bibliothèque était remarquable par le nombre, l'ancienneté, la variété et la rareté des ouvrages qu'elle comportait ; à tel point que le Roi très chrétien Louis XI n'avait, en 1471, obtenu du doyen Jean Avis le prêt de certains volumes que contre des gages de très haute valeur.

Cette collection avait été, par la suite, presque anéantie par les malheurs des temps, et elle dut sa restauration à la rare libéralité d'un docteur parisien, M. François Picoté de Belestre, homme passionné pour les lettres et qui possédait une très pré-cieuse collection de livres ; il laissa ses richesses, plus précieuses que l'or, en usufruit à son ami, Claude-Joseph Prévost, avocat au Parlement et très habile jurisconsulte, pour qu'elles pussent être utilisées par les érudits de l'Académie de Paris. M. Prévost transmit à la Faculté de Médecine le legs qui lui avait été confié, comme il résulte du décret porté le 4 juillet 1793 sous le décanat de M. Hyacinthe-Théodore Baron.

Peu après, la libéralité de M. Philippe Hecquet, ancien doyen de la Faculté, enrichit la bibliothèque d'un grand nombre de livres, recueillis avec le plus grand soin ; et des dons nouveaux ont été faits par Mme Amelot, M. Col de Villars, etc., et d'autres sont faits encore aujourd'hui.

Mais, pour que de si nombreuses et si importantes libéralités de nos collègues pussent profiter au public, la Faculté mit un de ses membres à la tête de la bibliothèque, dont elle confia l'administration à l'un de ses bedeaux ; elle prit à sa charge les honoraires du bibliothécaire et de l'appariteur par un décret du 22 novembre 1737, sous le décanat de M. Louis-Claude Bourdelin, et décida que, tous les jeudis pendant l'année scolaire, c'est-à-dire du 14 septembre au 29 juin, la bibliothèque serait ouverte aux lettrés et aux étudiants, et que toute facilité leur serait donnée pour la communication des livres. (Voir art. 67, 68 et 69 des Statuts.)

En effet, la bibliothèque fut ouverte au public le jeudi 3 mars 1746, sous le décanat de M. Joseph-Guillaume De l'Épine. Il rassembla avec le plus grand soin ce qui restait de l'ancienne bibliothèque, rédigea des catalogues manuscrits par ordre alphabétique, la plupart sur parchemin, il les fixa par des chaînes de fer qui les maintenaient autrefois, et les confia à la garde du bibliothécaire.

§ 37. — CÉRÉMONIES SPÉCIALES DE LA FACULTÉ.

Chaque fois que le doyen doit rendre visite, au nom de la Faculté, à quelque magistrat éminent, le chancelier de France, le garde des Sceaux, le président du Parlement, soit pour le féliciter de sa récente nomination, soit pour attirer sa bienveillance sur les affaires de la Faculté, il est accompagné par six docteurs des anciens et autant des jeunes, qu'il désigne à son gré. Le doyen cherche à concilier à la Faculté la bienveillance de l'illustre magistrat par un discours élégant.

Les choses se passent de même si la Faculté juge et décrète qu'il convient de saluer un nouveau ministre, ou un premier médecin du Roi récemment désigné.

§ 38. — DES OBITS.

Dès qu'un docteur est mort, si la famille désire que la Faculté honore le service funèbre de sa présence, elle fait porter par les appariteurs des billets d'invitation à tous les docteurs.

Voici dans quel ordre est formé le cortège :

Devant le corps marchent les bacheliers, précédés du petit bedeau ; puis le grand bedeau ; derrière lui quatre docteurs, deux des jeunes et deux des anciens, marchent aux côtés du corps,

les jeunes aux pieds, les anciens à la tête, et ils tiennent en main les coins du drap mortuaire. Le corps est suivi des docteurs en chape, marchant deux par deux.

Pour les obsèques, douze docteurs sont désignés de service, six des anciens et six des jeunes, d'après l'ordre du *Catalogue*, et chacun reçoit un jeton d'argent sur les fonds de la Faculté.

Pour l'aspersion de l'eau bénite, on suit l'ordre de l'ancienneté jusqu'au plus jeune, puis les bacheliers et les appariteurs passent en dernier. Les bacheliers doivent se présenter en costume convenable ; le grand bedeau porte la robe violette.

Si le docteur défunt est l'ancien, ou s'il a été doyen, la Faculté fournit six flambeaux ornés des insignes de la Faculté ; s'il s'agit d'un doyen en charge, ou d'un ancien qui a été doyen, la Faculté fournit douze flambeaux portant les mêmes ornements. En ce cas les deux appariteurs recouvrent leur masse d'un voile de crêpe.

Le samedi suivant, une messe est célébrée à la chapelle des Ecoles, et les docteurs, bacheliers et appariteurs sont tenus d'y assister. (Voir § 1.)

§ 39. — DE L'INSTRUCTION DES SAGES-FEMMES.

La Faculté, s'étant rendu compte de quel intérêt il était pour le bien public que les sages-femmes eussent les connaissances et les principes d'anatomie nécessaires pour exercer l'obstétrique, leur désigne, chaque année, un professeur. (Voir Statuts, art. 70.) Pour que la décence soit observée au cours de ces exercices anatomiques et chirurgicaux, il a été décidé que seules pourraient y assister les sages-femmes et leurs élèves, et que personne ne serait admis à l'amphithéâtre, sous quelque prétexte que ce fût, en dehors des docteurs de la Faculté et des bacheliers, à la condition qu'ils seraient en robe longue, chausse à l'épaule et rabat.

Comme marque de politesse et de bienveillance, quatre places sont réservées à des matrones jurées dans les bancs sur lesquels siègent les bacheliers.

§ 40. — DES APPARITEURS DE LA FACULTÉ.

Si la place d'un appariteur devient vacante par décès, démission ou destitution, le doyen convoque la Faculté pour le remplacer et fait une enquête sur les bonnes vie et mœurs de ceux qui se présentent ou lui sont présentés. Les bedeaux doivent, tout au moins, savoir lire et écrire, et, si cela est possible, ils doivent avoir une connaissance suffisante de la langue latine. Tous les docteurs présents donnent leur avis, et la fonction d'appariteur est attribuée à celui qui réunit la majorité.

Le nouvel appariteur prête serment entre les mains du doyen, qui lui remet sa lettre de nomination et la masse d'argent, pour laquelle il doit fournir caution.

LIBELLÉ DE LA LETTRE DE NOMINATION
DES APPARITEURS

Universis præsentes litteras ins-pecturis, Decanus et Collegium Doctorum Saluberrimæ Facultatis Medicinæ in celeberrimâ Universitate Parisiensi actu regentium salutem in Domino.

Notum facimus quod vir honestus N... cupiens et desiderans sub protectione et clientelâ prædictæ nostræ Facultatis vivere et officium (primi aut secundi, sive majoris vel minoris) Apparitoris exercere, nobis humiliter supplicavit ut prædictum officium vacans per obitum N... (majoris vel minoris) antehac Apparitoris nostri, sibi conferre dignaremur. Nos autem, ejusmodi supplicationi annuentes, eidem N... prædictum officium (majoris vel minoris) Apparitoris nostri contulimus et donamus; ac ipsum jurare fecimus omnia juramenta per nostram Facultatem ad dictum (majoris vel minoris) Apparitoris officium ordinata, eique damus et concedimus licentiam et authoritatem dictum officium exercendi secundum ordinationes nostræ Facultatis; ponentes ipsum sub nostrâ et Universitatis clientelâ et protectione; volentesque eumdem N... omnibus juribus, emolumentis, privilegiis et immunitatibus ad istud officium attributis uti et gaudere, sicut alii prædictum (majoris vel minoris) Apparitoris nostri officium exercentes, uti et gaudere consueverunt.

In cujus rei testimonium, Sigillum nostrum parvum, quo in talibus utimur, præsentibus duximus apponendum.

Datum Parisiis, in aulâ Scholarum prædictæ Facultatis, die... mensis... anni...   ..., Decanus.

De mandato D. Decani et MM. DD. regentium Saluberrimœ Facultatis. ..., Apparitor.

Le premier bedeau a la garde des clefs de la chapelle, des Écoles supérieures et inférieures. Aussi doit-il être passé devant deux notaires un acte authentique dans lequel sont décrits tous les biens de la Faculté contenus dans les locaux confiés à la garde de l'appariteur, et celui-ci en signe la reconnaissance ; il s'engage à les rendre et à les restituer, et fournit une caution convenable qui intervient à l'acte et en garantit l'entretien et la conservation.

Les bedeaux de la Faculté, étant aussi au service de l'Université et ayant à recevoir d'elle des indemnités pour les actes communs, doivent aussitôt après leur nomination par la Faculté prêter serment entre les mains du recteur et recevoir une lettre de nomination de l'Université.

Tous les ans, dans l'assemblée qui suit la messe solennelle de saint Luc, les bedeaux doivent déposer leurs masses, et elles ne leur sont rendues que du consentement unanime de tous les docteurs ; ils doivent alors prêter à nouveau serment entre les mains du doyen.

Les bedeaux doivent être en robe longue à manches pour assister aux messes, assemblées et à tous les actes de la Faculté. Dans les actes de doctorat et les thèses cardinales, le grand bedeau doit avoir la soutane violette ; de même pour toutes les séances solennelles académiques où il doit porter sa masse.

§ 41. — DES CHOSES RELATIVES A L'ACADÉMIE

Les Statuts de l'Université, donnés par le Roi et confirmés par le Parlement en 1600 (appendice relatif à la réformation de la Faculté des Arts), sont ainsi conçus :

ARTICLE 20. — Le recteur, après l'avis des doyens des Facultés et des procureurs des Nations, connaît et décide des difficultés survenant entre les principaux, les professeurs, les pédagogues et les maîtres touchant les affaires scolaires. Il juge en premier appel. Si la cause est très importante, c'est le recteur qui provoque l'appel.

ARTICLE 21. — Le recteur ne peut prendre aucune décision sur les objets qui concernent l'Académie sans prendre l'avis des doyens des Facultés. S'il le fait, la décision est nulle de plein droit.

Tel est le fonctionnement du tribunal académique, dont les séances ont lieu le premier samedi de chaque mois chez le recteur, qui les préside ; le doyen de la Faculté de Médecine y a rang après les doyens des Facultés de Théologie et de Droit ; y siègent également les procureurs des quatre Nations et les trois grands officiers de l'Université, à savoir : le syndic ou procureur général, le questeur et le secrétaire.

Le doyen doit assister aux séances académiques en robe longue, chausse écarlate et rabat ; il prend part aux discussions et donne son avis au nom de la Faculté. Il en est de même pour les séances extraordinaires que le recteur convoque dès que le réclament les affaires de l'Académie.

Pour la séance où le questeur de l'Académie rend ses comptes de dépenses et de recettes, séance qui n'a lieu qu'une fois par an, le doyen est accompagné par le censeur de l'Académie, et tous deux apposent leur signature au bas des comptes du questeur.

Le doyen est aussi accompagné d'un adjoint chaque fois que le recteur, précédé des bedeaux de toutes les Facultés, rend visite au Roi, à la Reine, au dauphin et à la dauphine, au premier prince du sang et aux premiers magistrats, pour leur offrir les cierges ; de même pour les cérémonies funèbres solennelles, les obsèques des princes ou tout événement analogue non prévu. Dans ces cas le doyen et son adjoint doivent être tous deux en chape.

Aux obsèques des princes le doyen occupe avec le recteur et les doyens des autres Facultés les places du haut ; l'adjoint prend place au rang inférieur avec les adjoints des autres Facultés. Le grand bedeau porte la soutane violette, le petit la robe longue à manches ; tous deux recouvrent leurs masses d'un voile de crêpe.

Le doyen assiste avec tous les docteurs qui le désirent aux supplications ordinaires et extraordinaires de l'Académie. Les supplications ordinaires ont lieu quatre fois par an, tous les trois mois, avant l'élection du recteur, sur convocations, dans la salle du chapitre des Mathurins. Le recteur y rend compte de sa gestion, et, sur sa demande, chaque ordre

approuve, s'il lui convient, la gestion du recteur pendant le trimestre de sa magistrature. Dès que le doyen de Théologie et de Droit ont cessé de parler, le doyen ou en son absence le plus ancien des docteurs présents, donne son avis par les paroles suivantes, ou d'autres analogues :

Amplissime Domine Rector, sapientissimi Decani, Procuratores ornatissimi, Viri academici, per me Saluberrima Facultas grata et rata habet quæcunque gessisti in trimestri tuo Magistratu de consilio Decanorum, litteras tibi decernit commendatitias et amplissimum pollicetur Comitatum ad ædem Deo sacram sub invocatione Sancti etc.

Les docteurs sont invités à ces supplications par la formule suivante :

*Convocentur Doctores omnes Medici in Scholas superiores, die...... mensis...... anni...... horâ ipsâ octavâ matutinâ apud P. P. Mathurinenses, inde ornati ut decet, ad ædem Deo sacram sub invocatione S*** cum cæteris Academiæ Ordinibus, ritè processuri.*
Datum Parisiis, die......
...., Decanus.

Six docteurs, trois anciens et trois jeunes, désignés d'après l'ordre du *Catalogue*, doivent se rendre à la convocation, et ils reçoivent chacun un jeton d'argent. S'ils sont absents, les plus anciens des docteurs présents de chaque ordre sont désignés pour les remplacer. Il ne faut pas omettre que l'Université, comme les cours suprêmes, est invitée aux obsèques des princes du sang par des lettres royales ou par le grand maître des cérémonies, précédé du cortège habituel.

Pour les recevoir, le recteur convoque une assemblée extraordinaire des députés de l'Académie. De même, si l'Université rend visite au Roi et à la Reine, soit pour lui offrir des félicitations pour quelque événement heureux, soit pour lui présenter ses condoléances sur la mort d'un prince du sang, elle est reçue et introduite près du Roi et de la Reine, comme les cours suprêmes, par le grand maître des cérémonies, et ramenée ensuite par lui à la place qui lui est réservée.

L'Académie a un droit de patronage très ancien sur trois cures de Paris, à savoir : celle de Saint-André-des-Arcs, celle de Saint-Germain-le-Vieux et celle des Saints-Come et Damien ; elle a pour ces cures le droit de présentation et de nomination. En outre, il existe onze chapellenies, pour lesquelles elle a également la nomination. Comme il est juste que tous les ordres de l'Académie jouissent également de ce droit de présentation, l'Université, pour conserver la paix dans l'Académie, décida en 1722, M. Guy Erasme Emmerez étant doyen, de diviser les bénéfices de l'Académie en deux classes : la classe supérieure formée par les cures, et la classe inférieure formée des chapellenies ; de façon que chacun des ordres de l'Académie, à tour de rôle, fasse la nomination tantôt aux grands, tantôt aux petits bénéfices. Ainsi chaque ordre

jouit à son tour de ce droit de patronat.

Lorsque c'est le tour d'une Faculté de nommer à un grand ou à un petit bénéfice, le doyen la convoque dans les termes suivants :

*Convocentur Doctores Medici omnes in Scholas superiores, die.....
mensis..... anni..... horâ..... Jure patronatûs, Pastorem ecclesiæ parochialis S*** (vel capellanum ***) in locum M*** Pastoris (vel Capellani), fato functi, nominaturi.*
Datum Parisiis.....

...., Decanus.

Dans cette assemblée le doyen propose à la Faculté les noms de ceux qu'il juge le plus dignes du bénéfice vacant et le plus aptes à ces fonctions. Chaque docteur fait la proposition qui lui convient. On fait alors l'appel nominal pour constater le nombre des présents et des votants. Puis chaque docteur inscrit sur un bulletin le nom de celui auquel il veut attribuer le bénéfice ; appelés ensuite chacun à leur rang, ils remettent leur bulletin au doyen, en prenant toutes les précautions voulues pour éviter un motif d'annulation de l'élection.

Le scrutin est ouvert, les bulletins comptés et leur nombre comparé à celui des docteurs présents. Le doyen ouvre les bulletins un à un et lit à haute voix le nom qui est incrit. Puis il remet les bulletins à autant de docteurs anciens qu'il y a de noms différents, et ceux-ci en forment aussitôt un paquet en les enfilant.

On fait alors le compte des suffrages

et le résultat du dépouillement est signé par l'ancien et le plus jeune de chaque ordre. Celui qui a obtenu le plus grand nombre de voix est désigné pour obtenir le bénéfice.

Aussitôt est rédigé le décret constatant que M*** a été nommé curé (ou chapelain) tel jour, tel mois, telle année. Le doyen notifie immédiatement le résultat au recteur, pour que l'élection faite par la Faculté soit confirmée par l'Université à la séance spéciale du tribunal académique. Le nouveau bénéficiaire, présenté par le doyen dans la salle du chapitre des Mathurins, prête serment entre les mains du recteur. Un instrument authentique de la nomination faite par l'Académie est présenté à l'archevêque de Paris, qui lui donne son approbation.

Le mardi qui suit le dimanche de Quasimodo, le synode académique se tient dans la salle du chapitre des Mathurins, à sept heures du matin. Le secrétaire de l'Université fait l'appel de tous les bénéficiaires de l'Académie dans l'ordre suivant :

Le curé de l'église paroissiale des Saints-Côme et Damien ;

Le curé de l'église paroissiale de Saint-André-des-Arcs ;

Le curé de l'église paroissiale de Saint-Germain-le-Vieux ;

Le chapelain de la chapelle de la Vierge à Saint-André-des-Arcs ;

Les chapelains des cinq chapelles de Savoisy ;

Les chapelains des trois chapelles du Châtelet ;

Les chapelains des deux chapelles du Trésor royal.

Ceux qui sont présents sont complimentés par le syndic ; ceux qui sont absents sans excuse légitime doivent payer l'amende habituelle.

Le troisième jour férié de la seconde semaine de la Quadragésime, se tient, dans la salle du chapitre des Mathurins, une assemblée de l'Académie pour établir le rôle de ceux qui, en raison de leurs grades, demandent à être nommés aux bénéfices ecclésiastiques d'après le droit ancien de l'Université. Dans cette assemblée la question est mise en délibération par le recteur, le syndic prononce un discours, et chaque député à son tour déclare que l'ancien usage doit être conservé et que le rôle doit être établi. Autrefois il était adressé à Rome par des envoyés spéciaux.

Aussi tous ceux qui, en raison de leurs grades, prétendent aux bénéfices, sont tenus de présenter leur supplique aux assemblées ordinaires ou extraordinaires de l'Académie pour les lettres de nominations auxquelles leur donnent droit cinq ans d'exercice et la maîtrise ès arts. Doivent aussi adresser leur supplique ceux qui désirent ouvrir une école sous l'autorité de l'Université.

Les lettres de maîtrise ès arts sont revêtues du sceau au collège de Navarre, et le recteur doit convoquer le doyen à cette cérémonie par un billet, afin qu'il apporte les clefs de l'armoire dans laquelle est enfermé le sceau de l'Université ; d'après les Statuts de la Faculté des Arts, art. 58, les lettres de maîtres ès arts ne sont valables que si elles portent le sceau de l'Université et la signature du secrétaire de l'Académie.

Il faut enfin noter que, par de nombreux décrets de l'Académie, confirmés et répétés en 1741 sous le décanat de M. Élie Col de Villars, il a été décidé que les principaux et proviseurs des collèges ou pensionnats ne pourront prendre comme médecin ordinaire qu'un docteur de la Faculté de Paris, et que nul ne sera admis à donner des soins aux étudiants de l'Académie en dehors des docteurs de la Faculté ou de ceux avec qui ils ont l'habitude de consulter.

Les docteurs de la Faculté de Paris seront seuls admis à donner des témoignages valables pour l'Université dans le cas où un étudiant malade a manqué une inscription, ou s'il veut être dispensé de prendre par écrit les leçons des professeurs à cause d'une infirmité habituelle.

§ 42. — Du recteur de l'université.

Autrefois le recteur était élu tous les mois ; aujourd'hui, l'élection se fait chaque trimestre, à peu près à la fête de saint Denis, à la Nativité, à l'Annonciation et à la fête de saint Jean-Baptiste.

Bien qu'un arrêt du Parlement du 13 décembre 1657 ait interdit de proroger un recteur dans ses fonctions au delà de trois mois, il est d'usage aujourd'hui de continuer les pouvoirs d'un recteur par des élections trimestrielles successives pendant un an, et même pendant deux ans si le bien de l'Académie le demande.

Ne peuvent être élevés à la dignité de recteur que ceux qui ont pendant sept ans au moins enseigné la grammaire ou la rhétorique dans un collège renommé, ou professé la philosophie pendant deux ans, ou ont rempli pendant trois ans les fonctions de principal dans un collège, ou ceux qui ont obtenu les grades de bachelier ou de licencié dans une Faculté supérieure. Tous les autres doivent être écartés.

Le lendemain de l'élection du nouveau recteur, ce dernier convoque par un billet le recteur sortant de charge, les doyens de Facultés, les procureurs des nations, les grands officiers de l'Université pour sa confirmation ou son installation. L'assemblée a lieu dans la salle du chapitre des Mathurins, pour que l'élection du recteur, faite la veille par les députés de la Faculté des Arts, soit confirmée par les doyens des Facultés.

Dans cette assemblée, le nouveau recteur prie les doyens, les procureurs et les officiers de l'Académie de vouloir bien délibérer de sa confirmation ou de son installation. L'ex-recteur assis à la droite du recteur, fait le rapport sur ce qui s'est passé à la séance de l'élection dans un discours bref et élégant ; puis la parole est donnée au syndic, et chaque député fait connaître, si cela lui plaît, son opinion par la formule suivante ou une autre analogue :

Amplissime Rector, clarissime ex-Rector, Decani sapientissimi, Procuratores ornatissimi, Proceres Academici, per me Saluberrima Facultas ratam et gratam habet electionem

*factam M*** in Rectorem Academiæ,
eamque confirmat, ipsique Rectori
amplissimo omnem opem et consi-
lium pollicetur, ubicunque se dede-
rit occasio.*

D'après les *Commentaires* de la Faculté de Médecine, séance du samedi
28 janvier 1492, il apparaît qu'en cas
de vacance de la charge de recteur,
ou de querelles survenues entre plusieurs prétendants à cette charge, les
trois doyens des Facultés devaient
rassembler l'Université.

Mais dans la séance tenue aux
Mathurins le jeudi 5 janvier 1584,
sous le décanat de M. Bonaventure
Granger, il fut arrêté que, toutes les
fois que le recteur serait empêché
par maladie, ou par quelque affaire
importante, d'assister à une séance,
il serait remplacé par le recteur précédent et, à son défaut, par le doyen
de la Faculté de théologie.

Toutes les fois que le recteur vient
aux Écoles inférieures de la Faculté,
pour honorer quelque acte public de
sa présence, il prend place dans la
petite chaire placée à gauche de la
grande, les appariteurs vont à sa rencontre avec leurs masses.

Le même cérémonial est observé
quand le chancelier de Notre-Dame et
de l'Université vient aux Écoles ; et
il prend place aussi dans la petite
chaire.

§ 43. — DES CHOSES QUI CONCERNENT
LES CHIRURGIENS.

Les deux docteurs qui assistent
avec le doyen aux examens des chirurgiens occupent les trois premiers
fauteuils à la droite de l'estrade.

Les actes auxquels les doyens et
susdits docteurs sont invités par des
billets signés par le lieutenant du premier chirurgien du Roi, ou par l'un
des prévôts, sont la tentative, le
premier et le dernier examen et les
actes de réception ou de maîtrise ;
cela résulte des Statuts des chirurgiens, confirmés par l'autorité du
Roi et du Parlement en 1699. Dans
tous ces actes, le doyen tient le premier rang ; à ses côtés siègent un
docteur de chaque ordre, ou les deux
professeurs de chirurgie. Les docteurs présents doivent maintenir les
examinateurs chirurgiens dans leur
rôle ; ils s'opposent à ce que le candidat soit interrogé sur des sujets qui
ne touchent pas à la chirurgie, c'est-
à-dire qui ne répondent pas à une
opération manuelle. Les droits et honoraires attribués par les Statuts à
la Faculté, au doyen et aux docteurs
présents sont soldés par le receveur
de la communauté des chirurgiens.

La règle est la même pour les exa-
mens des chirurgiens qui, suivant les
Statuts de 1699, sont admis à Saint-
Côme.

Mais, comme il a plu au Roi, dans
ces derniers temps, d'abandonner la
formule des Statuts de 1699, confirmés par le Parlement, et d'adopter un
autre règlement un peu différent
pour la réception des chirurgiens parisiens, selon la formule indiquée par
l'arrêt du Grand Conseil du 12 avril
1749, on ne peut mieux faire que de
rappeler les termes de ce décret ; en
voici la teneur, mais il n'est pas encore confirmé par lettres patentes ni
par l'autorité du Parlement :

ARTICLE PREMIER. — Les maîtres ès arts qui, après s'être formés à la profession de la chirurgie, suivant ce qui est prescrit par les Statuts de l'année 1699, et avoir fait, en outre, les cours établis par les lettres patentes du mois de septembre 1724, se sont présentés ou qui se présenteront à l'avenir pour être reçus maîtres en l'art et science de la chirurgie, seront tenus de faire toutes les épreuves et subir tous les examens prescrits par lesdits Statuts de l'année 1699. Et Sa Majesté, voulant, par distinction pour eux, leur donner lieu de faire connoître au public le fruit qu'ils auront tiré de l'étude des lettres, a ordonné et ordonne, qu'au lieu de ce qui est porté par lesdits Statuts, sur l'assistance des médecins à une partie des dits examens, ils soutiendront un acte ou examen public sur des matières concernant l'anatomie et les opérations de chirurgie ; auquel examen seul la Faculté de Médecine sera invitée par le répondant, pour y envoyer trois docteurs qu'elle choisira, lesquels y auront une séance distinguée et recevront les mêmes distributions et honoraires qu'ils avoient audits examens.

ART. II. — Ledit acte ou examen public sera de quatre heures au moins, et celui qui le soutiendra y répondra pendant la première heure aux difficultés qui pourront lui être proposées par lesdits trois docteurs en médecine, sur les matières dudit examen, et pendant les trois autres heures par les maîtres en chirurgie ; pour être ensuite procédé, s'il y échet, à sa réception par le premier chirur-gien de Sa Majesté, ou son lieutenant, et les maîtres en chirurgie seulement ; et celui qui aura été reçu, sera tenu de remettre au doyen de la Faculté de médecine une copie, en bonne forme, des lettres qui lui seront expédiées.

ART. III. — Tous ceux qui, à l'avenir, voudront être reçus dans le corps des chirurgiens de Paris en qualité de gradués, conformément aux deux articles précédents, seront tenus d'obtenir le titre de maître ès arts dans l'Université de ladite ville, sans néanmoins que la présente disposition puisse avoir son effet à l'égard des élèves qui auroient obtenu ledit titre avant le présent arrêt, dans quelqu'une des Universités du Royaume.

ART. IV. — Les élèves qui, sans être maîtres ès arts, se seront formés à la profession de la chirurgie pendant le temps et ainsi qu'il est porté par les Statuts de l'année 1699, pourront être admis à l'exercer dans la ville et fauxbourgs de Paris, sous le titre de maîtres associés au corps des maîtres en l'art et science de la chirurgie, après qu'ils auront fait les cours établis par lettres patentes du mois de septembre 1724 et qu'ils se seront conformés pour les examens et les épreuves à tout le contenu aux titres X et XI desdits Statuts, lesquels seront observés à cet égard, ainsi que sur tous les points ausquels il n'aura été apporté aucun changement par le présent arrêt.

ART. V. — N'entend aussi Sa Majesté qu'il soit rien innové en ce qui concerne la réception de ceux qui auront servi en qualité de premiers élèves dans les hôpitaux de Paris.

Art. VI. — Les maîtres ès arts qui auront été reçus en la forme marquée par les articles I et II, auront seuls l'avantage de porter la robe et le bonnet, d'entrer de droit dans l'Académie Royale de chirurgie et de pouvoir être présentés à Sa Majesté pour remplir la fonction de démonstrateur dans l'amphithéâtre de Saint-Côme, sans qu'ils puissent au surplus jouir d'autres droits ou prérogatives que ceux qui ne seront pas gradués.

Art. VII. — Les prévôts en charge présenteront chaque année, à la première assemblée de la Faculté de Médecine qui se tiendra après la fête de saint Luc, un catalogue contenant les nom et demeure de tous les maîtres en chirurgie, gradués ou non gradués, qui exerceront l'art de la chirurgie dans la ville et fauxbourgs de Paris, lequel catalogue sera déposé dans les Archives de la Faculté.

Art. VIII. — Chacun des maîtres en chirurgie, gradués ou non gradués, sera tenu de faire mettre, sur la porte de la maison où il demeurera, son nom et sa qualité ; comme aussi d'avoir une salle basse au rez-de-chaussée de ladite maison, où il y aura toujours un de ses élèves au moins, pour donner en son absence les secours nécessaires à ceux qui en auront besoin.

Art. IX. — Dans toutes les consultations où il sera appellé des médecins et des chirurgiens, soit sur des maladies procédant de causes exté-rieures, soit sur des maladies d'un autre genre, dans lesquelles il pourra y avoir lieu de faire une opération chirurgicale, comme la taille, ou autres semblables, les chirurgiens donneront leur avis les premiers, suivant l'usage ordinaire, et leurs voix seront comptées comme celles des médecins, qui opineront après tous les chirurgiens.

Art. X. — Fait Sa Majesté très expresses inhibitions et défenses à tous chirurgiens, de quelque qualité qu'ils soient, de composer, vendre ou débiter aucuns médicamens ou remèdes destinés à entrer dans le corps humain, et de signer des ordonnances pour en faire composer par des apothicaires ou autres ; le tout conformément aux dispositions des ordonnances, statuts et règlemens et sous les peines y portées. Veut et entend Sa Majesté que lesdits maîtres chirurgiens soient tenus de se conduire, à l'égard des médecins, avec la déférence qu'ils leur doivent, et que les médecins ayent de leur part pour lesdits maîtres en l'art de chirurgie, tous les égards que méritent l'utilité et l'importance de leur profession. Il sera procédé incessamment à la réception des maîtresses sages-femmes, en la manière accoutumée et conformément à ce qui est porté par les Statuts de l'année 1699.

Un autre arrêt du Grand Conseil, porté le 4 juillet 1750, explique plus en détail le mode d'examen et de réception des chirurgiens parisiens. Il n'est pas confirmé non plus par lettres royales, ni par l'autorité du Parlement. En voici la teneur :

Art. XI. — Les chirurgiens officiers du Roi et de sa maison, ceux de la Reine et de sa maison, ceux des enfans de France, ceux du premier Prince du sang, et les chirurgiens qui sont à la nomination du Grand Maître de l'artillerie ou du Grand Prévôt de l'Hôtel, pourront, s'ils ne sont pas gradués, exercer leur profession dans la ville et fauxbourgs de Paris, ainsi et de la même manière que les maîtres associés audit corps des maîtres en l'art et science de la chirurgie ; et à l'égard de ceux qui, ayant la qualité de maître ès arts, voudront être agrégés au corps desdits maîtres en l'art et science de la chirurgie, ils seront obligés de soutenir dans les Écoles de Saint-Côme l'acte ou examen public prescrit par les articles premier et second de l'arrêt du Conseil du 12 avril 1749.

Art. XII. — Et Sa Majesté, voulant expliquer plus amplement ses intentions au sujet dudit acte, a ordonné et ordonne que, trois jours au moins avant celui qui sera indiqué par les programmes de chacun desdits actes ou examens publics, chaque répondant qui aura été admis à les soutenir, sera tenu d'en remettre trois exemplaires au doyen de la Faculté de Médecine de Paris, en invitant ladite Faculté audit acte ou examen public, à l'effet par elle d'y envoyer trois de ses docteurs, lesquels continueront d'être placés dans trois fauteuils au côté droit du bureau du lieutenant du premier chirurgien de Sa Majesté, des prévôts et autres officiers du corps desdits maîtres en chirurgie de Paris.

Art. XIII. — En cas de maladie, absence ou autre légitime empêchement du doyen, sa place sera remplie auxdits examens et actes publics par le doyen qui l'aura précédé immédiatement, ou, à son défaut, par le plus ancien des docteurs en ladite Faculté ; et l'un ou l'autre recevront le même honoraire que le doyen qu'ils représenteront ; lequel honoraire ne pourra être payé en aucun cas qu'à ceux qui auront été présens ausdits actes.

Art. XIV. — Veut pareillement Sa Majesté que, lorsque le doyen de ladite Faculté aura été choisi avec deux autres docteurs d'icelle, pour assister ausdits actes ou examens publics, le répondant soit tenu de donner audit doyen la qualité de *Decanus Saluberrimæ Facultatis*, et à chacun desdits docteurs celle de *Sapientissimus Doctor*, suivant l'usage observé dans les Écoles de l'Université de Paris.

Art. XV. — Les droits accoutumés seront donnés audit doyen, ou à celui qui le représentera, et à chacun des deux autres docteurs qui auront assisté audit examen ou acte public, lorsqu'ils sortiront de la salle où ledit acte aura été soutenu.

Art. XVII. — Veut Sa Majesté, que mention expresse soit faite dudit examen, tant dans l'acte de réception de chaque répondant, que dans ses lettres de maîtrise, et que lesdits actes de réception soient signés, tant par le premier chirurgien de Sa Majesté ou son lieutenant, par son greffier et par le répondant, que par lesdits maîtres en chirurgie qui auront donné leurs suffrages. Sera néanmoins tenu le répondant ainsi reçu ou agrégé de remettre, conformément à l'article II dudit arrêt du 12 avril 1749, au doyen de ladite Faculté de Médecine de Paris, une expédition en bonne forme de ses lettres de maîtrise, et ce dans la quinzaine à compter du jour de sa réception.

ART. XX. — N'entend Sa Majesté que les dénominations d'École ou de Collège, employées par les maîtres en l'art et science de la chirurgie, ni pareillement les inscriptions extérieure et intérieure, par eux mises sur leur maison commune de Saint-Côme, puissent être tirées à conséquence ; ni que, sous prétexte de ces titres ou inscriptions, ils puissent s'attribuer aucun des droits des membres et suppôts de l'Université de Paris.

ART. XXII. — Ordonne au surplus Sa Majesté que l'arrêt du 12 avril 1749 soit observé dans toutes les dispositions ausquelles il n'a été apporté aucun changement par le présent arrêt.

Dans ces examens le doyen tient le premier rang ; il interroge après les deux docteurs qui lui sont adjoints et c'est le plus jeune qui pose le premier des questions au candidat. Les questions ne doivent lui être posées que sous forme d'interrogations, jamais il ne doit y avoir d'arguments en forme de syllogisme.

Le doyen doit aussi assister à d'autres actes des Écoles de chirurgie de Saint-Côme, et il y est invité par un billet signé du lieutenant du premier chirurgien du Roi, ou par l'un des prévôts. Tels sont les examens et réceptions des sages-femmes, des chirurgiens lithotomistes, herniaires, ophtalmologistes, dentistes.

Les honoraires sont réglés au doyen par le questeur, comme le prescrivent les statuts des chirurgiens, confirmés en Parlement l'an 1699.

Selon la teneur des arrêts du Parlement des 11 avril 1551, 23 janvier et 11 novembre 1615, 1er et 14 décembre 1630, 15 mars 1632, 12 mars 1633, 23 novembre 1646, 17 janvier et 27 mars 1647, 4 mars 1672, etc., les chirurgiens de Paris, apprentis ou maîtres, ne doivent pas faire de dissections publiques ou particulières s'ils n'en ont obtenu la permission des magistrats à la requête du doyen, à qui ils doivent adresser leur supplique en un mémoire ; la Faculté conserve dans ses Archives un grand nombre de ces mémoires manuscrits.

De même, lorsqu'un chirurgien se présente pour gagner maîtrise en soignant les pauvres malades pendant six ans dans les grands hôpitaux de Paris, le doyen est invité à assister à l'examen ou au concours par une lettre signée du secrétaire du bureau des hôpitaux au nom des administrateurs. Le doyen, placé à la droite du président, assiste à la discussion et donne son avis devant les administrateurs ; les prévôts des chirurgiens de Paris donnent aussi le leur, et le doyen signe le premier le procès-verbal sur les registres de l'hôpital, comme on peut le constater dans les registres de l'Hôpital général, dit *la Pitié*.

§ 44. — DES CHOSES QUI TOUCHENT AUX APOTHICAIRES DE PARIS.

Tous les ans, il est d'usage que les deux professeurs de pharmacie, accompagnés du doyen et de deux autres docteurs, visitent les officines des apothicaires ; en effet, d'après les termes de la transaction intervenue avec les apothicaires le 5 octobre 1631, sous le décanat de M. René Moreau, le doyen est rentré dans le droit d'inspection des officines des apothicaires, droit qu'il possédait depuis fort longtemps, mais qu'on avait négligé de faire valoir pendant quelques années. Cette visite des officines a lieu ordinairement vers la fin du mois d'août.

Selon le décret porté à la demande de M. François Blondel, alors professeur de pharmacie, dans une assemblée convoquée spécialement par M. Simon Bazin, au cours de son deuxième décanat en 1639, les gardes jurés des apothicaires sont convoqués à cette visite la veille par celui des professeurs de pharmacie qui est le plus ancien en fonction, et non d'après le *Catalogue*. Si celui-ci néglige de faire la convocation, elle est faite par l'autre professeur de pharmacie ; et si le dernier jour de septembre les deux professeurs ne se sont pas occupés de la visite, le doyen fait avertir les apothicaires par le grand bedeau de la Faculté et leur fixe le jour, l'heure et le lieu du rendez-vous. La formule de la convocation, signée par l'un ou l'autre des professeurs de pharmacie ou par le doyen, est la suivante :

Maître *** et Maître ***, Docteurs-Régens de la Faculté de Médecine en l'Université de Paris et à présent professeurs en pharmacie, et en cette qualité députés de la Faculté pour la visite des boutiques et drogues de tous les apoticaires (épiciers) demeurans en cette ville et fauxbourgs de Paris, déclarent aux maîtres et gardes des apoticaires (épiciers) de cette ville de Paris que, conformément aux Statuts et règlemens de ladite Faculté, confirmés par plusieurs arrêts du Parlement, par sentence de police, et notamment par celle contradictoire rendue le vendredi onze septembre mil sept cent cinq, entre ladite Faculté et la communauté desdits marchands ; ils sont convenus avec Maître ***, Docteur-Régent, et à présent doyen en charge d'icelle Faculté, et deux autres docteurs leurs adjoints de commencer ladite visite demain..... et qu'ils la continueront pendant le même mois, à tels jours, heures et lieux qu'ils jugeront à propos ; pourquoi ils s'assembleront ledit jour..... à huit heures précises du matin, dans la salle haute des Écoles de ladite Faculté sises rue de la Bûcherie, et les autres jours en tel autre lieu qu'ils jugeront convenable, et qu'ils désigneront en finissant chaque journée de visite précédente ; à ce que lesdits maîtres et gardes n'en prétendent cause d'ignorance, qu'ils ayent à s'y trouver et en donner avis à ceux qu'ils sont tenus d'avertir, comme aussi d'amener avec eux un huissier pour saisir les drogues qui se trouveront défectueuses ; et en cas de refus, lesdits sieurs en prendront un aux dépens de qui il appartiendra.

Fait à Paris, ce... mil sept cent...

Fait et déclaré ausdits maîtres et gardes apothicaires (épiciers) en leur bureau sis au cloître Sainte-Opportune, parlant à leur concierge, par moi ***, grand bedeau de ladite Faculté de Médecine de Paris, demeurant ausdites Écoles sises rue de la Bûcherie, paroisse Saint-Étienne-du-Mont, ce..... mil sept cent..... à ce qu'ils n'en ignorent et ayent à s'y trouver suivant le mandement ci-dessus, duquel il leur a été laissé copie ensemble des présentes.

..., grand bedeau de la Faculté
de Médecine de Paris.

Les mots qui sont mis entre parenthèses sont employés par le bedeau pour la convocation adressée aux gardes jurés des épiciers-parfumeurs.

A peu près à la même époque les professeurs de pharmacie inspectent les boutiques des épiciers et parfumeurs, en compagnie du doyen et des professeurs adjoints. Pour cette visite les gardes jurés des épiciers et parfumeurs sont convoqués comme il a été dit, d'après l'arrêt du lieutenant général de police du vendredi 11 septembre 1705. Les procès-verbaux des visites des boutiques des apothicaires et des épiciers sont remis au lieutenant général de police avec la signature des professeurs de pharmacie, du doyen et de ses adjoints.

D'après les termes du concordat signé avec les apothicaires de Paris le 22 août 1672, sous le décanat de M. Denis Puylon, conformément à la sentence rendue par les avocats-arbitres le 12 du même mois et confirmée par arrêt du Parlement le

7 septembre suivant, le doyen peut assister avec les professeurs de pharmacie aux examens et maîtrises des apothicaires chaque fois que cela lui convient.

Dans tous ces examens le doyen tient le premier rang, mais il interroge d'après l'ordre auquel il a été promu au doctorat, de sorte que, si l'un des professeurs de pharmacie ou tous les deux sont plus anciens de doctorat que le doyen, ils interrogent avant lui, comme cela résulte de l'arrêt du Parlement du 28 avril 1671.

Pour le premier examen, dit Lecture, le plus ancien des professeurs de pharmacie recueille les votes des médecins et des apothicaires, il conclut d'après la majorité des suffrages et prononce la conclusion au candidat. Pour l'examen des plantes, pour le chef-d'œuvre et pour la maîtrise, le même professeur prononce la conclusion devant l'assemblée générale des apothicaires, et elle est transmise au candidat par les gardes jurés.

Le chef-d'œuvre doit être soumis par le candidat au doyen et aux deux professeurs de pharmacie, et il n'est pas admis à faire cette épreuve avant d'avoir obtenu d'eux leur approbation signée sous la formule suivante :

Has operationes ex Codice desumptas vidimus et probavimus.
Parisiis, die... mensis... anni...
...Decanus;... primus Pharmaciæ professor;... secundus Pharmaciæ professor.

Pour tous ces actes, l'invitation est adressée au doyen et aux professeurs de pharmacie soit par les gardes jurés, soit par le candidat accompagné de son conducteur, par des billets qu'ils apportent à leur domicile, revêtus d'un costume convenable.

Le plus ancien des professeurs de pharmacie adresse son rapport sur le candidat au lieutenant général de police et le lui présente pour la prestation du serment, mais auparavant le candidat est tenu d'adhérer par sa signature aux articles inscrits sur le registre du professeur de pharmacie, selon le décret de la Faculté porté le mercredi 10 septembre 1631, sous le décanat de M. Jean-Baptiste Moreau. Par ce décret elle décida qu'elle approuvait et avait pour agréable les articles qui lui avaient alors été proposés par les apothicaires parisiens, que ces articles seraient inscrits sur le nouveau registre à ce destiné, signés des quatre gardes jurés des apothicaires et de tous les candidats apothicaires avant d'obtenir la maîtrise, et que, chaque année, seraient lus en public au premier rang, en présence des professeurs de pharmacie, qui en rapporteraient à la Faculté procès-verbal signé des quatre jurés.

Les apothicaires qui gagnent la maîtrise en pharmacie, en soignant pendant six ans les pauvres malades dans les grands hôpitaux de la ville, sont aussi interrogés par le doyen et les deux professeurs de pharmacie, invités par lettres au nom des administrateurs, en même temps que par les gardes apothicaires parisiens. Le premier professeur de pharmacie porte la parole, au nom de tous les examinateurs tant médecins que phar-

maciens, devant le Conseil des administrateurs, et l'acte transcrit dans les registres de l'hôpital est signé par tous.

§ 45. — DES CHOSES QUI CONCERNENT LES PHARMACIENS PRIVILÉGIÉS.

A la même époque que la visite des boutiques des pharmaciens parisiens, est pratiquée celle des boutiques des pharmaciens de la Prévoté, de l'artillerie et de la famille royale ; les inspecteurs sont accompagnés des gardes des apothicaires parisiens et des syndics des apothicaires privilégiés, régulièrement invités par les gardes des apothicaires parisiens.

Ces visites ont lieu d'après les conventions passées tant entre la Faculté et les apothicaires de la Prévôté, qu'entre les apothicaires parisiens et les privilégiés, particulièrement d'après l'autorité des arrêts du Parlement des 17 octobre 1662, 4 août 1665, 14 décembre 1689 et 7 juillet 1698.

Mais les apothicaires de la prévôté ont encore des obligations spéciales envers la Faculté, comme il résulte des transactions passées le 29 décembre 1631 et confirmées par l'autorité royale en 1672. C'est ainsi que les apothicaires qui désirent exercer dans le royaume sous l'autorité du grand prévôt, doivent être interrogés par le doyen et les professeurs de pharmacie et faire devant eux leur chef-d'œuvre.

Voici la teneur des lettres qui leur sont concédées si, après examen, ils sont reconnus capables :

Nons soussignés Maître..., docteur-régent de la Faculté de Médecine en l'Université de Paris et à présent doyen d'icelle, Maître ... et Maître ... aussi docteurs-régens de ladite Faculté et professeurs en pharmacie, certifions que, sur l'exposition à nous faite par le sieur ... des lettres de marchand apoticaire privilégié suivant la Cour, sous l'autorité de Monsieur le Grand Prévôt, en datte du... du mois de... de l'année..., après avoir examiné lesdites lettres et les autres pièces qui y étoient attachées, savoir : les certificats par lequel il appert que ledit sieur ..., après avoir subi les examens accoutumés et fait son chef-d'œuvre en présence des médecins établis à ... et des maîtres apoticaires de ladite ville, a été reçu le... jour du mois... de l'année... maître apoticaire de ladite ville de..., ensemble le certificat de Monsieur ... lieutenant général de police de la ville de..., en date du..., controllé et scellé ledit jour et an, portant l'acte du serment que ledit sieur a prêté devant lui, à la manière accoutumée (a),

Ayant trouvé le tout conforme aux ordonnances du Roi et à l'Édit du mois de mars mil sept cent sept, nous avons donné jour audit sieur ... pour subir un examen et travailler à quelques compositions de pharmacie, à fin de connoitre sa capacité et de juger, suivant les règlemens, s'il peut servir Sa Majesté et le public en la susdite qualité ; et sur ce nous nous sommes

assemblés le... jour du mois de... à trois heures de relevée en la maison dudit sieur ... où, après avoir répondu avec capacité à nos questions sur l'une et l'autre pharmacie, il nous a présenté la dispensation des compositions que nous lui avions demandée, savoir...., et ce en présence du sieur ..., syndic, et des sieurs ..., tous... apoticaires de Monsieur le grand prévôt ; après lequel examen, ledit sieur ... a travaillé depuis ledit jour... jusqu'au... ausdites compositions, en notre présence ; et nous les ayant représentées ledit jour... mil sept cent... de relevée, nous les avons trouvées faites selon l'art, comme aussi la tablette..., et d'autant que ledit sieur ... nous a satisfaits par ses réponses et par l'adresse avec laquelle il a exécuté les susdites compositions, nous l'avons jugé et le jugeons par ces présentes très digne de remplir une des charges d'apoticaire privilégié de Monsieur le grand prévôt, et en conséquence d'exercer publiquement l'art d'apoticairerie en cette ville de Paris et partout ailleurs.

Donné à Paris, le... jour du mois... mil sept cent... sous le petit sceau de la Faculté de Médecine de Paris, sans néanmoins déroger à l'opposition formée par ladite Faculté, en ce qui blesse ses droits, dans l'Édit du Roi du mois de mars mil sept cent sept.

..., Doyen ; ... professeur en pharmacie ; ... professeur en pharmacie. Controllé à Paris, le...

Une copie authentique de ces lettres est dénoncée par huissier aux apothi-

(a) Si l'aspirant n'a pas de lettres de maîtrise, il faut qu'il représente son brevet d'apprentissage et des certificats comme quoi il a servi pendant quatre ans chez les maîtres ou dans les hôpitaux du Roi ; et on fait mention de ces pièces dans les présents certificats.

caires de Paris, au nom de celui qui acquiert la maîtrise.

§ 46 ET DERNIER

Cet article reproduit les décrets du 27 octobre 1567, signé de Michel Delavigne, doyen; du 12 mai 1651, signé de Guy Patin, doyen; du 1ᵉʳ novembre 1660, signé Fr. Blondel, doyen, et du 2 décembre 1667, signé Armand de Mauvillain, qui interdirent aux docteurs de la Faculté de Paris de consulter avec les étrangers et ceux qui pratiquent illicitement la médecine à Paris.

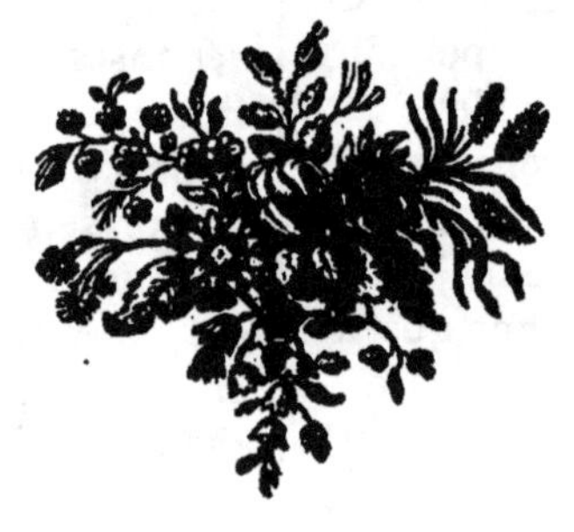

STATUTS

DE LA FACULTÉ DE MÉDECINE DE PARIS (1)

ARTICLE PREMIER. — La messe sera célébrée au lieu, en la manière, au jour et à l'heure accoutumés.

ART. 2. — Tous les samedis, six docteurs, trois du premier ordre et autant du second, avertis auparavant par les appariteurs, se rendront après la messe, avec le doyen, dans les hautes salles ; là ils écouteront avec bienveillance les pauvres malades, examineront avec soin leurs maladies, leur donneront charitablement leurs conseils, qu'ils feront écrire par les bacheliers, pour former ceux-ci insensiblement à la pratique de la médecine.

ART. 3. — Le premier jour de chaque mois auront lieu les réunions appelées *Prima mensis*, dans lesquelles douze docteurs, convoqués selon l'usage, se rendront dans les Écoles avec le doyen, pour y délibérer entre eux, particulièrement sur les maladies régnantes, et les observations qu'ils feront à ce sujet seront reportées par le doyen dans les *Commentaires* de la Faculté.

ART. 4. — Ceux qui voudront appartenir à la Faculté de Médecine devront, avant leur inscription sur les registres, présenter au doyen leurs lettres testimoniales, prouvant qu'ils ont fait un cours de philosophie pendant deux années, ou qu'ils ont obtenu le diplôme de maître ès arts.

ART. 5. — Les étudiants en médecine seront exacts aux disputes et aux leçons publiques ; ils prendront des notes et écouteront attentivement les leçons des professeurs ; les professeurs ordinaires ne leur donneront pas de lettres testimoniales, s'il n'est constaté qu'ils ont fait inscrire leurs noms, deux fois par an, sur les registres de la Faculté, savoir, avant Noël et vers Pâques ; ce qui sera cer-

---

(1) Traduction donnée par le docteur Corlieu dans l'*Ancienne Faculté de Médecine*, et reproduit avec son autorisation.

tifié par la signature du doyen et par l'apposition du petit sceau de la Faculté.

Art. 6. — Les candidats au baccalauréat ne seront examinés et reçus que tous les deux ans, au temps marqué : ils ne pourront être reçus à la licence qu'après avoir assisté pendant deux ans aux disputes publiques et avec l'approbation des docteurs.

Art. 7. — Au mois de février, l'examen futur sera annoncé, par ordre du doyen de la Faculté, à l'aide d'affiches apposées sur les portes de l'École et dans les carrefours de la ville, et signées par le premier appariteur.

Art. 8. — Vers la mi-carême, le samedi après la messe, les candidats, vêtus convenablement selon la coutume, se présenteront dans les Écoles supérieures, devant les docteurs convoqués la veille, sur l'ordre du doyen, par les appariteurs, et leur demanderont à être admis à l'examen ; après les avoir interrogés individuellement sur leurs nom, surnoms, patrie, religion, et sur une courte question de médecine, on leur fixera un jour avant l'examen pour qu'ils présentent leur extrait de baptême et le certificat d'études.

Art. 9. — Le lundi suivant, après midi, les candidats se rendront dans le même lieu, en présence du doyen et des docteurs, leur présenteront leur acte de baptême légalisé, prouvant qu'ils ont accompli leur vingt-deuxième année, de sorte qu'au bout de leurs deux années de licence, ils ne puissent être promus au doctorat avant d'avoir atteint leur vingt-cinquième année. Ils présenteront aussi des certificats prouvant qu'ils ont été reçus maîtres ès arts dans l'Université de Paris, ou dans quelque autre, depuis huit ans, ainsi que des attestations des professeurs ordinaires de la Faculté, prouvant qu'ils ont assisté au moins pendant quatre ans aux leçons publiques ; ou bien, au lieu des unes et des autres, ils pourront présenter leur diplôme de docteur obtenu régulièrement dans quelqu'autre Université du royaume. Ceux qui ne pourront donner ces preuves seront exclus de l'examen. Il sera cependant permis au doyen et à la Faculté d'accorder des dispenses d'âge et d'études aux fils des docteurs en médecine de la Faculté de Paris, et de leur faire remise d'un an ou deux, et, en vertu du précepte d'Hippocrate, de les accueillir avec toute la bienveillance possible, pourvu qu'ils soient maîtres ès arts de l'Académie de Paris, et qu'après l'examen ils soient jugés dignes d'être bacheliers.

Art. 10. — Outre cela, tous les candidats, avant d'être admis à l'examen, présenteront un certificat signé de trois docteurs de la Faculté qui attesteront qu'après avoir examiné la vie et les mœurs du candidat, ils les ont trouvées régulières. Toutes ces lettres des candidats seront remises à six examinateurs désignés de vive voix, qui, le samedi suivant, feront leur rapport devant la Faculté.

ART. 11. — Les lundis, mardis et mercredis suivants, les candidats seront examinés individuellement par le doyen et les examinateurs sur les choses naturelles et non naturelles et contre nature ; mais il sera permis aux autres docteurs présents de les interroger, s'il le jugent à propos. Le dernier jour de l'examen, les examinateurs poseront à chaque candidat un aphorisme d'Hippocrate, qu'il devra expliquer le vendredi suivant selon la coutume.

ART. 12. — Le samedi suivant, les docteurs, ayant été convoqués selon la coutume à l'issue de la messe, et après avoir entendu le rapport des examinateurs, admettront au principe et au baccalauréat les candidats à qui le scrutin aura été favorable, après leur avoir fait prêter le serment.

ART. 13. — Au mois de mai ou de juin, les nouveaux bacheliers seront examinés pendant une semaine entière par chacun des docteurs sur toutes sortes de questions médicales, et le samedi suivant la Faculté assemblée donnera par la voie du scrutin son opinion sur leurs réponses.

ART. 14. — Si le nombre des bacheliers est insuffisant pour soutenir la dignité de l'École de médecine, on pourra ouvrir un nouvel examen, à la Saint-Remi suivante (1er octobre), pourvu que la Faculté, légalement convoquée, y consente et qu'il n'y ait aucune réclamation de la part des membres présents. Passé cette époque, il n'y aura aucun examen pour les candidats qu'après deux années révo-

lues. Les bacheliers ainsi admis, s'il y en a, subiront l'examen de botanique avant la Saint-Martin.

ART. 15. — Les bacheliers consacreront tout l'été aux disputes et aux études domestiques, ainsi qu'aux leçons privées et publiques ; mais l'hiver suivant, ils quitteront ces études domestiques et intérieures pour la lutte publique ; et depuis la Saint-Martin jusqu'aux Cendres, chaque bachelier soutiendra publiquement (chaque semaine, s'il est possible) une thèse quodlibétaire, dont le sujet sera pris dans la physiologie.

ART. 16. — Le même hiver, tous les bacheliers réunis feront eux-mêmes, dans les Écoles, sur un cadavre humain, des dissections anatomiques pendant sept jours consécutifs : dans cet examen probatoire, ils seront interrogés par chaque docteur sur la position, les rapports, la structure et l'usage des parties.

ART. 17. — Depuis les Cendres jusqu'à la fête des saints Pierre et Paul (29 juin), chaque bachelier soutiendra une thèse cardinale, dont le sujet sera pris dans l'hygiène.

ART. 18. — Depuis la fête des saints Pierre et Paul jusqu'à la veille de l'Exaltation de la Sainte-Croix (13 septembre), il n'y aura dans les Écoles de médecine ni dispute ni leçon publique : de sorte que pendant tout ce temps on ne pourra soutenir aucun acte de vespérie ni de doctorat, à moins d'une permission spéciale de la Faculté légalement convoquée à cet effet. Si cependant quelques docteurs, licenciés ou bacheliers, voulaient enseigner pendant ce temps de vacances, cela leur serait permis.

Art. 19. — Les bacheliers qui n'auront pas soutenu leurs thèses cardinale ou quodlibétaire, devront le faire depuis le 13 septembre jusqu'au 1er novembre.

Art. 20. — La deuxième année du cours de médecine, depuis la Saint-Martin jusqu'aux Cendres, chaque bachelier soutiendra (chaque semaine, s'il est possible) une thèse quodlibétaire, dont le sujet sera pris dans la pathologie ou dans la thérapeutique.

Art. 21. — Depuis les Cendres jusqu'aux vacances de l'Université, chaque bachelier soutiendra une thèse quodlibétaire médico-chirurgicale.

Art. 22. — Pendant l'hiver de cette seconde année du cours de médecine, tous les bacheliers, pendant sept jours consécutifs, donneront la preuve de leur habileté dans les opérations chirurgicales en s'exerçant manuellement sur un cadavre humain, en présence de la Faculté ; dans cet examen probatoire, ils seront interrogés par chaque docteur sur les causes, les symptômes, les suites et le traitement chirurgical des maladies, sur l'application externe des médicaments, sur les instruments de chirurgie, et ils expliqueront la manière d'opérer et d'appliquer des bandages, en mettant eux-mêmes la main à l'œuvre. L'époque de ces épreuves chirurgicales et anatomiques sera indiquée par un programme affiché dans les carrefours de la ville.

Art. 23. — Après avoir subi toutes les épreuves pendant deux ans, les bacheliers, convenablement vêtus, se rendront le samedi avant Pâques dans les salles supérieures, en présence des docteurs convoqués par le doyen selon l'usage, leur demanderont leur approbation et les prieront de les admettre à l'examen de pratique médicale.

Art. 24. — Au mois de juin ou de juillet, les bacheliers émérites seront interrogés, en présence de la Faculté, pendant une semaine entière par chacun des docteurs sur la pratique médicale.

Art. 25. — Les docteurs, convoqués de nouveau dans les Écoles supérieures, selon la coutume, donneront leur opinion sur l'examen de pratique médicale : les bacheliers à qui le scrutin aura été favorable seront admis à la licence. Nul n'y sera admis s'il n'a soutenu tous les actes probatoires, les trois thèses quodlibétaires et la thèse cardinale, et s'il n'a assisté pendant deux ans aux disputes des bacheliers ; à moins qu'il n'ait apporté une excuse légitime de cette absence, dont les docteurs seront juges.

Art. 26. — Les bacheliers émérites, après avoir subi l'examen sur la pratique de la médecine, par honneur et déférence envers les docteurs, se rendront en habit convenable à leur domicile pour les prier de les admettre à la licence.

ART. 27. — Dans le jugement qui sera porté sur les réponses des candidats ou des bacheliers, soit dans les divers examens, soit dans les thèses quodlibétaires ou cardinales, les deux tiers des suffrages seront nécessaires pour que les réponses soient considérées comme bonnes. Mais dans les thèses quodlibétaires, il n'y aura que les docteurs qui auront assisté à l'acte et qui auront été témoins des réponses des bacheliers qui auront droit de suffrage. Quant aux examens, chaque docteur aura le droit de porter son jugement sur la capacité de tous les candidats ou de tous les bacheliers; mais s'ils n'ont connaissance que de la capacité de quelques-uns, ils devront ne porter leur jugement que sur ceux-là.

ART. 28. — Si parmi les bacheliers il en est qui fassent partie de la corporation des chirurgiens ou des apothicaires, ils ne seront point admis à la licence, s'ils ne se sont point engagés auparavant, par acte passé devant notaire, à y renoncer absolument; cette promesse sera consignée sur les registres de la Faculté de Médecine, car il convient de conserver pure et intacte la dignité de la corporation médicale.

ART. 29. — Afin que l'entrée des grades en médecine ne soit pas fer-

mée aux étudiants pauvres, on fera remise des rétributions dues à la Faculté pour la licence et le doctorat à ceux qui sont réellement pauvres, s'il est prouvé qu'ils sont honnêtes et instruits; et cela, à condition qu'ils s'engageront, par un acte public, à payer ces rétributions lorsqu'ils seront parvenus à une meilleure position.

ART. 30. — Au jour fixé par le doyen, ceux qui ont été admis à la licence seront présentés, au nom de toute la Faculté, au chancelier de l'Université dans l'église de Paris (Notre-Dame), pour recevoir de lui la licence, quand il le jugera à propos.

ART. 31. — Mais, avant d'obtenir la licence, ils iront accompagnés par les nouveaux bacheliers saluer tous les hauts fonctionnaires de la ville, le Parlement et chacune des Chambres qui le composent, la Cour des comptes, la Cour des aides, le Gouverneur de Paris, le Prévôt des marchands et les échevins; au nom de la Faculté, ils les inviteront au jour fixé à se rendre dans les salles inférieures de la Faculté pour y apprendre de la bouche du paranymphe le nom, le savoir et le nombre des médecins que, pendant le cours de deux ans, la Faculté va fournir à la Cité et à tout l'Univers.

ART. 32. — Ce jour-là, après chaque paranymphe, par l'ordre du chancelier de l'Université en l'église de Paris, chaque bachelier sera appelé nominativement par l'appariteur, et on fixera le jour de la promotion à la licence.

Art. 33. — Au jour fixé par le chancelier pour la licence, tous les docteurs en médecine se rendront à sept heures du matin dans la grande salle de l'archevêché de Paris, et là, après avoir entendu le rapport sur le savoir des candidats, chaque docteur déposera dans une urne sa liste par ordre de mérite des futurs licenciés : ces listes ayant été composées par le chancelier et les docteurs, l'ordre des licenciandes sera déterminé par les nᵒˢ 1, 2, 3, 4, 5 et ainsi de suite, selon le nombre des suffrages obtenus.

Art. 34. — On n'admettra à donner leur suffrage que ceux des docteurs qui auront assisté à la plupart des thèses de cette licence, tant quodlibétaires que cardinales ; et pour s'en assurer, le doyen convoquera, quelques jours avant la licence, tous les docteurs dans les salles hautes, afin de fixer le nombre de ceux qui auront le droit de suffrage.

Art. 35. — Il est permis à ceux qui ne pourront assister en personne pour donner leurs suffrages, de confier leur bulletin à des collègues, mais à cette condition que chacun d'eux ne se chargera que d'un seul bulletin d'un collègue absent, et que le bulletin portera la signature de l'absent pour qu'on puisse constater son authenticité.

Art. 36. — Il ne sera pas permis au chancelier d'intervertir l'ordre des licenciandes établi par les docteurs ; mais, si deux ou trois licenciés ont le même nombre de suffrages et con-

courent ainsi pour occuper le même rang, le chancelier pourra donner la préférence au candidat qu'il voudra.

Art. 37. — Le même jour que les suffrages auront été exprimés, le chancelier ayant invité dans la salle de l'archevêché de Paris quelques personnages de distinction, pour dix heures du matin, on lira publiquement la liste des licentiandes, en les appelant par leurs nom et surnoms, suivant l'ordre qui leur aura été assigné par les suffrages ; et tous les licenciandes étant à genoux et la tête nue, le chancelier ou celui qui le remplacera, par l'autorité dont il est pourvu, leur donnera la licence et la faculté d'enseigner, d'interpréter et d'exercer la médecine ici (à Paris) et par toute la terre, au nom du Père et du Fils et du Saint-Esprit. Alors il proposera au premier licencié une question de médecine, et, dès que celui-ci y aura répondu, le chancelier, les docteurs et les licenciés se transporteront à l'église Notre-Dame, pour rendre grâces à Dieu Tout-Puissant d'être arrivés heureusement au terme des travaux de leurs deux années de licence.

Art. 38. — Si quelqu'un, admis à soutenir sa licence, ne se trouve point, au temps marqué, parmi les autres licenciés ses collègues, il ne pourra obtenir sa licence que deux ans après, avec les nouveaux bacheliers, à moins de raison légitime d'absence, ce dont sera juge la Faculté légalement convoquée : car il ne doit y avoir de licence que tous les deux ans et l'on n'y admettra que ceux qui en seront dignes, non point individuellement, mais tous ensemble, sans autre distinction que celle que le savoir mettra entre eux, afin que par cette émulation ils soient tous excités à remplir leurs devoirs.

ART. 39. — Les licenciés, pour s'affermir et s'instruire de plus en plus dans le traitement des maladies, dès qu'ils auront obtenu leur licence, devront accompagner pendant deux ans les docteurs de la Faculté qui, à l'Hôtel-Dieu, ou à l'hôpital de la Charité, ou dans les paroisses, exercent la médecine des pauvres ; on n'en dispensera que ceux qui auraient déjà exercé la médecine avec succès, pendant quatre années, dans une ville importante.

ART. 40. — Les licenciés seront promus au doctorat suivant l'ordre de leur licence ; et afin que la négligence des premiers ne soit pas préjudiciable à ceux qui viennent après eux et ne retarde pas mal à propos leur promotion, celui qui aura été placé le premier à la licence aura six semaines pour soutenir l'acte de vespéries et le doctorat ; le deuxième, quinze jours ; le troisième et les autres, le même temps, à condition que, si après ce temps fixé pour chacun, il a négligé de soutenir ces actes, il sera permis à celui qui suit de se faire élever au doctorat, excepté, comme il a été dit auparavant, pendant le temps des vacances.

ART. 41. — Ceux qui voudront être promus plus tôt au doctorat, présenteront à cet effet, au collège des médecins et selon la coutume, leur supplique pour les vespéries et pour le doctorat, sauf le droit de la Faculté et d'autrui.

ART. 42. — Celui qui recevra la palme du doctorat devra prêter le serment accoutumé avant et au moment de sa promotion.

ART. 43. — Il n'y aura que les docteurs reçus depuis dix ans qui pourront présider aux actes de vespéries et de doctorat, en commençant par le plus ancien et en suivant l'ordre jusqu'au plus jeune, qui devra avoir dix ans de doctorat accompli depuis qu'il aura présidé par extraordinaire à une thèse quodlibétaire. Celui qui aura présidé à l'acte de vespéries présidera également à l'acte pour le doctorat. Dans l'acte pour les vespéries, il proposera à un bachelier ou à un candidat une question de médecine à discuter ; un autre docteur, désigné selon la coutume de l'École, assis dans la petite chaire, donnera à résoudre au licencié une question ayant de l'analogie avec la première ; enfin, le président de l'acte pourra, s'il le juge nécessaire, faire une enquête sur la vie et les mœurs du licencié qui, dans quelques jours, fera partie de l'École, et il l'exhortera à exercer loyalement la médecine. Dans l'acte du doctorat, le président mettra sur la tête du licencié le bonnet, insigne du doctorat, et lui fera connaître ses devoirs dans la pratique de la médecine. Alors le nouveau docteur proposera à un autre docteur, assis dans une petite chaire, une question de médecine, et, dès qu'on y aura satisfait, le président proposera à un autre docteur une autre question de même nature à discuter. Enfin, le nouveau docteur, en présence de ses parents et de ses amis, dans un discours élégant, rendra grâces à Dieu Tout-Puissant et à la Faculté de Médecine. Pour la dignité de la corporation et pour l'éclat de ces actes, vingt docteurs, ou à leur défaut des collègues chargés de les remplacer, devront assister à ces actes de vespéries et de doctorat, tous en longue robe et selon l'ordre du tableau.

Art. 44. — Le nouveau docteur sera considéré comme docteur régent, à condition qu'à la Saint-Martin prochaine il présidera, hors tour, à une thèse quodlibétaire et soutiendra l'acte pastillaire, dans lequel un des bacheliers ou un candidat répondra à une question de médecine proposée par le nouveau docteur.

Art. 45. — Quand le nouveau docteur aura présidé hors tour une thèse quodlibétaire, selon les rites solennels, il sera inscrit dès le lendemain parmi les docteurs régents.

Art. 46. — Le nouveau docteur régent ne pourra participer aux gros émoluments ni entrer dans les fonctions de la Faculté que deux ans après avoir présidé extraordinairement à une thèse quodlibétaire. Mais les jeunes docteurs ne devront pas se substituer aux anciens pour traiter les questions réservées à ces derniers,

excepté dans les questions quodlibétaires où le docteur qui doit discuter pourra se faire remplacer par qui il voudra.

Art. 47. — Dans les questions quodlibétaires on suivra cet ordre, de manière que le plus jeune docteur commence et préside le premier ; après quoi on ira en remontant jusqu'au plus ancien. La discussion durera depuis six heures du matin jusqu'à midi : de six à huit heures on entendra les arguments des bacheliers, qu'on appelle arguments *muets* ; de huit à onze heures, neuf docteurs, désignés selon la coutume, savoir trois du premier rang et six du deuxième, argumenteront contre le bachelier, mais cependant de telle sorte qu'il soit possible aux autres docteurs de prendre part, s'ils le veulent, à la discussion. Enfin, de onze heures à midi, chaque bachelier répondra à une question de médecine proposée sur le champ par les docteurs.

Art. 48. — Quiconque aura manqué de présider à son tour à une thèse quodlibétaire sera rayé de la liste des docteurs régents et privé de ses privilèges. S'il veut y rentrer, après avoir obtenu la permission de la Faculté, il le pourra, et, après avoir présidé hors tour à la première thèse quodlibétaire, il fournira aux dépenses habituelles dans ces circonstances. Dès qu'il aura rempli ces formalités, il sera replacé à son rang.

Art. 49. — Dans les thèses cardinales on observera l'ordre suivant : celui qui présidera à la première sera le même qui, six ans auparavant, étant le plus jeune, aura présidé hors tour à une thèse quodlibétaire ; on suivra le même ordre en remontant jusqu'au plus ancien docteur. La discussion durera depuis six heures du matin jusqu'à midi. Tous les bacheliers proposeront chacun deux arguments au répondant. Si la Faculté manque de bacheliers, on désignera neuf docteurs, trois du premier rang et six du second, pour argumenter. Si · quelqu'un, à cause de ses occupations, ne peut présider à son tour à cette thèse cardinale, il pourra en charger un de ses collègues capable de le remplacer.

ART. 50. — Nul n'enseignera (1) la médecine à Paris, s'il n'est docteur ou licencié de la Faculté de Médecine de Paris, ou s'il n'y a été agrégé selon la coutume. Les docteurs et licenciés pourront seuls parler du haut de la chaire dans les Écoles ; les bacheliers resteront en bas.

ART. 51. — Tous les ans cinq docteurs enseigneront publiquement la médecine et ses différentes parties dans les salles basses, le matin de huit à onze heures, et le soir de deux à quatre heures. Pendant ce temps réservé pour les professeurs, nul n'enseignera la médecine en public, ni en particulier, aux étudiants de la Faculté.

ART. 52. — Au retour des vacances,

(1) Le texte dit *doceat* ; enseignement et pratique *se* confondant alors.

le professeur des Écoles fera en grand pompe l'ouverture des leçons, par un discours public, et il fera ensuite un cours de médecine qui devra être terminé en deux années, de telle sorte que, la première année, il enseignera le matin la physiologie et l'hygiène et la seconde année, il enseignera dans l'après-midi la pathologie et le traitement des maladies.

ART. 53. — Tous les ans les professeurs des Écoles feront en temps opportun, dans l'amphithéâtre de la Faculté, une anatomie sur des cadavres humains. Les professeurs seront préférés à tous les autres par les magistrats, pour l'obtention des cadavres. On priera même les magistrats de n'en délivrer aucun, si ce n'est à la demande du doyen, qui aura soin de faire suivre l'ordre suivant dans leur distribution : d'abord les professeurs ordinaires de l'École pour les dissections publiques, ensuite les professeurs en médecine du Collège Royal ou du Jardin du Roi, enfin les autres docteurs. Si les docteurs les refusent, on les donnera aux chirurgiens pour en faire la dissection.

ART. 54. — Le cours d'anatomie ne sera pas remis à une autre année et il sera annoncé par un programme latin, affiché dans les carrefours de la ville. Mais dans cette démonstration anatomique, si le professeur veut se servir d'un chirurgien habile à disséquer, il ne lui permettra point de s'écarter de son sujet, mais il l'obligera à se renfermer dans les bornes de la dissection et de la démonstration des parties disséquées.

ART. 55. — Le professeur de chirurgie enseignera aux étudiants tout ce qui concerne la théorie et la pratique de la chirurgie, et son cours aura lieu l'après-midi. Il choisira un temps opportun pour faire dans l'amphithéâtre son cours d'opérations chirurgicales sur un cadavre humain : le temps fixé pour ces opérations sera indiqué par un programme public.

ART. 56. — Le professeur de botanique traitera non seulement des plantes, mais aussi des animaux et des minéraux, et en un mot de toute espèce de remèdes fournis par la na--ture pour la guérison des maladies. A la fin de chaque semaine, il mettra sous les yeux de ses auditeurs les médicaments dont il aura fait mention et fera connaître leurs vertus et leurs indications. Son cours aura lieu le matin.

ART. 57. — Les professeurs de pharmacie examineront avec le doyen les étudiants apothicaires, présideront à leur maîtrise, visiteront leurs boutiques et celles des parfumeurs. En outre, le plus ancien professeur de pharmacie fera, le matin, des leçons sur le choix, la préparation et la composition des médicaments ; l'été, il fera, dans l'amphithéâtre des Écoles, un cours de pharmacie galénique et chimique qu'il annoncera par un programme, et il prendra pour aide un des apothicaires de Paris.

ART. 58. — Le professeur de chirurgie en langue française fera, dans l'amphithéâtre des Écoles, un cours de chirurgie en français en faveur des chirurgiens : il ne commencera ses leçons qu'après avoir prononcé un discours d'ouverture en français dans une assemblée solennelle. Mais il n'enseignera que ce qui concerne les opérations manuelles, la division des parties, l'union des parties divisées, l'extraction des corps étrangers : il traitera des blessures, des ulcères, des tumeurs, des luxations et des fractures. En outre, il fera, dans l'amphithéâtre des Écoles, sur un cadavre humain, un cours public en français d'anatomie et d'opérations chirurgicales en faveur des apprentis chirurgiens.

ART. 59. — Tous ces professeurs, dans leurs cours publics, porteront la robe longue à manches, le bonnet carré, le rabat et l'épitoge de pourpre.

ART. 60. — Tous les professeurs feront leurs cours tous les jours de la semaine, pendant une heure au moins, excepté les jours fériés et pendant le temps des vacances. La Faculté ne reconnaîtra pas d'autres jours fériés que ceux consacrés par l'Église au culte divin, la veille des solennités de Pâques, de la Pentecôte, de Noël ; le jeudi de chaque semaine, les jours de processions ordinaires et extraordinaires du recteur et de l'Université, les fêtes de saint Nicolas du mois de mai, de saint Nicolas au mois d'octobre, de sainte Catherine au mois de novembre, et de saint Nicolas au mois de décembre. Tous les jours admis auparavant ne seront point acceptés par les professeurs actuels.

Art. 61. — Deux docteurs en médecine, l'un du premier, l'autre du deuxième rang, ou des professeurs de chirurgie, assisteront avec le doyen aux actes et maîtrises des chirurgiens, sous peine de nullité d'examen.

Art. 62. — Les docteurs régents qui sont de service auprès du Roi ou des princes de la famille royale, seront considérés comme présents quoique absents, pendant leur temps de service, à la condition qu'ils présideront à leur tour à une thèse quodlibétaire.

Art. 63. — L'ancien de l'École aura le privilège d'être considéré comme présent quoique absent, et de recevoir le double des rétributions accordées aux docteurs régents.

Art. 64. — Le samedi après la Toussaint, tous les docteurs étant réunis selon la coutume, à dix heures du matin, après la messe, les noms de tous les présents seront écrits séparément sur un bulletin et jetés dans deux urnes ; le plus ancien des docteurs présents tiendra l'urne dans laquelle seront déposés les bulletins des docteurs du premier ordre ; le plus ancien du second ordre tiendra l'urne dans laquelle seront déposés les bulletins des jeunes. Tous ces bulletins ayant été mis séparément et loyalement dans les deux urnes et ayant été remués, le doyen sortant de charge, étendant la main, extraira d'abord les noms de trois docteurs du premier ordre et ensuite deux noms du second ordre et les fera immédiatement con-

naître à la Faculté. Ces cinq docteurs ainsi élus par le sort, sans aucune intrigue, prêteront d'abord entre les mains du doyen le serment accoutumé, iront implorer dans la chapelle le secours divin, et là, à la majorité des suffrages, choisiront trois des docteurs qu'ils croiront les plus dignes du décanat et n'ayant pas encore exercé cette charge, savoir deux du rang des anciens et un du rang des jeunes, et ayant mis dans une urne ces trois noms, écrits séparément sur des bulletins, pourvu qu'ils désignent des docteurs présents, celui dont le bulletin sortira le premier de la main du doyen, sera élu doyen pour les deux années suivantes ; cependant il sera élu ou confirmé chaque année.

Art. 65. — Le doyen s'occupera des affaires de la Faculté et de la discipline de l'École : chaque année, suivant la coutume, il rendra compte aux docteurs des recettes et des dépenses ; il recevra le double des jetons qu'on donne au autres docteurs ; il aura le droit de convoquer la Faculté, de lui demander son avis, d'en tirer la conclusion, et il sera regardé comme le chef de la Faculté.

Art. 66. — Le même jour, ces cinq électeurs du doyen nommeront, selon leur conscience, les professeurs, de manière que les professeurs des Écoles et le professeur de chirurgie en langue française soient élus deux ans d'avance, mais les autres professeurs un an seulement. Dans cette élection, on observera les mêmes formalités, si ce n'est pour la chaire de pharmacie, pour laquelle on choisira deux noms de l'ordre des anciens et un du rang des jeunes. Pour les autres offices, on mettra deux noms des anciens contre un seul des jeunes. Les professeurs élus prêteront le serment accoutumé.

ART. 67. — On élira de même un des docteurs présents pour être bibliothécaire, c'est-à-dire que les électeurs choisiront un de l'ordre des anciens et deux de l'ordre des jeunes ; et celui dont le nom sera tiré par le doyen, sera bibliothécaire pour deux ans. Mais, quoiqu'il soit chargé de la bibliothèque pour deux ans, il sera chaque année réélu ou confirmé, comme le doyen ; et de même que les professeurs, il sera désigné un an avant d'entrer en fonctions.

ART. 68. — Immédiatement après son élection, le bibliothécaire désigné fréquentera assidûment la bibliothèque avec celui à qui il devra succéder : il visitera tous les livres, les collationnera avec le catalogue, afin que, lorsqu'il entrera en fonctions l'année suivante, il reçoive de son prédécesseur tous les livres et les clés et puisse lui donner un écrit attestant que, révision faite de la bibliothèque, il a reçu de lui, en présence du doyen, tous les livres inscrits sur le catalogue, et certifier que la bibliothèque lui a été remise en bon état.

ART. 69. — Le bibliothécaire, pendant la durée de son exercice, sera assidu à la bibliothèque tous les jours où elle est publique, y séjournera pendant trois ou quatre heures au moins et communiquera les livres qui lui seront demandés. Il inscrira avec soin dans le catalogue qui est entre les mains du doyen les livres qui entreront chaque année et, en sortant de fonctions, les transmettra tous à son successeur, scrupuleusement, en présence et avec l'approbation du doyen.

ART. 70. — En même temps les électeurs nommeront aussi pour deux ans un professeur d'anatomie et d'accouchements pour les sages-femmes, et ils éliront celui des docteurs présents qui consentira à se charger de ce soin. Le professeur nommé fera tous les ans, dans l'amphithéâtre, deux cours publics, auxquels seront admises seules les matrones et leurs élèves. L'hiver, il fera la dissection et la démonstration anatomique des parties dont la connaissance est nécessaire aux sages-femmes ; l'été, il traitera des principes de l'art des accouchements, de leur méthode, des précautions et des observations qu'il réclame.

ART. 71. — L'élection des examinateurs pour le baccalauréat se fera de la manière suivante : les cinq docteurs, trois du rang des anciens et deux du rang des jeunes, ayant été élus selon la forme précédente, se retireront dans la chapelle et choisiront parmi les membres présents trois docteurs du rang des anciens et autant du rang des jeunes ; ces six noms seront mis dans deux urnes, et deux bulletins seront extraits de chaque urne. Les quatre noms désignés par le sort, savoir : deux anciens et deux jeunes, seront, avec le doyen, les examinateurs futurs du baccalauréat en présence de la Faculté. Cette élection aura lieu tous les deux ans, le samedi avant la Purification de la Vierge, et seulement l'année où doivent être examinés les bacheliers.

Art. 72. — Pour toutes ces fonctions de la Faculté, on n'élira que des docteurs présents et ceux qui auront assisté à la plupart des thèses quodlibétaires et cardinales de l'année scolaire où se fera l'élection, et dont les noms auront été mis dans l'urne destinée aux électeurs ; mais on ne choisira personne parmi les électeurs.

Art. 73. — Bien qu'on ne doive point élire pour une fonction quelqu'un qui l'a déjà remplie, et qu'il soit défendu de remplir deux fois celle de doyen, de professeur, d'examinateur ou de bibliothécaire, avant que tous les docteurs du même ordre aient exercé ces mêmes fonctions, il sera cependant permis à la Faculté d'élire à ces fonctions ceux qu'elle jugera les plus utiles et les plus capables, même s'ils les avaient déjà remplies une, deux ou plusieurs fois, mais à la condition toutefois que la corporation tout entière consentira à cette élection et qu'il ne s'élèvera aucune réclamation de la part des présents.

Art. 74. — Nul ne pourra exercer la médecine à Paris, s'il n'est reçu licencié ou docteur dans cette Faculté, ou s'il n'a été admis à la manière accoutumée, ou s'il ne fait partie du corps des médecins royaux, comme médecin du Roi très chrétien ou de sa famille ; de sorte qu'il ne sera pas même permis aux bacheliers de la Faculté d'exercer la médecine dans la ville ou dans ses faubourgs, sans l'assistance d'un docteur. Tous les autres seront considérés comme exerçant illégalement la médecine.

Art. 75. — Tous les ans, à la première thèse quodlibétaire, avant de poser aucune question, l'appariteur proclamera publiquement les noms et surnoms de tous les docteurs régents et ils seront inscrits sur les *Commentaires* de la Faculté.

Art. 76. — Afin que les docteurs connaissent les médecins qui sont de service auprès du Roi très chrétien ou des princes de la famille royale et avec lesquels il leur est permis d'être en consultation auprès des malades, on en tiendra une liste distincte de celle des docteurs de la Faculté ; et, s'il était reconnu que ces médecins royaux exercent la médecine ou aient des consultations avec des médecins étrangers non approuvés, ou avec des empiriques, on les préviendra qu'ils s'exposent par là à être privés du privilège de la consultation.

Art. 77. — Que tous les docteurs de la Faculté vivent en bonne intelligence. Que nul ne visite les malades, s'il n'y est appelé légalement. Que personne n'aille en consultation avec des empiriques, ni avec des médecins non approuvés par la Faculté de Paris. Que personne ne divulgue les secrets des maladies, ni ce qu'il a vu, entendu ou compris.

Art. 78. — Dans toutes les assemblées médicales, que les plus jeunes se lèvent devant les anciens; que les anciens soient bons et bienveillants pour les jeunes. Dans les consultations médicales, les plus jeunes, selon la coutume, donneront les premiers leur avis et chacun ensuite selon son rang d'ancienneté au doctorat. Ce qui aura été accepté à la majorité dans ces consultations, sera rapporté avec prudence au malade, aux parents du malade, ou aux amis, par le plus ancien et avec l'assentiment de ses collègues. Que les médecins appelés à ces consultations y arrivent exactement à l'heure fixée par le plus âgé, de peur que le retard d'un seul n'occasionne de l'inquiétude au malade ou de la gêne à ses collègues.

Art. 79. — Les formules par lesquelles seront prescrits des remèdes réconfortants ou altérants ou purgatifs, tant à l'intérieur qu'à l'extérieur, seront écrites en latin et signées de ceux qui les prescriront, avec l'année, le jour et le nom du malade. Même observation dans la prescription des saignées.

Art. 80. — Dans toutes les affaires de la Faculté, l'Assemblée ayant été convoquée régulièrement, toute délibération prise par le doyen à la majorité des suffrages sera considérée comme le sentiment de toute la Faculté; mais quand on sera pour accorder quelque faveur qui paraisse forcer les Statuts, le doyen ne pourra rien conclure sans le consentement unanime de toute la corporation, de telle sorte que la réclamation d'un seul membre présent pourra empêcher la conclusion.

Art. 81. — Les docteurs convoqués aux assemblées de la Faculté s'y comporteront avec décence et gravité : ils y prendront place et donneront leur avis selon leur ordre de promotion au décanat. Ils exposeront leur opinion sur le sujet proposé, tranquillement, paisiblement, à leur tour, et personne n'interrompra son collègue. Ces assemblées devront avoir lieu sans bruit ni disputes.

Art. 82. — De même dans les salles basses, les docteurs proposeront à leur tour les arguments à chaque bachelier ; aucun docteur ne pourra, dans la discussion, parler en français; nul ne pourra interrompre son collègue, sous peine de privation de droit de suffrage.

Art. 83. — Les docteurs ne pourront entrer dans la balustrade des salles basses qu'en robe longue et à manches, avec le bonnet carré, l'épitoge écarlate, et un rabat simple comme le portent les gens de robe. Ils assisteront dans ce costume aux actes des bacheliers, quand ils devront porter leur jugement sur leur savoir : ils certifieront leur présence par l'apposition de leur signature sur le registre ; s'ils agissent autrement, ils seront privés du droit de suffrage.

ART. 84 *et dernier.* — Le doyen, les docteurs et le Collège des médecins de Paris observeront strictement ces Statuts et veilleront à ce que dans la suite nul ne s'en écarte : tous les ans, le jour de la Saint-Luc, après la messe, ils les feront lire publiquement par le premier appariteur dans les Écoles supérieures.

Signé : BARON, *Doyen.*

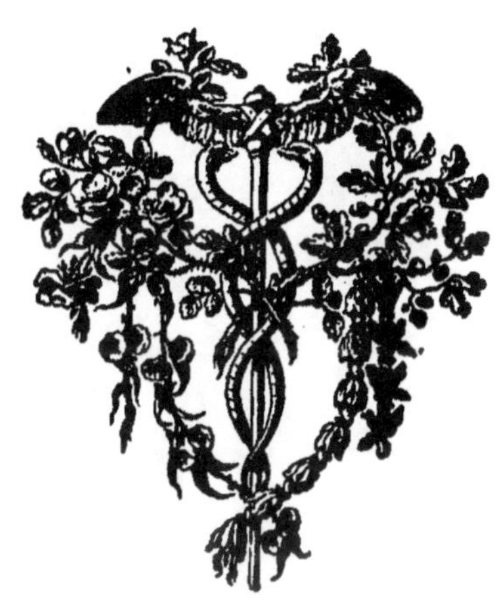

ÉDIT DU ROI
REGISTRÉ EN PARLEMENT
PORTANT RÈGLEMENT POUR L'ÉTUDE ET L'EXERCICE DE LA MÉDECINE
DU MOIS DE MARS 1707

Louis, par la grâce de Dieu Roi de France et de Navarre, à tous présens et à venir, salut. L'attention que Nous avons toujours eüe pour tout ce qui peut contribuer à la conservation et au bien de nos sujets, Nous a souvent engagé à employer notre autorité pour empêcher que des personnes sans titre et sans capacité ne continuassent d'exercer la médecine sans y apporter autres dispositions que l'art criminel d'abuser de la crédulité des peuples, pour s'enrichir aux dépens de la santé et de la vie même des malades qui avoient le malheur de tomber entre leurs mains; mais Nous croirions avoir peu fait pour la sûreté du public, si Nous Nous contentions d'avoir exclus ceux qui déshonoroient ainsi la profession de la médecine, sans prendre en même tems les précautions nécessaires pour faire en sorte que l'on s'applique sérieusement à former de bons sujets dans les Facultés de Médecine, qui n'ont été établies par les Rois nos pré-décesseurs, que pour procurer un aussi grand bien; et, comme rien n'est plus opposé à ce dessein que l'extrême relâchement qui s'est introduit dans une partie de ces Facultés, soit par rapport à la durée et à la qualité des études, soit par rapport au nombre et à la nature des épreuves par lesquelles on doit parvenir aux degrés, Nous avons cru ne pouvoir rien faire de plus convenable, pour rétablir dans son ancien lustre une profession si nécessaire et si importante, que de renouveller, d'un côté, les défenses rigoureuses, par lesquelles Nous avons interdit l'exercice de la médecine à tous ceux qui n'ont ni le mérite, ni le caractère de médecin, et de ranimer de l'autre l'attention et la vigilance des Facultés établies dans notre royaume, en réunissant dans un seul règlement tout ce que Nous voulons être généralement observé pour l'étude de la médecine et pour l'obtention des degrés, afin qu'ils puissent être dorénavant la preuve et la récompense du travail, et non un vain titre d'honneur, plus propre à tromper le public qu'à en mériter justement la confiance. A ces causes et autres à ce Nous mouvans, de notre certaine science, pleine puissance et autorité royale, Nous avons par le présent Édit perpétuel et irrévocable dit, statué et ordonné, disons, statuons et ordonnons, voulons et nous plaît :

Premièrement.

Qu'à commencer à l'ouverture prochaine des Écoles, qui se fera suivant l'usage des lieux, la médecine soit enseignée dans toutes les Universités de notre Royaume et pays de notre obéissance où il y aura Faculté de Médecine, et que, dans celles où l'exercice pourroit en avoir été discontinué, il y sera rétabli suivant les anciens Statuts de chaque Faculté.

II

Et où il ne se trouvera pas de fonds suffisans pour entretenir les professeurs qui doivent enseigner la médecine, ordonnons que, dans trois mois de la publication de notre présent édit, les docteurs desdites Facultés s'assembleront pour délibérer sur les moyens qu'ils estimeront les plus convenables pour assurer une rétribution honnête ausdits professeurs, et envoyeront leurs délibérations à notre très cher et féal chancelier, pour y être par Nous pourvu ainsi qu'il appartiendra ; et cependant nul ne pourra être admis aux degrés dans lesdites Facultés s'il n'a étudié dans celles où l'on enseigne la médecine,

et s'il n'en rapporte des attestations en bonne forme.

III

Enjoignons aux professeurs d'être assidus à leurs leçons et exercices. Voulons que, pour chaque leçon qu'ils auront manqué de faire sans cause légitime, il soit retenu sur leurs appointemens la somme de trois livres, applicable moitié à la bourse commune, moitié aux pauvres, suivant la destination qui en sera faite par la Faculté, et en cas d'absence nécessaire ou empêchement légitime, qui durera plus de trois jours, le professeur qui ne sera pas en état de faire lui-même ses leçons, sera tenu de présenter à la Faculté un docteur en médecine capable d'exercer ses fonctions, lequel sera commis à cet effet par ladite Faculté.

IV

Permettons à chaque Faculté de suivre les anciens usages sur le tems et la durée des vacations, à condition néanmoins qu'elles ne pourront durer plus de trois mois, en quelque tems que l'usage soit de les prendre.

V

Lorsqu'une des chaires de médecine viendra à vaquer, la Faculté s'assemblera pour nommer un docteur en médecine, qui sera chargé de faire les leçons pendant la vacance, et qui jouira de la moitié des appointemens et des droits attribués aux professeurs.

VI

Voulons que toutes les chaires de professeurs qui vaquent actuellement ou qui vaqueront à l'avenir soient mises à la dispute, et qu'après que les aspirans ausdites chaires auront fait les leçons, démonstrations et autres actes probatoires qui leur seront prescrits par les docteurs de chaque Faculté, la chaire vacante soit adjugée à celui qui sera trouvé le plus digne à la pluralité des suffrages, lesquels seront donnés par scrutin, et le procès-verbal d'élection sera envoyé à celui de nos secrétaires d'Etat dans le département duquel se trouvera la Faculté où ladite élection aura été faite, et à notre premier médecin, pour nous en rendre compte.

VII

Aucun docteur en médecine ne pourra être admis à donner son suffrage sur lesdites disputes, si depuis qu'il a acquis le degré de licencié il n'a exercé la profession de médecine pendant dix années au moins.

VIII

Lorsqu'il ne se trouvera pas dans une Faculté de Médecine jusqu'à sept docteurs au moins en état d'assister à la dispute des chaires vacantes et d'y donner leurs suffrages, la dispute sera renvoyée de plein droit dans la Faculté la plus prochaine, sans qu'il soit besoin d'aucun jugement qui l'ordonne, si ce n'est que tous les aspirans voulussent consentir également qu'elle fût faite dans la Faculté de Paris ou dans celle de Montpellier.

IX

Nul ne pourra être admis à aucun degré desdites Facultés, s'il n'a étudié pendant trois ans entiers, à compter du jour qu'il se sera inscrit, en la manière prescrite par l'article suivant, sur les registres de la Faculté de Médecine dans laquelle il aura fait ses études, et si pendant ledit tems il n'a assisté assiduement aux leçons et écrit ce qui aura été dicté par les professeurs, desquels il retirera tous les ans des attestations, qui seront registrées dans un registre tenu à cet effet dans chaque Faculté.

X

Ceux qui étudieront à l'avenir dans les Facultés de Médecine de notre Royaume et païs de notre obéissance, seront tenus de s'inscrire de leur main quatre fois par an dans deux registres ou cahiers, qui seront tenus pour cet effet dans chacune desdites Facultés, et sera la première desdites inscriptions faite dans le premier mois après l'ouverture des Écoles, et les trois autres dans le premier mois de chaque trimestre ou quartier; dans toutes lesquelles inscriptions, les étudians seront tenus de marquer précisément le jour auquel ils s'inscriront, ensemble le lieu de leur demeure, qu'ils ne pourront faire ailleurs que dans la ville où la Faculté dans laquelle ils étudieront sera établie, le tout à peine d'être déchus des trimestres ou quartiers dans lesquels ils auront manqué de satisfaire à la présente disposition, même de nullité des degrés qu'ils pourroient obtenir, sans avoir auparavant recommencé lesdits trimestres.

XI

Lesdits deux registres ou cahiers d'inscriptions seront cottés, paraphés et datés sans frais au commencement de chaque trimestre par les lieutenans généraux des bailliages et sénéchaussées dans lesquels les Facultés de Médecine seront établies, et seront aussi clos et arrêtés par les mêmes officiers à la fin du premier mois de chaque trimestre, et l'un desdits registres sera envoyé au plus tard dans le quinzième du mois suivant à nos procureurs généraux en nos cours de Parlement et conseil supérieur de Roussillon, chacun dans son ressort.

XII

La moitié des droits que l'on a accoutumé de recevoir, dans chaque Faculté, pour l'obtention des degrés de bachelier et de licencié, sera païée dans le tems des inscriptions et, à cet effet, partagée en douze portions égales, dont chacune sera payable dans le tems de chaque inscription, et le reste desdits droits ne sera payé que dans le tems de l'obtention des degrés, moitié pour les lettres de baccalauréat et moitié pour celles de licence, et le tarif desdits droits, tant pour les inscriptions que pour les degrés, sera inscrit en un tableau, qui demeurera toujours exposé dans les Écoles de chaque Faculté de Médecine.

XIII

Nul ne pourra être reçu à s'inscrire sur les registres de la Faculté de Médecine, qu'auparavant il n'ait re-présenté et fait enregistrer dans lesdits registres les attestations d'étude de philosophie, pendant deux ans, dans une des Universités de notre Royaume, lesquelles attestations seront certifiées par le recteur desdites Universités et légalisées par les juges des lieux, le tout à peine de nullité.

XIV

Tous ceux qui voudront prendre des degrés, seront tenus de subir, à la fin de chacune des trois années d'études, un examen de deux heures au moins sur les parties de la médecine qui leur auront été enseignées pendant le cours de l'année ; dans le troisième desdits examens, ils répondront sur toutes les leçons qu'ils auront prises pendant le cours entier de leurs études de médecine, et s'ils sont trouvés capables dans lesdits trois examens, ils soutiendront publiquement un acte pendant trois heures au moins, après lequel ils seront reçus bacheliers. Voulons que trois mois après ils subissent un dernier examen sur la matière médicinale, après lequel ils soutiendront un second acte public pendant quatre heures au moins, pour être admis ensuite au degré de licencié ; le tout s'ils sont jugés dignes desdits degrés de baccaulauréat et de licence à la pluralité des suffrages, outre lesquels actes ceux qui voudront être reçus docteurs seront obligés d'en soutenir un troisième, pendant cinq heures au moins, sur toutes les parties de la médecine, lequel acte ils pourront soutenir dès qu'ils seront reçus licenciés, sans être tenus d'observer aucun interstice, à moins qu'il n'y en ait d'établi entre lesdits degrés de licencié et de doctorat par les Statuts des Facultés où ils se feront recevoir docteurs.

XV

N'entendons néanmoins déroger aux usages des Facultés où les aspirans aux degrés sont tenus de subir un plus grand nombre d'examens ou autres actes probatoires pour être admis ausdits degrés, lesquelles Facultés continueront d'en user ainsi qu'elles ont fait par le passé.

XVI

Les suffrages seront toujours donnés par scrutin, tant aux examens qu'aux autres actes probatoires, soit pour l'élection des professeurs, soit pour l'admission aux degrés.

XVII

Pourront les étrangers être admis aux études de médecine dans les Facultés de notre Royaume, même y prendre les degrés, sans observer les interstices ci-dessus marqués, pourvu qu'ils ayent étudié pendant le tems porté par notre présent édit, soit dans les Universités de notre Royaume, soit dans celles des pays étrangers, dont ils rapporteront des attestations en bonne forme et duement légalisées ; mais ne pourront les degrés par eux obtenus leur servir dans notre Royaume, et à cet effet sera fait mention tant du lieu de leur naissance que desdites attestations dans les lettres de bachelier et de licencié qui leur seront accordées.

XVIII

Aucun de nos sujets ne pourra être admis à prendre des degrés dans les Facultés de Médecine, s'il n'est maître ès arts de quelqu'une des Universités de notre Royaume, sans néanmoins que les aspirans ausdits degrés de médecine soient tenus de se faire immatriculer dans la Faculté des arts de l'Université dans laquelle ils les obtiendront.

XIX

Ne pourra pareillement aucun de nos sujets être admis aux degrés dans une Faculté où la médecine s'enseigne publiquement, s'il n'y a étudié pendant une année au moins (1).

XX

Lorsque ceux qui auront commencé leurs études dans une Faculté voudront les continuer dans une autre, ils ne pourront y être reçus, soit qu'ils soient étrangers ou régnicoles, qu'en rapportant des attestations d'étude de la Faculté de notre Royaume où ils auront étudié, dans lesquelles

(1) Une déclaration du Roi, donnée à Fontainebleau le 27 août 1711, considérant que ceux qui étudient en la Faculté de Paris, y trouvant plus de moyens que partout ailleurs de s'instruire parfaitement de toutes les parties de la médecine, qui y sont enseignées par les maîtres les plus habiles, ce serait inutilement qu'on les obligerait à recommencer de nouvelles études sous des professeurs parmi lesquels il s'en rencontrerait rarement d'aussi capables que ceux dont ils auraient pris les leçons, interprète, en tant que besoin serait, cet article XIX, arrête que ceux qui auront étudié à la Faculté de Médecine de Paris pendant tout le temps et en la forme prescrite par ledit édit, soient admis aux autres degrés dans toutes les autres Facultés de Médecine du royaume sans être tenus d'y étudier pendant aucun temps (G. S.).

attestations ladite Faculté marquera expressément s'ils se sont présentés aux examens et actes probatoires, et s'ils ont été admis ou refusés ; et à cet effet, il sera tenu dans toutes les Facultés de Médecine un registre exact des admissions et des refus de ceux qui auront subi des examens ou soutenu les actes probatoires. Voulons que ceux qui auront été refusés absolument, ou remis à un tems plus long pour subir un nouvel examen, ne puissent jamais être admis aux degrés dans une autre Faculté que dans celle où ils auront été refusés ou remis.

XXI

Défendons aux professeurs de dispenser qui que ce soit de l'exécution des Statuts et règlemens, et de donner des attestations d'étude qui ne soient véritables, à peine contre lesdits professeurs de privation de leurs chaires, et contre ceux qui se serviront de ces sortes de dispenses d'être déchus de leurs degrés ; et à l'égard de ceux qui auront obtenu des fausses attestations, Nous les déclarons incapables d'être jamais admis aux degrés, et voulons en outre que le procès leur soit fait et parfait à la requête de nos procureurs généraux ou de leurs substituts, ensemble à ceux qui auront eu part à la fausseté desdites attestations, suivant la rigueur de nos ordonnances.

XXII

Les écoliers desdites Facultés seront tenus d'assister aux cours d'anatomie et de pharmacie galénique et chimique, et aux démonstrations des plantes, qui se feront pendant le tems qu'ils sont obligés d'étudier dans lesdites Facultés, et sera fait mention de leur assiduité aux leçons et démonstrations dans les attestations qu'ils retireront des professeurs sous lesquels ils auront étudié.

XXIII

Les professeurs des Facultés établies dans les villes où il n'y a point encore de jardin des simples seront tenus de faire deux fois l'année à leurs écoliers des démonstrations des plantes usuelles, tirées des jardins particuliers, et les mener herboriser à la campagne au moins quatre fois par an.

XXIV

Les Facultés qui manqueront de fonds pour la dépense de ces sortes de leçons et démonstrations, Nous envoyeront, dans trois mois après la publication des présentes, les délibérations qu'elles auront prises sur les moyens les plus convenables pour leur procurer les secours dont elles ont besoin à cet égard ; le tout dans la forme prescrite par l'article second du présent édit.

XXV

Enjoignons aux magistrats et aux directeurs des hôpitaux de faire fournir des cadavres aux professeurs pour faire les démonstrations d'anatomie, pour enseigner les opérations de chirurgie.

XXVI

Nul ne pourra, sous quelque prétexte que ce soit, exercer la médecine, ni donner aucun remède, même gratuitement, dans les villes et bourgs de notre Royaume, s'il n'a obtenu le degré de licencié dans quelqu'une des Facultés de Médecine qui y sont établies, conformément à ce qui est porté par notre présent édit, à peine de cinq cens livres d'amende, applicable moitié à Nous, et l'autre moitié à la Faculté ou aggrégation la plus prochaine du lieu où ceux qui ne sont pas gradués auront exercé la médecine.

XXVII

Voulons que tous religieux, mendians ou non mendians, soient et demeurent compris dans la prohibition portée par l'article précédent, et en cas de contravention de la part de ceux qui ne sont pas mendians, voulons que l'amende de cinq cens livres ci-dessus prononcée soit payée par le monastère où ils font leur demeure ; et, à l'égard des mendians, ils seront renfermés pendant un an dans une des maisons de leur ordre, éloignée de vingt lieues au moins du lieu où ils auront pratiqué la médecine, et en cas qu'ils sortent pendant ledit tems, au préjudice de nos défenses, permettons à la Faculté de Médecine la plus prochaine de les faire arrêter, en obtenant préalablement la permission par écrit du lieutenant général de police des villes où ladite Faculté sera établie.

XXVIII

Défendons très expressément à nos juges et à ceux des seigneurs hauts justiciers, sous peine d'interdiction, de permettre l'exercice de la médecine à d'autres qu'à ceux qui justifie-

ront avoir obtenu le degré de licencié, suivant les formes prescrites par notre présent édit ; déclarons les permissions qu'ils peuvent avoir données pour le passé, et celles qu'ils pourroient donner pour l'avenir, nulles et de nul effet ; révoquons même, en tant que besoin seroit, toutes celles que Nous pourrions avoir ci-devant accordées, lesquelles demeureront nulles de plein droit, du jour de la publication des présentes.

XXIX

Défendons aussi, sous les mêmes. peines que dessus, à tous ceux qui n'auront pas obtenu les degrés de docteur ou de licencié en la forme ci-dessus marquée, de prendre la qualité de docteur ou de licencié dans quelque acte que ce puisse être, même dans les livres et écrits qu'ils pourroient donner au public.

XXX

Ayant égard à la très humble supplication qui Nous a été faite par les provinces des Païs-Bas, et particulièrement par l'Université de Douay, de les maintenir dans leurs anciens usages par rapport à l'exercice de la médecine, Nous défendons très expressément, à peine de cinq cens livres d'amende, à tous docteurs et licenciés des autres Facultés de notre Royaume d'exercer la médecine dans nos provinces de Flandres, Artois, Haynault, Tournesis et Cambresis, s'ils ne sont gradués en l'Université de Douay, à la charge que, réciproquement, les gradués de l'Université de Douay ne pourront exercer la médecine dans les autres provinces de notre Royaume, sans néanmoins que la prohibition portée par le présent article contre les docteurs et gradués des autres Universités puisse avoir lieu contre ceux des Facultés de Paris et de Montpellier ; le tout ainsi que ladite Université de Douay Nous l'a fait très humblement demander et proposer.

XXXI

Et, d'autant qu'après les grands abus qui se sont glissés dans une partie des Facultés de notre Roïaume, il est difficile d'espérer que les études y soient d'abord assez florissantes pour pouvoir rétablir avec une entière sûreté l'ancien privilège des Universités, et qu'en attendant que le tems Nous ait fait voir l'effet de notre présent règlement, il paroit plus convenable de ne laisser exercer la médecine dans chaque Faculté que par les docteurs ou licenciés qui y auront été reçus ou qui y auront donné des preuves publiques de leur capacité, Nous avons fait par provision, et jusqu'à ce qu'autrement par Nous en ait été ordonné, très expresses inhibitions et défenses à tous médecins, à peine de cinq cens livres d'amende, applicable comme dessus, d'exercer la médecine dans les lieux où il y aura Université, s'ils ne sont gradués ou aggrégés en icelle ; et dans les lieux où il n'y a qu'un collège ou corps de médecine, s'ils ne sont aggrégés audit corps ou collège en la manière accoutumée.

XXXII

Ordonnons pareillement par pro-vision que ceux qui auront été reçus docteurs ou licenciés dans une Faculté, ne pourront être aggrégés à une autre Faculté, ou corps de médecine, qu'en soutenant préalablement un acte public, de quatre heures au moins, sur toutes les parties de la médecine et en payant la somme de cent cinquante livres pour tous droits ; et néanmoins ceux qui auront exercé la médecine pendant dix ans dans la Faculté en laquelle ils auront été reçus docteurs ou licenciés, seront aggrégés, sans être obligés de soutenir aucun acte public, en payant seulement lesdits droits et en rapportant des attestations de la Faculté de Médecine et des juges royaux des lieux où ils l'auront exercée, et le tems de dix ans de pratique ne pourra être compté que du jour de la publication de notre présent édit.

XXXIII

Voulons que dans les Facultés ou collèges de médecine, dans lesquels on exige de plus grandes épreuves de ceux qui y sont aggrégés, il en soit usé comme par le passé.

XXXIV

Exceptons des défenses portées par l'article XXXII de notre présent édit : nos médecins et ceux de notre maison royale, ceux des Reines, Enfans de France et Petits-Enfans et premier Prince de notre sang, qui sont employés dans nos États, envoyés en notre Cour des aydes. Voulons qu'ils puissent exercer la médecine dans toute l'étendue de notre Royaume, ainsi qu'ils l'ont fait par le passé ; et néanmoins à l'avenir il sera fait mention dans leurs provisions de leurs grades, duement obtenus dans quelqu'une des Universités de notre Royaume, à peine de nullité desdites provisions.

XXXV

Dans les lieux où il n'y aura ni Université ni Aggrégation, la médecine pourra être exercée par tous docteurs ou licenciés de quelqu'une des Facultés de notre Royaume, en représentant préalablement leurs lettres de degrés aux juges de police des lieux où ils voudront s'établir, et les faisant registrer au greffe de la juridiction desdits juges ; outre laquelle formalité, ceux qui auront obtenu le degré de licencié avant le présent édit dans d'autres Facultés que celle de Paris et de Montpellier, seront obligés de faire viser leurs lettres par les professeurs de médecine de l'Université la plus prochaine et de subir devant eux un examen sur la pratique, pour lequel, ensemble pour le visa desdites lettres, ils payeront seulement la somme de dix livres.

XXXVI

Ordonnons, ainsi qu'il se pratique dans notre bonne ville de Paris, que dans toutes les Facultés et collèges de Médecine de notre Roïaume, quatre docteurs se trouvent avec le doyen dans leur lieu d'assemblée, précisément à dix heures du matin, le jour marqué dans chaque semaine, pour y assister gratuitement de leur conseil les pauvres malades qui se présenteront, et qu'ils fassent écrire leurs avis par les bacheliers, licenciés, ou jeunes docteurs, qui assisteront à ces visites des pauvres, et pour ce qui regarde les maladies qui ont besoin d'opération manuelle, lesdits docteurs auront soin de la faire faire en leur présence par un chirurgien capable et expérimenté.

XXXVII

Et attendu que, par l'examen que Nous avons fait faire des Statuts et usages de la Faculté de Médecine de notre bonne ville de Paris, il a été reconnu qu'on n'y peut rien ajouter pour le bon ordre et l'utilité publique, Nous déclarons que Nous n'entendons point comprendre ladite Faculté dans notre présent édit, ni rien changer à ses Statuts, que Nous voulons à l'avenir être observés selon leur forme et teneur, comme ils l'ont été par le passé. Voulons pareillement que les Statuts des autres Facultés de Médecine de notre Royaume soient exécutés, en ce qu'ils ne sont point contraires à notre présent édit.

XXXVIII

Et sur ce qui Nous a été représenté que plusieurs personnes sans aucunes lettres de maîtrise, ni certificats de capacité et de service, se faisant pourvoir des charges de chirurgiens et apotiquaires auprès de notre personne et dans notre maison, et celles des Reines, Enfans de France et Petits-Enfans et premier Prince de notre sang ; ordonnons que nul ne pourra à l'avenir être pourvu desdites charges et de toutes celles de pareille qualité, s'il n'a été reçu maître dans quelqu'une des villes de notre Royaume, ou si, n'étant pas maître, il ne rapporte pas des certificats de dix années de service dans les hôpitaux de nos armées, ou dans l'Hôtel-Dieu de Paris, ou des autres villes de notre Royaume, dans lesquelles il y a Parlement ou bailliage Royal, desquels certificats en bonne forme ou lettres de maîtrise Nous voulons qu'il soit fait mention dans ses provisions, à peine de nullité, sans préjudice de l'examen qu'il sera obligé de subir en la manière accoutumée devant notre premier médecin ou autre par lui commis. Si donnons en mandement à nos aimés et féaux conseillers, les gens tenant notre Cour de Parlement à Paris, que notre présent édit ils ayent à faire lire, publier et registrer, et le contenu en icelui garder et observer selon sa forme et teneur, cessant et faisant cesser tous troubles et empêchemens quelconques, nonobstant tous édits, déclarations, arrêts et autres choses à ce contraire, aus-

quels Nous avons dérogé et dérogeons par le présent édit. Car tel est notre plaisir, et afin que ce soit chose ferme et stable à toujours, Nous avons fait mettre notre scel à cesdites présentes.

Donné à Marly au mois de mars, l'an de grâce mil sept cent sept, et de notre règne le soixante-quatrième. Signé : LOUIS.

Et, plus bas : par le Roi, *Phelypeaux*. Visa, *Phelypeaux*. Et scellé du grand sceau de cire verte, en lacs de soye rouge et verte.

Registrées, oui, et ce requérant le Procureur général du Roi, pour être exécutées selon leur forme et teneur, et copies collationnées envoyées aux bailliages et sénéchaussées du ressort, pour y être lues, publiées et registrées. Enjoint aux substituts du Procureur général du Roi d'y tenir la main et d'en certifier la cour dans un mois, suivant l'arrêt de ce jour. A Paris en Parlement le dix-huit mars mil sept cent sept. Signé : *Dongois*.

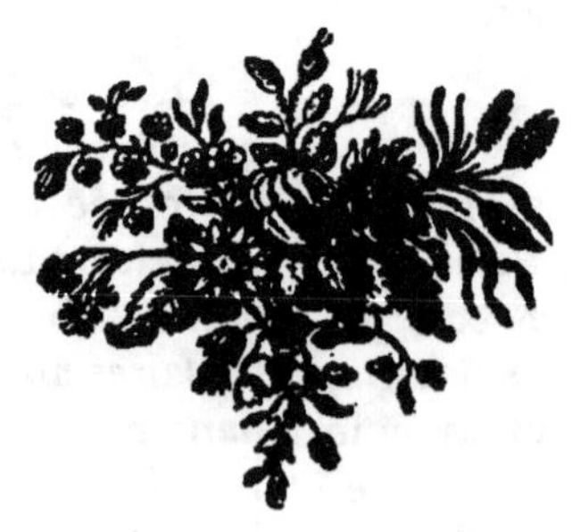

Frontispice de thèse au xviii⁰ siècle.

INDEX ANALYTIQUE [1]

DEUXIÈME DÉCANAT DE DES ESSARTZ (*), 1777-1778

8 novembre : Remerciements du Doyen et des professeurs. — Le Preux demande des remerciements publics pour Delaplanche, qui l'a aidé dans son cours à l'Amphithéâtre, 3.

Élection des professeurs. — *Physiologie,* Vicq d'Azyr ; *Chirurgie latine,* Langlois ; *Matière médicale,* Defrasne ; *Pharmacie,* Le Preux ; *Chirurgie française,* Bourru ; *Bibliothécaire,* Dieudonné Jeanroy. Millin de la Courvault déclare faire opposition à cause du mode insolite de division du catalogue ; il abandonne bientôt cette opposition, 5.

Catalogue des Régents, 5.

Thèses de Pathologie. — Novembre 1777 à mars 1778 : Marinier, Hallé, Théry, Doublet, Michel, Simonnet. Hallot, Le Roux des Tillets, Bourdois de la Motte (*), De Jussieu, Roussel de Vauzesme, Navier, Delaplanche, Jeannet des Longrois, 11.

Thèses médico-chirurgicales. — Mars 1778 : Marinier, Jeannet des Longrois, Hallé, Hallot, Théry, Navier, Simonnet, Bourdois de la Motte, Delaplanche, Roussel de Vauzesme, Michel, Doublet, Le Roux des Tillets, De Jussieu, 13.

Vespéries et Doctorat. — Lorry et Hallé, Mauduyt de la Varenne et Jussieu, Lucas de Lauremberg et Bourdois de la Motte, Mallet et Doublet, Lucas de Lauremberg et Navier, Pajon de Moncets et Delaplanche, Millin de la Courvault et Marinier, Lucas de Lauremberg et Simonnet, Bourru et Hallot, Lucas de Lauremberg et Théry, Roussin de Montabourg et Roussel de Vau-

[1] Une partie des notes ayant été rédigées après l'impression du texte, j'ai indiqué par une astérisque dans cet index les points où s'attachaient ces notes supplémentaires. Elles sont distinguées dans l'ensemble des notes (p. 9 à 256) par une astérisque qui suit le chiffre de la page. — Ainsi une note rédigée après l'impression de la page 60, par exemple, sera indiquée dans la table analytique par une astérisque, et dans la série des notes elle se trouvera sous l'indication : Page 60 (*). [G. S.]

zesme, Morisot-Deslandes et Jeannet des Longrois, Langlois et Michel, Pajon de Moncets et Le Roux des Tillets, 15.

Thèses cardinales(').—Mai à octobre 1778 : Crochet, Berthollet, Champagne du Fresnoi, De Wenzel, Corion des Collines, Chambon ('), Grosieux de la Guérenne, Mahon du Houssay, Mathey, Laservolle, de Fourcroy, Soniguet, Dupré, 20.

Thèse pour cooptation. — 21 août 1778 : Ch. Le Roi, 20.

Discours solennels. — Coquereau, Guenet, 21.

Cours public. — *Médecine opératoire*, Goubelly, Guenet avec Goubelly ; *Chimie*, Bucquet ; *Anatomie*, Dupuy avec Goubelly ; *Obstétrique*, Solier de la Romillais avec Goubelly (') ; *Pharmacie*, Philip avec Brongniart, 21.

Acta et Comitia. — 15 *novembre :* Rappel de l'élection de De l'Épine comme Censeur. Lecture de l'arrêt du Parlement maintenant Alleaume en fonctions; la Faculté attendra le résultat du procès, 24. Le Doyen se plaint des absences à la consultation des pauvres. L'amende pour absence est élevée à 12 livres, 24. Appareils de Rabiqueau, 24. Plainte du Collège de Médecine de Lille contre un de ses membres qui débite un remède secret, 25. Lettre de Seguy annonçant qu'il a prêté serment comme médecin du Roi, 25. Andry est élu professeur d'obstétrique, 26.

6 *décembre :* Histoire de l'opération de la femme Souchot ; lecture de Sigault ; vote de l'impression du mémoire et de la frappe d'une médaille, 26. Plainte de Munier fils au sujet d'une dénonciation anonyme adressée contre lui au prince de Montbarey, ministre de la Guerre; lettre du Doyen à Montbarey, 33. Pension de 400 livres à la veuve de Pathiot; suppression de celle de la veuve de Frémont, remariée, 34.

22 *décembre :* Audience du Roi à Versailles, en présence de Lieutaud, Delassone et Poissonnier, pour lui offrir le mémoire de Sigault, 35.

17 *janvier :* Tirage au sort des Commissaires des comptes du 1er Décanat de Des Essartz ; lettre de Montbarey informant que Sabatier est chargé de l'hôpital militaire de Brest, 36 ; supplique de Gillot, herboriste ('), 37 ; comité de 12 Régents pour l'étude des modifications à l'examen de licence, 38.

24 *janvier :* Règlement du concours de Diest, 39 ; rapport sur la supplique de Gillot, 40 ; il est admis et prête serment, 43 ; plainte des professeurs en fonctions contre Vicq d'Azyr, 45 ; la Faculté proroge dans leurs fonctions les délégués pour l'étude des rapports avec la Société Royale, 45 ; lettre du Garde des sceaux pour l'exécution de la symphyséotomie sur une femme condamnée à mort, 46 ; lecture par Sigault d'une lettre reçue de Dupré de Mainmor, 46 ; réponse de la Faculté au Garde des sceaux, 47 ; réplique du Garde des sceaux, 52.

4 *février :* La Faculté vote l'impression d'un mémoire pour le procès contre Alleaume, 53 ; Vicq d'Azyr propose de faire son cours gratuitement à l'Amphithéâtre des Écoles, il lui est répondu par l'article 51 des Statuts, 53 ; Amelot écrit au sujet de la requête d'un certain Aguibene, qui demande l'approbation d'un remède ; ce charlatan refuse de répondre aux Commissaires délégués, mais il continue à jouir de la protection des grands, 53.

7 *février :* Messe en l'honneur de Malouin, 54 ; le Doyen, malade, est remplacé par De l'Épine ; élection des examinateurs, incident survenu à cette occasion, les juges élus ayant rempli la même fonction quelques années auparavant, 55.

14 *février* : Désignation de 3 Commissaires pour suivre le traitement de Dufour contre l'aliénation, 56 ; De l'Épine fait part que le curé de Saint-Sulpice a remercié un des 4 collègues qui soignait les pauvres de la paroisse, et a la prétention de confier ces fonctions à tous les médecins du quartier, en assignant à chacun son périmètre ; mais Bidault, Leys et Nizon affirment que le curé a renoncé à ce projet, 57 ; Bertrand dénonce un article de la *Gazette de France* au sujet de Vercureur, pharmacien vendant des remèdes secrets ; le Doyen et les professeurs de Pharmacie iront porter plainte au lieutenant de police, 58 ; jugement du procès Alleaume, arrêt de la Cour, 58.

20 *février* : Le Doyen écrit à Lenoir au sujet de Vercureur.

21 *février* : La Faculté fixe la date pour porter son jugement sur les lettres de 6 candidats (Faure, Fourcroy, Géraud, Grosieux de la Guérenne, Mestais et Mathey), 60 ; Audat adresse un mémoire sur les dommages causés par le voisinage des brasseries, 61.

6 *mars* : Lettre du Doyen à Amelot au sujet de Vercureur, 61 ; la Faculté décide de poursuivre Vercureur, 63 ; lettre d'Amelot au sujet de l'eau anti-vénérienne de Quertan et d'Audoucet (¹), 63 ; rapport sur les lettres pour le concours de Diest, 65.

7 *mars et jours suivants* : Épreuves du concours, Grosieux de la Guérenne s'est retiré, 67.

14 *mars* : Rapport sur le concours, Mathey est lauréat, 68 ; avant le scrutin, Barbeu du Bourg propose sans succès de ne donner le prix que si les concurrents s'engagent à ne faire partie d'aucune société sans l'assentiment de la Faculté, 69 ; 9 Candidats demandent à se présenter au baccalauréat, 69 ; chacun des juges recevra 30 jetons

d'argent, 69 ; Guindant demande, sans indiquer les motifs, à différer la présidence d'une thèse, sa demande est rejetée, 69 ; la femme Souchot réclame le paiement immédiat de la pension qui lui a été votée ; la décision ne réunissant pas l'unanimité, le Doyen s'abstient de conclure et propose de faire décider par une assemblée ultérieure les conditions des votes relatifs aux finances, 70 ; décès de Garnier, les frais d'obsèques seront supportés par la Faculté, 71 ; Du Mangin s'oppose à l'admission à l'examen de licence de Crochet, docteur de Bourges, 71 ; le projet de modifications aux examens sera déposé sur la table pendant plusieurs jours, et discuté dans deux assemblées, 71 ; le dépôt sur la table est fait pendant plusieurs semaines, 72 ; le Doyen lit les articles du testament de Malouin qui intéressent la Faculté, 72 ; le Doyen est autorisé à accepter le legs après étude des conditions ; on lui adjoint 4 Commissaires pour cette étude, 73.

28 *mars* : Rapport sur le testament Malouin, 73 ; consultation de Aubry, Gervaise et Vaubertrand, 74 ; le legs est accepté, 75 ; acte passé avec les héritiers, 76 ; lecture en deuxième du projet de réforme des examens, observations sur la division en deux du catalogue, 80 ; il est décrété que les affaires financières se décideront par les deux tiers des suffrages, 81 ; Lenoir avise la Faculté que les anciennes Écoles de droit qu'occupe la Faculté seront mises en vente, 81 ; Navier est mandé au Conseil pour n'avoir pas mentionné sa qualité de bachelier à la fin de sa thèse, 81.

1ᵉʳ *avril* : Troisième lecture du règlement des examens ; discussion, 82 ; le Doyen annonce que le nouveau règlement sera appliqué au prochain examen, et que l'enregistrement au

Parlement ne sera demandé qu'après un essai de deux ans. Nouveau règlement, 83 ; deuxième délibération sur les votes en matière financière, 89 ; mort de Louis Cruchot, deuxième Appariteur ; désignation d'un autre Appariteur, 89.

4 avril : Corion et Crochet, quoique n'ayant pas l'âge, sont admis à l'examen, 91 ; Defaure (*) demande à être exempté des frais d'examen, 91 ; rapport sur les lettres des Candidats au baccalauréat, Chambon, de Wenzel, Grosieux de la Guérenne, Champagne, Mahon du Houssay, Mathey, Fourcroy, Corion, Berthollet, Crochet, Lasservolle, 92 ; compte rendu du *Dictionnaire de chimie* de Macquer, 95 ; avis est donné que les épreuves auront lieu dans la semaine du 6 au 10 et que le droit de suffrage ne sera acquis qu'aux Régents qui auront assisté à trois épreuves, 97.

11 avril : Discours de De l'Épine sur le logement des gens de guerre, 97 ; il ajoute des renseignements fournis par le Recteur Pierre Duval, 99 ; la question sera portée au Tribunal académique, 99 ; un mémoire est remis au Garde des sceaux ; lettre de ce dernier, 100 ; rapport des délégués sur la Société Royale des épidémies et épizooties, 101.

Pièces citées : 1° Le Doyen à Delassone ; 2° Convocation à la séance publique au Collège de France ; 3° Delassone au Doyen ; 4° Mauduyt au Doyen ; 5° les Commissaires à Delassone ; 6° Delassone au Doyen ; 7° Mémoire des Députés envoyés à Delassone ; 8° Delassone au Doyen ; 9° les Commissaires à Delassone ; 10° Delassone au Doyen ; 11° le Doyen à Delassone ; 12° Delassone au Doyen ; 13° le Doyen à Delassone ; 14° Delassone au Doyen ; 15° les Commissaires à Delassone ; 16° Delassone aux Commissaires ; 17° le Doyen à Delassone ; 18° les Commissaires à Delassone, 103 à 107.

La Faculté décide d'adresser une requête au Roi ; Moreau de Vormes est choisi comme conseil, 118 ; rapport sur l'examen de baccalauréat, 118 ; serment des Bacheliers, 119.

18 avril : Lecture par Lorry d'une lettre de Geoffroy, Lorry, Mauduyt et Coquereau ; Lorry refuse d'en laisser copie. La discussion a lieu sans qu'il soit possible de conclure, la convocation ne portant rien à ce sujet, 121 ; le Garde des sceaux au Doyen, 121 ; le Doyen annonce que l'impression de la requête au Roi et de tout autre mémoire sur ce sujet est interdite ; comme les lettres patentes vont être enregistrées, le Doyen donne ordre au procureur de la Faculté de déposer une opposition entre les mains du Procureur Général, et il écrit à Joly de Fleury, 122 ; pas de réponse.

5 mai : Deuxième opposition au Parlement ; nouvelle lettre du Doyen au Procureur Général, 124.

18 mai : Supplique de De Cézan, accueillie, 126 ; le jubilé est accordé à Dupré fils, 127 ; rapport sur le traitement du sieur Dufour contre la folie, 127 ; remerciements votés à Pierre Duval, Recteur, 131.

22 juin : Rapport des Commissaires aux comptes de Des Essartz, 132 ; approbation et avis de transcription, 233 ; Pajon de Moncets fait une motion personnelle qui est rejetée (*), 134 ; lecture d'articles du projet de réforme pour l'élection du Doyen, approuvé à la grande majorité en première lecture, 135 ; Dorigny lit une lettre de convocation à la distribution des prix de la Société Royale au Collège de France, 135 ; réclamation de Desbois de Rochefort et de Lalouette *junior* : la discussion est momentanément abandonnée, 136 ; demande d'autorisation de transférer les Archives de l'Université, 136 ; requête de veuve la Frémont, 137 ; thèse de Lasservolle sur *la provocation de l'avortement au septième mois*, la Faculté refuse le permis d'imprimer, 137 ; expulsion de Desbois de Rochefort et Lalouette de l'Assemblée, 138 ; nouvelle séance décidée pour le jour même, 139 ; Dorigny lit à nouveau la convocation; sept jours sont accordés aux transfuges pour faire leur soumission, 340 ; le Doyen et Bertrand iront trouver le Président du Parlement et le Procureur Général, 140 ; le titre de membre de la Société Royale devra disparaître de tout document officiel, 141 ; le décret sera signifié à chacun des intéressés ; l'Appariteur le remet lui-même à Delassone, 141 ; lettre du Doyen à Lieutaud, 141 ; lettre du Garde des sceaux, 143 ; le Doyen avait reçu trop tard pour la lire en séance, une lettre du Garde des sceaux accompagnant le projet de lettres patentes pour la Société Royale, 145.

24 *juin :* Requête au Procureur Général, 145 ; visite du Doyen et de Bertrand au président d'Ormesson, qui les renvoie à Joly de Fleury absent; aucune réponse du Parlement, 146.

27 *juin :* Lettre du Garde des sceaux, 147 ; lecture du projet de lettres patentes, 147 ; mémoire rédigé sur l'heure pour demander au Parlement l'interdiction de la séance au Collège de France, 148; un huissier vient exécuter la sentence du Conseil du Roi et rature sur le plumitif (*) la décision de la Faculté, 148.

28 *juin :* Convocation générale ; lettre du Garde des sceaux, 150 ; réponse du Doyen, 150.

30 *juin :* Lecture de l'arrêt du Conseil d'État et du procès-verbal de rature du plumitif, 151 ; discours du Doyen, 154; appel des avocats-conseils, 157 ; lettre du Doyen au Garde des sceaux, 158 ; réponse, 159.

13 *juillet :* Mémoire du Doyen, 160 ; deuxième lecture des Statuts réformés pour l'élection du Doyen, 161 ; visite du Doyen au Garde des sceaux, mémoire du Doyen, 161.

20 *juillet :* Examen de pratique pour les Bacheliers, 180.

25 *juillet :* Réception de tous les Bacheliers, 180 ; poudre hémostatique de Barbeu du Bourg, 180 ; traitement électrique de l'abbé Sans, de Versailles, 181 ; remède secret de Colle, contre l'hydropisie, 181 ; vote de 200 livres à la veuve Frémont, 181; fixation du droit de rotule, 182.

6 *août :* Présentation des Bacheliers émérites au Chancelier par le Doyen, 191 (*).

12 *août :* Règlement pour l'élection du Doyen, 183; requête de Charles Le Roi pour sa cooptation, 188; lettre du Collège de Lyon sur la pharmacopée de Vitet 189; utilisation du legs Malouin, 190.

21 *août :* Thèse de Charles Le Roi pour cooptation, en habit de bachelier, 191.

22 *août :* Lecture du mémoire de Moreau de Vormes remis, le 3 septembre, au Garde des sceaux, 192.

23 *août :* Paranymphes de Simonnet, 210.

24 *août :* Rôle des Licenciés, 211.

28 *août :* L'acte de Vespéries de Hallot est suspendu, le Garde des sceaux ayant jugé cet acte injurieux pour le Ministre et l'autorité Royale, 212 ; l'acte de Vespéries de Navier est différé, 213.

31 *août :* La Faculté décide de n'obéir à aucun ordre qui lui serait transmis par le Doyen, si cet ordre n'est signé du Ministre ou de son fondé de

pouvoir; elle ordonne une visite en corps au Garde des sceaux, 213; lettre du Doyen au Garde des sceaux, 214; réponse, 215.

18 *septembre*: Lettre d'Amelot envoyant au Doyen les lettres patentes, 215.

22 *septembre*: Lecture de la lettre d'Amelot, 218; la Faculté décide d'adresser mémoires sur mémoires au Roi, d'appeler à l'aide l'Université, d'adjoindre 20 Régents aux Députés déjà nommés, 218; Caumartin demande un rapport sur les machines du Sr Perrier, 218.

3 *octobre*: Le Doyen réclame le secours de l'Université, 219; les 24 Députés demandent la confection immédiate d'un mémoire, mais les avocats sont en vacances, 219; Dupré et Soniguet sont admis à la faveur du jubilé, 220; maladies des artisans, 220; mémoire de Saboureux de la Bonneterie dénoncé par le Recteur, 221.

17 *octobre*: Dupré et Soniguet font leur Principe, 222; répartition des jetons, 222.

18 *octobre*: Messe de Saint-Luc (*), serment des Appariteurs, 223; proposition d'abandonner les jetons de présence à la Compagnie, 223.

19 *octobre*: Messe pour les morts, séance publique, serment des Apothicaires, absence des Chirurgiens, 223; le Doyen informe l'Assemblée que deux séances de 3 heures chaque mois ne suffisent plus aux communications, et propose la création d'une Commission de 24 membres se réunissant chaque semaine et rapportant mensuellement à toute la Faculté en séance, 224; élection des absents à réformer, 224.

2 *novembre*: Prix des concours de la Faculté, Gontard, Strack, 225; Goubelly, Gastellier, 226; sujet du concours de 1779, allaitement des enfants par leur mère, 226; Lézurier réclame contre la formation du Comité des 24, dit de doctrine, 226 (*).

4 *novembre*: Séance publique aux Écoles extérieures de Sorbonne, 227; compte rendu de son 2º Décanat par Des Essartz, 227.

Obitus. — Pathiot, Malouin, Garnier, Boutigny des Préaux, 230.

Séances académiques. — 8 *novembre*: Supplications; mémoire du Recteur sur la nomination de deux membres du Tribunal académique comme administrateurs de Louis-le-Grand; supplique des libraires de l'Université, 231.

28 *novembre*: Nomination de El. M. Desbois de Rochefort au bénéfice de Saint-André-des-Arcs, 232.

6 *décembre*: Querelle des Picards contre leurs Appariteurs; remerciements des libraires de l'Université, 232.

12 *décembre*: Procession du Recteur à Saint-Louis-de-Navarre (*), 233.

16 *décembre*: Prorogation de Pierre Duval, 233 (*).

10 *janvier*: Offre d'un exemplaire du mémoire de Sigault; traité pour la réparation des toitures, 233.

30 *janvier*: Offre des cierges au Duc d'Orléans, au Chancelier, au Parlement, aux Présidents des Cours des Aides et des Comptes, 233.

1er *février*: Offre des cierges au Roi et à la Reine à Versailles, 233.

7 *février*: Confection du rôle de la capitation (*); De l'Épine, l'ancien, avait été imposé pour le logement des gens de guerre, 234.

9 *février*: Visite au ministre d'État Amelot pour lui soumettre le cas, 234.

7 *mars*: Comptes d'achat des prix du concours, 234; l'abbé de Charmois, chassé de son abbaye par un bénédictin de Saint-Maur muni de l'autorisation du pape et de l'évêque, demande aide à l'Université; les avocats de l'Univer-

sité seront consultés, 234; un maître de pension de Passy se plaint d'avoir été soumis à la taille, 234.

20 *mars :* Supplications aux Carmes déchaussés, 235.

24 *mars :* Prorogation au rectorat de Pierre Duval, 235.

4 *avril :* Le Conseil décide que le procès de l'abbé de Charmois ne le regarde en rien, 235 ; le Recteur remet aux procureurs copie de son mémoire au garde des sceaux sur le logement des gens de guerre, 235; les maîtres de pension insistent pour qu'on porte secours à leur collègue de Passy, 235.

6 *juin :* Fourneau, greffier de l'Université, demande l'autorisation de transporter les Archives de l'Université en un local plus sûr; question à soumettre à tous les ordres, 236 ; il offre au nom des Administrateurs des Collèges réunis 2.000 livres par an prises sur leur trésor pour le règlement de la dette du Collège de l'Ave Maria à l'Université, 236 ; le Doyen lit un mémoire sur le danger de la création de la Société Royale ; les avocats seront consultés, 236.

19 *juin :* Supplications à Saint-André-des-Arcs, 236.

23 *juin :* Prorogation de Pierre Duval, 236.

4 *juillet :* Le Doyen remet le décret voté par la Faculté sur la translation des Archives, 237 ; Fourneau demande qu'on lui accorde un adjoint avec promesse de succession et désigne Girault

de Kéroudou, 237; objections faites par le Doyen, 237 ; Girault est nommé à la majorité, 238.

1er *août :* Le procureur de Picardie fait opposition à la nomination de Girault, les trois autres de même, 238.

5 *août :* Distribution des prix du Concours général, 239.

6 *août :* Séance extraordinaire des députés de l'Université ; Lebel dressera procès-verbal des séances des 4 juillet et 1er août, 239.

8 *août :* Lecture de ce procès-verbal, nombreuses réclamations, 239.

10 *août :* Reddition des comptes de l'Université pour 1777 par le Questeur; le solde est mis en caisse et chaque député conserve une clef de la caisse, 239.

29 *août :* Lecture d'un arrêt du Parlement qui met Girault de Kéroudou en fonctions, mais cet arrêt n'a pas été signifié ; le Doyen de la Faculté de Droit, Saboureux, lit un mémoire ; le Recteur déclare que c'est un tissu de mensonges, 240.

3 *octobre :* Le Recteur lit un mémoire contre celui de Saboureux, il est approuvé par tous, sauf par le procureur de Picardie, 240.

7 *octobre :* Supplications à Saint-Louis. Le Recteur demande qu'on approuve sa gestion ; les Droits seuls font opposition, 241.

Res gestæ apud Chirurgos, 243.

Res gestæ apud Pharmacopœos, 245.

Codex rationarius accepti et expensi, 247 à 267.

Frontispice de thèse au xviiie siècle.

TROISIÈME DÉCANAT DE DES ESSARTZ, 1778-177

7 *novembre :* Remerciements du Doyen et des Professeurs. Au moment de l'élection du Doyen (*), Morand et quelques autres veulent s'opposer à ce qu'elle se fasse suivant le règlement du mois d'août 1778 ; il leur est objecté que le Parlement a approuvé le règlement ; aux applaudissements unanimes l'Ancien propose la réélection de Des Essartz, 271.

Élection des professeurs (*). — *Pathologie :* Sallin ; *Chirurgie française :* Alph. Le Roi ; *Chirurgie latine :* Bosquillon ; *Matière médicale :* Descemet ; *Pharmacie :* Philip ; *Examinateurs du baccalauréat :* Moreau, Deslon, Bacher et Jumelin, 272. Avant l'élection le Doyen rappelle que les Pharmaciens ne tiennent aucun compte des conventions homologuées par le Parlement depuis 1672. Il cite le cas de Duprat et Delaplanche admis par Le Noir à prêter serment, malgré l'opposition signifiée. La Faculté se refuse à l'abandon d'aucun de ses droits et décrète que l'opposition sera signifiée au Parlement, 273. Lettre de Bucquet qui se plaint que Majault l'a insulté en

séance, 274 ; le Doyen est chargé d'écrire à Bucquet, qui ne répond pas, 274.

11 *novembre :* Élection de De l'Épine comme Censeur, 275 ; Andry est élu professeur d'Obstétrique, 275 ; vote de 600 livres à Moreau de Vormes, 275 ; la Faculté vote 7 jetons d'argent pour les juges des mémoires sur la fièvre puerpérale, 275 ; Charles Le Roi demande la régence ; d'après l'édit Royal de 1695 il a obtenu tout ce qui lui est dû, 275 (*).

Catalogue des Docteurs-Régents, 276.

Thèses de Physiologie. — Novembre 1778 à mars 1779) : De Wenzel, Mathey, Chambon de Montaux, Grosieux de la Guérenne, Mahon du Houssay, Dupré, Soniguet de Pellegrue, Crochet, Champagne du Fresnay, de Laservolle, Bertholet, de Fourcroy, 282.

Pastillaires (*). — De Jussieu, Delaplanche, Bourdois de la Motte, Navier, Doublet, Simonnet, Jeannet des Longrois, Roussel de Vauzesme, Le Roux des Tillets, Hallot, Marinier, Théry, 284.

Thèses médico-chirurgicales. —

Grosieux de la Guérenne, Crochet, Champagne du Fresnay, de Wenzel, de Laservolle, Chambon, de Fourcroy, Dupré, Bertholet, Mathey, Soniguet de Pellegrue, Mahon du Houssay, 285.

Discours solennels. — Pourfour du Petit, Grossin-Duhaume, 287.

Cours public. — *Médecine opératoire :* Grossin-Duhaume avec Goubelly ; Langlois avec Goubelly ; *Obstétrique :* Andry avec Goubelly ; *Anatomie :* Coquereau avec Delaplanche ; *Chimie :* Bucquet ; *Pharmacie :* Lepreux avec Solomé, 287.

Acta et comitia. — *14 novembre et jours suivants :* Examen d'anatomie des Bacheliers, 289.

21 novembre : Le Doyen informe la Faculté qu'une fosse s'est écroulée aux Ecoles de la rue de la Bûcherie. Il faut parer aux accidents, mais ne pas engager de dépenses, 290 ; Barbeu du Bourg propose de mettre au concours un mémoire sur la fabrication des eaux minérales, 290 ; rapport sur l'examen des Bacheliers, 291 ; Duchanoy soumet à l'examen un ouvrage sur *Les eaux minérales,* 291.

26 novembre : Lettre du Garde des sceaux demandant compte de ce qui a été fait depuis l'enregistrement des lettres patentes de la Société Royale. Le Doyen a obéi et porté à Versailles l'extrait des *Commentaires,* avec un mémoire dont il donne lecture, 292. Le Doyen est approuvé, mais Moreau fait observer que les opinions ne peuvent être exprimées librement devant Coquereau, Thouret et Rousille de Chamseru, membres de la Société Royale ; ceux-ci sortent de la salle, 297 ; le Doyen ira avec des délégués réclamer près du Garde des sceaux le droit pour la Faculté de se défendre comme peut le faire tout accusé, 298.

9 décembre : Mémoire de Saboureux de la Bonneterie dans l'affaire Girault de Kéroudou ; la Faculté en demande la suppression et réclame la convocation de Saboureux au Tribunal académique, 299.

15 décembre : Lettre du Garde des sceaux, 300. Décret porté par la Faculté. Le Doyen avait déjà écrit au Garde des sceaux qu'il craignait de graves difficultés. Réponse du Garde des sceaux, 301 ; la Faculté ferme les Écoles, 302 (*).

28 décembre : Messe pour l'accouchement de la Reine, 302.

13 janvier : Lettre du Garde des sceaux ordonnant la reprise des fonctions de la Faculté, 303 ; la Faculté se regarde comme rétablie dans tous ses droits et décide une députation au Garde des sceaux, 304 ; la licence reprenant, Hallé devait présider la première thèse ; la régence lui est refusée par décret, 305 ; le Garde des sceaux est avisé de la reprise des travaux et de l'adresse d'une députation, 305.

15 janvier : Remerciements au Garde des Sceaux.

16 janvier : Les Commissaires jugent que Sigault peut imprimer sa brochure avec le titre de Régent, 308. Confirmation du refus de la régence à Hallé, 309.

28 janvier : Baume de Robert (*) pour préparer les peaux de chiens, 309 ; troisième délibération sur le refus de la régence à Hallé ; lettre du Garde des sceaux à ce sujet, réponse du Doyen, 310 ; refus définitif, 311.

19 février : Examinateurs du baccalauréat : Philip, Guillotin, Goubelly et Delaplanche, 313 ; Sallin est nommé Commissaire aux *prima mensis,* 313 ; autorisation pour les auteurs de mémoires couronnés de les imprimer à leurs frais, 313 ; impression aux frais de la Faculté du compte rendu de la séance publique, 313 ; impression du discours de Du Haume, 314.

27 *février* : Le Doyen de la Faculté des droits cite le Recteur en Parlement, le Recteur est approuvé par la Faculté, mais elle ne se porte pas partie au procès, 316 ; requête de la veuve Frémont, 316 ; rapport sur l'examen de Chirurgie des Bacheliers, 316 ; il a été retardé par l'état des cadavres ; rappel de la mort de Corion des Collines, 317 ; pois à cautère de Maignan, 318.

1er *avril* : Pompe à feu de MM. Perrier, 319.

15 *avril* : Visite de la Faculté au Garde des sceaux ; remise de la supplique au Roi, 324.

1er *mai* : Examen de l'ouvrage de Duchanoi sur le traitement des maladies vénériennes, 346.

15 *mai* : Alliage Doucet (*), 346.

11 *juin* : Examinateurs pour la matière médicale, 347 ; Barbeu du Bourg sera remplacé comme délégué aux *prima mensis*, de même que tous les Docteurs ayant une fonction à la Faculté s'ils font partie de la Société Royale, 347.

15 *juin* : On décide de surseoir à la radiation de Barbeu du Bourg, 348 ; offre des *Aphorismes d'Hippocrate* par Lefebvre de Villebrune, 349 ; Bourdois de la Motte décrit l'épidémie de variole du Gros-Caillou, 349.

21 *juin* : Examen de matière médicale, 349.

26 *juin* : Le Doyen se plaint que les consultations pour les pauvres sont abandonnées. Il est décidé que chaque Régent déposera 4 livres dans la caisse et recevra un jeton à chaque présence, mais que l'amende restera exigible, 351 ; rapport sur l'examen de matière médicale, 351.

1er *juillet* : Examen de l'appareil de filtration des eaux de la pointe de l'île Saint-Louis, 352.

15 *juillet* : Lettre des Médecins de Narbonne soumettant un cas d'asphyxie, 353.

29 *juillet* : Deuxième lecture du décret pour la consultation des pauvres, 354 ; le Doyen lit son rapport dans le procès de Vitet contre le Collège de Lyon, 354.

1er *août* : Dubuisson soumet son *Art du distillateur*, 354 ; rapport sur l'alliage Doucet, 355 ; étamage Dumazis, 357.

7 *août* : Poudre de Fowler, 358 ; troisième délibération sur la consultation des pauvres, 359 ; refus d'assister à l'examen du candidat apothicaire, 360 ; rapport sur le volume de Dubuisson, 360.

1er *septembre* : Sigault se plaint d'un article du *Journal de Paris*, injurieux pour lui et consacré à la louange d'Alphonse Le Roi. Celui-ci sera convoqué, 361.

11 *septembre* : Avis est donné à la Faculté que les Écoles de la rue Jean-de-Beauvais sont vendues et qu'il va falloir les évacuer, 361 ; le Doyen a écrit au Garde des sceaux et remis un mémoire à Maurepas, 361 ; il fait signifier à l'acheteur les lettres patentes qui ont mis la Faculté en possession des Écoles de droit (*) et déclare que le local ne sera évacué que par ordre du Roi, 362 ; Alphonse Le Roi convoqué approuve ce qui a été écrit dans le *Journal de Paris* par un de ses amis, la Faculté fait une déclaration sur ce point, 362 ; en prévision de l'abandon du local, l'établissement d'un inventaire des livres, des régistres et des ornements de la chapelle est décidé, 368 ; discussion entre le secrétaire et les députés aux *prima mensis*, 364 ; adjonction de 4 Commissaires, 364.

2 *octobre* : Article du *Journal de Paris* à propos du traitement de la

rage ; protestation contre cet article, 365 (*).

12 *octobre :* Dorigny et Lézurier ont réclamé par huissier une assemblée générale au sujet du Comité des 24, et ils s'opposent à toute délibération sur ce point avant d'avoir été entendus; le Doyen fait la Faculté juge; il est approuvé, 367.

19 *octobre :* Messe de la Saint-Luc, serment des Bacheliers, 367 ; le Doyen lit un mémoire adressé au Recteur sur le transfert d'un collège de Paris à Versailles, 368 ; Bertrand demande pourquoi les cours ne sont pas affichés ; c'est qu'on ne sait où ils se feront, la Faculté étant menacée d'expulsion, 368; Gervaise et Lézurier reviennent sur le Comité de doctrine, 368.

19 *novembre :* Messe pour les morts. Serment des Apothicaires. Protestation contre l'absence des Chirurgiens, 369 ; Agap. Le Roi, médecin du comte d'Artois, soumet son remède contre les épanchements laiteux; il devra d'abord faire connaître ce remède et les observations de guérison, 369 ; Lézurier demande acte que les membres du Comité de doctrine ont pris part au vote sur l'existence de ce Comité, 369.

6 *novembre :* Offre par Buchoz des quatre premiers fascicules de son *Histoire des trois règnes*, 370; attribution du prix de la fondation Malouin, 371 ; désignation du sujet du prix, 371 ; rapport sur le transfert d'un collège à Versailles, 372 ; discours de remerciements du Doyen, 372 ; offre du portrait gravé de De l'Épine, 376 ; opposition de Morand et de Lézurier contre le décret relatif à l'élection du Doyen, 378; élection du Doyen; Des Essartz élu refuse ; De l'Épine, Maloet déclinent le mandat ; l'élection de Thiéry absent n'est pas valable ; Guillotin, Majault, Leclerc refusent; Levacher est enfin élu ;

il reçoit les clefs et les insignes du Décanat, 380 (*).

Obitus doctorum. — Hazon, J. de Jussieu, G. Michel, 381.

Comitia academica. — 12 *novembre :* Le Recteur se plaint de l'inexactitude des comptes rendus et cite vingt articles omis, au nombre desquels les décisions prises par le tribunal dans l'affaire Guilbert de Préval ; il demande le registre, le secrétaire refuse de le lui remettre et l'emporte ; Girault est alors chargé des fonctions de secrétaire ; Saboureux demande l'insertion de ses conclusions ; le Recteur les rejette comme injurieuses, 384.

15 *décembre :* Legs Pourchot ; le mémoire de Saboureux est communiqué aux Corps universitaires, 385.

2 *janvier :* Les procureurs des Arts demandent la suppression du mémoire Saboureux ; le Doyen quitte la salle en laissant sur la table le décret porté par la Faculté, 385.

19 *janvier :* Le Tribunal académique décide de venir au secours de la Faculté de Médecine, 385.

30 *janvier :* Offre des cierges, 385.

5 *février :* La Faculté de théologie a envoyé des Députés à la Faculté de Droit pour apaiser les querelles, elle n'a pas eu de réponse, 386 ; Magnier et Monard, qui ont à la fois des lettres de pédagogie de l'Université et du chantre de Notre-Dame, sont rayés des contrôles, 386.

20 *février :* Lecture du mémoire de la Faculté contre la Société Royale, 386.

25 *février :* Discussion sur le compte rendu de Saboureux.

6 *mars :* Legs Pourchot, 386.

19 *mars :* La Faculté de Théologie se joint aux autres Facultés contre Saboureux, 387.

24 *mars :* Nomination de Basset comme Recteur, 387.

3 *avril :* Comptes de Lebel, questeur ; affaire Girault, sans conclusion, 388.

13 *avril :* Synode, comptes de la bibliothèque, 388.

24 *avril :* Lecture du mémoire de Mey contre la Société Royale, 388 ; le mémoire est remis par le Recteur au Garde des sceaux, 389 ; le Garde des sceaux s'indigne que le mémoire ait été imprimé, et il interdit la distribution d'aucun exemplaire, 389.

1er *mai :* Approbation d'un ouvrage de Grenet, 389.

5 *juin :* Prorogation de Prouzel, procureur de Picardie, 389.

3 *juillet :* Prêt de 6.000 livres voté à la nation de France, sans intérêts, 389.

7 *août :* Le syndic est autorisé à traiter avec les administrateurs de Louis-le-Grand pour la dette du Collège de l'Ave Maria, 390.

2 *octobre :* Bourse Pourchot accordée à Trollé, 390.

Res gestæ apud Chirurgos. — Aucune nomination de chirurgien ; Rouzeau admis comme herniaire, 391 ; admission de 9 sages-femmes, 392.

Res gestæ apud Pharmacopœos. — 20 admissions, 394.

Codex accepti et expensi pour 1778-1779, pages 397 à 412.

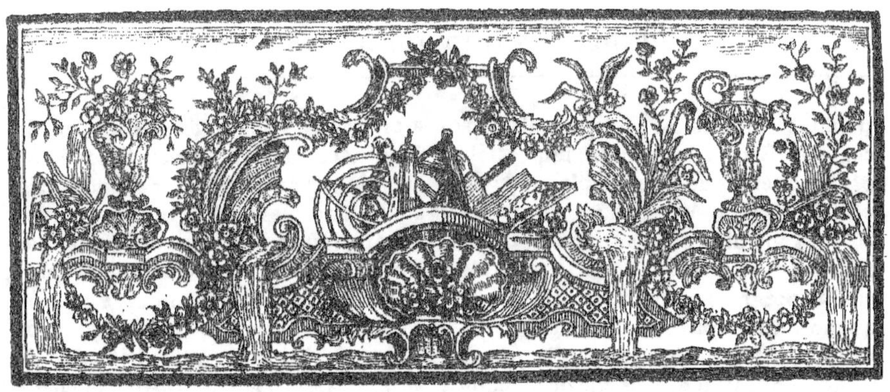

Frontispice de thèse au xviiie siècle.

DÉCANAT DE LEVACHER DE LA FEUTRIE, 1779-1780

6 novembre : Élection du Doyen.

Professeurs. — *Pathologie :* Solier de la Romillais ; *Pharmacie :* Guenet ; *Chirurgie française :* Desbois de Rochefort ; *Matière médicale :* Jumelin ; *Bibliothécaire :* Roussel de Vauzesme ; *Obstétrique :* Sigault, 418.

Catalogue des Régents, 418.

Thèses de Pathologie. — Février à avril 1780 : Fourcroy, Lasservolle, Crochet, De Wenzel, Berthollet, Champagne du Fresnoy, Chambon de Montaux, Soniguet de Pellegrue, Grosieux de la Guérenne, Mahon de Houssay, Dupré, Mathey, 426.

Discours solennels. — Vicq d'Azyr, Bourru, Levacher de la Feutrie (pour Vespéries, Paranymphes et Pastillaires), 426.

Cours publics. — Pourfour du Petit avec Goubelly ; *Physiologie et Anatomie :* Bosquillon avec Goubelly ; *Médecine opératoire :* Bourru avec Goubelly ; *Chirurgie :* Andry avec Goubelly ; *Accouchements :* Philip avec Liège ; *Pharmacie :* 427.

Licence. — 22 août, présentation des Bacheliers émérites au Chancelier ; *Compareat,* 429 ; confection du rôle des Licenciés, 430 ; Dupré a le premier lieu ; serment sur l'autel, 431.

Thèses de Doctorat. — Dupré, De Wenzel, Mahon de Houssay, Lasservolle, Crochet, Chambon, Mathey, du Fresnay, Fourcroy, Grosieux de la Guérenne, Berthollet, 433.

Principe des Bacheliers. — Corvisart, Montaigu, Laverne, Louiche-Desfontaines, Lendormi-Laucourt, Petit-Radel, Pujo, 433.

Comitia generalia. — 15 novembre : Rapport sur l'ouvrage de Duchanoy, *Eaux minérales, la manière de les imiter quand la saison ou l'éloignement ne permettent pas de s'en procurer,* 435 ; Louhault écrit que le procès de Vitet contre le Collège de Lyon est imminent ; Des Essartz demande à suivre cette affaire, 438 : Des Essartz estime que la thèse de Fourcroy visée par le Doyen est injurieuse pour la Faculté ; Commission nommée, avis que la thèse est ajournée, 439 : Bertrand est nommé Commissaire aux *prima mensis* en remplacement de Barbeu du Bourg qui est mourant, 439 ; le registre d'inscriptions est ouvert, mais l'accès des Écoles est rendu impossible par l'acquéreur de l'immeuble, 439 ; on offrira au Garde des sceaux et au Procureur général le programme des cours en laissant en blanc la date et le local ; la Faculté ne reprendra les actes que quand on lui fournira un local convenable, 440 ; la délégation part le 17 novembre en costume, mais elle ne rencontre personne, 440 ; le Doyen écrit au Garde des sceaux et au Procureur général ; réponse du Garde des sceaux, 441 ; le Doyen va chez le Garde des sceaux, chez le Procureur et le lieutenant de police sans résultat, 442.

19 *novembre* : La situation sera exposée au Tribunal académique, 442.

4 *décembre* : Préparation de la séance publique. L'invitation imprimée sera adressée à chacun des magistrats ; la séance aura lieu le 9, elle tiendra lieu de la séance *medio mense*, et le costume sera le même que les années précédentes, 443 ; lecture des sujets de concours à proposer en séance publique, 443.

9 *décembre* : Séance publique aux Écoles extérieures de la Sorbonne, 444 ; Landais, lauréat du concours sur les avantages de l'allaitement maternel, 445 ; compte rendu de l'exercice précédent, 445 ; Descemet résume les *prima mensis* ; Lepreux lit l'éloge de de Jussieu, Des Essartz celui de Hazon ; Duhaume lit un rapport sur 12 mémoires relatifs à l'hôpital des Enfants trouvés d'Aix, 445 ; Majault lit la première partie d'un mémoire sur la solubilité de l'arsenic dans le vinaigre et les effets de cette solution dans l'estomac, 455. Il restait à lire divers mémoires de Morisot-Deslandes, Mallet, Descemet, Sallin, Sollier de la Romillais, Goubelly, Saillant, 448.

23 *décembre* : Le Garde des sceaux a offert à la Faculté des locaux qu'elle juge inacceptables ; Carles, l'acquéreur, signifie par huissier à la Faculté qu'elle ait à vider les lieux, 448 ; Morand ayant refusé le premier rang au Doyen, le Conseil décide, sur la question du Doyen, que l'on doit s'en tenir à l'arrêt du Parlement sur l'adoption du nouveau règlement pour l'élection du Doyen, 449 ; l'ancien Doyen, méfiant, demande la nomination d'une Commission pour examiner le discours de Vicq d'Azyr à l'inauguration des Écoles, 449 ; Vicq d'Azyr refuse tout examen autre que celui du Doyen et va reprendre son discours chez Bertrand, 450.

4 *janvier* 1780 : *Prima mensis* et convocation spéciale *per juramentum* (*). Le Doyen présente l'*Almanach Royal* et montre que le Doyen figure au tableau des officiers de la Société, que l'Ancien a été rayé du tableau, que le catalogue porte des Docteurs morts comme vivants, qu'il range parmi les sociétaires des membres qui ont démissionné, en porte d'autres comme Régents qui ne le sont pas. Le Doyen lit ensuite deux lettres de Vicq d'Azyr, qui rejette la faute sur l'imprimeur d'Houry ; celui-ci refuse la communication de la copie au Doyen, 454 ; De l'Épine déclare qu'il a refusé de faire partie de la Société Royale. La Faculté décrète qu'elle proteste contre ces irrégularités, 454 ; présentation de la femme Souchot par Sigault, 455.

15 *janvier* : Comité *medio mense*, 455.

21 *janvier* : Élection des Examinateurs ; les obstacles à l'ouverture des Écoles ayant été enlevés, la Faculté décide d'ouvrir le registre d'inscriptions, d'afficher le programme des cours, d'avertir les professeurs, d'afficher le concours, de commencer la licence et

de revenir au mode primitif de division du catalogue des Régents pour les élections; enfin de faire l'examen sous le nouveau régime, 456.

29 *janvier :* Des Essartz annonce que Vitet a perdu son procès, grâce à l'intervention de la Faculté, 457; rapport sur la thèse Fourcroy; refus de la thèse, 460; Bertrand est élu professeur de Pharmacie, en remplacement de Guénet démissionnaire, 461; Du Mangin s'oppose à ce qu'on nomme les Examinateurs, la décision sur le mode de nomination n'ayant été l'objet que d'une délibération. On décide de faire deux autres délibérations, 462.

3 *février : Prima mensis..*

4 *février :* Deuxième délibération. Division du catalogue différente pour l'élection du Doyen et celle des autres fonctionnaires; l'emploi du scrutin pour les élections est rejeté; les Examinateurs seront toujours désignés comme pour l'examen de Physiologie; la soutenance des thèses commencera à 6 heures du matin, 463; le Collège de Lyon a offert à Des Essartz le titre d'agrégé au Collège de Lyon; la Faculté l'autorise à accepter, 463.

7 *février :* Troisième délibération; tout est confirmé sauf la soutenance des thèses, dont l'étude est remise, 464; désignation des Examinateurs, 454; Commissaires pour juger si le discours de Bourru sera imprimé aux frais de la Faculté, 465.

12 *février :* Impression du discours de Bourru, 465; la Faculté décide que, si l'on appelle en consultation des avocats, il faut leur donner voix délibérative, à condition que l'avenir soit réservé, 466; les Candidats au concours de Diest se présentent à la Faculté, 467; on fixe le 26 février, 467.

15 *février :* Assemblée *medio mense,* 467.

23 *février :* Mort de Bucquet; on décide de nommer le successeur d'urgence et de lui désigner un suppléant, 468; rapport sur les lettres des Candidats : Mestais, Petit-Radel, Géraud, Lendormi-Laucourt, Laverne, Vrignauld, La Caze. Ce dernier n'est pas admis, 473.

26 *février et jours suivants :* Examen des Candidats au prix de Diest.

2 *mars :* Méthode pour obtenir l'éther nitreux de Delaplanche offerte par l'auteur et son frère. La Faculté accepte en spécifiant qu'elle ne reconnaît pas Delaplanche comme pharmacien, 475.

4 *mars :* Hauteur à donner aux maisons à Paris, 476; projet de transfert d'un Collège de Paris à Versailles; offre par Geoffroy d'un médaillon de De Diest; la Faculté le refuse jusqu'à ce que la situation se soit modifiée, 476; procès des épiciers avec les apothicaires, 477; Consultation de la Faculté par les Epiciers au sujet de la pulvérisation et de la vente des sels, 478; rapport sur le concours de Diest. Vrignauld est classé premier, mais la Faculté ne décerne pas le prix (*), 479.

11 *mars :* Gillot demande à vendre des plantes dont il dit merveilles; on le renvoie au Lieutenant de police, 480; pétition de Audigeat qui demande que la Faculté se déclare pour lui dans son procès avec Suthon, chirurgien, 481; lettre du Doyen des médecins de Toulouse qui demande l'envoi d'un exemplaire des Statuts de la Faculté, 481; Des Essartz lit la lettre qui lui a été écrite par le Collège de Lyon, 482; les Candidats devront désormais se présenter avec le costume de Maître ès arts, 483. Les examens prochains se feront de 2 heures à 6 heures après midi, 483; lecture des lettres des Candidats; ils sont tous admis, Corvisart (*) avec un trimestre d'études en moins, 484.

13 *mars* : Convocation des Docteurs à l'examen.

15 *mars* : Séance *medio mense*, lecture par Des Essartz d'un mémoire sur une maladie des chiens qui ressemble à la rage, 485.

18 *mars* : Il est décidé que chaque Régent et le Doyen lui-même pourront quitter les séances de *prima mensis* quand elles se prolongeront, 485 ; Darcet est nommé à l'unanimité professeur de Chimie, si les finances de la Faculté permettent le maintien du cours, 486 ; rapport des Examinateurs, 486 ; 8 Candidats admis, 487 ; leur serment, 488 ; supplication des Bacheliers émérites pour l'examen de pratique, 488 ; dénonciation des propos injurieux tenus par Fourcroy sur la Faculté, 489 ; principe des Bacheliers, 489.

22 *mars* : Les Apothicaires demandent à entrer en négociations au sujet des Statuts qui viennent de leur être accordés ; la Faculté préfère les voies de droit, 490 ; Marinier confirme sa dénonciation contre Fourcroy ; lettre de Fourcroy niant le fait et annonçant qu'il renonce à toute relation avec les ennemis de la Faculté, notamment avec la Société Royale, 491.

1er *avril* : Dupuis (*) soumet à la Faculté le *Lobelia antisyphilitica*, 491.

6 *avril* : Remerciements de Darcet pour sa nomination, 492 ; la Faculté approuve sous certaines conditions la translation d'un Collège de Paris à Versailles, 493 ; Le Tenneur proteste contre un mémoire dont l'auteur semble désirer entrer à la Société Royale et a signé de ses initiales, 493 ; lettre de Necker sur la bière antiscorbutique de Holtezer et Feurstein, 493.

15 *avril* : Séance *medio mense*, 495.

18 *avril* : Le Doyen signale que les décisions prises à la séance du 22 mars n'ont eu que des majorités très faibles ; la Faculté décide que la majorité suffit, 495 ; Des Essartz s'oppose à l'inscription aux *Commentaires* de la lettre de Fourcroy et de sa renonciation à la Société Royale, 496.

1er *mai* : *Prima mensis* ; Poudre de Faynard ; ouvrage de l'Admiral, Docteur à Essonnes ; ouvrage de l'abbé Sans sur l'électricité, 496.

17 *mai* : Séance *medio mense*, 497.

27 *mai* : Deslon lit un rapport sur une cure opérée par l'abbé Sans à Versailles, au moyen de *l'électricité négative*, et demande que cet auteur soit reconnu comme l'inventeur de cette application ; la Faculté décide de rechercher dans les *Commentaires* de 1771 ce qui en est de cette invention, 497 ; cosmétique de Larcher, 498 ; demande en règlement de comptes par la veuve de Bucquet, 498 ; difficulté de la division du Catalogue pour l'élection des Examinateurs, 498.

1er *juin* : *Prima mensis* ; approbation du rouge végétal de Larcher, 499.

7 *juin* : La Faculté accepte l'offre de Gévigland, qui, presque aveugle, demande à verser 4.000 livres dans la caisse contre une pension viagère au denier dix, 500 ; convocation du Doyen par Le Noir, 500 ; lecture du rapport du Doyen, de Philip et Bacher sur le cimetière des Innocents, 501 ; la Faculté leur adjoint douze nouveaux Commissaires, 503.

15 *juin* : *Medio mense* ; rapport défavorable de Sallin sur le traitement des fièvres par l'Admiral, 503.

17 *juin* : Rejet de la requête de Macquer et Andry, qui réclament des jetons de présence pour des examens auxquels leurs fonctions les empêchaient d'assister, 504 ; règlement des comptes de la veuve de Bucquet, 505 ; suppression d'une partie des vacances,

5o5 ; plainte de la veuve Faure de Narbonne contre le compte rendu de la mort de son mari, 5o5 ; après explication de Des Essartz, il est décidé qu'il ne sera pas fait de réponse, 5o6 ; quelques Docteurs se plaignent du désordre de la bibliothèque ; Jeanroy est mis en demeure d'aviser d'urgence ou de donner sa démission (¹), 5o6 ; rapport des Commissaires sur le cimetière des Innocents, 5o7 ; le Doyen en remettra des exemplaires au Président du Parlement, au Procureur Général, au Président d'Ormesson et au Lieutenant général de police, 5¹4 ; rapport des Examinateurs de matière médicale, 5¹5.

26 *juin* : Réponse de Jeanroy, catalogue de Bourru, 5¹7 ; Maret (*) offre *Les moyens à opposer aux ravages de la variole*, 5¹7 ; l'offre est refusée, 5¹8 ; le procès avec les Apothicaires suit son cours, 5¹8 ; la Faculté approuve tout ce qu'ont fait à cet égard les deux professeurs de pharmacie, 5¹9.

1ᵉʳ *juillet* : *Prima mensis* ; Sallin lit un mémoire de Barbanson sur une maladie des chiens confondue avec la rage, 5¹9.

8 *juillet* : Le Doyen rapporte les difficultés survenues au Tribunal académique ; la voix du recteur Binet avait décidé de la majorité pour lui attribuer la place de Bibliothécaire, d'où procès au Parlement et interdiction d'élire un nouveau Recteur, 5²o ; la fille de Vasse implore des secours ; le Doyen fera une enquête, 5²o ; élection des Examinateurs, 5²¹.

15 *juillet* : *Medio mense* ; Pajon de Moncets soumet son mémoire sur *les Appariteurs et leurs masses*, 5²¹ ; spécimen de *Lobelia syphilitica* adressé par Dupau, 5²².

27 *juillet* : La Faculté accorde à la fille de Vasse un don à prélever sur l'intérêt des 6.ooo livres que son père avait léguées à la Faculté en 1765, mais pour l'année courante seulement, 5²² ; Majault dénonce Navier qui publie faussement que la Faculté approuve ses travaux sur les antidotes, 5²³ ; rapport des Examinateurs de matière médicale, 5²³ ; les Bacheliers sont admis à la Licence, excepté Soniguet, 5²6.

29 *juillet* : Fixation du droit de rotule, il est accordé aux Régents qui sont *ad æqualia*, 5²6 ; le Doyen fait lecture de l'acte de donation de Vasse ; la Faculté décide qu'elle ne peut rien faire sur ses fonds, mais que l'Appariteur devra engager chaque Régent à abandonner ses jetons de présence pour la fille de Vasse au moment de la répartition, 5²7 ; les Paranymphes, Vespéries et Doctorat se feront suivant le nouveau règlement, 5²7.

1ᵉʳ *août* : *Prima mensis*.

5 *août* : Lettre de Bachelier, peintre du Roi, à propos d'une tuerie de porcs, 5²7 ; rapport de Pajon de Moncets sur la plainte portée contre Soniguet, 5³o ; la Faculté admet Soniguet à la Licence, mais lui refusera le Doctorat tant qu'il n'aura pas produit sa justification, 5⁴¹ ; nomination des juges pour les prix, 5⁴¹ ; Des Essartz annonce que les Apothicaires ont rédigé un mémoire en réponse à celui de la Faculté ; il est décidé que les Commissaires feront le nécessaire, 5⁴².

14 *août* : *Medio mense*.

1ᵉʳ *septembre* : Le Preux offre la *Gymnastique médicale* de Tissot ; Bosquillon, une brochure en réponse à une lettre de Lefebvre de Villebrune, 5⁴².

15 *septembre* : *Medio mense* ; Chevrier demande que la Faculté fasse examiner les eaux minérales de Guise en Picardie. Cet examen ayant été fait

déjà par Cadet de Vaux et par la Société Royale, la Faculté refuse de s'occuper de la question, 543.

18 *septembre :* Lecture de l'arrêt du Parlement pour les places de Greffier et de Bibliothécaire de l'Université, 543 ; répartition des jetons, 545 ; Roussel de Vauzesme dénonce un ouvrage de Deslon intitulé : *Observations sur le Magnétisme animal*, et il donne lecture de sa dénonciation portant sur les agissements de Mesmer et de Deslon, 545 ; la Faculté décide d'inviter Deslon à plus de circonspection à l'avenir ; il sera privé pendant un an du droit de délibération, il devra désavouer publiquement sa brochure : *Observations sur le Magnétisme animal*, sous peine d'être rayé du catalogue, 572.

20 *septembre :* Besson, étudiant en pharmacie à Angers, avait un procès avec les Pharmaciens de cette ville ; le Parlement l'a renvoyé se faire examiner par le Collège de Pharmacie de Paris ; les Prévôts ont bien invité les Députés de la Faculté à cet examen, mais à titre de gracieuseté. et ils ont refusé de leur soumettre le décret du Parlement et les lettres du Candidat. Philip et Bertrand se sont, en conséquence, opposés par huissier à l'examen. La Faculté les approuve et ordonne que l'opposition sera communiquée à l'Université et au Collège des Pharmaciens d'Angers, et qu'il sera fait opposition à l'arrêt qui avait renvoyé Besson se faire examiner au Collège de Paris, 574.

2 *octobre : Prima mensis.*

7 *octobre :* Paulet adresse copie de sa démission à la Société Royale, 576 ; Deslon se plaint que dans la convocation il était dit qu'il serait délibéré sur M. Deslon et non pas sur l'ouvrage de M. Deslon, 577 ; la teneur de la con-

vocation est approuvée, et le décret relatif à Deslon est maintenu en deuxième délibération, 580 ; Le Roux des Tillets est nommé professeur de Pharmacie en remplacement de Bertrand, décédé, 580 ; rapport sur l'étude de Pajon de Moncets : *l'Origine des Appariteurs de la Faculté*, par de Villiers, 581 ; l'auteur est autorisé à faire figurer sa qualité de Régent au titre, mais l'impression ne peut se faire aux frais de la Compagnie à cause du manque de fonds, 583 ; les nouveaux Docteurs réclament le droit de délibération (*), la discussion est remise, 583 ; lettre du docteur Gillet de Troyes sur l'eau médicinale de Husson (*) ; le Doyen écrira à Gillet que la Faculté désire que sa lettre soit signée de la majorité des Médecins de Troyes, 585 ; Jeanroy demande une vérification de ses comptes ; la Faculté ne répond pas, car le Bibliothécaire doit connaître les usages en cette matière, 586.

18 *octobre :* Messe de Saint-Luc, dépôt des masses par les appariteurs ; vote de 200 livres à Th. Cruchot pour frais extraordinaires, 587 ; serment des Bacheliers, 587 ; vente des comptes rendus des séances publiques laissée à la discrétion du Doyen, 587 ; seconde délibération sur le droit de délibération des nouveaux Docteurs, 588 ; Borie fait l'éloge de Paulet et demande qu'il soit admis à la Régence *ad meliorem fortunam ;* Paulet est admis à l'unanimité, mais le Doyen devra faire certifier par chaque Docteur ce qui lui est dû, afin que la Faculté puisse ultérieurement régler le compte, 588.

19 *octobre :* Messe pour les morts ; assemblée, serment des Apothicaires sous la conduite de leur premier Prévôt ; le Doyen signe la pièce qui témoigne de l'observation des devoirs des Chirurgiens envers la Faculté, 588 ;

Lézurier et Dorigny déposent des conclusions contre le Comité de doctrine; la Faculté supprime ce Comité, 590; Des Essartz demande la convocation d'une assemblée spéciale pour le règlement des examens de licence, 590; Dumangin se plaint qu'avec l'assentiment du Doyen Chambon ait fait afficher un cours d'Anatomie avec le titre de Régent, bien qu'il n'ait pas présidé hors tour une thèse quodlibétaire; la Faculté décide que le Doyen a bien interprété l'expression *pro Regente habeatur,* mais que le titre de Régent ne sera plus attribué aux nouveaux Docteurs avant qu'ils aient présidé une thèse quodlibétaire hors tour, 591.

30 *octobre :* La séance publique est remise à une date ultérieure, 592 ; rapport sur l'examen des comptes du premier Décanat de Des Essartz, 592 ; Des Essartz demande à rendre ses comptes le 3 novembre, 593 ; discussion sur le mode d'élection du Doyen, 593 ; la Faculté demande aux Commissaires de déposer le rapport sur les thèses et les examens de licence, 594.

2 *novembre : Prima mensis.*

3 *novembre :* La Faculté approuve les comptes de Des Essartz et de De l'Épine pendant le remplacement qu'il a fait, 595.

4 *novembre :* Discours du Doyen descendant de charge ; éloge des Docteurs défunts, remerciements des professeurs, 595 ; Solier est nommé Commissaire aux *prima mensis* en remplacement de Lepreux ; tirage au sort des Commissaires aux comptes du Décanat de Levacher, 596 ; les Électeurs proposent la prorogation au Décanat de Levacher de la Feutrie, qui refuse ; le sort désigne Bidault, puis Darcet, qui refusent tous deux, enfin Philip, qui accepte, 597.

Obitus Doctorum. — Barbeu du Bourg, Bucquet, Belleteste, Bertrand, 597.

Comitia Academica. — 6 *novembre :* Lecture des procès-verbaux, fixation du sujet du prix Coignard, 599.

4 *décembre :* Pierre Duval demande l'autorisation de fermer la bibliothèque jusqu'à ce que les livres soient rangés et le catalogue mis à jour, 600 ; le Doyen de la Faculté de Médecine lit les décrets de sa Compagnie, desquels résulte qu'elle est dans l'impossibilité d'ouvrir ses cours à cause de l'insuffisance des locaux, 600.

13 *décembre :* Séance du Tribunal académique, le Recteur annonce que le bénéfice d'une chapelle de Saint-André-des-Arcs est vacant et que c'est le tour de la Nation d'Allemagne, et dans cette Nation à la tribu des Insulaires à faire la nomination, 601 ; séance dans la salle de l'Académie ; approbation des comptes trimestriels du Recteur, et procession à Saint-Martin-en-Sorbonne, 601.

8 *janvier* 1780 *:* P. Duval, élu Proviseur du Collège d'Harcourt, donne sa démission de Bibliothécaire et demande jour pour rendre ses comptes, 601 ; les procureurs de Picardie et de Normandie sont désignés pour faire une enquête sur la demande de Lizarde pour ouvrir une pension, 601.

12 *janvier :* Maltor est élu Bibliothécaire; Furgault, Lhomond, Darragon et Mouchard surveilleront la transmission de la bibliothèque, 602; le marquis de Bandol, grand messager juré, demande l'assistance de l'Université pour le procès qu'il soutient au Conseil du Roi au sujet de son privilège universitaire ; on consultera Drou sur ce point, 602 ; approbation des comptes pour les prix d'Académie, 602.

18 *janvier :* Approbation des comptes de la Bibliothèque, 602 ; sur l'avis de

Drou, l'Université se porte partie dans le procès du marquis de Bandol et de Bérard, messagers jurés pour l'Episcopat de Limoges, 603.

26 *janvier :* Séance extraordinaire à laquelle assistent Mey, Target et Picard, avocats consultants ; l'Université demande qu'on ne lui enlève pas les deux postes d'Administrateurs des Collèges réunis, que lui attribuent les lettres patentes du 1er juillet 1769, 603 ; elle supplie aussi le Garde des sceaux de veiller à ce qu'il ne soit rien décidé par le Roi au sujet de l'agrégation à l'Université d'Angers d'un Collège d'Oratoriens situé à Tours ; elle assurera l'Université de Poitiers de son concours actif en cette circonstance, 603.

30 *janvier :* Offrande des cierges, 603.

3 *février :* Chevreuil est nommé Chancelier à Notre-Dame en remplacement de B. Thierry décédé ; Certain est nommé Doyen de Théologie, et Camyer, procureur de France, 604.

5 *février :* Lizarde est autorisé à ouvrir une pension quand il aura rendu ses lettres du Chantre (*), 604 ; lecture du décret de la Faculté de Médecine sur les cours ; C. Oncill [O' Neil] est nommé au bénéfice vacant par décès de Louvel ; Camyer proteste contre le vote exprimé par les avocats à la dernière séance et demande acte de sa protestation, 604 ; l'Université d'Angers est d'accord avec celle de Poitiers pour refuser l'agrégation du Collège des Oratoriens de Tours, 605 ; tableau des membres de l'Académie qui paient indument impôt, 605 ; Camyer présente des observations sur le serment prêté au chapitre de Notre-Dame par le nouveau Chancelier, 605.

21 *janvier :* Assemblée générale ; serment du nouveau Chapelain de Ste-Marie ; l'Académie de Bourges, qui refuse l'agrégation d'un séminaire, est engagée à persister dans son refus et à compter sur l'appui de Paris, 605 ; on accepte le legs fait par De la Rivière de livres grecs et hébreux, 605.

Mars : Tous les ordres académiques seront consultés sur le transfert d'un Collège à Versailles, 606.

14 *mars :* Le procureur de France a remis aux mains du Questeur la somme de 6.000 livres qui lui avait été prêtée par l'Université sans intérêts, 606 ; approbation des comptes du Recteur, 606.

1er *avril :* Clément, nouveau procureur de Normandie assiste à la séance ; Lebel et Girault remplissent les fonctions de Syndic et de Greffier ; les Doyens et procureurs sont priés de faire connaître à la séance du 23 de ce mois l'avis de leur Ordre sur le transfert d'un collège à Versailles, 606 ; 50.000 livres seront prêtées au Receveur général des États de Bretagne au taux légal, 607.

4 *avril :* Synode.

29 *avril :* Discussion sur le transfert d'un collège à Versailles ; un Mémoire sera offert au Procureur Général concluant que ce transfert n'est utile ni à Versailles, ni à l'Université, 607.

6 *mai :* Supplication au nom de de la Loge, vicaire général de Montauban, 607.

3 *juin :* Brunck offre son volume sur quatre tragédies d'Euripide ; quelques réparations sont autorisées à la Bibliothèque, 608.

19 *juin :* Approbation de la gestion du Recteur, vote de félicitations, 608.

1er *juillet :* Examen d'une traduction des *Dialogues des Morts*, 608 ; note pour la place de Bibliothécaire, le Recteur décide la majorité en sa faveur par son vote, ce qui soulève un grand tumulte et motive l'interdiction par le Parlement de procéder à l'élection d'un nouveau Recteur, 610.

5 août : Les Doyens de Médecine et de Droits demandent communication de l'arrêt du Parlement qui interdit l'élection du Recteur, 610 ; rapport favorable sur les *Dialogues des Morts de Lucien*, 610.

7 août : Distribution des prix du Concours général, 610.

11 août : Examen des comptes annuels, 13.766 livres en bénéfice.

26 août : Concession de lettres à deux maîtres de pension dont l'un les avait demandées depuis dix ans, 611.

5 octobre : Approbation de la gestion du Recteur ; querelle survenue parce que le procureur de France qualifie Binet de Prorecteur et non de *Rector amplissimus*, 611 ; le Recteur donne acte aux Doyens et procureurs de leur réclamation formulée contre l'appellation de *Prorector* dont s'est servi Camyer ; examen des *Chefs-d'œuvre d'éloquence*, 611 ; Brunck offre son édition des *Argonautiques*, 612.

Res gestæ apud Chirurgos. — *28 juillet :* Le Doyen, Bosquillon et Goubelly en remplacement de Bourru, argumentent la thèse de Lhéritier ; il est reçu et vient le lendemain soumettre ses lettres de nomination au Doyen.

15 août : Le Doyen, Bourru et Bosquillon argumentent la thèse d'Auvity ; il est reçu et vient, quelques jours après, soumettre au Doyen ses lettres de nomination, 613.

Dentistes. — Le 25 avril, Loquin ; le 20 juin, Despaux ; le 5 octobre, Girard, 614.

Sages-femmes. — Réception de dix postulantes, 614.

Res gestæ apud Pharmacopœos. — *21 et 27 janvier* 1780 : Le Doyen, Philip et Guenet, professeurs de pharmacie, dûment invités, examinent More-

lot au jardin des Apothicaires ; l'examen terminé, le Candidat refuse de signer le Concordat ; d'où opposition de la Faculté à la réception de Morelot, 615.

24 avril : Le Doyen et les Professeurs de pharmacie participent à l'examen de théorie de Diguet ; les Pharmaciens l'ayant ajourné, les Députés de la Faculté s'abstiennent de voter, 616.

20 mai : Diguet est reçu à l'examen de Botanique, 616.

20 juin : Diguet était reçu au dernier acte, mais il refuse de signer le Concordat ; la Faculté s'oppose de vive voix à son admission et répète son opposition par huissier, 616.

12 septembre : Examen de Besson, candidat pour Angers ; l'examen de Botanique terminé, il n'est rien décidé, la Faculté se refusant à voter, 617.

13 septembre : Le Doyen est invité à assister à la maîtrise de Besson pour Angers, mais Philip la prie par lettre de s'abstenir, 617.

5 septembre : Visite des officines des Apothicaires, 617.

28 avril : Mémoire contre les Prévôts et membres du collège de Pharmacie, 618 ; mémoire des Prévôts et du collège de Pharmacie, imprimé secrètement et non signifié, 636 ; réponse à ce mémoire, 649.

Épiciers. — Inspection des boutiques le 14 septembre et les jours suivants, 658.

Actes relatifs à la Société Royale. — Opposition de la Faculté à l'enregistrement des lettres patentes par le Parlement, déposée entre les mains du Procureur Général par Louhault le jeune, 659 ; mémoire pour la Faculté, 660 ; le Doyen le fait imprimer à 250 exemplaires, mais il ajourne la distribution ; il va rendre visite au Garde des sceaux, qui lui demande un mémoire sur les inconvénients que présente l'établissement de la Société Royale.

5 *janvier :* Le Doyen lit son mémoire auquel les huit Commissaires ajoutent quelques remarques, et ils décident de demander à A. Petit sa rédaction pour faire un mémoire définitif. Le 27 avril A. Petit n'avait encore envoyé qu'une lettre par laquelle il se désintéressait de la question, 665 ; pendant ce temps, les lettres étaient enregistrées ; la Fa-culté en réclame une expédition, 666 ; les avocats-conseils décident qu'un Mémoire répondant à la question du Garde des sceaux sera rédigé par l'un d'eux, et un autre par le Doyen, qui le leur soumettrait. Le Doyen remet entre les mains du Garde des sceaux un Mémoire très bref établi par lui, et un autre très détaillé composé par Des Essartz, 667.

Codex rationarius accepti et expensi, 673-687.

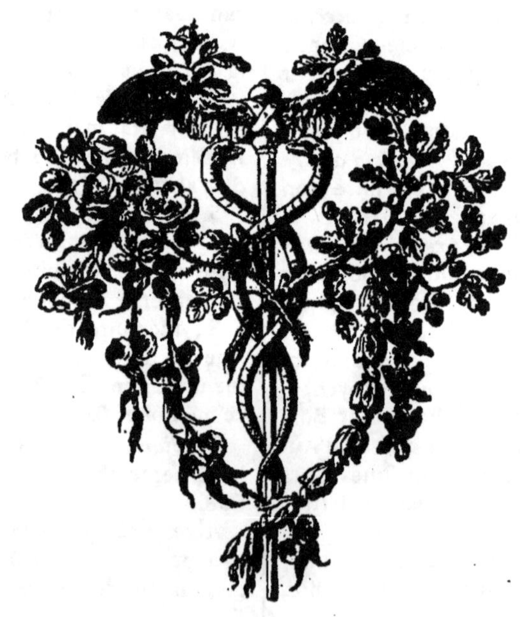

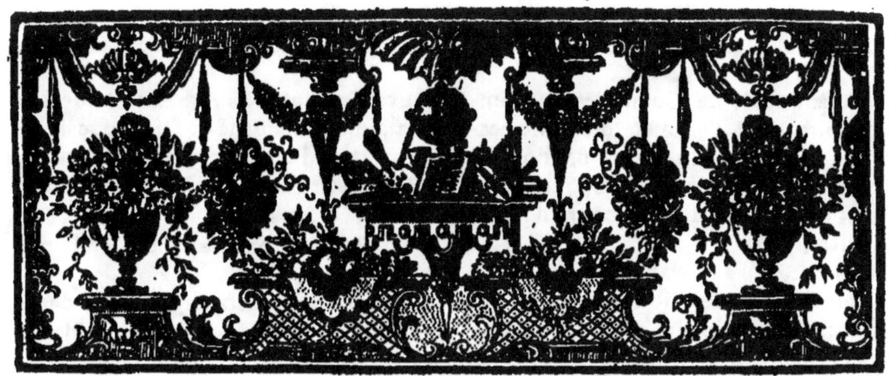

Frontispice de thèse au xviiiᵉ siècle.

PREMIER DÉCANAT DE PHILIP, 1780-1781

4 *novembre :* Élection de Philip au Décanat, 691.

Professeurs. — *Chirurgie latine :* Morand ; *Chirurgie française :* Nizon ; *Pharmacie :* Du Mangin ; *Botanique :* Bosquillon ; *Commissaire aux prima mensis :* Solier de la Romillais ; *Censeur :* Levacher de la Feutrie, 691.

Catalogue des Régents, 693.

Thèses quodlibétaires. — De novembre 1780 à mars 1781 : Pujo, Petit-Radel, Lendormi-Laucour, de Montaigu, Laverne, Corvisart, Louiche-Desfontaines, 692.

Thèses cardinales. — Du mois de mars 1781 : Corvisart, Petit-Radel, De Montaigu, Louiche-Desfontaines, Laverne, Pujo, Lendormi-Laucour, 700.

Obitus, 1780-81.—Lieutaud, Busson, Bertin, Casamajor, 702.

Discours solennels. —Sallin, Ant. Le Roy, 703.

Cours à l'Amphithéâtre des Écoles. — *Anatomie et physiologie:* Vicq d'Azyr ; *Chirurgie latine :* Jumelin ; *Obstétrique :* Sigault ; *Chirurgie française :* Ant. Le Roy avec Goubelly ;

Pharmacie : Le Roux des Tillets avec Marin, 703.

Acta et comitia. — 11 *novembre :* Mémoire à consulter adressé par le Bailli de Breteuil, ambassadeur de la Religion à Malte. Nomination de Commissaires, 706 ; rapport sur la réforme du concours de licence, 709 ; requête de Paulet, Fourcroy, de la Guérenne et Chambon pour obtenir la régence. Elle est accordée à Paulet seul, 709.

15 *décembre :* Levacher, absent de la séance, peut-il être nommé professeur en remplacement de Morand qui refuse le poste ? On ne peut élire un absent. Le Tenneur est désigné, 711 ; Jumelin et Duchanoy examinateurs des bacheliers, 711 ; rapport des juges sur les concours, 711 ; réponse pour l'Ordre de Malte. La Faculté n'ose pas conseiller la crémation ou la submersion, 712.

23 *décembre :* Offre par Le Preux d'un volume de Tissot : *Gymnastique médicale,* 718 ; par Paulet de ses *Recherches sur les épizooties ;* par le Doyen de la *Pharmacopée de Genève ;* la Faculté refuse cet ouvrage, 718 ;

cosmétique de Le Cointe, 719 ; Commissaire pour l'examen d'un médicament contre la gale, 719 ; fixation de l'époque de la séance publique. Vote de l'impression d'un discours d'Alph. Le Roi, 720.

28 *décembre* : Séance publique aux Écoles extérieures de Sorbonne. Diagnostic et pronostic des vers intestinaux : lauréat, D. Amoreux ; accessits, Cusson et Baumes, 721 ; sujet du prochain concours, convulsions dans l'enfance, 721 ; compte rendu des travaux de la Faculté, lu par Philip ; éloges de Barbeu du Bourg, Belleteste et Bucquet, 722 ; lectures de Doublet, de la Romillais, Sigault et Alph. Le Roi, 722.

5 *janvier* 1781 : Extrait des registres du Parlement relatif au refus de la Régence opposé à Hallé, Fourcroy, de la Guérenne et Chambon. Nomination de Commissaires, 724.

12 *janvier* : Lettre de remerciement du Bailli de Breteuil, 725 ; Commissaires aux comptes du deuxième Décanat de Des Essartz, 725 ; avant de publier les éloges et les mémoires lus à la séance publique, ils devront être examinés par quatre Commissaires, 725 ; proposition de Méquignon pour cette publication, 726 ; annonce par le Doyen de l'arrestation de Hallot ; la Faculté décide d'aller trouver le Garde des sceaux, 727.

22 *janvier* : Lecture de la réponse des Commissaires à l'arrêt de la Cour, 728 ; Descemet offre sa démission de secrétaire aux *prima mensis*, elle est refusée, 729.

. 5 *février* : Offre de divers ouvrages de Foujols et Fournier. Ustensiles de cuisine de Charles, 730 ; remerciements de Hallot pour l'intervention en sa faveur, 731 ; pension accordée à la fille de Vasse, suppression de celle de la

veuve Pathiot, 733 ; la Faculté décide à la grande majorité de faire opposition à l'arrêt du Parlement du 22 décembre, 734 ; lettre de Philip au Procureur Général, 734.

10 *février* : Examen d'anatomie des bacheliers, 735.

17 *février* : Étamage de la dame Dumazis, 736 ; la Faculté décide de prier le ministre d'interdire tout étamage contenant du plomb, 739 ; rapport sur l'alliage de Charles pour ustensiles de cuisine, 739 ; rapport des Examinateurs des bacheliers pour l'anatomie, 742 ; serment de Nizon qui avait quitté l'assemblée le jour de l'élection avant la fin de la séance, 744.

20 *avril* : Sirop de punch, 745 ; conservation de l'eau sur les navires, 745 ; Berthollet soumet à l'examen son ouvrage sur l'*Histoire naturelle et chimique des trois règnes*, 745 ; arrêt du Parlement ordonnant dépôt de l'expédition du décret du 13 janvier 1779, 746 ; paiement des honoraires de Debonnières et de Target, 748.

23 *avril :* Dépôt au greffe des décrets de la Faculté, 749.

2 *mai :* Lecture d'un arrêt de la Cour du 27 avril ; levure du sieur Brunneau, 749 ; Commissaires à l'examen d'une levure dite incorruptible (*), 752 ; convocation de Chambon pour répondre d'usurpation de qualité, 753 ; Dehorne faisant office de censeur a usurpé le titre de Docteur de Paris sur un volume *La Médecine domestique*. La Faculté décide de le poursuivre, 752, 753 ; Jeannet des Longrois soumet à l'examen son livre *De la Pulmonie*, 753 ; l'imprimeur seul est responsable de l'usurpation de Dehorne, la poursuite est abandonnée, 753.

10 *mai :* Sirop de punch, 754 ; rapport des Commissaires aux comptes du Décanat de Des Essartz ; opposition de

Pajon de Moncets à la transcription, 756 ; lettre de Chambon, 757.

21 *mai :* Lettre du marquis de Bandol sur des cas de rage, 754 ; rapport sur la *levure incorruptible*, 761 ; retrait du décret du 10 mai sur l'inscription des comptes au Registre, 764 ; comparution de Chambon, 765.

7 *juin :* Visite de félicitations à Joly de Fleury, nommé Contrôleur général des Finances, 765.

17 *août :* Approbation du compte rendu du premier Décanat de Des Essartz, 767 ; nomination des Examinateurs des comptes du 2e Décanat, 768 ; plainte de Le Roux des Tillets contre un Apothicaire nommé Martin, 768 ; plainte contre le *Journal de Paris*, 769 ; enquête sur les accidents causés par le sublimé corrosif, 769.

30 *août :* Approbation des comptes du 2e Décanat de Des Essartz, opposition de Lézurier, 770.

31 *août :* Requête de la veuve Pathiot rejetée, 770 ; fixation de la séance publique du 6 septembre, 771.

6 *septembre :* Séance publique. Sujets proposés au concours : 1° Rachitis ; 2° maladies de la moelle, 772 ; éloges de Lieutaud, de Bertrand, de Busson, 773 ; lectures de Pajon, Morisot-Deslandes, Sallin, Saillant, Delaplanche, 772.

5 *octobre :* Vernis des sieurs Laboureau et Besnard, 773 ; procès entre l'Évêque et la Municipalité de Saint-Malo au sujet des eaux de puits, 775 ; lettre de Joly de Fleury sur la maladie d'une jeune fille du Limousin, 776 ; la Faculté réclame des renseignements supplémentaires, 780 ; plainte contre Labbé Dumesnil, apothicaire du Grand Conseil, 780 ; rapport sur le 2e Décanat de Des Essartz, 781.

18 *octobre :* Messe à la chapelle ; serment des Appariteurs et des Bacheliers, 783 ; envoi d'un ouvrage de Samoïlowitz sur la peste, 783 ; la Faculté refuse de prendre part au procès entre l'évêque et la Municipalité de Saint-Malo ; elle consent à l'examen des eaux par ses délégués, 784 ; Pajon de Moncets se plaint de l'augmentation constante du nombre des jours fériés, on refuse de délibérer sur ce point, 784.

19 *octobre :* Messe pour les morts ; serment du Prévôt des Apothicaires. La Faculté répète sa protestation par huissier contre l'abstention des chirurgiens, 784 ; le Doyen fait part que non seulement les ressources de la Faculté sont épuisées, mais qu'elle est endettée de 40.000 livres environ, il est autorisé à négocier un emprunt, 785 ; Lezurier demande que l'on presse les affaires avec la Société Royale, 785.

3 *novembre :* Discours du Doyen sortant de charge, 786. (La suite de la séance, p. 847.)

Assemblées de Prima mensis. — 2 *avril :* Élixir Le Cointe, 790. 15 *juin :* Rapport sur l'ouvrage de Jeannet des Longrois, *De Phtisi pulmonari*, 792. *1er août :* Rapport de Saillant sur la maladie de Pierre Pouble, 792. *15 octobre :* Rapport de Doublet sur l'hospice de Vaugirard, 793. 28 *décembre* et *1er septembre :* Séances publiques aux Écoles extérieures de Sorbonne, 793.

Comitia academica. — 21 *décembre :* Sujet du prix d'éloquence latine, 795.

27 *décembre :* Condoléances à Versailles pour la mort de l'Impératrice, 797.

3 *mars :* Pouvoirs donnés à Basly, procureur de l'Université, de suivre la cause de la Faculté de Médecine contre le Procureur Général, 798.

24 *avril :* Synode, 798.

12 *juin :* Oraison funèbre de Marie-Thérèse en Sorbonne, 799.

28 octobre : Félicitations au Roi pour la naissance du Dauphin, 801.

Res gestæ apud Chirurgos, 804 ; Concours à la Pitié pour deux places de Chirurgiens gagnant maîtrise, 804 ; concours à la Charité (*) pour une place de Chirurgien, 806 ; Sages-femmes, 808.

Res gestæ apud Pharmacopæos. — Liste des Apothicaires admis en 1781 malgré les protestations de la Faculté, 809.

Codex rationarius accepti et expensi, 811 ; approbation en 1788 sous le Décanat de Bourru, 830.

Appendice. — Lettre du Doyen Philip au Garde des sceaux, sur le refus de la Régence à Fourcroy, la Guérenne et Chambon, 833 ; Mémoire en réponse à la demande verbale du Garde des sceaux, 884 ; lettre de Fourcroy à Levacher de la Feutrie, 841 ; engagement signé de Fourcroy, 842.

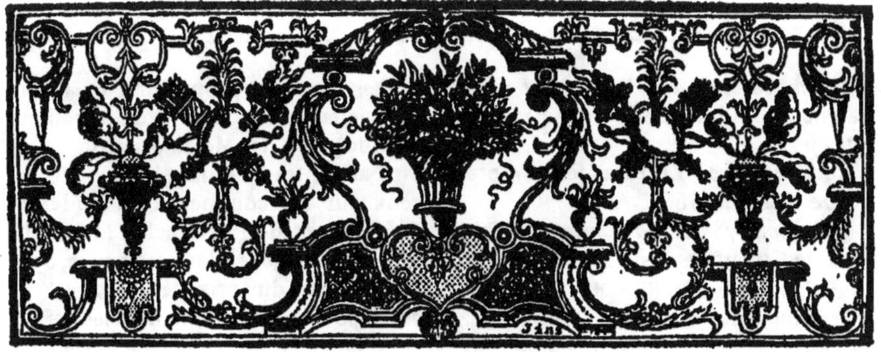

Frontispice de thèse au xviiie siècle.

DEUXIÈME DÉCANAT DE PHILIP, 1781-1782

3 novembre : Prorogation de Philip comme doyen à l'unanimité.

Professeurs. — *Physiologie :* Lézurier ; *Chirurgie latine :* Coutavoz ; *Matière médicale :* Goubelly ; *Pharmacie :* Thierry de Bussy ; *Chirurgie française :* Le Roux des Tillets ; *Obstétrique :* Duchanoy ; *Bibliothécaire :* Leclerc ; *Secrétaire aux prima mensis :* Des Essartz ; *Commissaire aux prima mensis :* Doulcet, 848.

Catalogue des Régents, 849.

Thèses quodlibétaires. — De novembre 1781 à février 1782 : Lendormi-Laucour, Corvisart, Louiche des Fontaines, Petit-Radel, de Montaigu, Laverne, Pujo, 856.

Thèses médico-chirurgicales. — Février et mars 1782 : Lendormi-Laucour, Corvisart, Pujo, Petit-Radel, Louiche des Fontaines, Montaigu, Laverne, 857.

Vespéries et Doctorat : Corvisart, président Morand ; Petit-Radel, président Bourru ; Pujo, président Millin ; Montaigu, président Levacher de la Feutrie ; Lendormi-Laucour, président Langlois ; Laverne, président Dumangin ; Louiche des Fontaines, président Langlois, 857.

Discours solennels. — Solier de la Romillais, Desbois de Rochefort, 859.

Cours à l'Amphithéâtre des Écoles. — *Obstétrique :* Sigault ; *Anatomie et Physiologie :* Sallin avec Goubelly ; *Chirurgie latine :* Le Tenneur ; *Pharmacie :* Dumangin avec Machy ; *Opérations chirurgicales :* Desbois de Rochefort avec Goubelly, 860.

Messe solennelle pour la naissance du Dauphin ; mandement du Doyen, 860.

12 novembre : Thierry refuse le cours de Pharmacie ; Mallet est adjoint aux éligibles bien qu'il n'ait pas le droit de rotule ; Bourru est désigné par le sort, 863 ; requête d'un charlatan nommé Scanagatta pour l'examen de ses remèdes, 864.

22 décembre : Les thèses médico-chirurgicales seront soutenues après le mercredi des Cendres, 865 ; échange des publications de l'Académie des sciences avec celles de la Faculté, 866 ; rapport sur la collation des *Commentaires* du 2ᵉ Décanat de Des Essartz, avec la copie originale, 867.

Examinateurs des Bacheliers : Du-haume, Guillotin, Delaplanche et Hallot, 867.

29 *décembre :* Lecture des comptes de Des Essartz, 868.

9 *janvier 1782 et jours suivants :* Examen de Chirurgie des Bacheliers, 868.

26 *janvier :* Élection des juges des mémoires envoyés au concours, 869 ; rapport sur l'examen de Chirurgie, 870.

9 *février :* Le Doyen se plaint qu'au dernier Tribunal académique les procureurs des quatre Nations se sont présentés avec la chausse rouge à l'épaule ; la Faculté décide de s'opposer à cette nouveauté, 872 ; rapport des Commissaires sur la situation financière, 873 ; lettre de De Brotonne, la Faculté lui vote un blâme, 874 ; Géraud, Desmarescaux, Vrignault et Pinel se présentent au concours de Diest, 874.

16 *février :* Mac Mahon remplacé comme juge par Lepreux ; comptes financiers ; le Doyen fait part de la lettre de Bacher contre Bouvart, 875 ; Gautier demande à présider une thèse médico-chirurgicale hors tour ; il y a opposition d'après les articles 48 et 80 des Statuts, 875.

20 *février :* Lettre de la Faculté de Poitiers au sujet de Bouriat, 876 ; comptes financiers à munir de la signature de quatre Docteurs, 878.

23 *février :* Lettres des Candidats au concours, 879 ; Lepreux propose de partager en trois le montant du prix du dernier concours, non attribué ; la Faculté refuse, 881 ; discours de Hallot sur un nouveau serment à imposer aux bacheliers, la Faculté adopte en première délibération, 886.

23 *février et jours suivants :* Examen des Candidats.

2 *mars :* Rapport sur l'examen ; critique très dure de Pinel, 889. Desmarescaux lauréat, 890.

12 *mars :* La proposition de Hallot est rejetée en deuxième délibération ; Bourdois de la Motte propose de ne plus admettre à l'étude de la médecine ceux qui ont commencé les études de Chirurgie et de Pharmacie ; la Faculté refuse de s'engager dans cette voie, 893 ; le montant du prix de Diest sera réservé pour un concours ultérieur, 893.

16 *mars :* Rapport sur les onze Candidats, 894 ; lettre du Doyen au Procureur Général au sujet d'un arrêt de la Cour rendu sur l'innovation que proposait Hallot, 896 ; arrêt du Parlement sus-visé, 896 ; offre de deux volumes de la *Gazette de santé*, 898 ; Vrignault fait une réclamation écrite réservant ses droits sur le prix de Diest du dernier concours ; la Faculté refuse en conséquence de l'admettre à l'examen, même à ses frais, 899.

18 *mars :* Examen des Candidats, 899.

21 *mars :* Confirmation de l'élection de Camyer, comme syndic de l'Université, 899 ; Maintien des pensions aux veuves, 900 ; états des revenus de la Faculté, 901 ; retranchements proposés sur les dépenses, 911 ; retranchements proposés sur les dépenses annuelles, 914 ; récapitulation, 918 ; on décide qu'aux examens de baccalauréat, les Examinateurs ne toucheront de droits que pour cinq Candidats sur six, 920 ; plainte du Doyen contre Dupré fils, qui touche les jetons de son père habitant Stenay, 921 ; rapport sur les Candidats, sept sont admis et prêtent serment, 925 ; Desmarescaux ne fait pas son principium, 926.

25 *mai :* Ducos, bachelier, est admis de nouveau à suivre les cours de Licence (*), 926 ; Desmarescaux produit un acte de notoriété, 927 ; rapport sur l'étamage de l'abbé de Beaudevant, 927 ; règlement du compte Des Essartz, arrêté à 43.665 l. 15 s. ; règlement du compte

Cruchot par attribution du revenu des 10.000 livres qu'il a avancées à la Faculté; règlement du prêt de 10.000 livres fait par Des Essartz, intérêt à régler tous les six mois. Le Doyen est invité à presser la conclusion d'un emprunt, 928; Levacher est invité à remettre ses comptes d'urgence, 928; Dumangin se plaint que plusieurs Épiciers ont été reçus à la maîtrise en Pharmacie; la Faculté décide d'appeler en consultation son avocat au conseil d'État, 929; le Doyen rend compte de la consultation qu'il a eue avec les avocats de la Faculté au Parlement, qui ont tous conclu à mettre opposition à l'arrêt du Procureur Général; lettre du Doyen au Procureur Général, 930; Desmarescaux fait son principium, 931.

13 *juin* : Élection des Examinateurs du baccalauréat, 931; le Doyen informe que l'Université se porte partie avec la Faculté dans le procès pendant avec le Procureur Général, 933; il annonce que le syndic a reçu une gratification de 600 livres, 933; il informe la Faculté qu'il s'est produit de nouvelles tentatives pour l'expulser des anciennes Écoles de droit, mais qu'il y a lieu de craindre que la Faculté soit obligée d'y fonctionner encore longtemps, 933; vote de remerciements à Pourfour du Petit pour son legs, 933; extrait de la donation de Pourfour, 934.

1er *iuillet* : Examen des Bacheliers, 935.

6 *juillet* : Adhésion aux projets relatifs au Collège de Hubans, 936; banquet académique, 936; émoluments du syndic, 936; rapport sur l'examen des Bacheliers, 936; appareil de Bailly contre le rachitisme, 937.

15 *juillet* : Examen de pratique des Bacheliers émérites, 937.

20 *juillet* : Rapport sur cet examen, Corvisart, Pujo, Lendormi-Laucourt,

Petit-Radel, Laverne, Desfontaines, Montaigu, 938.

14 *août* : Droit de rotule accordé à Thiéry de Bung et Saillant (*) qui sont *ad æqualia*, 939; sommations de Deslon, 940; Commissaires pour l'arrêt du Parlement du 11 juillet, 940.

20 *août* : Rapport sur l'appareil de Bailly, 943; lecture par Deslon de son mémoire justificatif, 943; décret d'expulsion de Deslon, 944.

25 *août* : Présentation des Bacheliers à Chevreuil, Chancelier de Notre-Dame, 945.

1er *septembre* : Paranymphes, 945.

2 *septembre* : Serment et bénédiction des licenciés à l'officialité; Corvisart, Lendormi-Laucourt, Pujo, Laverne, Louiche-Desfontaines, Petit-Radel, de Montaigu.

4 *septembre* : Répartition des jetons, chaque régent doit 7 sous 6 deniers, 949; consultation du Contrôleur général des finances, Joly de Fleury, sur le scorbut, le cancer et les écrouelles, 949; choix d'un procureur au Châtelet, de Sainte-Marthe, 949; acceptation d'un ouvrage de Samoïlowitz, 950; bains de vapeur de Laugier, 950.

18 *octobre* : Messe de Saint-Luc, dépôt des masses par les Appariteurs, 950; lecture de l'acte notarié du legs Pourfour du Petit, 950; remise à chaque Régent du travail de Pajon de Moncets sur les Appariteurs, 951; le nombre des docteurs qui doivent assister aux supplications est le même que pour les messes réglementaires, 951; lettre de Mesmer au Doyen, on n'en tient aucun compte, 951.

14 *octobre* : Messe pour les morts, séance publique, 951; rapport des Commissaires aux comptes de Levacher de la Feutrie, 952; rapport des Commissaires pour la révision de deux règlements homologués au Parlement

le 7 septembre 1778, 952 ; conclusion, nouvelle forme des articles, 976 ; serment des gardes apothicaires, 976 ; protestation contre l'abstention des Chirurgiens, 976 ; discussion sans solution sur les règlements réformés, 976.

2 *novembre* : La convocation ne portant que sur les élections, Dorigny demande qu'on en termine avec la discussion de la séance précédente, mais Laffisse fait opposition, 977 ; discours de Philip, 977 ; tirage au sort des électeurs, Pourfour du Petit est tiré au sort ; les quatre autres électeurs le prient de ne pas accepter ; il y consent et est élu Doyen à l'unanimité. Il reçoit immédiatement les insignes des mains de Philip, 981.

Obitus Doctorum, 1781-1782. — De la Rivière, Nouguez, Doulcet, Bidault, 981.

Assemblées prima mensis. — 2 et 16 novembre ; 1er et 15 décembre ; 2 et 15 janvier ; 4 et 5 février ; 4 et 15 mars ; offre à la Faculté par Aubry des *Oracles de Cos*, 983 ; rapport sur la maladie de la Chartreuse de Port-Sainte-Marie, 984 ; 3 et 15 avril ; 1er mai, 1er et 18 juin ; 4 et 18 juillet, 1er et 16 avril ; 2 et 16 septembre, lecture du mémoire de Doublet sur la fièvre puerpérale, 999 ; l'impression en est votée et une approbation est rédigée pour placer à la fin du volume, 1000 ; 1er et 15 octobre ; 2 novembre 1782.

Comitia academica. — 3 *novembre*.

1er *décembre* : Grenet offre son travail sur *la Géographie*, 1001 ; comptes de la distribution des prix ; on charge Basly de suivre l'affaire de l'hôtel de Cosnac, 1001.

5 *janvier* : Vercher demande à tenir pension, 1001 ; Monard, rayé du tableau des maîtres, obtient sa réintégration, 1002 ; querelle de Poër avec O'Neil, 1002.

21 *janvier* : L'Université salue à son passage la Reine, qui va rendre grâces de la naissance du Dauphin à Sainte-Geneviève, 1002.

9 *février* : Les procureurs des Nations viennent avec la chausse rouge à l'épaule, 1002.

14 *février* : Les Doyens de Droit et de Médecine protestent contre ce costume usurpé par les procureurs, 1002.

24 *février* : Le cardinal de Rohan est nommé Proviseur en Sorbonne, 1003.

26 *février* : Comptes de la Bibliothèque, 1003.

2 *mars* : Le syndic de la Théologie se joint à la protestation contre le costume usurpé par les procureurs, 1003.

5 *mars* : Camyer est élu syndic de l'Université, 1003.

19 *mars* : Supplications à Saint-Germain-le-Vieux, 1004.

6 *avril*, 9 *avril* : Synode, 1004.

4 *mai* : Germain demande la permission de tenir École, 1004 ; l'Université prend fait et cause pour l'Université de Bourges, refusant de se laisser agréger un séminaire du Nivernais ; 1004.

1er *juin* : Lettres de nomination accordées à Kearney et deux autres candidats, 1004 ; l'Académie se joint à la Faculté dans le procès contre le Procureur Général, 1005.

19 *juin* : Supplications à Saint-Louis-de-Navarre ; serment de deux libraires jurés ; offre par Auger des *Œuvres d'Isocrate*, 1005.

20 *juin* : 540 livres votées au syndic, 1005.

6 *juillet* : Lettres de nomination accordées à Jutteau, 1006 ; banquet dans la salle du Tribunal, 1006.

4 *août* : Distribution des prix, 1006.

8 *août* : Comptes du Questeur, 1006.

8 *octobre* : Supplications à Saint-Victor, 1006.

Res gestæ apud Chirurgos. — Admission de deux Candidats ; tous apportent au Doyen leur lettre de nomination, 1007.

Admission de douze sages-femmes, 1008.

Res gestæ apud Pharmacopœos. —

Douze candidats sont admis à la maîtrise malgré la protestation de la Faculté, 1011 ; visite des officines de Pharmaciens et des Épiciers, 1012.

Codex rationarius accepti et expensi, 1017 à 1039.

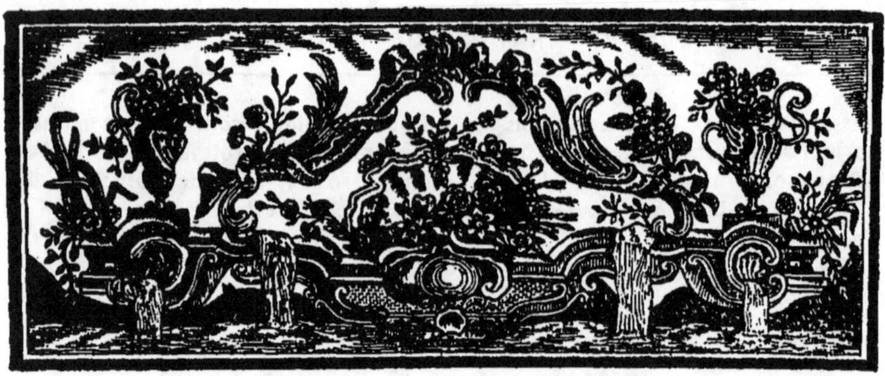

Frontispice de thèse au XVIIIᵉ siècle.

PREMIER DÉCANAT DE POURFOUR DU PETIT, 1782-1783

2 novembre 1782 : *Professeurs.* — *Pathologie :* Doublet ; *Chirurgie latine :* Leys ; *Chirurgie française :* Jeannet des Longrois ; *Botanique :* Hallot ; *Pharmacie :* Duhaume ; *Commissaire aux prima mensis :* Delaplanche ; *Censeur :* Philip, 1044.

Catalogue des Régents, 1044.

Thèses quodlibétaires. — Novembre 1782 à mai 1783 : Demours, Rose de l'Épinoy (*), Bourriat (refusé), Bourdier de la Moulière (*), Gille, Desmarescaux, Ducos, Géraud, 1051.

Thèses cardinales. — Mois de mars 1783 : Rose de l'Épinoy, Ducos, Géraud, Demours, Bourdier de la Moulière, Gille, Desmarescaux, 1052.

Obitus Doctorum. — De la Rivière, De l'Épine, Messence, Chevalier de la Hamonais, Ch. Lorry (*), 1053.

Discours solennels : Langlois, Nizon, 1055.

Cours à l'Amphithéâtre. — Solier, *Pathologie ;* Langlois, *Physiologie ;* Coutavoz, *Chirurgie latine ;* Goubelly, *Botanique ;* Bourru, *Pharmacie ;* Nizon, *Chirurgie française ;* Duchanoy, *Obstétrique ;* Darcet, *Chimie ;* Leclerc, *Bibliothécaire,* 1055.

Conférences. — Sigault, *Obstétrique ;* Nizon avec Goubelly, *Médecine opératoire ;* Petit-Radel, *Anatomie ;* Solier de la Romillais avec Desmarescaux, *Anatomie ;* Duchanoy, *Anatomie obstétricale ;* Demours, *Anatomie pathologique de l'œil ;* Bourru avec Leroux de Clermont, *Pharmacie ;* Duchanoy, *Pratique obstétricale ;* Coutavoz avec Goubelly, *Médecine opératoire,* 1056.

Acta et comitia. — *2 novembre 1782 :* Dorigny réclame le rétablissement de la formule *nec non* dans la convocation ; opposition de Philip ; la majorité lui est contraire et prend une délibération pour laquelle l'ancien conclut, en remplacement de Philip qui refuse (*), 1060.

15 novembre : Goubelly présente un nouveau trépan, 1061.

23 novembre : L'arrêt du Parlement du 2 septembre 1782 ordonne que Bouriat subira de nouveau un examen de quatre heures à la Faculté ; sont désignés comme juges : Millin,

Thiéry de Bussy, Maigret, Solier, Baignères, Delaplanche, 1062; appareil fumigatoire de Hildebrand, 1062; signification de l'opposition du Prévôt et des adjoints du Collège de Pharmacie aux examens, et nomination des Apothicaires de la maison du Roi s'ils ne se soumettent aux édits et déclarations du Roi, 1063; le cas sera soumis aux avocats au Parlement, 1063; lettre de la Faculté de Toulouse; offre par Teissier (*) de son *Traité des Maladies des grains* refusée, 1063.

30 *novembre* : Opposition à l'arrêté du 2 novembre reconnue valable, 1064; appareil fumigatoire de Laugier, 1064.

10 *décembre* : Examen de Bouriat. Il est jugé incapable, 1065;

16 *décembre* : Nizon demande l'impression de son discours du 1er décembre, 1066.

15 *janvier* : Consultation du Maire de Lisieux sur l'établissement d'un cimetière hors la ville, 1066; Eau d'absinthe de Auger de la Garneray, 1066.

3 *février* : La Faculté indique sa réponse pour le cimetière de Lisieux; elle désapprouve l'Eau d'absinthe, 1066.

8 *février* : Examinateurs des Bacheliers pour l'Anatomie, 1067; réponse au Contrôleur des Finances; la scrofule, le scorbut et le cancer ne sont pas contagieux, 1067; Petit-Radel demande à faire un cours d'Anatomie avec le titre de professeur de la Faculté; la permission lui est donnée, mais le titre lui est dénié, 1067.

1er *mars* : Approbation refusée au sel minéral purgatif de Lorin, 1068; approbation des appareils de Hildebrand, s'ils sont appliqués sous le contrôle médical, 1068 (*).

15 *mars* : Approbation du chocolat de Millerand, 1058; examen d'anatomie des Bacheliers, 1068.

22 *mars* : Rapport sur l'examen d'anatomie, 1069; présentation de l'irrigateur de Grapin, 1069; dénonciation par Maigret des agissements de de Brotonne pour l'eau de Husson, enquête votée, 1070; Dumangin offre le portrait de Douté, 1070.

5 *avril* : Lecture d'un arrêt du Parlement de Rennes rejetant les cimetières hors des villes, 1070.

15 *avril* : Approbation à nouveau du chocolat Millerand, 1070; quelques docteurs qui ont assisté de leur propre initiative aux expériences électriques de Ledru, dit Comus, donnent des renseignements. Ils sont engagés à agir prudemment, 1071.

10 *mai* : Réponse de la Faculté pour le cimetière de Rennes, 1071; irrigateur de Grapin approuvé, 1071.

5 *mai* : Avis de la Faculté sur un nouveau procédé d'étamage, 1072.

2 *juin* : Lettre du prévôt des marchands relative à des fontaines épuratoires, 1072; legs de la Bibliothèque De l'Epine, 1072; offre d'un volume du Président Rolland; traité des acides natifs de Dubuisson, machine pneumatique de Bourbon, 1073.

16 *juin* : Bosquillon offre ses *Aphorismes d'Hippocrate*, 1073.

21 *juin* : Rapport sur les comptes du Décanat Levacher, 1073; lecture du testament de De l'Épine, qui lègue sa bibliothèque, partie de son argenterie et une somme destinée au cours de Chimie, 1074.

1er *juillet* : Notification de la mission donnée par le Roi à Macquart pour l'étude de l'Histoire naturelle et de la médecine dans les pays du Nord, 1074.

1er *août* : Fontaines de Charancourt, bains du sieur Albert, préparation des acides naturels de Dubuisson, 1074.

19 *août* : Lézurier, malade, est rem-

placé comme professeur par Pajon de Moncets, 1075 ; lettre du Garde des sceaux faisant part que le Roi a reçu le jeton de la fondation Pourfour du Petit. Le Doyen demande à régler lui-même la cérémonie à ses frais, 1076.

29 août : La séance publique aura lieu aux Écoles ; Caumartin envoie une médaille frappée à l'occasion de l'inauguration des fontaines de Charancourt, 1076.

Comitia publica. — Séance aux Écoles de la rue Jean-de-Beauvais, le 1er septembre, 1077 ; aucun mémoire ne reçoit de prix ; questions proposées ; éloges funèbres de La Rivière, Bidault par Pourfour du Petit, Nouguez par Dumangin ; Bertin par Philip ; Casamajor par Delafosse ; Doulcet par Solier. Exposé des travaux de la Faculté ; lectures de mémoires par Descemet, Gardanne et Sigault, 1078.

20 septembre : Lettre d'Amelot relative au brevet à attribuer à Ledru, 1079 (*) ; Bruneau, herboriste, demande à subir l'examen, 1079.

18 octobre : Messe de Saint-Luc. La Faculté accorde la Régence à Thauraux, serment des Bacheliers et des Appariteurs, 1080 ; offre par Bellot de Bussy du portrait de Bourdelin (*), par le Doyen du portrait de son père, Pourfour du Petit, 1081. Rapport de Gentil et Nollan sur les Docteurs des faubourgs ; pension votée à la Vve Pathiot, 1081.

19 octobre : Messe des morts. Serment des Pharmaciens. Abstention des Chirurgiens, 1081.

Assemblées prima mensis. — Dates des séances, 1083.

Res gestæ apud Universitatem. — *9 novembre*, sujet du concours ; *7 décembre*, Jacquin examinateur des Boursiers de Louis-le-Grand ; *11 décembre*, supplication à Sainte-Ursule-de-Sorbonne, 1085 ; *14 décembre*, approbation des dépenses de la distribution des récompenses, 1086 ; l'Université consent une remise de 12 deniers par livre à Amelot sur l'achat de l'hôtel d'Aligre, 1086 ; *1er février*, offre des cierges ; *8 février*, *1er mars*, séances courantes ; *18 mars*, supplications ; comptes de la Bibliothèque ; *4 avril*, pension de 128 livres à la Vve Ruault ; *7 juin*, Cochu est élu avocat-conseil de l'Université en remplacement de Drou ; *18 juin*, supplications ; *18 juillet*, cérémonie de la fondation Pourfour du Petit ; distribution annuelle de 150 livres aux étudiants pauvres ; *12 juillet*, nomination de Coutault à la cure de Saint-Germain-le-Vieux ; *7 août*, distribution des prix du Concours, 1087 ; Noel lauréat du prix Coignard, 1088 ; *8 octobre*, supplications à Saint-Côme et Damien ; prorogation de Charbonnet, 1088.

Res gestæ apud Chirurgos. — Réception de quatre maîtres en Chirurgie, de quatre dentistes, 1089 ; de six sages-femmes, 1090.

Res gestæ apud Pharmacopœos. — Visite des officines, réception de deux maîtres apothicaires, 1091.

Tabula accepti et expensi, 1095 à 1108.

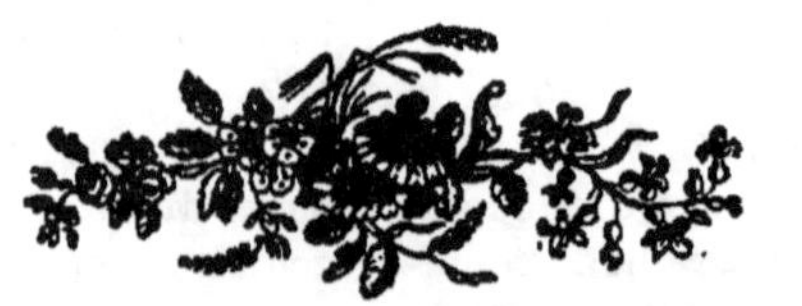

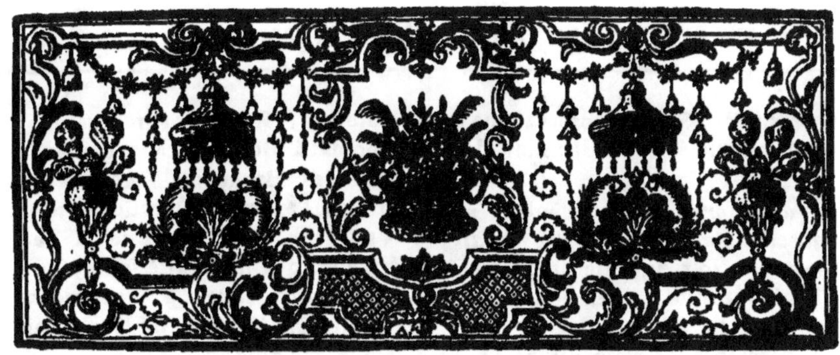

Frontispice de thèse au XVIIIe siècle.

DEUXIÈME DÉCANAT DE POURFOUR DU PETIT, 1783-1784

Schola medica. — Langlois, *Pathologie;* Doublet, *Physiologie;* Leys, *Chirurgie latine;* Hallot, *Botanique;* Duhaume, *Pharmacie;* Le Roux des Tillets, *Chirurgie française;* Duchanoy, *Obstétrique;* Darcet, *Chimie;* Leclerc, *Bibliothécaire,* 1113.

Prorogation de Pourfour du Petit.

Élection des Professeurs. — *Pathologie,* Guillotin; *Chirurgie latine,* Baget; *Matière médicale:* Simonet; *Pharmacie,* Berthollet; *Chirurgie française,* Des Essartz; *Obstétrique,* De Frasne; *Bibliothécaire,* Delaplanche; *Commissaire aux prima mensis,* Paulet, 1113.

Catalogue des Docteurs Régents, 1114.

Quæstiones medicæ. — Ducos, Rose de l'Épinoy, Bourdier de la Moulière, Géraud, Demours, Gille, Desmarescaux, 1118.

Thèses médico-chirurgicales. — Rose de l'Épinoy; Desmarescaux, Demours, Bourdier de la Moulière, Géraud, Gille, Ducos, 1119.

Obitus Doctorum. — Macquer, Borie, Dupré fils, J.-Fr.-Cl. Morand, Fr. Besnard, Pajon de Moncets, 1121.

Discours solennels. — Doublet, Le Roux des Tillets, 1122.

Conférences. — Petit-Radel, *Anatomie;* Langlois avec Goubelly, *Anatomie et Physiologie;* Leys avec Goubelly, *Médecine opératoire;* Duchanoy, *Obstétrique;* Demours, *Ophtalmologie;* Duhaume avec Lebel, *Pharmacie;* Le Roux des Tillets avec Goubelly, *Chirurgie,* 1122.

Acta et Comitia. — 26 *novembre:* La Faculté tient pour nul ce qui a été fait avec Le Dru; elle nomme 20 Commissaires pour étudier ses procédés, 1124; Hallot propose de n'attribuer le baccalauréat que si le candidat s'engage à ne pas faire partie de la Société Royale, ou autre société analogue; la proposition paraît prématurée, 1124. Quelques Régents réclament leurs jetons de présence à la régence de Thauraux qui n'a pas été faite en temps et lieu, 1124.

1er *décembre:* Tout ce qui a été fait à propos d'électricité est déclaré nul; les Commissaires sur cette question seront cités devant le Conseil; on enverra une députation au baron de Breteuil, 1125.

2 *décembre* : Sur les observations de Sigault, on surseoit aux décisions de la veille, 1126.

15 *décembre* : Paulet soumet son manuscrit *De fungis cognoscendis ;* lettre de Le Noir, qui interdit de la part du Ministre toute délibération au sujet de Le Dru, 1126.

19 *décembre* : Lettre du baron de Breteuil, ordre du Roi de limiter à douze les Commissaires désignés pour Le Dru, dont les six volontaires. On nomme huit délégués pour rédiger un mémoire à porter au Ministre, 1127.

22 *décembre* : Lecture de ce mémoire, 1128.

3 *janvier* : Examinateurs de Chirurgie des Bacheliers, 1131 ; Sigault porte plainte contre un Chirurgien du nom de Darboual ; lettre de De Breteuil, qui désigne lui-même les douze commissaires ; la Faculté déclare se désintéresser de l'affaire, 1131.

24 *janvier* : Examinateurs du baccalauréat, 1132.

13 *février* : Démission de Des Essartz, remplacé par Sallin nommé secrétaire aux *prima mensis ;* Pinel, seul concurrent au prix de Diest, est admis au concours, 1133.

28 *février* : Rapport sur les lettres de Pinel, 1133.

6 *mars* : Convocation des examinateurs, 1135.

13 *mars* : Rapport défavorable à Pinel, pas de prix, 1137.

15 *mars* : L'abbé de Fontenay offre à la Bibliothèque le *Journal de France*.

27 *mars* : Rapport sur les lettres des candidats au baccalauréat ; Cozette, Dideron, Pluvinet, Majon, Leclerc, 1137 ; Bouriat fait connaître par huissier qu'il entend se présenter ; le cas sera soumis aux avocats-conseils, 1141 ; Mittié soumet à l'approbation son livre sur *les maladies vénériennes*, 1141.

3 *avril* : Rapport sur l'examen des candidats. Desmarescaux demande au nom des Bacheliers émérites à être admis à l'examen de pratique, 1143.

1er *juin* : Levacher de la Feutrie demande que la Faculté fasse examiner une source située à Vaupereux ; le Doyen offre à la Faculté le portrait de Guillaume de Farcy, 1143.

19 *juin* : Élection des examinateurs de matière médicale, 1144 ; lecture d'un mémoire du Recteur au sujet de l'établissement de collèges loin du centre de Paris, 1144.

23 *juin* : Offre par Duplain, libraire, de la *Gazette de santé*, 1145 (') ; la Faculté est d'avis d'agir avec prudence et d'attendre dans l'affaire de la Faculté de Nantes, 1145.

25 *juin* : Examen de quatre Boursiers du collège Louis-le-Grand ; refusés tous les quatre, 1145.

28 *juin et jours suivants* : Examen de matière médicale 1146.

3 *juillet* : Rapport sur l'examen de matière médicale, 1147 ; la Faculté décide de surseoir à une décision pour la création de collèges sur la rive droite, 1147.

12 *juillet* : Les Écoles de la rue de la Bûcherie menacent ruine ; elles seront étayées aux frais de Panckouke, 1148.

26 *juillet* : Millin demande pour Géraud la faveur d'être admis aux examens *ad meliorem fortunam*, sa requête est rejetée, 1149 ; il est décidé de prendre part au procès de la Faculté de Nantes contre deux de ses licenciés, Blin et Laennec, 1149 ; rapport sur l'examen de Pratique médicale, 1149 ; répartition des jetons, 1151 ; offre par Retz de divers ouvrages, 1151 ; offre par Thouret de son ouvrage intitulé : *Doutes sur le Magnétisme ;* l'offre est rejetée, 1151.

4 *août* : La Faculté accepte la translation de collèges au delà des ponts ;

lettre du Recteur au sujet de la vente du Collège Sainte-Barbe au Roi (*) 1153.

24 *août* : Rapport de Majault, Sallin, Darcet et Guillotin sur le Magnétisme animal, 1153 ; les Bacheliers étant rares, on accorde le jubilé à Borie, 1154.

26 *août* : Service de la fondation Pourfour du Petit, 1154.

28 *août* : Seconde lecture de la délibération prise contre les adeptes du Magnétisme animal ; liste de ces adeptes lue par Dumangin, 1155.

29 *août* : Présentation des Bacheliers à Notre-Dame, 1156. Le Collège de Pharmacie invite la Faculté à la confection de la Thériaque (*) du 13 au 27 septembre, 1056.

4 *septembre* : Décision définitive sur les adeptes du Magnétisme animal ; Deslon est rayé du Catalogue ; D'Onglée, (*) Varnier (*) et Delaporte sont privés des prérogatives de la Régence jusqu'à ce qu'ils aient adhéré au décret du 27 août 1784 ; même décision pour Laffisse pendant six jours ; le décret du 22 août sera imprimé et distribué à tous les Régents avec l'adhésion de Mittié, Baignères, Le Roux des Tillets, Grosieux et Petit-Radel, 1157 ; une lettre sera adressée à Sabatier à Brest, pour réclamer son adhésion écrite ; lecture d'une lettre de menaces adressée par Varnier, 1158.

15 *septembre* : Bénédiction des Licenciés à Notre-Dame par Chevreuil ; ordre des Licenciés : Desmarescaux, Bourdier de la Moulière, Rose de l'Épinoy, Demours, Ducos, Gilles, Géraud. Question proposée à Desmarescaux par le Chancelier : *De l'influence du Soleil et de la Lune sur le corps humain*, 1160.

18 *septembre* : Pour éviter toute précipitation, la Faculté décide de faire partir du 4 septembre seulement le dé-

but de l'affaire du Magnétisme animal. En 2e délibération *Deslon* est rayé du Catalogue ; on sursoit en ce qui concerne Varnier, Delaporte et Thomas D'Onglée ; on décide l'impression du décret à munir de la signature de Mittié, Laffisse, Baignères, Le Roux des Tillets, Grosieux de la Guérenne et Petit-Radel, 1160.

2 *octobre* : Cosmétique de Sevin, 1161 ; Borie adresse sa supplique pour le Jubilé ; quelques jours après, Beauvais-Depréaux fait de même, 1161.

11 *octobre* : Rapport sur les lettres des nouveaux Candidats, 1162 ; le jubilé est accordé à Borie et Beauvais-Depréaux ; Adet est admis *ad meliorem fortunam*, 1164 ; les Commissaires nommés pour le procès de la Faculté de Nantes font part que Des Essartz seul a été visé par la Faculté de Nantes et non la Compagnie ; cette façon de procéder n'est ni approuvée, ni blâmée, 1164.

12 *octobre* : Examen des nouveaux Candidats pour la licence.

16 *octobre* : Rapport des Examinateurs, 1165 ; serment des Candidats, 1166.

18 *octobre* : Messe de Saint-Luc, dépôt des masses par les Appariteurs, serment des Bacheliers, 1167.

19 *octobre* : Messe pour les morts. A la séance qui suit, quelques docteurs demandent si on ne peut pas en terminer sur l'heure avec le Magnétisme animal, mais la Faculté décrète qu'il convient de faire une séance *ad hoc*, 1167 ; il est décidé, à la demande de Sallin, que le libellé de toute décision prise dans une séance devra être lu à la séance suivante, inscrit sur un registre spécial enfermé dans le coffre de la Compagnie, et signé du Doyen, 1167 ; Desbois de Rochefort demande la nomination de Commissaires pour faire

un rapport trimestriel sur les agissements des charlatans ; nomination de Sallin, Maigret, Dumangin, Solier, Desbois et Mathey, 1167 ; la Faculté fait adresser à tous les Régents un avis timprimé rappelant qu'il est interdit à ous les Docteurs de prêter leur nom pour l'ouverture d'un cours public ou privé qu'ils ne font pas eux-mêmes, 1168.

23 *octobre* : Délibération définitive sur le Magnétisme animal ; le Doyen fait relire d'abord tous les décrets se rapportant à la question, les lettres adressées aux adeptes, 1179 ; Deslon est rayé définitivement, 1170 ; Thomas D'Onglée qui a abjuré oralement, mais refuse de signer, sera privé des prérogatives des Régents jusqu'à ce qu'il ait donné sa signature ; Varnier sera rayé du Catalogue jusqu'à ce qu'il ait adhéré au décret par sa signature et ait prouvé qu'il était rentré dans la pratique régulière, 1170 ; Delaporte est privé des prérogatives des Régents pendant un an ; 1170 ; Laffisse sera admonesté sévèrement ; le décret du 28 août 1784 imprimé sera envoyé à tous les Régents avec la signature de Mittié, Laffisse, Delaporte, Baignières, Le Roux des Tillets, Petit-Radel et Grosieux de la Guérenne, 1171 ; l'adhésion au décret que Sabatier a donnée par lettre est acceptée, 1171.

25 *octobre et jours suivants :* Examen de matière médicale, 1172.

3o *octobre :* Rapport des Examinateurs ; les 3 Candidats sont admis, 1173.

3 *et* 4 *novembre :* Répartition des jetons, 1173.

6 *novembre :* Élection de Sallin au Décanat.

Désignation des professeurs. — *Professor Scholarum,* Goubelly ; *Pathologie,* Desbois ; *Chirurgie latine,* Nollan ; *Botanique,* Duhaume ; *Chirurgie française,* Coutavoz ; *Pharmacie,* Mallet ;

Secrétaire aux primamensis, Delaplanche ; *Commissaire,* Corvisart, 1174.

Comitia prima mensis. — Dates des séances de l'année scolaire, 1175.

Vespéries. — Demours, président Lepreux ; Gille, président Langlois ; Desmarescaux, président Bourru ; Rose de l'Épinoy, président Pajon de Moncets ; Ducos, président Bourru ; Géraud, président Langlois ; Bourdier de la Moulière, président Millin de la Courvault, 1177.

Doctorat. — Gille, président Langlois ; Demours, président Lepreux ; Desmarescaux, président Bourru ; Ducos, président Bourru ; Rose de l'Épinoy, président Pajon de Moncets ; Géraud, président Langlois ; Bourdier de la Moulière, président Millin de la Courvault, 1178.

Res gestæ apud Universitatem. — 2 *décembre,* procession à Saint-Charles-Borromée ; 29 *décembre,* procession à Saint-Germain-l'Auxerrois pour le rétablissement de la paix ; *Te Deum* en musique, discours de Cosson en Sorbonne, 1181 ; 19 *mars,* supplications à Sainte-Madeleine ; 21 *juin,* procession à Sainte-Anne-des-Théatins ; 5 *août,* distribution des prix du concours général, 1182 ; 6 *octobre,* procession à Saint-Eustache, 1183 ; dates des séances du Tribunal académique pendant l'année scolaire, 1183 ; élection et confirmation au Rectorat de Delneuf, 1184.

Res gestæ apud Chirurgos. — Réception de 3 chirurgiens, 4 dentistes et 3 sages-femmes, 1185.

Res gestæ apud Pharmacopœos. — Réception de 3 apothicaires ; visite des officines, 1187.

Res gestæ apud Seplasiarios. — Visite des boutiques les 12 et 15 octobre, 1187.

Codex rationarius accepti et expensi du décanat Pourfour du Petit, 1191 à 1207.

Frontispice de thèse du xviiiᵉ siècle.

PREMIER DÉCANAT DE SALLIN, 1784-1785

Élection du Doyen et des Professeurs, 1211. (Voir p. 1174.)

Catalogue des Régents, 1213.

Thèses quodlibétaires. — Novembre 1784 à mars 1785 : Pluvinet, Beauvais-Depréaux, Dideron, Cozette, Borie, Leclerc, Adet, 1217.

Thèses cardinales. — Mars à septembre 1785 : Pluvinet. Borie, Leclerc, Cozette, Dideron, Adet, Beauvais-Depréaux, 1218.

Discours solennels. — Guillotin, Jeannet des Longrois, 1218.

Cours publics. — Baget avec Goubelly, *Médecine opératoire;* Doublet avec Goubelly, *Physiologie et Anatomie;* Jeannet des Longrois avec Goubelly, *Chirurgie opératoire* (en français); Defrasne avec Goubelly, *Anatomie obstétricale;* Demours, *Anatomie de l'œil;* Berthollet avec de Machy (*), *Pharmacie;* Defrasne avec Goubelly, *Anatomie et Obstétrique*, 1220.

Examens d'anatomie. — 12 février 1785 et jours suivants ; rapport sur l'examen le 5 mars, 1222.

Cérémonies solennelles. — 21 avril, messe d'actions de grâces à Saint-André-des-Arcs pour la naissance du Dauphin Louis-Charles, duc de Normandie, 1225. Mandement de Sallin à cette occasion, 1227. Messe de la fondation Pourfour du Petit, 1227. Messe de Saint-Luc, 1229.

Prima mensis. — Rapports sur l'ophtalmostat de Demours, 1231 ; opérations chimiques de Leblanc, 1234; alimentation des nouveau-nés, 1235 ; préparations du sieur Renault, 1237 ; Ratafiat de santé de Dauvry, 1238 ; *Traité de Médecine pratique* de Vachier, 1239; ouvrage sur la cataracte de De Wenzel, 1240; lunettes de la Bretinière, 1243; rapport général de Sallin, 1244; histoire du Magnétisme animal, 1246; pièces relatives à cette histoire, 1250; arrêt du Parlement, 1251 ; lettre de Mesmer au comte de C..., 1251; requête de Mesmer, 1261; élection de six Commissaires pour adjoindre au Doyen, 1267.

12 février, Lézurier demande qu'on intente un procès à Mesmer, 1268 lettre de Mesmer au *Journal de Paris*, 1270 ; désaveu de ce journal, 1271 ; mémoire à consulter de Varnier et son épigraphe, 1272; lettre de Sallin au Garde des sceaux sur un article du *Mercure de France*, 1272; Sallin à Villedeuil, 1274; Sallin à Villedeuil, 1275; le Garde des sceaux à Sallin, 1278; Villedeuil à Sallin, 1278; Panckouke à Sallin, 1279; désaveu de Panckouke, 1279; plaidoyer de Séguier, 1282; arrêt de la Cour, 1287.

Compte-rendu des difficultés soulevées par les Pharmaciens ; le conflit est transféré du Parlement au Conseil d'État sous l'influence de Le Noir, qui est tout-puissant à ce Conseil, 1291 ; arrêt du Conseil d'État du 2 mai 1785 [le texte dit 1784, par erreur], 1292 ; mémoire remis au Garde des sceaux pour refuser la juridiction du Conseil d'État, la Faculté n'ayant aucune difficulté avec les Apothicaires du Roi, 1293 ; arrêt du Conseil du 22 août réformant celui du 2 mai, 1296 ; legs de Thomasseau de Cursay, 1297.

Varia. — Plaintes occasionnées par la mauvaise tenue des registres d'inscriptions ; mesures prises contre ces négligences, 1297.

Res gestæ in Academiâ. — 6 *novembre* : Sujet du Concours d'éloquence latine, 1299.

8 *janvier* : Nomination de Bouchor de Chameils à un bénéfice de l'Université (*), 1299.

10 *février* : Don de 28.000 livres par la veuve de D'Aguesseau, 1299.

22 *février* : Approbation des comptes de la Bibliothèque, 1299.

7 *mai* : La charge de notaire de l'Université est transférée de Belime à Denis Brochot, 1300.

8 *août* : Distribution des prix, 1300.

12 *août* : Reddition des comptes par le questeur, 1300.

8 *octobre* : Le Tribunal Académique assiste aux funérailles de Fourneau et décrète que les fonctions de greffier seront remplies par Girault de Kéroudou jusqu'à nouvel ordre, 1300.

Res gestæ apud Chirurgos. — Admission de 5 Candidats : Lafond, Cathelot, Burard, Lerouge, Fossiat. Tous ont apporté un exemplaire de leur lettre de nomination au Doyen, 1301.

Res gestæ apud Pharmacopœos. — Malgré l'opposition de la Faculté, trois Candidats ont eu la maîtrise : Melot et Dupont en 1784 ; Guyot en 1785, 1303.

De obitibus. — Charles de Brotonne, Hugo Gauthier, 1305.

Discours de remerciements de Sallin, 1307.

Codex accepti et expensi pour 1784-1785 (premier décanat de Sallin), 1313 à 1329.

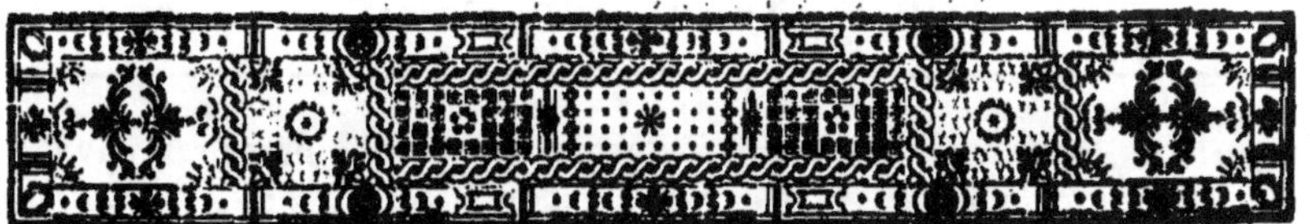

Frontispice du xviiie siècle composé en ornements mobiles.

DEUXIÈME DÉCANAT DE SALLIN, 1785-1786

5 *novembre* 1785 : Prorogation de Sallin, 1333.

Professeurs. — *Pathologie :* Paulet ; *Chirurgie latine* : Marinier ; *Botanique* : Pourfour du Petit ; *Pharmacie :* Solier de la Romillais ; *Chirurgie française :* Bourdier de la Moulière ; *Bibliothécaire :* Delaplanche, 1334.

Catalogue des Régents, 1335.

Quæstiones quodlibetariæ Pathologicæ.— *Novembre* 1785 *à février* 1786 : Dideron, Borie, Beauvais-Depréaux, Leclerc, Pluvinet, Cozette, Adet, 1339.

Quæstiones medico-chirurgicæ. — *Mars* 1786 : Dideron, Borie, Cozette, Adet, Beauvais-Depréaux, Leclerc, Pluvinet, 1340.

Vespéries et Doctorat. — *Septembre et octobre* 1786 : Leclerc, Adet, Cozette, Borie, Beauvais-Depréaux, Pluvinet, Dideron, 1341.

Discours solennels. — Desbois de Rochefort, Crochet, 1343.

Cours publics. — *Médecine opératoire :* Crochet avec Goubelly ; *Pathologie :* Guillotin ; *Anatomie obstétricale :* Defrasne avec Goubelly ; *Opérations chirurgicales :* Nollan avec Goubelly ; *Obstétrique :* Defrasne avec Corvisart ; *Pharmacie :* Mallet avec Pia de Grandchamp, 1343-1344.

Acta et Comitia. — 23 *novembre :* Le nouveau registre d'inscriptions est présenté par Sallin ; la Faculté lui vote des remerciements, 1345 ; Laverne

est nommé professeur d'obstétrique, 1345.

21 *décembre :* Désignation des examinateurs de Chirurgie, 1346.

21 *janvier* 1786 *et jours suivants :* Examen de Chirurgie, 1347.

28 *janvier :* Désignation des examinateurs du baccalauréat, 1347 ; rapport sur l'examen de Chirurgie, 1347.

4 *février :* Élection de Goubelly comme professeur de Pathologie en remplacement de Desbois de Rochefort, décédé ; puis désignation de Corvisart par acclamation pour prendre la chaire de Goubelly, 1348.

18 *mars :* Désignation des examinateurs pour les lettres des Candidats, 1348.

1er *avril :* Rapport des examinateurs sur les lettres, 1349.

8 *avril :* Rapport sur l'examen. Les Candidats sont tous admis au principe, 1351.

6 *juillet :* Élection des examinateurs pour l'examen de Pratique et pour celui de Matière médicale, 1352. Duhaume est nommé par acclamation professeur de Pathologie, en remplacement de Goubelly, décédé, 1353.

7 *juillet :* Examen de Matière médicale, 1353.

22 *juillet :* Rapport sur cet examen, 1354.

24 *juillet :* Examen de Pratique médicale, 1354.

29 *juillet* : Rapport sur cet examen, 1355 ; ouverture du Jubilé, 1356.

23 *septembre* : Convocation des candidats qui supplient pour le jubilé, 1356.

30 *septembre :* Rapport sur les lettres des candidats Asselin, Calmé, Laubry, 1357.

7 *octobre :* Rapport sur l'examen des 3 Candidats, 1359.

Prima mensis. — Cosmétique de Lefèvre, 1363 ; pommade de Lebreton, 1364 ; ouvrage de Thiéry sur les sépultures, 1365 (°) ; requête de Lanusse, religieux qui veut un brevet de dentiste, 1367 ; cosmétique de Catteau, 1368 ; gâteau d'orge de Raviole, 1368 ; projet de Dobilly pour un abattoir à construire à Chaillot, 1369 ; méthode du sieur Dorez pour traiter le rhumatisme et la sciatique, 1371 ; bains de M. Albert (°), 1373 ; cosmétique et poudre de Benoit, 1374 ; ouvrage de Mac Bride, traduit par Petit-Radel (°), 1375 ; eaux minérales de Vaupereux, 1377 ; Rapport sur les nouvelles infirmeries de la Salpêtrière, 1380 (°) ; rapport sur le traitement du sieur Dorez, 1393 ; pommade du sieur Hulle, 1395 ; traitement des coliques des doreurs du sieur Lémon (°), 1395 ; eau balsamique du sieur Loquin, 1396 ; nouvelles poudres du sieur Renault, 1397.

Acta publica. — Séance publique fondation Malouin, tenue le 29 décembre 1785, aux Écoles de Médecine : Discours d'ouverture de Sallin, qui fait l'éloge de Malouin, 1399 ; oraison funèbre de Lorry (°) par Le Roux des Tillets, de Chevallier par Bosquillon, de De l'Épine par Millin, de Macquer par Delaplanche, 1402 ; mémoire de Berthollet sur *la préparation des alcalis fixes*, de Desbois de Rochefort sur le *diagnostic des maladies du cœur*, de Paulet sur *les champignons* ; Delaplanche lit son

rapport sur les mémoires envoyés au concours. Aucun prix n'est décerné ; encouragements décernés à deux mémoires sur les maladies de la moelle, 1402 ; fixation définitive de la séance publique, fondation Malouin, vers la fin de juin, à la fermeture des Écoles ; sujets des concours, 1403.

Séance publique aux Écoles de Médecine, 15 juillet 1786 : Discours de Sallin pour l'ouverture de la séance, 1404 ; rapport sur les mémoires envoyés au concours ; Baume est lauréat du prix sur l'ictère des nouveau-nés ; Bertrand obtient un accessit, 1409 ; Laffisse lit l'éloge de Morand ; Paulet, un mémoire sur les champignons ; Delaplanche lit l'éloge de Macquer ; Berthollet lit un mémoire sur la différence entre la chaleur et la lumière ; Le Roux des Tillets lit l'éloge de Borie, 1410.

27 *août* : Présentation des Bacheliers émérites au Chancelier ; discours de Sallin, 1410.

3 *septembre :* Paranymphes ; discours par Leclerc, 1416 ; rôle des Licenciés : Leclerc, Adet, Cozette, Beauvais-Depréaux, Pluvinet, Borie, Dideron, 1417.

De rebus gestis. — 29 *janvier* 1486 : Lendormi-Laucourt annonce qu'il avait été imposé pour la taille, mais que les juges de l'Élection de Montdidier l'ont fait exempter, 1419.

14 *avril :* Lecture de l'arrêt du Parlement sur l'exécution du testament de Diest, 1420.

30 *août :* Lettre de Sallin au Doyen de la Faculté de Médecine de Reims au sujet d'un sieur Smith, sujet anglais, qui exerce la médecine, 1421 ; réponse de Caqué, doyen de la Faculté de Reims, 1421.

12 *mars :* Lettre de Sallin aux Administrateurs de Louis-le-Grand au sujet des boursiers en médecine, 1423 ; déli-

bération du Bureau des administrateurs sur cette question, 1424.

28 *octobre :* Règlement des frais pour les boursiers, 1425 ; invitation adressée à Philip d'avoir à remettre d'urgence les comptes de son décanat, 1426.

De ceremoniis funereis. — Formule des invitations aux cérémonies funèbres des Princes ; invitation adressée à l'Université pour le service solennel le 14 février 1786 pour le repos de l'âme de Louis-Philippe d'Orléans, 1427.

26 *août :* Service de la fondation Pourfour du Petit, 1428.

Res gestæ in Academiâ. — 4 *novembre* 1786 : Procession à Saint-Nicolas-du-Chardonnet, 1429..

17 *mars :* Procession à Saint-Médard, 1430.

19 *juin :* Procession à Sainte-Anne-des-Grands-Augustins, 1430.

5 *octobre :* Procession à Saint-Séverin.

3 *décembre :* Rapport sur la nomination d'un greffier.

12 *décembre :* Nomination d'Arragon en remplacement de Girault de Kéroudou, démissionnaire, 1431.

27 *janvier :* Debonnières est désigné comme avocat consultant.

31 *janvier :* Offrande des cierges à Paris.

1 *février :* Offrande des cierges à Versailles.

5 *février :* Approbation des comptes pour les prix.

11 *février :* Le Tribunal académique est invité à assister aux obsèques du Duc d'Orléans.

4 *mars :* Visite à Sallin pour le remercier du splendide repas qu'il a offert au retour des obsèques, 1431.

3 *août :* Distribution des prix du Concours général, 1432.

12 *août :* Approbation des comptes. Il reste en caisse 22.333 l. 4 s. 6 d.

11 *octobre :* Du Mouchet est nommé Recteur, 1432.

Res gestæ apud Chirurgos. — Nomination de 17 maîtres, 1433.

Obitus. — Guettard, Desbois de Rochefort, Desmarescaux, Goubelly, Langlois, Mac-Mahon, 1435.

Discours de remerciements de Sallin sortant de charge, 1439.

Codex accepti (incomplet), 1443.

TABLE ALPHABÉTIQUE [1]

A

Abattoir, projet de Dobilly pour construction à Chaillot, 1369.

Abbé de Beaudevant, étamage, 927 (*).

Abbé de Charmois, chassé de son abbaye par un bénédictin, 234 (*).

Abbé de Fontenay offre le *Journal de France*, 1137.

Abbé Sans, 181 (*).

Abbon, 1411 (*).

Absence aux consultations des pauvres, amendes, 24.

Absents, ne sont pas éligibles, 711.

Académie de médecine, 101 (*), 123 (*), 172, 343.

Académie des sciences, 176 (*); échange de publications avec la Faculté, 866.

Accouchement de la Reine, messe solennelle, 302 (*).

Adet *junior*. Lettres, 1162; est admis à la licence *ad meliorem fortunam*, 1164; serment, 1166; examen de matière médicale 1173; thèse quodlibétaire, 1217; thèse cardinale, 1219; examen d'anatomie, 1224; thèse quodlibétaire, 1340; thèse médico-chirurgicale, 1341; vespéries et doctorat, 1342; licencié, 1417.

Adjoints de l'Université, 797 (*).

Administrateurs des collèges réunis, l'Université réclame deux postes, 603.

Admission aux examens des candidats sans fortune, 576 (*).

Affaires financières, se décident par les deux tiers des suffrages, 81, 89.

Agrégation de médecins étrangers, 102 (*).

Agrégation d'un collège d'oratoriens à l'Université d'Angers combattue, 603, 605; — d'un séminaire à l'Université de Bourges combattue, 605.

Agrégé au collège de Lyon, titre offert à Des Essartz, 463.

Aguesseau (D'), née d'Henneval, son legs de 28.000 livres à l'Académie, 1299 (*).

Akakia, 1414 (*).

Albert, approbation de son établissement de bains du quai d'Orsay, 1074.

Alexandre de Tralles, 1411 (*).

Alexipharmaca, 433.

Aliénation, traitement de Dufour, 56, 127.

Aligre (D'), président du Parlement, 1268.

Alimentation des nouveau-nés, 1236.

Allaitement maternel, 226.

Alleaume, maintenu en fonction de censeur par arrêt du Parlement, 23 (*); perd son procès contre la Faculté, 58 (*); impression d'un mémoire dans le procès contre —, 53.

Alliage de Doucet, 346 (*).

Almanach royal, son tableau de la Société royale incriminé, 454 (*).

Amelot, ministre d'Etat, 53, 61 (*), 100, 152, 215, 234, 1078.

Amendes. Ceux qui en ont encouru doivent les payer avant d'être admis aux examens ou thèses suivantes, 87.

Amendes pour absence à la consultation, 24, 351.

Amende honorable de Desbois de Roche-

---

fort, 144.

Amoreux, lauréat de la Faculté, 721, 824 (*).

Amphithéâtre des Ecoles, construit aux frais des docteurs, 179.

Amphithéâtre de Saint-Côme, 244.

Anatomie comparée, cours de Vicq d'Azyr, 172.

Ancien des régents, 5.

Ancienneté de la Faculté, 163 (*).

Andravi, chirurgien, 803 (*).

André-des-Arcs (Saint-), nomination de Desbois de Rochefort à la cure, 232 (*), nomination au bénéfice d'une chapelle, 601.

Andry (Nicolas), doyen n'ayant pas été nommé censeur, 23.

Andry (Ch.-L.-F.), professeur désigné d'obstétrique, 26, 275; réclame des jetons de présence, 504, 758 (*).

Apothicaires, Concordat : 246, 273, 360, 615, 621, 626, 629, 656.

Apothicaires. Procès avec les —, 124, 274, 360, 374, 393, 490, 518, 542; mémoire de la Faculté, 618 à 632 ; réponse des apothicaires non signifiée, 636 à 648; réplique de la Faculté, 649 à 657 ; visite des officines par la Faculté, 617, 624 (*), 627, 643; procès avec les épiciers, 477; livre des serments ou cahier du professeur de pharmacie, 623, 625, 629, 633 ; opposition à la réception, 360, 393, 475, 574, 615, 616, 617, 634 ; collège, 124, 223, 245, 246; statuts, 619, 623, 624, 626, 641 à 648; installation, 621; députés de la Faculté, 624, 627.

Apothicaires du Roi, procès avec le collège de pharmacie, 1293 (*).

Appareils fumigatoires de Hildebrand, 1062, 1068; — de Laugier, 1064.

Appariteurs, 89 (*); mémoire sur les origines, 521, 575, 583 (*); remis à chaque docteur régent, 951.

Appointement des procès, 1268 (*).

Arbitres du Concordat, 651 (*).

Archidiacre des Ecoles, 1067 (*).

Archives de la Faculté, 363.

Archives de l'Université, demande de transfert, 136, 236.

Arpont, méthode d'alimentation des nouveau-nés, 1235.

Arrêt du Parlement sur la requête de Alleaume, 23 (*); — sur les emprunts faits par les Facultés, ou Nations, 940; — rayant Varnier du catalogue, 1287.

Arrêt du Conseil d'Etat, cassant le décret du 22 juin 1778, 151; — joignant les procès du collège de pharmacie contre la Faculté et contre les apothicaires en charge, 1292.

Asphyxie par fosse d'aisances à Narbonne, 353, 505 (*).

Asselin, examen de chirurgie, 1347; admis au jubilé, lettres, 1359; principe, 1360; examen de matière médicale, 1361.

Assemblée. Interdiction de la tenue de l' — relative à l'affaire Ledru, dit Comus, 1126.

Assemblées Universitaires, 231 (*), dans les Eglises, 240 (*).

Associés libres (membres honoraires) de la Société Royale, 107 (*), 340 (*).

Aubry offre les Oracles de Cos, 983 (*), 996.

Audat, avocat aux Conseils du roi, 60 (*).

Audigeat demande aide à la Faculté dans une discussion d'honoraires avec Suthon, chirurgien, 481.

Auger offre les œuvres d'Isocrate, 797 (*), 1005.

Auger de la Garneray soumet son eau d'absinthe, 1066.

Autel des Saints-Martyrs, serment des licenciés, 211 (*), 431, 945, 1159.

Auvity, chirurgien, 613 (*).

Avocats-Conseils de la Faculté 75 (*), 157, 930, 1141 ; — de l'Université, 386 (*).

B

Bacheliers (nouveaux), serment, 119, 223, 367, 488, 587; présentation au chancelier, 926, 1142.

Bacheliers émérites, présentation au chancelier, 86, 191, 428, 945, 1156, 1410.

Bachelier (peintre), 527 (*).

Bacher contre Bouvart, 875 (*).

Baget, élu professeur de chirurgie latine, 1113; cours avec Goubelly, 1220.

Bailli de Breteuil (le), ambassadeur de la religion, 706 (*); lettre de remerciements, 725.

Baillou, 1407 (*).

Bailly, appareil contre le rachitisme, 937, 943.

Bailly (de l'Acad. des Sciences) rapporteur sur le magnétisme animal, 1154, 1249 (*).

Bains du quai d'Orsay du sieur Albert, approbation, 1074, 1373 (*).

Bains de vapeur de Laugier, 950.

Bally, procureur de l'Université, 239 (*), 388.

Banquets du Tribunal académique, 936, 1006.

Barbanson (de), ouvrage sur la maladie des chiens confondue avec la rage, 485, 519.

Barbeu du Bourg, 37 (*), 68 (*), 180, 347, 348, 438 (*); mort, 597.

Baron (Th.-H.), doyen, 1408 (*).

Basse Geole, 509 (*).

Basset, nommé recteur, 387.

Bastille. Incarcération de Hallot, 727 (*).

Baume, 721; lauréat du prix sur l'ictère des nouveau-nés, 1409 (*).

Baumé, maître apothicaire, portrait, 1092.

Béasse de la Brosse, lieutenant général de la Prévôté de l'Hôtel, 77.

Beauvais-Depréaux supplie pour le jubilé, 1161 (*); lettres, 1162; serment, 1166; examen de matière médicale, 1173; thèse quodlibétaire, 1217; thèse cardinale, 1219; examen d'anatomie, 1224; thèse quodlibétaire, 1339; thèse médico-chirurgicale, 1341; vespéries et doctorat, 1342; licencié, 1417.

Becqueret, prévôt des apothicaires, 633 (*).

Belime, notaire, 1300 (*).

Belleteste (J.-J.), mort, 598 (*).

Bellot de Bussy offre le portrait de L.-Cl. Bourdelin, 1080.

Bénéfices universitaires, Saint-André-des-Arcs, 232 (*); chapelle de Saint-André-des-Arcs, 601; nomination de O'Neil, 604; Saint-Germain-le-Vieux, 1087; chapelles de Savoisy, 1299 (*).

Bérard, messager juré, 603.

Bergasse, 1250 (*), 1266.

Berge, tablettes de bouillon, 1113.

Bernard (F.), mort, 1121.

Berthollet, thèse cardinale, 18; lettres, 93 (*); serment de bachelier, 119; thèse de physiologie, 283; thèse médico-chirurgicale, 286; thèse de pathologie, 425; licencié, 430; thèse de doctorat, 433; soumet un ouvrage sur les trois règnes, 745; élu professeur de pharmacie, 1114; cours avec de Machy, 1221.

Bertin, 702 (*).

Bertrand dénonce Vercureur, 57; commissaire aux prima mensis, 439; élu professeur de pharmacie, 461, 561, 569; mort, 580, 598 (*).

Besson, étudiant en pharmacie à Angers, 574, 616.

Bibliothécaire à l'Université. Pierre Duval, 388, 600; Binet, recteur, s'attribue ce poste, 520, 610; arrêt du Parlement, 543; Maltier, 602.

Bibliothécaires de la Faculté. Dieudonné Jeanroy, 5; Roussel de Vauzesmes, 418; plaintes contre Jeanroy, 506; sa réponse, 517; Leclerc, 848; Delaplanche, 1334.

Bibliothèque de la Faculté, 179, 363; plaintes contre le désordre, 506; catalogue de Bourru, 517, 585; legs de De l'Epine, 1072, 1311; legs de Cotton de la Houssaye, 1311.

Bibliothèque de l'Université, ses comptes, 388; fermeture pour mise en ordre, 600; approbation des comptes, 602; réparations autorisées, 608; comptes, 1003.

Bicêtre, 56 (*), 804.

Bidault, nommé doyen, refuse, 597.

Biens meubles de la Faculté, 363, 517.

Bière antiscorbutique, 493.

Billardrie (de la), comte d'Angivilliers, 108 (*), 1256 (*).

Binet, recteur, 387 (*); son vote pour se faire attribuer la place de bibliothécaire de l'Université, 520, 610; maintenu au rectorat par arrêt du Parlement, 544.

Blair (de), intendant d'Alsace, 494 (*).

Bochard de Saron, 1256 (*).

Borie (P.), mort, 1120.

Borie (neveu) supplie pour le jubilé, 1153; lettres, 1162; serment, 1166; examen de matière médicale, 1173; thèse quodlibétaire, 1218; thèse cardinale, 1218; examen d'anatomie, 1224; thèse quodlibétaire, 1339; thèse médico-chirurgicale, 1340; vespéries et doctorat, 1342; licencié, 1417.

Bosquillon, élu, offre une brochure, 524 (*);
professeur de chirurgie latine, 272; professeur de botanique, 692 (*); soumet une
édition des *Aphorismes d'Hippocrate*,
1073.

Bottman. Lettres, 1349; principe, 1352; examen de matière médicale, 1361.

Bouchor de Chameils nommé à un bénéfice
universitaire, 1299.

Boulduc, apothicaire éminent, 632 (*).

Bourbon soumet une machine pneumatique,
1073.

Bourdelin (L.-Cl.), doyen, son portrait offer¹
par Bellot de Bussy, 1080 (*).

Bourdier de la Moulière, bachelier, prête
serment, 925; thèse quodlibétaire, 1051 (*);
thèse cardinale, 1053; examen d'anatomie,
1069; examen de pratique médicale, 1150;
thèse de pathologie, 1118; thèse médico-
chirurgicale, 1120; licencié, fait le discours aux paranymphes, 1158; vespéries
et doctorat, 1178; président de thèse, 1217;
professeur de chirurgie française, 1334.

Bourdois de la Motte, thèses, 11, 14, 15, 19 (*),
376; propose de ne pas admettre aux examens les étudiants en chirurgie et pharmacie, 893.

Bouriat, candidat venant de Poitiers, 877;
thèse refusée, 1051; nouvel examen, 1061;
son refus définitif, 1065 (*); revient à la
charge l'année suivante, 1140 (*).

Bourru, professeur de chirurgie française,
5; opposition aux modifications pour
l'élection du doyen, 134; impression de
son discours, 465, catalogue de la bibliothèque, 517 (*); professeur de pharmacie,
863.

Bourses (répartition des), 322, 545, 949, 1151,
1173.

Boursiers du collège Louis-le-Grand, 1145.

Boutigny des Préaux, mort, 230 (*).

Boutillier, géographe, 389 (*).

Bouvart, premier médecin de Louis XIII,
170 (*), 178.

Bouvart contre Bacher, 875.

Brasseries, plaintes contre le voisinage, 61;
brasseurs, statuts, 494 (*).

Breteuil (de), lettre au doyen au sujet de
Ledru, 1127; réponse du doyen, 1128; réplique du baron, 1129, 1131, 1246 (*); renvoi de la Faculté devant le Conseil d'Etat,
1293.

Bretinière (de la), lunettes, 1243.

Brochot, notaire de l'Université, 1300.

Brotonne (de), lettre à la Faculté, 874; dénoncé par Maigret pour son trafic de l'eau
de salubrité, 1069 (*); mort, 1305.

Brunck (R.-F.), offre de ses tragédies d'Euripide, 608 (*); des *Argonautiques* d'Apol-
lonius de Rhodes, 612.

Bruneau, herboriste, demande à subir l'examen, 1079.

Bryone, 1237 (*).

Buchoz offre son *Histoire générale des trois
règnes*, 370 (*).

Bucquet. Plainte contre Majault, 274 (*); mort,
468, 492, 498, 505; service funèbre, 597 (*).

Bucquet (Vve), règlement de comptes, 498,
505.

Budget de la Faculté, 338; modifications, 901
à 918.

Bureau. Signature du prêt consenti par la
demoiselle —, 1018.

Busson, 181 (*), 559, 702 (*).

C

Cadet, maître apothicaire, 552 (*), 561.

Cadet de Vaux, apothicaire, 543 (*).

Calendriers de la Faculté, 141.

Calmé. Examen de chirurgie, 1347; admis
au jubilé, lettres, 1359; principe, 1360;
examen de matière médicale, 1361.

Calonne (De), contrôleur général des
Finances, 1293 (*).

Camyer, procureur de France, 466, 604 ; syndic de l'Université, 899 (*), 1003.

Capitation, confection du rôle, 234 (*).

Caqué, doyen de la Faculté de Reims, réponse au doyen, 1421.

Cardinal de Rohan, nommé procureur en Sorbonne, 1003 (*).

Cardinal d'Estouteville, 746 (*).

Carles, acquéreur des anciennes Écoles de droit, en rend l'accès impraticable, 439, 448.

Carmes déchaussés, 235 (*).

Casamajor, 702 (*).

Catalogue des régents, 5, 276, 418, 693, 849, 1044, 1114, 1213, 1335 ; mode de division, 5, 80, 463.

Catalogue de la Bibliothèque par Bourru, 517 (*).

Caumartin, 218 (*), 319 ; offre une médaille frappée pour l'inauguration des fontaines de Charancourt, 1076.

Caves des Écoles de la rue de la Bûcherie, location, 397 (*).

Célestins (les), 448 (*).

Censeur, réclamation de Alleaume, 23 ; présence obligée aux thèses, 80, 88 ; ses fonctions consistent à maintenir l'ordre, 58 (*), 88 ; nomination de Des Essartz, 523 ; Philip, 1044.

Censeurs royaux, 170 (*), 331.

Censeurs des 4 Nations, 797 (*).

Cérémonies funèbres des princes, formule d'invitation, 1427.

Certain, doyen de théologie, 604.

Césaire, 1411 (*).

Chaillot, pompe à feu, 218, 320 (*), 321 ; projet d'abattoir, 1369.

Chambon, thèse cardinale, 20 (*) ; lettres, 91 ; thèse de physiologie, 282 ; thèse médico-chirurgicale, 286 ; thèse de pathologie, 425 ; doctorat, 433 ; refus de la régence, 710 ; usurpe le titre de régent, 757 ; ses excuses hypocrites, 765.

Chambre royale, 101 (*), 108, 178, 343.

Chamousset, 1236 (*).

Champagne du Fresnoy, thèse cardinale, 18 ; lettres, 92 ; serment de bacheliers, 119 ; thèse de physiologie, 283 ; thèse médico-chirurgicale, 285 ; thèse de pathologie, 425 ; doctorat, 432.

Champagne (vin de), supérieur aux autres, thèse de Champagne du Fresnoy, 18.

Chamseru, 558 (*).

Chancelier de l'Université à Notre-Dame, 191 (*), 428, 604, 605.

Chantre de Notre-Dame, ses lettres de pédagogie, 386, 604 (*).

Chapelle des Écoles, 54 (*) ; — de Savoisy, au bénéfice de l'Université, 1299 (*).

Chapelle Saint-Symphorien, à Saint-Germain-des-Prés, 597 (*).

Charancourt (De), approbation de sa méthode pour purifier les eaux de Seine, 1074 ; médaille frappée pour l'inauguration des fontaines, 1076.

Charbonnet, 800 ; recteur, 1088 (*), 1038, 1183 (*).

Charité (La), école de chirurgie, 805 (*).

Charlatans, décret provoqué pas Desbois de Rochefort pour la nomination d'une commission de surveillance, 1167.

Charles. Casseroles doublées de fer, demande d'autorisation, 730 ; approbation, 742.

Chartier, 1407 (*).

Chartreuse du Port-Sainte-Marie. Rapport sur la maladie qui a régné en 1780 et 1781 à la —, 984.

Château de Bellevue, propriété royale, 320 (*).

Chausse rouge, usurpée par les procureurs des 4 Nations, protestations, 872, 1002.

Chef de la Faculté, le garde des Sceaux, 308 (*).

Chefs-d'œuvre d'éloquence, 611 (*) ; — des pharmaciens, 622 (*).

Chemery (de), curé de Saint-Jacques-de-l'Hôpital, 35 (*).

Chevalier de la Hamonais, mort, 1054.

Chevreuil, nommé chancelier de l'Université 604, 945, 1158.

Chevrier demande l'analyse des eaux de Guise, 543.

Chirac, académie médicinale, 101 (*), 110, 178, 343.

Chirurgiens gagnant maîtrise, concours pour deux places à la Pitié, une à la Charité, 804 ; organisation des études, 805 (*) ; chirurgiens de robe longue et barbiers, 893 (*).

Chocolat soumis à l'examen par Millerand, 1068.

Choiseul (De), 98 (*).

Chomel, mort à Brest, 174 (*).

Chrysippe, 1411 (*).

Cierges, offrande 233 (*), 385, 603, 797, 1086.

Cimetière des Innocents, 5o1, 5o7 à 5r2 (*); — de l'Ile de Malte, 7o6; — de Rennes, 1071; — de Lisieux, 1066; — de l'Hôtel-Dieu, 5o9 (*).

Cité Vallette à Malte, 7r3 (*).

Classe des Vétérans de l'Académie, 1o8.

Clefs du coffre, 38o (*).

Cochu, avocat de l'Université, remplaçant Drou, 1087 (*); 1291.

Codex medicamentarius, 3r0(*),331,628,645.

Codex accepti et expensi, pour 1777-78 : 247 à 267; pour 1778-79 : 397 à 412; pour 1779-80 : 673 à 687; pour 1780-81 : 8rr à 83o; pour 1781-82, 1017 à 1039; pour 1782-83 : 1095 à 11o8; pour 1783-84 : 1191 à 1207; pour 1784-85 : 1313 à 1328.

Coignard, prix d'éloquence latine, 599, 1087(*); Noël deux fois lauréat, 1088, 1183.

Coliques des doreurs, traitement du sieur Lémon, 1395 (*).

Colle, remède secret contre l'hydropisie, 181.

Collèges réunis, 236 (*).

Collège de l'Ave Maria ou de Hubans, 236 (*), 3go, 936 (*).

Collèges à établir sur la rive droite, 1144, 1147.

Collège de Louis-le-Grand, 231, 3go, 6o3.

Collège de Lyon, lettre de remerciements à Des Essartz, 482.

Collèges de Médecine associés à la Société Royale, 2o2 (*).

Collège des Oratoriens de Tours, 6o3.

Collège de pharmacie, 122, 246, 615 (*); installation par Le Noir, 62r; mémoire pour les prévôts du Collège, 636; opposition à la nomination d'apothicaires de la Cour, 1o63.

Collège Royal, 176 (*), 237, 332.

Collège Sainte-Barbe, projet d'acquisition par le Roi, 1r53 (*).

Collège de Versailles, 368 (*), 372, 476, 493, 6o6.

Collège de chirurgie, enseignement, 8o5 (*).

Colombier, refus de la thèse de Fourcroy qu'il devait présider, 46o.

Colon, chirurgien à Bicêtre, 8o5.

Colonel des Suisses, 98 (*).

Comité des Vingt-Quatre ou de Doctrine, 226 (*), 367, 368, 369, 373, 375, 589; suppression, 5go.

Commissaires de la Faculté pour discuter avec Delassone, 1o1.

Commission royale de médecine, 1o1, 216 (*), 342.

Compareat, 429.

Comptes de Des Essartz, rapport, approbation, 233; Pajon de Moncets s'oppose à la transcription, 757; opposition de Lézurier à l'approbation des comptes du deuxième décanat, 770, 868; arrêté à 43.665 livres, 928; — de Levacher, on le presse de les remettre, 928; approbation, 1073; — du premier décanat de Pourfour du Petit, 1095; — du deuxième décanat, 1191.

Compte rendu à faire à la Faculté des travaux de la Société Royale, 164.

Concordat, 223 (*), 245 (*), 616; sentence d'arbitrage, 621, 637 (*), 651 (*).

Concours d'éloquence latine, indication du sujet, 1299.

Concours général, distribution des prix, 239, 6r0, 1006, 1087 (*), 1182, 1431; comptes d'achat des prix, 234.

Concours de Diest, règlement, 38 (*), 65; Mathey lauréat, 68, 456, 467, 474; prix non décerné, 479; Desmarescaux lauréat, 8go; Pinel, seul concurrent en 1784, 1133.

Conférences aux Écoles, en 1777-78, p. 21; 1778-79, p. 287; 1782-83, p. 1o57; 1783-84, p. 1122.

Congrégation de l'Oratoire, 6o3 (*).

Constantin, 1407 (*).

Consultation des avocats au Parlement sur le legs Malouin, 74.

Consultations gratuites du samedi, 24 (*); plaintes du doyen, 35o, 354, 35g, 375.

Contagiosité de la scrofule, du scorbut et du cancer, 949; réponse au contrôleur des finances, 1067.

Contrôleur général des finances, 2oo (*); consultation de Necker sur la bière antiscorbutique, 493; de Joly de Fleury sur la contagiosité du cancer, du scorbut et des écrouelles, 949; réponse de la Faculté, 1067.

Convocation des assemblées, 2o6 (*), *per juramentum*, 454 (*).

Coquereau, 120 (*), 297.

Corion des Collines, thèse cardinale, 29; admis à la licence, 91; lettres, 93; serment de bachelier, 119; mort de piqûre anatomique, 3r7 (*).

Cornarius, 998 (*).

Correspondance avec les médecins de province, 167 (*).

Corvisart supplie pour l'examen de physiologie, 479 (*); lettres, admission à l'examen malgré un trimestre d'études en moins, 484 ; serment de bachelier, 488 ; thèse quodlibétaire, 700 ; thèse cardinale, 700 ; examen d'anatomie, 742 ; thèse quodlibétaire, 855; thèse médico-chirurgicale, 856 ; vespéries et doctorat, 857 ; examen de pratique chirurgicale, 871 ; examen de pratique médicale, 938 ; licencié (premier lieu), 948 ; président de thèse hors tour, 1044; commissaire aux prima mensis, 1174; professeur de pathologie, par acclamation, en remplacement de Goubelly, 1348.

Cosmétique de Larcher, 498 ; de Le Cointe, 719 ; de Sevin, 1161 ; de Lefèvre, 1363 ; de Catteau, 1368 ; de Benoit, 1374.

Cosson, discours à la Sorbonne, 1182 (*).

Costume des licenciés, 87 ; — des docteurs, 191 (*), 418 (*) ; 443 ; — des officiers de l'Université, 100 (*) ; — des bacheliers, 191 (*).

Cours de la Faculté. Affichage, 368, 440, 456.

Cours publics, 427, 703, 860, 1055, 1113.

Cours de chimie, 179 (*), 468 (*), 492 (*).

Cours de médecine particuliers de Vicq d'Azyr, 45 (*); interdiction aux régents de prêter leur nom pour un cours quand ils ne le font pas eux-mêmes, 1168.

Coutavoz, professeur de chirurgie latine, 348 ; de chirurgie française, 1212.

Couvreur réparant les toitures de la Faculté, 262 (*).

Cozette, lettres, 1138 ; serment, principe, 1143 ; examen de matière médicale, 1147 ; thèse quodlibétaire, 1217; thèse cardinale, 1219 ; examen d'anatomie, 1224 ; thèse médico-chirurgicale, 1340 ; thèse quodlibétaire, 1340 ; vespéries et doctorat, 1342; licencié, 1417.

Crémation regrettée par la Faculté, 718 (*).

Crochet, thèse cardinale, 18 ; admis à l'examen avec dispense d'âge, 91 ; lettres, 94 ; serment de bachelier, 119 ; thèse de physiologie, 283 ; thèse médico-chirurgicale, 285 ; thèse de pathologie, 425 ; doctorat, 452 ; professeur de chirurgie française, 1133 ; cours d'opérations chirurgicales, discours d'ouverture, 1343.

Crouset (Pierre), 1182 (*).

Cruchot. Mort de Louis, 89 (*) ; vote d'une indemnité de 200 livres à Théodore, 586 ; règlement du compte de 10.000 livres, 928.

Curé de Saint-Sulpice, congé donné aux médecins des paroisses, 57.

Curé de Bandol, 760 (*).

Cursay (de), 822 (*).

Cuvillier de Champoyaux, prix, 191 (*).

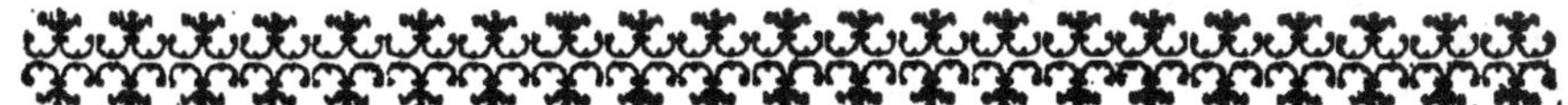

D

Danié, vérificateur des comptes de Sallin, 1316 (*).

Daquin, premier médecin de Louis XIV, 178 (*), 343.

Darcet, 96 (*); nommé professeur de chimie, 486 (*); nommé doyen refuse, 597; cours de chimie, 1113; nommé commissaire pour le magnétisme animal, refuse, 1247.

D'Arragon, 389 (*); nommé greffier de l'Université, 1431.

Daubenton, 1256 (*).

Dauphin (félicitations pour la naissance du) 801 (*).

Débit médicinal des remèdes, 642, 654.

Debonnière, avocat au Parlement, 748, 1280 (*), 1431.

Décanats (rapports), 13o, 5g2, 5g5, 725, 867, 928, 1073, 1095, 1191.

De Cézan, supplique accueillie, 125 (*).

Déclaration royale pour les professions de la pharmacie et de l'épicerie, 619 (*).

Décrets de la Faculté devront être relus au début de la séance suivante, 1167.

De Diest, concours, 38 (*); médaillon offert par Geoffroy, refusé, 476 (*); concours du prix, 65, 459, 467, 474, 1133.

De Faure [Faure] supplie pour être admis à l'examen *ad meliorem fortunam*, 91.

Defrasne, cours d'obstétrique, 1114, 1344; avec Goubelly, 1221.

De Gévigland, aveugle, demande une pension viagère, 5oo.

De Horne, médecin du comte d'Artois, 55g (*); usurpe le titre de docteur de la Faculté, 752 (*).

Delaplanche, 3, 288 (*), 354, 376, 475; élu bibliothécaire, 1114; commissaire aux prima mensis en remplacement de Sallin, 1174; prorogé à la bibliothèque, 1334; thèses, 12, 14, 16.

Delaplanche, pharmacien, admis au serment par Le Noir, 273, 475, 534.

Delaporte, suspendu de ses droits à la régence, 1157, 1170.

Delneuf, 1002, 1184, recteur, questeur de l'Université, 797 (*).

Demosthène le Gaulois, 1412 (*).

Demours, bachelier, prête serment, 925; thèse quodlibétaire, 1053; examen d'anatomie, 1069; thèses, 1119, 1120; examen de pratique, 1150; licencié, 1158; vespéries, doctorat, 1177; président de thèse, 1218; cours d'anatomie de l'œil, 1221; rapport sur son ophtalmostat, 1231 (*).

Dentistes, 170 (*), 244, 614, 1089.

De Parcieux, 174 (*), 336.

Dépenses annuelles de la Faculté, propositions de retranchements, 911.

Déprémesnil, 1266 (*).

Députés de la Faculté pour conciliation avec le collège de pharmacie, 518.

Desbois de Rochefort (L.) refuse de quitter la séance, 136 (*); expulsion, 138; amende honorable, 144; professeur de chirurgie française, 418; *professor scholarum*, 1212; discours solennel, 1343; mort, 1435.

Desbois de Rochefort (Eléonore-Marie), curé de Saint-André-des-Arcs, 232 (*).

Descemet, 28 (*); élu professeur de matière médicale, 272, 445; démission des fonctions de secrétaire, refusée par la Faculté, 729.

Deschamps, chirurgien, 358 (*).

Des Essartz, doyen, 3 (*); remplacé par De l'Epine, 133; réélection par acclamation, 271; agrégation au collège de Lyon, 463; s'oppose à la transcription des lettres de Fourcroy dans les *Commentaires*, 496; censeur, 523 (*); mémoire contre les apothicaires, 618; mémoire contre la Société royale, 66o; approbation de ses comptes, 725, 763, 770, 781, 867; sommes à lui dues, 927; professeur de chirurgie française, 1113; démissionnaire, 1133.

Désinfection des fosses sépulcrales, 714.

Deslon, 181, 496; observations sur le magnétisme animal, 545 à 565 (*); plaidoyer à la Faculté, 567 à 572; sa condamnation, 572, 940; privé du droit de suffrage pendant deux ans, 944; rayé du catalogue, 1157, 1246 (*).

Desmarescaux concourt au prix de Diest, 874; lettres, 894; examen de physiologie, 921; bachelier, prête serment, 925; examen d'anatomie, 1069; thèses, 1119, 1120; examen de pratique médicale, 1150; licencié (premier lieu), 1158; vespéries et doctorat, 1077; président de thèses, 1213; mort, 1435.

Despars (J.), 1414 (*).

Despréménil, 1266 (*).

Després de Menmeur, 46 (*).

Dettes de la Faculté, 785 (*).

D'Houry, imprimeur, 453 (*).

Dialogues des morts de Lucien, 6o8, 6io.

Dideron, lettres, 1139; serment, principe, 1143; examen de matière médicale, 1147; thèse quodlibétaire, 1217; thèse cardinale, 1219; examen d'anatomie, 1224; thèses, 1335, 1340; vespéries et doctorat, 1343; licencié, 1417.

Didon, 1411 (*).

Dienert, 174 (*).

Diguet, apothicaire, examen, opposition à sa réception, 616.

Discours publics d'inauguration des cours, Coquereau, Guenet, 21; Pourfour du Petit, Grossin-Duhaume, 287; Vicq d'Azyr, Bourru, 426; Sallin, Ant. Le Roy, 703; Solier de la Romillais, Desbois de Rochefort, 859; Langlois, Nizon, 1055; Doublet, Le Roux des Tillets, 1122; Guillotin, Jeannet des Longrois, 1218; Desbois de Rochefort, Crochet, 1343.

Distillateurs, 354 (*).

Distribution des prix de la Société Royale au collège de France, 104.

Distribution des prix du concours général, 239 (*), 610, 1006, 1087 (*), 1182, 1300, 1432.

Division du catalogue des régents, 5, 80, 456; mode ancien maintenu pour les élections et la nomination du doyen, 462; pour les autres fonctions nouveau procédé, 463; difficultés de cette division quand le nombre des anciens présents est insuffisant, 498.

Dodart, premier médecin de Louis XV, 342 (*).

Dominicains (les), 448 (*).

Donation de Pourfour du Petit, 934.

Dorez, méthode pour soigner le rhumatisme et la sciatique, 1371, 1393.

Dorigny dénonce le programme de la distribution des prix de la Société Royale, 135, 138; opposition au Comité de doctrine, 224, 367, 373, 589; libellé des convocations, 1059.

Dorure au mercure, 1395 (*).

Doublet, thèses, 11, 14, 16; lettre à Roussel de Vauzesmes, 565 (*); hospice de Vaugirard, 793; portrait, 794; mémoire sur la fièvre puerpérale approuvé et imprimé, 999; nommé *professor Scholarum*, 1043; cours de physiologie, 1113; discours public, 1121; cours d'anatomie avec Goubelly, 1220.

Doucet, alliage, 346 (*), 354.

Doulcet, mémoire sur la fièvre puerpérale, 1000 (*).

Douté, offre de son portrait par Dumangin, 1070 (*).

Doyen, membre de la Société Royale, 110 (*).

Doyen (élection, réforme), 135, 161, 183, 271 (*), 378, 448, 463 et 464, 593; opposition de Morand à l'élection, 271, 418.

Droit de délibération rendu aux jeunes docteurs, 587.

Droit de réfusion, 403 (*).

Droit de rotule, 3 (*); concédé moyennant 2 présences à chaque examen, 82; fixation, 182, 526; accordé à Thierry de Bussy et Saillant, qui étaient *ad æqualia*, 939.

Droit de suffrage pour les thèses et examens, 88.

Drou, avocat de l'Université, 602 (*), 1087.

Dubuisson, distillateur, 354 (*), 360; préparation des acides naturels, 1073.

Duc d'Aiguillon, location d'un terrain à l'Université, 385.

Duchanoy, 346 (*); eaux minérales artificielles, 435 (*); professeur d'obstétrique, 848; cours d'accouchements, 1113.

Ducos, serment de bachelier, 488, 926 (*); thèses, 1052; examen d'anatomie, 1069; thèses, 1119, 1120; examen de pratique, 1150; vespéries et doctorat, 1178; licencié, 1160; président de thèse, 1218.

Dufour, traitement de l'aliénation, 56-127.

Duhaume, discours sur la gloire du chirurgien, 314 (*); rapport sur l'hôpital des Enfants-Trouvés, 445; professeur de pharmacie, 1044; cours de pharmacie, 1113; discours pour la fabrication de la thériaque, 1156; professeur de botanique, 1212; professeur de pathologie, 1353.

Dumangin, 462; plainte contre Chambon, 591; élu professeur de pharmacie, 692; offre le portrait de Douté; 1070; établit la liste des régents qui pratiquent le magnétisme animal, 1155; dénonce la réception à la maîtrise en pharmacie de plusieurs épiciers, 929.

Dumazis, procédé d'étamage, 736.

Du Mouchet, nommé recteur, 1432.

Duplain, libraire, offre *la Gazette de santé*, 1145 (*).

Duprat, admis au serment par Le Noir, malgré l'opposition de la Faculté, 273, 634.

Dupré fils, thèse cardinale, 20; admis au jubilé, 127 (*), 220; thèse de physiologie, 283; thèse médico-chirurgicale, 286; thèse de pathologie; 426; licencié (premier lieu), 430; doctorat, 431; touche indument les jetons de présence de son père, 920 (*); mort, 1121.

Dupuis (Ch.-F.), éloge funèbre de Marie-Thérèse, 799 (*).

Dupuis (nommé ailleurs Dupau) soumet la

lobelia antisiphylitica, 491 (*).
Duret, 1407 (*).
Duval (Pierre), recteur, 99 (*), 233, 236; cité en parlement, 315, 374; bibliothé-caire, 388, 600; proviseur du collège d'Harcourt, 601, 796.

E

Eau, conservation sur les navires, 745.
Eau antivénérienne de Questan et Audoucet, 63.
Eau d'absinthe soumise par Auger de la Garneray, 1066 (*).
Eau balsamique de Loquin, 1395.
Eaux (service des), 174, 218, 352; de l'Yvette, 174 (*); appareils de Charancourt, 1074.
Eaux de puits de Saint-Malo, procès entre l'évêque et la Municipalité, 774, 784, 866.
Eaux minérales, 173, 216 (*), 329; impôt sur les — produisant 24.000 livres à la Société royale, 663; — de Guise, 543; — de Vaupereux, 1143, 1377; — artificielles, 290, 435 (*).
Ecoles extérieures de Sorbonne, 226 (*), 234, 438 (*), 444, 446 et 447, 721, 793.
Ecoles de chirurgie (Nouvelles), 244 (*).
Ecoles de la rue de la Bûcherie louées en partie à Guillotin, 249, 290 (*); location des caves, 398; menacent ruine, 1148.
Ecoles de droit (Anciennes), mise en vente, 81, 119, 361 (*), 363, 368, 374; leur accès impossible, 439, 448, 600.
Edit de 1707, 45 (*), 584 (*).
Effets de la discipline à la Faculté, 209 (*).
Eglise des Quinze-Vingts, 512 (*).
Eglise Saint-Dominique à Malte, 706.
Elections, 456, 462, 463, 498, 521, 541; — pour les absents, réformée, 22 —; des professeurs, 4, 272, 418, 691, 848, 1044, 1113, 1211, 1333.
Election du doyen, projet de réforme, 135, 161; règlement nouveau, 184; protesta-tion de Morand, 271; revision des règle ments homologués par le Parlement, 952.
Electricité médicale, 181, 497, 1071, 1079, 1125.
Elèves de l'hôpital de la Charité, 889.
Elixir de Le Comte, 790.
Eloges de Barbeu du Bourg, Belleteste, Bucquet, 722; — de Lieutaud, Bertrand, Busson, 773; — de Malouin, 1399; — de Morand, 1409.
Emétique, proscription blâmée, 883.
Emprunts par les Facultés ou Nations, réglés par arrêt du Parlement, 940. Autorisation donnée à Philip d'en négocier un pour payer les dettes, 785; le doyen invité à presser la conclusion, 928.
Enfants-Trouvés d'Aix, 175 (*), 445, 1236 (*).
Epiciers, 245 (*); procès avec les apothicaires, 477, 658.
Epiciers et apothicaires, procès, 477, 619 (*); armes de la communauté, 620; visite des boutiques par la Faculté, 658, 1011, 1187.
Epidémie de Boulogne, 337 (*).
Epigraphe ironique du mémoire de Varnier, 1272 (*).
Epithètes universitaires, 239 (*).
Epizootie des faubourgs de Paris, 337 (*).
Epoque des thèses et examens, 86.
Etain de Malac, 737 (*).
Etamage de Dumazis, 736; — de Beaudevant, 866, 927.
Etats de Bretagne. Prêt de 50.000 livres par l'Université, 607.
Ether nitreux de Delaplanche, 475.
Etudes des chirurgiens, organisation, 805 (*).

Exactitude exigée aux examens, un quart d'heure de grâce, 88.
Examens, modifications au règlement, 71, 80, 82 ; admission obtenue par les deux tiers des suffrages, 85 ; des chirurgiens, 808 (*).
Examinateurs, 55 (*) ; choix et honoraires, 84,

272, 313, 347 ; difficultés soulevées par Pajon de Moncets pour l'élection, 498, 521, 867, 931, 1066, 1132.
Exercice de la médecine, à Paris, par les médecins étrangers, 102 (*) ; — par un moine de Troyes, 584 ; — extra muros, 1081.

F

Facultés de province associées à la Société royale, 202 (*), 1422 (*).
Faculté de Toulouse, sollicite communication des Statuts, 481, 1063 ; — de Poitiers, 876, 1065 (*) ; — de Nantes, procès avec Blin et Laennec, 1149.
Farcy (G. de), son portrait offert par Pourfour du Petit, 1143 (*).
Faure (ve), de Narbonne, plainte non reçue, 506.
Fermeture des Écoles, 301 (*).
Ferrand, chirurgien, 559 (*).
Ferrein (Ant.), anatomiste, 1223.
Fièvre puerpérale, 275 ; lecture du mémoire de Doublet, 1000 (*).
Fièvre miliaire des accouchées, 275 (*).
Filtration des eaux, 352.
Foes, 1407 (*).
Fondation de la Faculté, 158, 179 ; prix de la fondation Malouin, 371 ; fondation Pourfour du Petit, 1154, 1428.
Fontaines épuratoires ; 1072.
Foujols. Avis au peuple sur les hernies, 729 (*).

Fourcroy, thèse cardinale, 20, 63 ; lettres 65 (*), 93 ; serment de bachelier, 119 ; thèse de physiologie, 283 ; thèse médico-chirurgicale, 286 ; thèse de pathologie, 418 ; thèse de doctorat, 433 ; sa thèse jugée injurieuse, 439 ; rapport et refus de cette thèse, 460 ; dénoncé pour insultes à la Faculté, 490 ; déclare renoncer à la Société royale, 491 ; régence refusée, 710 ; motifs du refus, 834 (*) ; sa lettre à Levacher, 841 ; son engagement signé, 842 (*).
Fourneau, greffier de l'Université 236 (*), 237, 239, 545, 601.
Fournier, ouvrages offerts, 729.
Fowler, poudre hémostatique, 358 (*).
Frais des examens, 902 (*).
Franklin, rapporteur sur le magnétisme animal, 1154, 1249 (*).
Frémont (Vve), 32 ; 137 (*), 181, 316.
Fremyn de Fontenille, 795 (*).
Frères des Écoles chrétiennes, 1181.
Fresdi, 1268 (*).

G

Gale spéciale aux prisonniers, 447 ; médicament, 719.
Garde des Sceaux, 46, 52, 100, 143, 147, 150,

159, 161, 214, 292, 302, 303, 310, 372, 388, 441, 454 ; lettre de Sallin, 1272 ; réponse, 1278 ; mémoire de la Faculté, 1293.

Gardanne, censeur royal, 984 (*).

Garnier (Antoine), frais d'obsèques, 71 (*) ; *obitus*, 230.

Gassner (le curé), 547 (*).

Gastellier, 226 (*).

Gateau d'orge de Raviole, 1368.

Gauthier, mort 1305 ; réclame son tour pour présider une thèse, 876.

Gauthier d'Andernac, 1408 (*).

Gazette de France, 58.

Gazette de santé, 562 (*) ; offerte par Duplain, libraire, 1145 ; offerte par Paulet et Delaplanche, 898.

Gentil, café, 1243.

Geoffroy, docteur régent, 118, 477 (*) ; offre du médaillon de Diest refusée, 477.

Geoffroy, apothicaire éminent, 632 (*).

Géraud, lettres, 66, 470 ; concourt au prix de Diest, 65, 874 ; ajourné à l'examen de physiologie faute d'argent, 487 ; bachelier, prête serment, 925 ; examen d'anatomie, 1069 ; thèses, 1052, 1119, 1120 ; Millin demande pour lui l'exemption des droits, 1149 ; examen de pratique, 1150 ; licencié, 1168 ; vespéries et doctorat, 1178 ; présidence de thèse, 1218.

Gerbert d'Aurillac, 1412 (*).

Germain, 1004.

Gervaise, avocat, 75 (*).

Gille, bachelier, prête serment, 925 ; thèse, 1051 ; examen d'anatomie, 1069 ; thèses, 1119, 1120 ; examen de pratique, 1150 ; vespéries et doctorat, 1177 ; licencié, 1160 ; président de thèse, 1217.

Gilles de Corbeil, 1407 (*).

Gillet (de Troyes), plainte contre un charlatan, 583.

Gillot, herboriste, supplique, 37 ; demande à vendre des plantes nouvelles, 480.

Girardeau, chirurgien à la Salpêtrière, 805.

Girault de Kéroudou, 237 (*), 239, 240, 299, 383, 386, 606 ; fait fonction officielle de greffier, 1300 ; démissionne, 1431.

Gontard, lauréat, 225 (*).

Goubelly, lauréat, 226 ; préparateur de Guenet, Dupuy, Solier, 21 ; de Grossin-Duhaume, Langlois, Andry, 287 (*) ; de Pourfour du Petit, Bosquillon, Bourru, Andry, 427 ; d'Alphonse Le Roy, 703, professeur de matière médicale, 848 ; préparateur de Sallin, Desbois de Rochefort, 860 ; de Nizon, Coutavoz, 1056 ; de Langlois, Leys, Le Roux des Tillets, 1122 ; de Doublet, Jeannet des Longrois, Baget, Defrasne, 1220 ; de Crochet, Nollan, Defrasne, 1343 ; présente son trépan, 1061 ; *professor scholarum*, 1211 ; mort 1353.

Grandclas, 28 (*).

Grandjean, 558 (*).

Grapin soumet son irrigateur, 1069.

Greffier de l'Université, 236 ; arrêt du Parlement, 543, 601.

Grenet, 389 (*) ; offre son ouvrage géographique, 1001.

Gros-Caillou, épidémie de variole, 349.

Grozieux de la Guérenne, thèse cardinale, 19 ; lettres, 66, 92 ; thèse de physiologie, 282 ; thèse médico-chirurgicale, 285 ; thèse de pathologie, 426 ; doctorat, 433 ; refusé à la régence, 710 ; motifs du refus, 304.

Guénet, professeur de pharmacie, 418 ; démissionnaire, 461 (*), 614.

Guérin, syndic de l'Université, 899 (*).

Guilbert de Préval, 133 (*), 160, 227, 311, 384.

Guillotin, locataire des Écoles, 249 (*), 380 (*), 413 ; *professor scholarum*, 1113 ; commissaire pour le magnétisme animal, 1246 ; discours solennel, 1220 ; cours public, 1343.

Guindant, 14 (*) ; demande à différer la soutenance d'une thèse, 69.

H

Hallé, thèses, 11, 13, 15; régence refusée par décret, 304 (*) ; 309, 311.

Hallot, thèses, 11, 13, 17; acte de vespéries suspendu, 212 ; — témoigne contre de Fourcroy, 489; emprisonné à la Bastille, 726 (*); relâché, discours de grâces, 731 ; lettre au sujet de la dignité médicale, 885 ; proposition contre la Société royale, 1124; professeur de botanique, 1044.

Hauteur à donner aux maisons à Paris, 476.

Hazon, 174 (*) ; mort, 380 (*); oraison funèbre, 445.

Henri de Hermendaville, 1407 (*).

Herboristes, serment, 43.

Hérivaux, 1001.

Héritiers de Malouin, acte passé avec eux, 76.

Herniaires, 170 (*), 244, 391 (*).

Hérouard, premier médecin de Louis XIII, 178 (*) ; 343.

Hévin, chirurgien, 243 (*).

Hildebrand, machine fumigatoire, 1068 (*).

Holtezer et Feurstein, bière antiscorbutique, 493.

Honoraires du doyen doubles de ceux des régents, 187 ; à la reddition de ses comptes, 150 livres, 266.

Hôpital de pratique pour la Faculté, 87 (*).

Hôpitaux, médecins, 175.

Hôpitaux militaires et de charité, 36, 657.

Horaire des cours, 53 (*).

Hospice de Vaugirard, rapport de Doublet, 793 (*).

Hôtel-Dieu. Mémoire de Solier de la Romillais sur son emplacement, 447 ; inhumation des cadavres de l'Hôtel-Dieu, 509 (*).

Houllier, 1407 (*).

Huré, 798.

Husson, eau médicinale, 585 ; eau de salubrité, 1069.

Hydroscope du Dauphiné, 546 (*).

I

Ile Saint-Louis, 352 (*).

Impératrice, condoléances à Versailles pour sa mort, 797 ; oraison funèbre prononcée en Sorbonne, 799.

Impression des palmarès, 313.

Imprimerie du Louvre, 337.

Inauguration des cours de chimie, 492.

Incorporation, 20, 188, 191.

Incurables (hospice des), 558 (*).

Infirmeries nouvelles de la Salpêtrière, 1380

Inhumation dans les églises, 713.

Inoculation, 104, 174, 349.

Inscriptions, 505; registre, 1345.

Insignes du décanat, 380 (*).

Inspecteur général de toute la Médecine, 341 (*).

Instruments montrés en séance publique, 772.

Irrigateur Grapin, 1069 ; approbation, 1071.

Isaac, 1407 (*).

J

Jacquin (Pierre), 1085 (*).

Jeannet des Longrois, thèses, 12, 13, 17; De la phtisie pulmonaire, 753 (*), 792; discours public, 1220; cours de chirurgie avec Goubelly, 1221; professeur de chirurgie française, 1043.

Jeanroi (Dieudonné), 4 (*), 506, 517, 585.

Jetons, 69 (*); proposition de les abandonner à la Compagnie, 223; répartition, 222 (*), 322, 380 (*), 545, 949, 1151, 1173.

Jeton de la fondation Pourfour du Petit, 1075.

Jeunesse des membres de la Société royale, 164 (*).

Joly de Fleury, 122; avocat général, 437 (*), 518, 658, 659; la famille des Joly, 437 (*).

Joly de Fleury (Jean-François), nommé contrôleur général, 766 (*); demande l'avis de la Faculté sur une malade extraordinaire, 776.

Journal de Médecine, 353 (*), 459.

Journal de Paris, protestation contre un article à propos du traitement de la rage, 365, 551 (*); plainte contre sa rédaction, 769; désaveu de Mesmer, 1271.

Journal Encyclopédique, 548 (*).

Jours fériés, réclamation de Pajon de Moncets contre leur nombre, 784 (*).

Jubilé, 127, 220 (*), 221, 222, 576, 1154, 1357 (*).

Jumelin, professeur de matière médicale, 418.

Jussieu (Joseph de), thèses, 12, 15, mort, 381 (*); éloge, 445.

Jutteau, 1005.

L

Labbé Dumesnil, apothicaire au Grand Conseil, plainte contre ses agissements, 780 (*).

L'Admiral, chirurgien d'Essone, 496, 503.

Laennec, son procès avec la Faculté de Nantes, 1149.

Laffisse, suspension de ses droits pendant six jours, 1157.

Lagrange, chapelain des Ecoles, 677 (*).

Lalouette, expulsion de la séance, 138 (*).

Landais, lauréat, 445.

Langlois, professeur de chirurgie latine, 5; élu *professor Scholarum*, 692; discours latin, 1055; cours de pathologie, 1113.

Lanigan, lettres, 1349; principe, 1352; examen de matière médicale, 1361.

Lanusse, requête pour un brevet de dentiste, rejetée, 1367.

La Rivière, mort, 1053.

Lasservolle, thèse cardinale, 19; lettres, 94; serment de bachelier, 119; thèse de physiologie, 283; thèse médico-chirurgicale, 286; thèse de pathologie, 424; doctorat, 432; sa thèse sur l'accouchement prématuré refusée, 137 (*).

Lassone (de), 35 (*), 103 à 107.

Lassus, lieutenant du premier chirurgien du Roi, 559 (*), 804 (*).

Lattier, mort victime de son dévouement, 174.

Laubry, examen de chirurgie, 1347; principe, 1360; examen de matière médicale, 1361; admis au jubilé, lettres, 1359.

Laugier, appareil fumigatoire, 1064.

Laverne, lettres, 472; thèse quodlibétaire,

700, 855; thèse cardinale, 701; examen de chirurgie pratique, 871; examen de pratique médicale, 938; licencié, 948; président de thèse, 1051; vespéries et doctorat, 858; examen d'anatomie, 743; thèse médico-chirurgicale, 857.

Lavoisier, rapporteur sur le magnétisme animal, 1154, 1249 (*).

Lebel, questeur de l'Université, 233 (*), 239; ses comptes, 388, 1006.

Le Blanc, opérations chimiques, 1234 (*).

Leclerc (C.-B.-J.), vespéries et doctorat, 1341; thèses, 1218, 1339, 1341; lettres, 1140; serment, principe, 1143; examen de matière médicale, 1147; thèse quodlibétaire, 1217; thèse cardinale, 1219; examen d'anatomie, 1224; licencié (premier lieu), 1417.

Le Cointe (Elixir de), 790.

Ledru (dit Comus) père et fils, compte rendu de l'examen de leur traitement par quelques docteurs, 1071; lettre d'Amelot annonçant que le Roi leur donne le brevet de phisiciens de Sa Majesté, 1079 (*); discussion sur ce qui est à faire à leur égard, 1124; rapport de Sigault, 1125; lettre du baron de Breteuil sur le traitement électrique, 1127.

Lefebvre d'Amécourt, 658 (*), 1292, 1294.

Lefebvre de Villebrune, 349 (*), 542.

Le Gendre (l'abbé), 234 (*); portrait, 1086.

Legs Malouin, discussion avec les héritiers, 75.

Legs de sa bibliothèque par De l'Epine, 1072; — de livres par La Rivière, 605.

Le Masle (chanoine Michel), donation aux Ecoles, 677 (*).

Lémery, 1408 (*).

Lendormi-Laucourt, lettres, 471; serment de bachelier, 488; thèse quodlibétaire, 699, 849; thèse cardinale; 701; examen de chirurgie pratique, 871; examen de pratique médicale, 938; licencié, 948; président de thèse, 1051; vespéries et doctorat, 858; examen d'anatomie, 743; thèse médico-chirurgicale, 856.

Le Noir, lieutenant général de police, 81, 246 (*), 273, 442, 500, 638, 1146, 1249; accusation contre lui, 1288 (*); conseiller d'Etat, 1291.

L'Epine (de G.-J.), 5 (*); nommé censeur, 23, 275; doyen par intérim, 55, 133 (*), 234, 378 (portrait peint), réélu doyen

non acceptant, 379; refus de siéger à la Société royale, 454; mort, 1054; lègue sa bibliothèque, 1072.

Le Preux, professeur de pharmacie, 5, 524 (*), 718, 875, 880; offre la Gymnastique médicale de Tissot, 542.

Le Roux des Tillets, thèses, 12, 15, 18, professeur de pharmacie, 580 (*); professeur de chirurgie française, 848; cours de chirurgie française, 1113; discours public, 1122.

Le Roy (Agatange), 369.

Le Roy (de l'Académie des Sciences), rapporteur sur le magnétisme animal, 1154 1249 (*).

Le Roy (Alphonse), 30 (*); élu professeur de chirurgie française, 272, 361, 326, 703; impression d'un discours, 720.

Le Roy (Charles), thèse pro cooptatione, 20 (*), 188, 191; refus de la régence, 275 (*), 375.

Le Tenneur, 493.

Le Thieullier (doyen), 628 (*).

Lettres de pédagogie, 386, 604, 611, 798, 1001, 1004.

Lettres patentes de la Société royale, lecture du projet, 147; discussion par Des Essartz, 164 (*); communication à la Faculté, 215.

Lettres de nomination, 231 (*); à Kearney, 1004; à Jutteau, 1006.

Levacher de la Feutrie, président de la thèse de Lasservolle, 137; élu doyen, 380; premier lauréat du concours de Diest, 477 (*); rapport sur son décanat, 596; refuse la prorogation, 596; élu censeur, 692; pressé de remettre ses comptes, 928; approbation de ses comptes, 952.

Levure incorruptible, 752 (*), 761.

Leys, élu professeur de chirurgie latine 1043; cours, 1113.

Lézurier réclame contre le comité de doctrine, 226 (*), 367, 369, 589; malade, est remplacé comme professor Scholarum 848, 1075; propose de faire un procès à Mesmer, 1268.

Lhéritier, chirurgien, 613 (*).

L'Homme, notaire, 79 (*).

Libraires de l'Université, supplique, 231 (*) serment de deux libraires jurés, 1005.

Licence, Comité pour l'étude des modifications, 38; nouveaux statuts, 83 à 88,

118 (*), 449, 463, 464, 527, 594; rapport sur la réforme du concours, 709.

Licenciés, tenus à toutes les obligations des bacheliers jusqu'à la réception des nouveaux bacheliers, 87.

Liège, préparateur du cours de pharmacie, 428 (*).

Lieutaud, 35 (*), 141, 342 (*).

Lieutenant du premier chirurgien du Roi, 559, 804 (*).

Lieutenant général de police, 58, 246 (*), 442, 500, 514, 623, 626.

Lille, plainte du collège des médecins de — contre un de ses membres, 25.

Livre des statuts, 591 (*); — des professeurs de pharmacie, 625 (*), 629 (*).

Lobelia syphilitica, 491, 522.

Logement des gens de guerre, 97 (*), 234, 235.

Lorin, son minéral purgatif, 1067.

Lorry, lecture de la lettre signée avec Geoffroy, Mauduyt et Coquereau, 20, 575; mort, 1054 (*).

Louault le jeune, procureur de la Faculté, 183 (*), 437, 618, 1280, 1291.

Louiche-Desfontaines, thèse quodlibétaire, 700, 855; thèse cardinale, 701; examen de chirurgie pratique, 871; examen de pratique médicale, 938; licencié, 948; président de thèse, 1051; vespéries et doctorat, 858; examen d'anatomie, 743; thèse médico-chirurgicale, 856.

Louis (Ant.), 559 (*).

Louvel (Nicolas), 601 (*), 604.

M

Mac Bride, ouvrage traduit par Petit-Radel, 1375 (*).

Machine pneumatique de Bourbon, 1073.

Machy (De), préparateur de Berthollet, 1221 (*).

Mac-Mahon, 869, 875 (*).

Macquart, envoyé en mission dans le Nord, 1074.

Macquer, dictionnaire de chimie, 95 (*); réclame des jetons de présence, 504; mort, 1121.

Madame Adelaïde, soignée par Delassone, 104.

Magnétisme animal. Rapport par Majault, Sallin, Darcet et Guillotin, 1153; suivi de lecture de la délibération relative à ses adeptes, 1155; la Faculté reprend la question, 1160; délibération définitive, 1169; histoire par Sallin, 1246.

Magnier, pédagogue, 386 (*).

Mahon de Houssay, thèse cardinale, 19, 67; lettres, 92; serment de bachelier, 119;

thèse de physiologie, 282; thèse médico-chirurgicale, 287; thèse de pathologie, 426; doctorat, 432.

Maigret dénonce les manœuvres de son collègue de Brotonne, 1069.

Maignan, pois à cautère, 318.

Maîtres de pensions, 232 (*), 235 (*), 386, 601, 604 (*), 611, 798, 1001, 1004.

Maître des cérémonies, 799 (*).

Majault (de Douai), 46 (*).

Majault, 46 (*); polémique avec Bucquet, 274; lecture à la séance publique, 438; mémoire. 455, 459 (*); plainte contre Navier, 523.

Majon, lettres, 1139.

Maladie des Anglais, 322; des artisans, 220.

Maladie des chiens qui ressemble à la rage, 485; rapport de Sallin, 519 (*).

Maladie de la Chartreuse de Port-Sainte-Marie, 984; — des vaisseaux, 984 (*).

Mallet, professeur de pharmacie, 1212; cours de pharmacie, 1344.

Maloet, 379 (*), 561, 569, 1247.

Malouin, 54 (*), 73 ; acceptation du legs, 75, 190, 229, 444.

Malte, mémoire de l'ambassadeur de la religion, 706 (*).

Maltor (Ant.), bibliothécaire de l'Université, 602 (*).

Mandement de Philip pour la naissance du Dauphin, 860 ; — de Sallin pour la naissance du duc de Normandie, 1227.

Marchands apotiquaires et espiciers, statuts anciens, 622 (*).

Maret (de Dijon) offre un ouvrage, 517.

Marin, pharmacien, 819 (*).

Marinier, thèses, 5, 13, 16 ; dénonce Fourcroy, 490 ; professeur de chirurgie latine, 1334.

Marquis de Bandol, messager juré ; réclame assistance, 602, 603 ; lettre sur la rage, 708 (*), 758 (*).

Martin, antécesseur de la Faculté de droit, 384 (*).

Martin, apothicaire déloyal, dénoncé par Le Roux des Tillets, 758.

Masse des appariteurs, 583 (*).

Mathey, thèse cardinale, 19 ; lettres, 65, 93 ; serment de bachelier, 119 ; lauréat du concours de Diest, 68 ; thèse de physiologie, 282 ; thèse médico-chirurgicale (titre omis), 286 (*) ; thèse de pathologie, 426 ; doctorat, 432.

Mathurins (les), 448 (*).

Mauduyt de la Varenne, lettre au doyen, 105 (*).

Médaille frappée pour la symphyséotomie, 26 ; — pour la fondation Pourfour du Petit, 1075 ; — pour l'inauguration des fontaines épuratoires de Charancourt, 1076.

Médecins d'hôpitaux, 175 (*).

Médecins du Roi : Seguy, 25 (*) ; Bouvard, 170 (*) ; Héroard, 178 (*) ; Daquin, 178 (*) ; Vallot, 170 (*) ; Chirac, 101 (*) ; Rivière, 178 (*) ; Dodart, 342 (*).

Médecins des paroisses, postes réservés aux régents, 57, 175 (*).

Médecins de Narbonne, lettre, 353.

Médecins étrangers à la Faculté, 102 (*).

Medio mense, 223 (*), 443, 455, 485, 495, 497, 503, 521, 542.

Mémoire au Garde des Sceaux au sujet du procès du collège de pharmacie contre les apothicaires en charge, 1293 ; — du recteur contre Saboureux, 240 ; — de la Faculté au ministre pour l'affaire Le Dru, 1131 ; — à consulter sur le legs Malouin, 73 ; — de Varnier, 1272 (*) ; — de la Faculté au Parlement, 148 ; — du doyen contre la Société royale, 161, 236, 386 ; — de Moreau de Vormes, lu en séance, 192 ; — de Mey contre la Société royale, 388 ; — remis imprimé au Garde des Sceaux, qui en interdit la distribution, 389 ; — lus en séance publique, 1078 ; — pour l'Ordre de Malte, 712.

Mémoires à consulter, 1272 (*).

Méquignon, libraire, 726 ; chargé de surveiller le legs fait par De l'Épine à la Bibliothèque, 1072.

Mercure de France, 1272.

Mesmer. Observations sur le magnétisme animal, 546 (*), 565 (*) ; propositions à la Faculté, 565 ; à la Société royale, 567 ; lettres à M. le comte de..., 1251 ; arrêt de la Cour, 1251 ; requête au Parlement, 1252 ; observations sur sa requête au Parlement, 1261 ; observations sur l'arrêt du Parlement du 6 septembre 1784, 1257.

Messagers de l'Université, 100 (*), 235, 602.

Messe de la fondation Pourfour du Petit, 1229 ; messes réglementaires, 54 (*), 677 (*).

Messencé, mort, 1054.

Mestais, lettres, 65, 469.

Mey, avocat, 264 (*) ; son mémoire contre la Société royale imprimé et distribué, 389.

Michel (Guill.), thèses, 11, 14, 18 ; mort, 381 (*) ; oraison funèbre par Des Essartz, 445.

Michel de Colonia, 1199 (*).

Millerand. Approbation de son chocolat, 1070.

Millin de la Courvault, 1145 ; demande l'exemption des droits pour Géraud, 1147.

Miroménil, lettre au doyen pour le jeton de la fondation Pourfour du Petit, 1075 ; pour l'affaire Varnier, 1278.

Mise hors de cause de la Faculté dans le procès que lui intentaient les prévôts du

Collège de pharmacie conjointement avec les apothicaires en charge, 1295.

Mission scientifique donnée à Macquart, 1074.

Mittié soumet son ouvrage sur le traitement des maladies vénériennes, 1141 (*).

Monard, maître de pension, 386 (*) ; rétabli sur les contrôles, 1002.

Montaigu (de), thèse quodlibétaire, 699, 855 ; thèse cardinale, 701 ; examens d'anatomie, 743 ; thèse médico-chirurgicale, 857 ; vespéries et doctorat, 858 ; examen de chirurgie pratique, 871 ; examen de pratique médicale, 938 ; licencié, 948 ; président de thèse, 1052.

Montbarey (de), ministre de la Guerre, 33 (*).

Montigny (de), 1256.

Morand, 378 ; refuse le premier rang au doyen, 449 (*) ; professeur de chirurgie latine, 692, 865, 869 ; mort, 1121.

Moreau, chirurgien, 559 (*).

Moreau de Vormes, 118 (*), 147 ; lecture de son mémoire, 192, 210 ; honoraires de 600 livres, 275.

Morelot, opposition à sa réception en pharmacie, 615.

Munier, fils, 33 (*).

N

Navier, thèses, 12, 13, 16 ; néglige de mentionner sa qualité de bachelier sur sa thèse, 81 (*) ; acte de vespéries suspendu, 213, 459, 523.

Necker, contrôleur général des Finances ; 200 (*) ; lettres au doyen pour l'examen de la bière antiscorbutique, 493 ; communication du décret de la Faculté sur l'étamage, 739.

Necker (Madame), 1239.

Nizon, élu professeur de chirurgie française, 692 ; discours français, 1055.

Noël (Fr.-J.), deux fois lauréat du prix Coignard d'éloquence latine, 1088, 1182 (*).

Nollan, professeur de chirurgie latine, 1212 ; cours de chirurgie, 1344.

O

Obitus : Pathiot, Malouin, Garnier, Boutigny des Préaux, 230 ; Hazon, J. de Jussieu, G. Michel, 381 ; Barbeu du Bourg, Bucquet, Belleteste, Bertrand, 597 ; Lieutaud, Busson, Bertin, Casamajor, 702 ; De la Rivière, Nouguez, Doulcet, Bidault, 981 ; de la Rivière, De l'Épine, Messence, Chevalier de la Hamonais, Lorry, 1053 ; Macquer, Borie, 1120 ; Dupré, fils, J.-F.-Cl. Morand, F. Bernard, Pajon de Moncets, 1121 ; de Brotonne, Gauthier, 1305 ; Guettard, Desbois de Rochefort,

Desmarescaux, Goubelly, Langlois, Mac-Mahon, 1435.

Obizon, 1411 (*).

Obsèques de Marie-Thérèse à Notre-Dame, 799 ; — du duc d'Orléans à Notre-Dame, 1431.

Observations de la Faculté sur les lettres patentes de la Société royale, 163 ; observations sur le magnétisme animal, 545.

Officialité de Notre-Dame, 428 (*).

Officiers de l'Université, 100.

Officialité, 947.

Officines des apothicaires, visite, 617, 1210.

O'Neil, nommé au bénéfice de la chapelle de Saint-André-des-Arcs, 601, 1002 (*).

Ophtalmostat de Demours, 1233.

Opposition de la Faculté à l'enregistrement des lettres patentes de la Société royale, 122 ; — à l'arrêt du Parlement, . 734 ; — du Collège de pharmacie à la nomination des apothicaires de la maison royale, s'ils ne se soumettent, 1063.

Oracles de Cos de M. Aubry, 983 (*), 996.

Oratoriens, 603 (*).

Oraisons funèbres : Pathiot, Malouin, Garnier, Boutigny des Préaux, 230; Hazon, J. de Jussieu, Michel 381 ; Lieutaud, Busson, Bertin, Casamajor, 702; La Rivière Bidault, Nouguez, Bertin, Casamajor, Doulcet, 1077; Lorry (pour Borie), Chevallier, de l'Épine, Macquer, 1402, 1410.

Ordre du jour des séances, 121 (*).

Ordre du jour des assemblées, règle les matières dont il peut être traité, 121 (*), 155 ; délai pour la remise aux régents, 206 (*) ; rédaction, sujet de graves difficultés, 1060.

Ormesson (D'), président à mortier du parlement, 140 (*); visite du doyen, 146; remise du rapport sur le cimetière des Innocents, 514; rôle dans le procès Varnier, 1268, 1280 (*).

Ouvriers, maladies, 220.

P

Pajon de Moncets, 134 (*), 521 (*), 575, 581, 784, 1075; rapport sur l'affaire Soniguet, 541 ; proteste contre la division nouvelle du catalogue, 498; mort, 1121.

Palais de l'Archevêché, 211, 428 (*), 946, 947, 1158.

Panckouke devra étayer les Écoles de la rue de la Bûcherie, 1148; lettre à Villedeuil, 1279; désaveu du *Mercure de France*, 1279.

Papetier juré de l'Université, 1431.

Paranymphe (acte de), 210 (*), 427, 527, 945, 1158, 1416; supprimé et remplacé par un discours public, 86.

Paroisses (médecins des), 57, 175 (*).

Pastillaire, 284 (*) ; supprimée, 87.

Pathiot. Pension de 400 livres à la veuve — 34 (*); mort, 229 (*); pension nouvelle refusée à sa veuve, 733 ; la veuve demande de nouveau une pension, 1081.

Paulet, acquit de sa dette envers la Faculté, démission de la Société royale, 575 (*); admis à la régence, 588, 709; recherches sur les épizooties, 718, commissaire aux prima mensis, 1114; livre sur les champignons, 1126.

Péan, chirurgien, 243 (*).

Pelletier (Bertrand), 1187 (*).

Perrier frères, 218, 319 (*).

Peste, brochure de Samoïlowitz, 783.

Peste de Marseille, 174 (*).

Petit (Antoine), 665 (*), 1067.

Petit, lettres, 1349; principe, 1352; examen de matière médicale, 1361.

Petite chaire des Ecoles inférieures, 120 (*).

Petit-Radel, lettres, 470 (* thèse quodlibétaire, 699, 855; thèse cardinale, 700; examen de chirurgie pratique, 871; examen de pratique médicale, 938; licencié, 948; président de thèse, 1052; vespéries et doctorat, 857; examen d'anatomie, 743; thèse médico-chirurgicale, 856; demande le titre de professeur d'anatomie, 1067 (*); portrait, 1094.

Pharmacie, pratique interdite aux médecins, 25.

Pharmaciens ne tiennent pas compte du Concordat, 272.

Pharmacopée de Lyon, 189;
— de Genève, 718 (*).

Philip, cours de pharmacie, 21, 403; professeur de pharmacie, 272, 427; rapport sur le cimetière des Innocents, 501; opposition à l'examen des candidats pharmaciens, 574; élu doyen, 597, 687 (*), 691; sa demeure, 834 (*); rédige un appendice aux comptes rendus, 833; prorogation au décanat, 848; invité à remettre ses comptes d'urgence, 1426 (*).

Pia de Granchamp, préparateur du cours de pharmacie, 1344 (*).

Pierre l'Espagnol, 1412 (*).

Pierre Pouble, maladie singulière, rapport de Saillant, 792.

Piet, chirurgien, 50 (*).

Pinel concourt au prix de Diest, 874; seul concurrent au prix de Diest, 1133; rapport sur ses lettres, 1133.

Plaidoyer de Séguier, 1282.

Plat, 84 (*), 260 (*).

Plomb, usage interdit dans l'étamage, 737.

Plumitif, rature par un huissier, 148 (*), 153.

Pluvinet, vespéries et doctorat, 1339, 1341, 1342; lettres, 1139; serment, principe, 1143; examen de matière médicale, 1147; thèse quodlibétaire, 1213; thèse cardinale, 1218; examen d'anatomie, 1224; licencié, 1417.

Poissonnier (Pierre), 35 (*).

Pommade de Lebreton, 1364; de Hulle, 1395.

Pompe à feu de Chaillot, 218, 319.

Portrait de De l'Epine, 378 (*); de Douté, 1070; de Bourdelin, offert à la Faculté, 1080; de F. Pourfour du Petit, 1081; de G. de Farcy, offert par Pourfour du Petit, 1143.

Poudre hémostatique de Barbeu du Bourg, 180; de Fowler, 358.

Poudres nouvelles du sieur Renault, 1397.

Pourchot, fondation d'une bourse à Louis-le-Grand, 384 (*), 387, 389, 390.

Pourfour du Petit, 686 (*); donation notariée à la Faculté, 933, 950; élu doyen, 981; jeton de sa fondation offert au Roi, 1075; offre du portrait de son père, 1089; comptes du 1er décanat, 1095; prorogation au décanat, 1113; offre le portrait de G. de Farcy, ancien doyen, 1143; comptes du 2e décanat, 1191; son buste, 1208; professeur de botanique, 1334.

Premiers médecins du Roi, 25 (*), 170 (*), 171, 178 (*), 329 (*), 342 (*), 606.

Présentation des bacheliers émérites au chancelier, 86, 191, 430 (*), 945, 1156, 1410.

Président du Parlement, remise du mémoire sur le cimetière des Innocents, 514.

Présidents des thèses, ne peuvent se faire remplacer que pour les thèses cardinales, 88.

Prêt de 6.000 livres par l'Université à la Nation de France, 389.

Prévôté de l'hôtel, 77 (*).

Prévôt des marchands, 100, 218, 1072.

Prévôts du collège de pharmacie, proposition de régler les difficultés à l'amiable, 490; opposition signifiée, 1062.

Prévôts du collège de chirurgie, 804 (*).

Prima mensis, 26 (*); changement de l'heure, 110 (*), 173, 223, 230, 334, 364, 375, 443, 455, 485, 590; libellé de la convocation, 1059; opposition au décret relatif à ce libellé, 1064.

Prima mensis : dates des séances pour 1782-83, 1083; dates des séances pour 1783-84, 1175.

Principium, 85, 120, 222, 434, 489, 926, 931, 1143, 1351.

Privilèges de la Faculté à la Société royale, 453 (*).

Privilèges universitaires, 95, 98, 129, 234, 602, 605.

Prix du Concours général, achat des volumes, 234 (*).

Procès des épiciers et des pharmaciens, 477.

Procès de la Faculté contre le Procureur général, 728 (*); pouvoirs donnés à Basly, procureur de l'Université, 798; assistance donnée par l'Université, 1005.

Procès du collège de pharmacie contre la Faculté, 658 (*), 1291.

Procession du recteur, 233 (*), 601, 1181, 1429.

Procureur général, 122 (*), 124, 140, 145, 441, 514, 607, 659, 896, 930, 1005.

Procureur de l'Université, 239, 388, 798, 1001.

Procureurs des Nations, 238, 385, 389, 601, 604, 606, 611; usurpent la chausse rouge, 872, 1002.

Procureur de la Faculté, 122, 183, 437, 618, 659, 1280, 1291.

Professor Scholarum, 706 (*).

Professeurs royaux, 332 (*).

Prouzal, 389 (*), 601.

Publication des comptes rendus des séances publiques, 587 (*), 590 (*).

Pujo, thèse quodlibétaire, 692, 856; thèse cardinale, 701; examen d'anatomie, 743; thèse médico-chirurgicale, 856; vespéries et doctorat, 857; examen de chirurgie pratique, 871; examen de pratique médicale, 938; licencié, 948; président de thèse, 1051.

Pulvérisation des médicaments, droit de la pratiquer laissé aux épiciers, 478.

Punch (sirop de), 755.

Purification des eaux de Seine, approbation de la méthode de Charancourt, 1074.

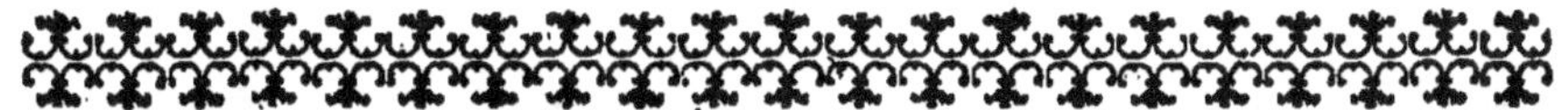

Q

Quæstiones physiologicæ, 275 (*).

Quæstiones medicæ, 1118.

Questeur de l'Université, Lebel, 233, 239; ses comptes, 388, 1006.

Quinze-Vingts, 512.

R

Rabiqueau, appareils, 24.

Rage, 465 (*), 759; pseudo-rage, 519.

Recteur, fonctions, privilèges, 233.

Recteur, nomination ou prorogation trimestrielle, 233 (*), 235, 236, 387, 610, 796, 1088, 1432; prorogation par le Parlement, 544, 608.

Recteur ou principal de collège, 236 (*).

Recueil des votes dans les assemblées, 738.

Réforme des règlements du concours de licence, 83; — des règlements, 976.

Régence, 87; requête de Charles Le Roi, 275; de Paulet, Fourcroy, de la Guérenne et Chambon, 709.

Régence refusée à Le Roy, 275, 375 ; à Hallé, 304, 310, 375 ; rendue à Paulet, 575, 588.

Registres de la Faculté, 266 (*).

Registre des inscriptions, 1345 ; modifications, 1297.

Registre des délibérations du Collège de Pharmacie, 658 (*).

Règlement pour les élections, notamment celle du doyen, 952 à 976.

Reine (accouchements de la), 302.

Remèdes nouveaux, 173, 216.

Remède secret, vendu à Lille par un médecin, 25 ; —vendu par Vercureur, 58 ; de Colle, 181 ; — de Aug. Leroy, 369.

Remontrances de la Faculté au Roy et au Conseil, 197.

Renault, rapport sur ses préparations, 1237.

Répartition des jetons, 222, 545, 1151, 1173.

Représentations de la Faculté contre la Société royale, 324 à 345.

Requête au Roi, impression interdite à la Faculté par le Garde des Sceaux, 122.

Res gestæ apud Universitatem, 231, 383, 599, 795, 1085, 1001, 1181, 1299, 1429.

Res gestæ apud chirurgos, 243, 391, 613, 803, 1007, 1089, 1185, 1301, 1433.

Res gestæ apud pharmacopœos, 245, 393, 615, 809, 1011, 1091, 1185, 1187, 1303.

Res gestæ apud seplasiarios, 1093, 1185.

Retz offre différents ouvrages, 1151 (*).

Revenus de la Faculté, 249 (*), 901.

Rigord, 1407 (*).

Riolan (le fils), anatomiste, 1223.

Riolan, 1408 (*).

Ritus et usus, 746 (*).

Rivierre, médecin de Henry IV, 178 (*).

Robert, baume pour la préparation des peaux de chiens, 309 (*).

Roger soumet des sondes de gomme élastique, 1068.

Rôle des licenciés ; proclamation, 87 ; pour 1778 : 211 (*) ; pour 1780 : 430 ; pour 1782 : 948 ; pour 1784 : 1159 ; pour 1786 : 1417.

Rolland (le président) offre un ouvrage à la Faculté, 1072 (*) ; protégeait le candidat malheureux Bouriat, 878.

Rose de l'Epinoy, bachelier, prête serment, 925 ; thèses, 1051, 1052 (*) ; examen d'anatomie, 1069 ; thèses 1118, 1119 ; vespéries et doctorat, 1178 ; licencié, 1158 ; président de thèse, 1217 ; examen de pratique, 1150.

Rouelle, apothicaire, 632 (*).

Rouge végétal de Larcher, 497.

Roussel de Vauzesme, thèses, 12, 14, 14 (*), 17, 418, 517 ; dénonce le mémoire de Deslon, 545, 585.

Roux, premier professeur de chimie, 492 (*).

Rouzeau, herniaire, 391 (*).

Ruault (Veuve), pension universitaire de 128 livres, 1087.

Rubay, signature du prêt, 1017.

Rustique Elpide, 1411 (*).

S

Sabatier (Antoine-Chaumont), médecin des armées du roi, 36 (*) ; on accepte son abjuration du magnétisme animal adressé par lettre, 1171 (*).

Saboureux de la Bonneterie, 221, 240, 299 ; cite le recteur en Parlement, 316 ; les procureurs des Arts demandent la suppression de son mémoire, 385 (*).

Sages-femmes, cours de la Faculté, 22 (*), 170, 179, 244, 614, 392, 808, 1008, 1090, 1185.

Saillant, droit de rotule, 939 (*).

Saint-Côme (anciennes Écoles de), 224 (*).

Saint-Symphorien (chapelle de), 597.

Sainte-Marthe (de), choisi comme procureur de la Faculté, 949.

Salis, 1087.

Salle des ordinations à l'officialité, 431.

Sallin (J.-Ch.-H.), *professor Scholarum*, 272; commissaire aux prima mensis, 313, 1133; mémoire sur la gale des prisonniers, 447 (*); élu doyen, 1212 (*); compte rendu, 1244; lettre à Villedeuil. 1274; lettre au Garde des Sceaux, 1272; discours de remerciements, 1307; comptes, 1328; prorogation au décanat, 1333; éloge de Malouin, 1399; discours d'ouverture, 1404; présentation des bacheliers, 1410; lettre aux administrateurs de Louis-le-Grand, 1423.

Salpêtrière (la), 805.

Samoïlowitz, offre d'une brochure sur la peste, 783 (*); acceptée, 950.

Sans (l'abbé), 181 (*), 496, 497.

Sceau de la Faculté, 380 (*).

Séances publiques (legs Malouin) de la Société royale au Collège de France, 104 (*), 190, 226, 227 (*), 313 (*), 381, 438, 444, 592, 721, 726 (*), 772, 793, 1077, 1399, 1404; impression aux frais de la Faculté, 313.

Secret professionnel, affaire Faure de Narbonne, 506.

Secrétaire de la Société royale, 111.

Sédillot, chirurgien, 803 (*).

Séguier, avocat général, plaidoyer dans l'affaire Varnier, 1280 (*); portrait, 1289.

Seguy, médecin du roi n'ayant quartier, 25 (*).

Serment des apothicaires, 223, 588, 633, 1081; — des gardes apothicaires, 966.

Serment des bacheliers, libellé, 119, 223 (*), 367, 488, 587, 783, 925, 1142.

Serment des chirurgiens, 223, 588; — d'herboriste, 43.

Serment du grand chancelier de l'Université, 605.

Serment des licenciés sur l'autel des Martyrs, 211 (*), 431, 945, 1160.

Service solennel de la fondation de Pourfour du Petit, 1229.

Sigault 26, 29; son mémoire offert au roi; à Versailles, 35, 46, 233, 308; professeur

d'obstétrique, 418, 455; plainte contre Alphonse Le Roy, 361; rapport sur les lettres de nomination des sieurs Ledru dits Comus, 1125; sa plainte contre Darboual non accueillie, 1131.

Simonnet, prévôt des apothicaires, 633 (*).

Simonnet, thèses, 11, 14, 16; paranymphe, 210; élu professeur de matière médicale, 1114.

Sirop de punch, 745.

Situation financière, rapport des commissaires, 873.

Smith, sujet anglais, plainte du doyen de la Faculté de Reims, 1421 (*).

Société de correspondance royale de Médecine, 100 (*).

Société d'émulation, 167.

Société des épidémies, rapport des délégués, 101.

Société royale, 99, 101 (*), 102, 108 (*), 164 (*), 200, 215, 597, 658 à 670; comptes rendus imprimés, 345 (*); — lettres patentes, 109, 120, 143, 215, 453; de 1780 : opposition, 659, 661; — écrits clandestins contre —, 112, 493; — Facultés et Collèges correspondants, 202; tableau des membres inexact, 454.

Solier de la Romillais, professeur de pathologie, 418; élu commissaire aux prima mensis, 596, 692; professeur de pharmacie, 1335.

Solomé, préparateur du cours de pharmacie, 288 (*).

Sondes élastiques de Royer, 1068.

Soniguet de Pellegrue, thèse cardinale, 20; jubilé, 220; thèse de physiologie, 283; thèse médico-chirurgicale, 286; thèse de pathologie, 426, 526, 530; appelé par erreur Fouignet, 699 (*).

Souchot (femme), 26; réclame sa pension, 70; présentation par Sigault, 455.

Spire (huissier), 152.

Statuts, art. 64 et 65 de 1751 remplacés, 184 à 187 (*); réformation pour l'examen de licence, 83.

Statuts des maîtres brasseurs, 494.

Strack (de Mayence), 225 (*).

Sublimé corrosif, enquête sur les accidents qu'il cause, 769 (*).

Submersion des cadavres à Malte, désirée mais non conseillée par la Faculté, 718 (*).

Sue (J.-J.), chirurgien, 803 (*).
Sujets des concours pour l'année 1784, 1077.
Suppôts de l'Université, privilèges, 98 (*), 131.
Suspension de Des Essartz, 133.

Sylvius (Jacob), anatomiste, 1223.
Symphyséotomie, rapport, 14 (*), 27 (*); sur une condamnée, 46 ; abandonnée, 64, 308 (*).
Synode, 388 (*), 798, 1004.

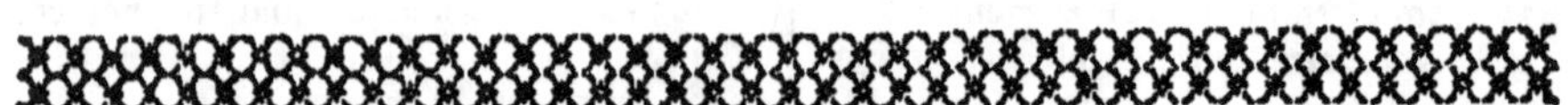

T

Tableau des membres de la Société royale, 201; ses inexactitudes, 451 (*).
Taille, imposée à un maître de pension, 235; imposée à Lendormi-Laucourt, 1419 (*).
Target, avocat de l'Université, 748.
Tessier (l'abbé), 103; refus d'un ouvrage offert par lui, 1063 (*).
Testament de Diest, arrêt du Parlement pour l'exécution, 1420; de Malouin, exécution, 72.
Thauraux supplie pour la Régence, 1080, 1124.
Thériaque, fabrication, discours de Duhaume, 1056 (*).
Théry, thèses, 11, 13, 17.
Thèse pour cooptation, 20 (*).
Thèses cardinales, 18, 20 (*), 85, 700, 1052, 1218.
— médico-chirurgicales, 13, 85, 285, 856, 1119, 1340.
— de pathologie, 5, 11, 85, 418 (*), 424, 438 (*) (quæstiones medicæ) 1118.
— de physiologie, 85, 275 (*), 282; soutenance à 6 heures du matin, 463.
— quodlibétaires, 699, 857, 1051, 1213, 1335.
— vespéries et doctorat, 15, 431, 527, 857, 1341.
Thèses, nombre des — à soutenir par les bacheliers, 85 ; leur forme, 85 heures de la soutenance, 86; époques de la soutenance, 86.
Thierry de Bussy, professeur de pharmacie, 848; droit de rotule, 939.
Thierry, chancelier de l'Université, mort, 604.
Thiéry, vérificateur des comptes de Sallin, 1320 et suiv.; ouvrage sur les sépultures, 1365 (*).
Thomas d'Onglée, suspendu de ses droits de régence, 1157 (*); il ne les recouvrera que quand il aura fait amende honorable par écrit, 1170.
Thomasseau de Cursay lègue à la Faculté une rente de 26 livres 7 sous, 822 (*), 1297.
Thouret, offre d'un ouvrage repoussée, 1151 (*).
Tissot, 542 (*).
Tournefort, 1408 (*).
Traitement de la rage, 365 (*).
Traitement électrique de Ledru, 1071; lettre du baron de Breteuil, 1127.
Transcription des comptes rendus sur les registres, 266 (*), 411 (*), 1426 (*).
Trépan de Goubelly, 1061.
Trevez, prévôt des apothicaires, 633 (*).
Tribunal académique, 99 (*), 233; inexactitude des comptes rendus, 384, 600, 605.
Tronchin, associé de l'Académie des sciences, 108 (*).

U

Université. Archives —, 136 (*), 236, 237 ; avocats-conseils, 234, 236, 386 (*), 466, 602, 603, 604, 1087, 1431 ; — bibliothèque, 238, 388, 544, 600, 601, 602, 605, 608, 798, 1003, 1087, 1298, 1431 ; — commentaires, 344, 798 ; — les corps académiques, 233 ; — distribution des prix, 234, 239, 387, 599, 602, 610, 798, 1006, 1087, 1182, 1300, 1432 ; — épithètes universitaires, 239 ; — défend la Faculté de Médecine, 218, 385, 386, 388, 389 ; dans le procès avec le procureur général, 933 ; — greffier, 236, 384, 601, 1002, 1300, 1431 ; — coadjuteur du greffier, affaire Girault de Kéroudou et Saboureux, 237, 239, 240, 299, 315, 375, 383, 384, 385, 386, 387, 544, 606 ; — lettres de pédagogie, 386, 604, 611, 798, 1001, 1004 ; — lettres de nomination, 231, 236, 238, 606, 795, 1004 ; — messagers, 235, 602, 603 ; — officiers, 99, 600, 1300 ; — prix, 234 ; approbation des comptes, 602 ; prix Coignard, 1088, 1183, 1299 ; — questeur, 797, 800, 1006, 1300 ; — reddition annuelle des comptes, 239, 610, 797, 800, 1001, 1006, 1300 ; — syndic, 237, 389, 390, 601, 899, 1002 ; nomination de Camyer, 1003 ; pension de 540 livres, 1005 ; — supplications, 449, 606, 608, 611, 795, 798, 800, 1004, 1006, 1085, 1429 ; — Synode, 388, 607, 798, 1004 ; tribunal académique, 795, 801, 1001, 1086, 1182, 1300.

Université de Bourges refuse l'agrégation d'un séminaire, 605 ; l'Université de Paris prend fait et cause pour elle, 1004 (*).

Université d'Angers, refuse l'agrégation d'un collège d'Oratoriens de Tours, 605.

Ursule (Sainte-) de Sorbonne, 1085 (*).

Ustensiles de cuisine de Charles, 739.

V

Vacances de la Faculté, 214 (*) ; suppression d'une partie, 505.

Vacances du Parlement, 219 (*).

Vaccination, 349 (*).

Vachier, méthode pour traiter toutes les maladies, 1239 (*).

Vaillant, 1408 (*).

Vallot, premier médecin de Louis XIV, 171 (*), 178.

Variole, épidémie du Gros-Caillou, 349.

Variolisation, 349 (*).

Varnier suspendu de ses droits à la régence, 1157 (*) ; écrit une lettre de menaces au doyen, 1158 ; rayé définitivement du catalogue, 1170 ; son mémoire de défense, 1271 ; histoire du procès par Sallin, 1279 ; arrêt de la Cour, 1287.

Vasse, sa fille implore un secours, 522 (*), 733.

Vaubertrand, avocat, 75 (*).

Vente des Écoles de la rue Jean-de-Beauvais, 81 (*), 121 (*), 361 ; des Écoles de la rue de la Bûcherie, 290 (*).

Vente de médicaments par les médecins interdite, 25.

Vercureur, pharmacien vendant un remède secret, 57 (*), 61.

Vergennes (de), 1244 (*).

Vérification des comptes de chaque décanat, 592 (*).

Vernis. Autorisation du vernis des sieurs Laboureau et Bernard, 773.

Versailles, collège, translation, 368 (*), 372, 476, 492, 606, 607.

Vers intestinaux, 372 (*).

Vespéries et doctorat, 15; supprimées et remplacées par un discours, 86, 212 (*); discours de Levacher, 426, 430, 431, 527, 857, 1177.

Vicq d'Azyr, plainte contre lui, 45 (*), 53, 110 (*), 172, 426, 449; discours refusé, 450 (*).

Villes universitaires, 875 (*).

Villedeuil, lettre au doyen, 1278.

Villeneuve, bachelier, prête serment, 925.

Visite des bacheliers, 56 (*); — des licenciés aux docteurs, 87; — des officines d'apothicaires et d'épiciers, 617, 627, 643, 658, 1012, 1187.

Vitet contre le Collège de Lyon, 189 (*), 354, 437, 457, 482.

Votes dans les assemblées, mécanisme, 738 (*).

Vrignauld, lettres, 478; classé premier mais non lauréat du concours de Diest, 479; sa plainte ultérieure, 898; dédie un ouvrage à la Faculté, 869 (*); concourt au prix de Diest, 874, 898.

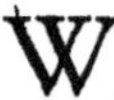

W

Weiss, médecin à la cour, 57 (*), 61.

Wenzel (de), thèse cardinale, 19; lettres, 92; serment de bachelier, 119; thèse de physiologie, 275; thèse médico-chirurgicale, 285; thèse de pathologie, 425; licencié, 430; thèse doctorat, 432; ouvrage sur la cataracte, 1240 (*).

Winslow, anatomiste, 1223.

Y

Ÿvette (Eaux de la Riv.), 174, 336.

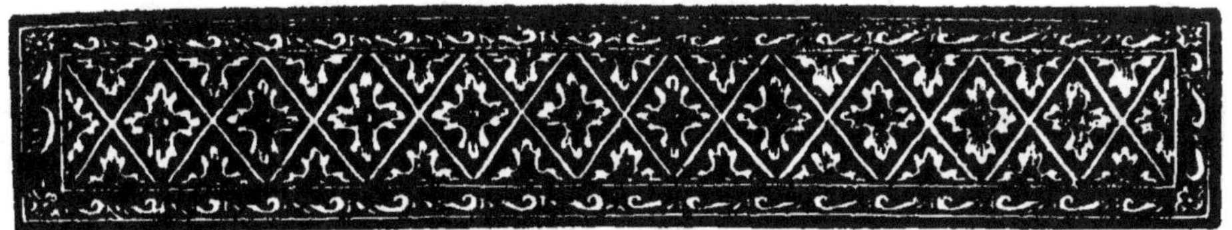

TABLE DES FIGURES

Jeton de Des Essartz	1	Palais archiépiscopal (plan).	428
Portrait de Alleaume (planche).	23	Costume du chancelier de l'Université.	431
Jeton de Sigault	3o	Écoles extérieures de Sorbonne	446
Portrait de Sigault	31	Grande salle des Écoles extérieures	446
Portrait de Delassone	109	Place de la Sorbonne (plan).	447
Tableau des membres de la Société Royale	201	Portrait de Vicq d'Azyr	451
Allégorie de la fondation de la Société Royale	216	Cimetière des Saints-Innocents.	510
		Le charnier des Innocents.	510
Armes de l'Université de Paris.	231	Vue du charnier	511
Vue du Collège Louis-le-Grand.	231	Plan du charnier.	511
Armes du Collège de chirurgie.	243	Portrait de Mesmer.	548
Salle des actes des Ecoles de chirurgie	243	Armes de l'Université. Fer de reliure.	598
Plan des Écoles de chirurgie.	244	Jeton des messagers de l'Université.	608
Jeton d'apothicaire	245	Collège Louis-le-Grand (plan).	609
Vue cavalière du Jardin des apothicaires	245	Signatures de Fourneau et Binet.	612
Signatures des régents (fac-simile)	267	1er folio du registre des délibérations du Collège de pharmacie	615
Signature de Des Essartz (fac-simile).	269	Armoiries de la communauté des apothicaires-épiciers	620
Portrait de Huc de Miroménil.	3o2	Procès-verbal d'installation du Collège de pharmacie.	621
Vue de la Pompe à feu de Chaillot.	320	Le Concordat de 1631.	625
Quai de Chaillot	321	Folio 22 du registre des délibérations	629
Plan de Chaillot.	321	Serment d'apothicaire	633
Vue intérieure de la Pompe à feu.	323	Signatures du Concordat.	656
Portrait de G.-J. De l'Épine.	377	Portrait d'Antoine Petit	665
Portrait de Levacher de la Feutrie (planche)	38o	Portrait de Philip.	687
		Signature de Philip	689
Porte du Collège Louis-le-Grand.	383	Armes de Lieutaud	702
Façade du Collège Louis-le-Grand.	384	Plan de Malte.	715
Cachet de la Bibliothèque de l'Université	388	Vue de la place de la Sorbonne	721
		Registre d'écrou de Hallot	726
Jeton des Écoles de chirurgie	391	Portrait de F. Doublet.	794
Amphithéâtre des sages-femmes.	392	En-tête d'un mandement de recteur	795
Jeton avec emblèmes médicaux.	393	Rue des Cordeliers (plan).	799
Maison des apothicaires (coupe)	393	La Tour du Collège Louis-le-Grand.	797
Maison des apothicaires (Vue).	394	Mandement de Pierre Duval.	8o1
Portrait de Guillotin	413	Façade de la chapelle de la Charité.	802
Jeton de Levacher de la Feutrie.	415	Fronton des Écoles de chirurgie.	8o3

La Pitié (vue cavalière)   804
La Charité (vue cavalière).   806
La Charité (plan)   807
Jeton des épiciers   810
St-Jacques-la-Boucherie (vue et plan).   828
Fernel (épitaphe).   828
Fernel, portrait appartenant à la Fa-
    culté.   829
Fernel, portrait   832
Place Saint-Sulpice (vue).   843
Jeton de J. Philip   845
Tête du Pont-au-Double sur la rue
    de la Bûcherie.   946
Plan de l'archevêché et du terrain. .   946
Officialité (2 vues et plan).   947
Billet de convocation aux assemblées.   973
Conclusion du rapport sur la mala-
    die de la Chartreuse (fac-simile) .   996
Signatures de Delneuf, Maltor, Guérin,
    Camyer.   1002-1003
Cachet et ex-libris de la bibliothèque
    des chirurgiens.   1007
Coupe de l'aile gauche des Écoles de
    chirurgie   1009
Plan de la maison et du jardin des
    apothicaires   1010
Grande salle du Collège de pharmacie,
    plan et vue de la salle des Actes .   1013
Tableau de Simon Vouet dans la
    salle des Actes.   1014
Jeton de Pourfour du Petit   1041
Portrait de Anne-Charles Lorry. . .   1054
Portrait de Bosquillon   1073
Jeton de la fondation Pourfour du
    Petit.   1075
Portrait de L.-Cl. Bourdelin. . . .   1080
Portrait de L.-Cl. Bourdelin (planche).   1080
Portrait de François Pourfour du Petit.   1082
Armes de l'Université de Paris. .   1085
Portrait de l'abbé Louis Legendre. .   1086
Portrait de Pierre Lassus.   1089

Jeton de chirurgien-barbier   1089
Ex-libris de Pichault de la Martinière   1090
Jeton d'apothicaire   1091
Portrait d'Antoine Baumé.   1092
Portrait de Philippe Petit-Radel . .   1094
Portrait de Pichault de la Martinière.   1108
Signature de Pourfour du Petit . .   1100
Portrait de Macquer.   1121
Attributs de l'amphithéâtre de Wins-
    low   1123
Portrait de Ph. Pinel   1134
État actuel de la salle basse des Écoles
    de la rue de la Bûcherie.   1148
Plan du Collège Sainte-Barbe . . .   1152
Compareat signé du chancelier Che-
    vreuil   1159
Sainte-Anne des Théatins (vue). . .   1182
Jeton de la confrérie des chirurgiens.   1185
Amphithéâtre des Écoles de chirurgie.   1186
Portrait de Bertrand Pelletier . . .   1188
Buste de Pourfour du Petit   1208
Jeton de Sallin   1209
Portraits de Sylvius, Riolan fils,
    Winslow et Ferrein   1223
Vue de Saint-André-des-Arcs. . .   1225
Vue intérieure de Notre-Dame. . .   1226
Portrait de Ant.-Pierre Demours . .   1232
Ophtalmostat de Demours.   1233
Portrait de A.-L. Séguier.   1289
Amphithéâtre des Écoles de chirurgie.   1301
Grille d'entrée des Écoles de chirurgie.   1302
Jeton d'apothicaire-droguiste . . .   1303
L'écorché de Houdon   1304
Cul-de-lampe emprunté à l'oraison
    funèbre du Dauphin Louis . . .   1305
Portrait de Hyac.-Th. Baron. . . .   1418
Frontispice de l'oraison funèbre du
    Dauphin Louis   1427
Armes de l'Université de Paris. . .   1429
Portrait de Gondoin   1434
Jeton de Bourru   1448

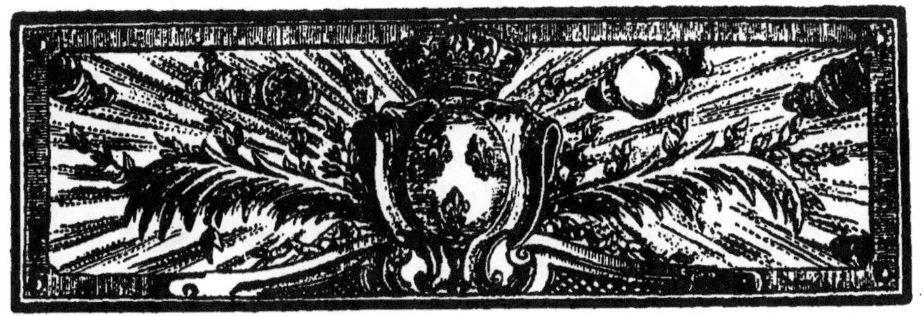

TABLE

DES PORTRAITS ET DOCUMENTS

CONTENUS DANS LES NOTES

Frontispice de thèse 9
Liste des docteurs ayant le droit de rotule 10
Bourdois de la Motte 12
Frontispice de la thèse cardinale de Humbert 13
Affiche du cours des sages-femmes en 1747 15
Alphonse Le Roy 22
Le prince de Montbarey 23
Pierre Poissonnier 26
Billet de visite des bacheliers 33
Amelot 36
Fourcroy 37
Écriture et paraphe de Cruchot 41
Berthollet 42
Darcet 43
Pierre Chirac 48
Tronchin 55
Lettres patentes du roi 58
Affiche de vespéries 62
Affiche de doctorat 65
Louis Desbois de Rochefort 66
Frontispice de la thèse de Lalouette . . 67
Plumitif de Bourru 70
Bouvart 73
J.-B. Chomel 75
Héroard de Vaugrigneuse 79

Vitet 81
Gastelier 92
Feuille d'imposition de Cruchot 98
Hévin 101
Le Noir 104
Frontispice de la thèse de Dupré 108
Astruc 110
Affiche de pastillaire 112
Frontispice de la thèse de Goubelly . . 113
Amphithéâtre de Winslow 114
Hallé 115
Frontispice du Codex 116
J.-C. Périer 118
J.-B. Dodart 120
Deschamps 124
Maloet 126
Les sceaux de la Faculté 127
De Jussieu 128
Frontispice de la thèse de Missa 132
Fr.-Cl. Morand 138
Frontispice de la thèse de Morand . . . 138
Frontispice de la thèse de Levacher de la Feutrie 141
Corvisart 141
Jeton pour l'ouverture du cours de chimie 143
Cachet de la bibliothèque 145
Revers de deux jetons de Bourru . . . 145